EUROPA-FACHBUCHREIHE
für wirtschaftliche Bildung

Berufliche Kompetenz

Fachrichtung
Gesundheit und Soziales

Berufsfachschule Saarland

Fachstufe I

Lernaufgaben

VERLAG EUROPA-LEHRMITTEL
Nourney, Vollmer GmbH & Co. KG
Düsselberger Straße 23
42781 Haan-Gruiten
Europa-Nr.: 27746

Autorinnen und Autoren: s. Angaben auf S. 3 (unten)

Allgemeiner Hinweis:
Bilder ohne Bildquellenangabe wurden von den Autoren erstellt und bearbeitet.

Die in diesem Produkt gemachten Angaben zu Betrieben/Unternehmen (Namen, Personen, Mitarbeitern, Kunden, ...) sind i. d. R. fiktiv, d. h. sie stehen in keinem Zusammenhang mit real existierenden Betrieben/Unternehmen in der dargestellten oder ähnlicher Form.

Dies gilt auch für alle an diesen Betrieben/Unternehmen beteiligten Personen.
Die in diesem Werk aufgeführten Internetadressen sind auf dem Stand zum Zeitpunkt des Drucks. Die ständige Aktualität kann von Seiten der Autorinnen und Autoren nicht gewährleistet werden. Für den Inhalt externer Seiten sind die Betreiber verantwortlich.

1. Auflage 2024

Druck 5 4 3 2 1

Alle Drucke derselben Auflage sind parallel einsetzbar, da sie bis auf die Korrektur von Druckfehlern identisch sind.

ISBN 978-3-7585-2774-6

Layout, Grafik, Satz: Punkt für Punkt GmbH · Mediendesign, 40549 Düsseldorf
Umschlagkonzept: Tiff.any GmbH, 10999 Berlin
Umschlagfoto: © Michel – Adobe Systems Software Ireland Companies, Adobe Stock, Dublin, Irland
Druck: Plump Druck & Medien GmbH, 53619 Rheinbreitbach

Ein Anfang

Liebe Schülerinnen und Schüler,

in der Berufsfachschule werdet ihr auf die Berufswelt vorbereitet. Damit ihr eure Kompetenzen bestmöglich einbringen und weiterentwickeln könnt, sind diese Lernaufgaben entstanden. Mithilfe der Lernaufgaben könnt ihr selbstständig und mit anderen Arbeitsaufträge mit Berufsbezug bearbeiten. So könnt ihr Problemstellungen aus der beruflichen Praxis lösen und viel Neues lernen. Dabei wünschen wir euch viel Spaß und Erfolg.

Liebe Lehrerinnen und Lehrer,

die Lernaufgaben beziehen sich auf den Lehrplan für die Berufsfachschule im Fach Berufliche Kompetenz.
Jede Lernaufgabe beginnt mit einer Hinführung und Bekanntgabe der Ziele sowie einer realitätsnahen beruflichen, gesellschaftlichen oder persönlichen Problemstellung. Im Prozess der vollständigen Handlung erschließen sich die Schülerinnen und Schüler die Problemstellung. Sie erarbeiten sich neue fachliche Inhalte, verabreden Arbeitspläne, kontrollieren und bewerten ihre Ergebnisse sowie ihren Arbeitsprozess. Bei der Erstellung der Lernaufgaben wurde auf Methodenvielfalt geachtet. In den Lernaufgaben bieten Übungen den Schülerinnen und Schülern die Möglichkeit, den Lernstoff zu wiederholen und erworbene Lernstrategien anzuwenden.

Wir wünschen viel Erfolg und Freude bei der Arbeit mit den Lernaufgaben und hoffen, dass diese bereichernde Begleiter für Lehrende und Lernende werden. Vorschläge und Hinweise, die der Verbesserung und Weiterentwicklung der Lernaufgaben dienen, nehmen wir dankend entgegen.

Sommer 2021

Didaktisches Konzept und Layout

Staatliches Landesseminar: Bärbel Binkle, Alexander Krier, Dr. Markus Lösch

Redaktion

Verena Paul (TG BBZ Dillingen)

Autorinnen und Autoren

Dr. Simone Scherer (BBZ Merzig), Nadine Anglade (TGS BBZ Saarlouis), Barbara Giebel (TGS BBZ Saarlouis), Petra Borgeest (TGS BBZ II Saarbrücken), Karin Kläser (BBZ Hochwald), Dr. Barbara Schäfer (BBZ Homburg), Tina Kleist (BBZ Homburg), Thomas Kreutzer (BBZ Merzig), Tina Petry-Schmitt (TGS BBZ Neunkirchen), Myriam Nickels (BBZ St. Wendel), Dr. Simone Altmeyer (BBZ Lebach), Rabea Selzer (BBZ Merzig), Ines Böhmer (TGS BBZ Saarlouis), Kathrin Stadler (TGS BBZ Neunkirchen), Ina Gehring (SBBZ Saarbrücken), Melanie Weber (BBZ St. Ingbert)

BERUFSFACHSCHULE - FACHSTUFE I

BERUFLICHE KOMPETENZ

Fachrichtung Gesundheit und Soziales

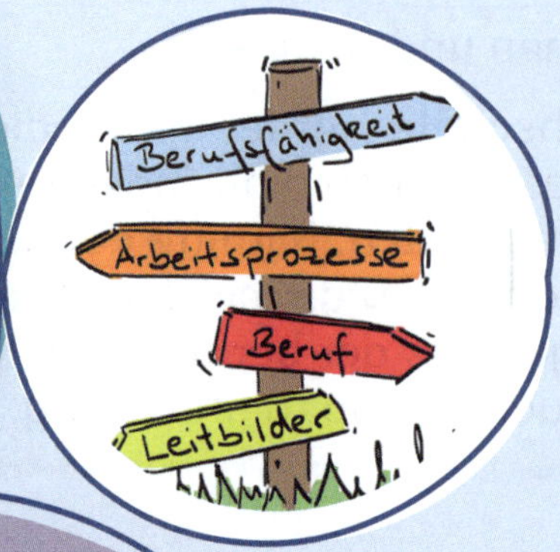

LERNFELD 1

Orientierung in Berufsfeldern

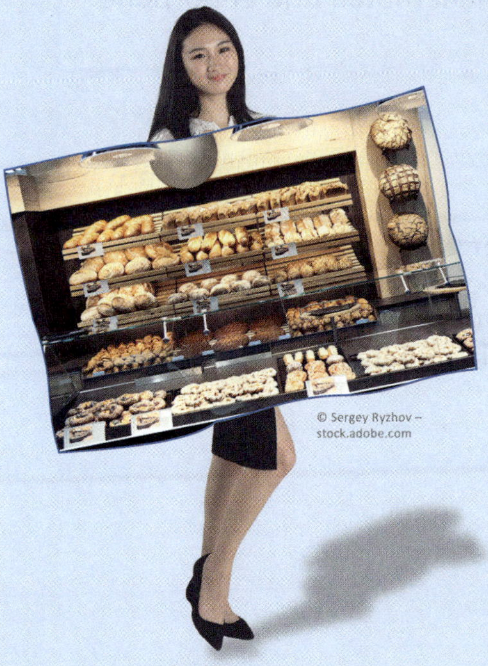

© Sergey Ryzhov – stock.adobe.com

© imphillip – stock.adobe.com

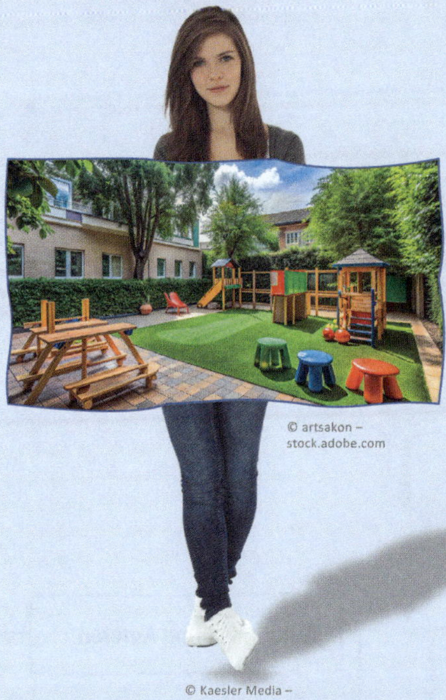

© artsakon – stock.adobe.com

© Kaesler Media – stock.adobe.com

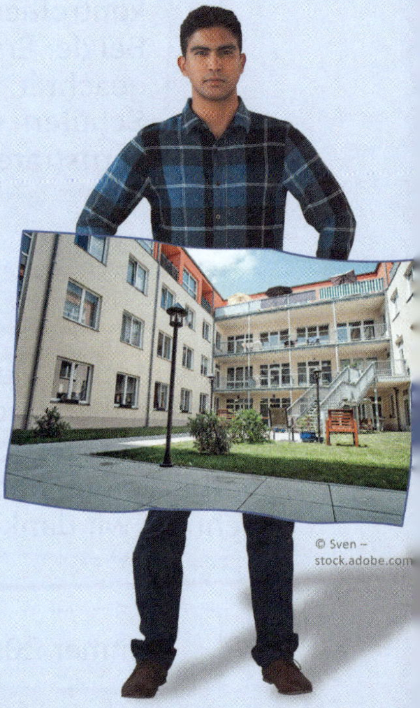

© Sven – stock.adobe.com

© vectorfusionart – stock.adobe.com

Lernaufgaben

Diese Lernaufgaben erwarten dich in Lernfeld 1:

Lernfeld 1
Orientierung in Berufsfeldern Gesundheit und Soziales (GuS)

7 Stunden

1.1 Mein Start in die Berufsfachschule

Das Fach Berufliche Kompetenz

Übersicht der Lernfelder

7 Stunden

1.2 Meine Berufsmöglichkeiten

Berufe in den Berufsfeldern GuS

Steckbrief

7 Stunden

1.3 Ich informiere mich über einen Praktikumsbetrieb

Betriebe und ihre Organisation, Produktsortiment
Praktikumssuche

Rollenspiel

Lernfeld 2
Umsetzung von Hygienemaßnahmen, Arbeitssicherheit und Nachhaltigkeit

Anna, Barek und Celina

Anna, Barek und Celina werden dich durch die Lernaufgaben führen. Sie besuchen auch die Berufsfachschule für Gesundheit und Soziales. Gemeinsam mit ihnen wirst du viel Neues lernen.

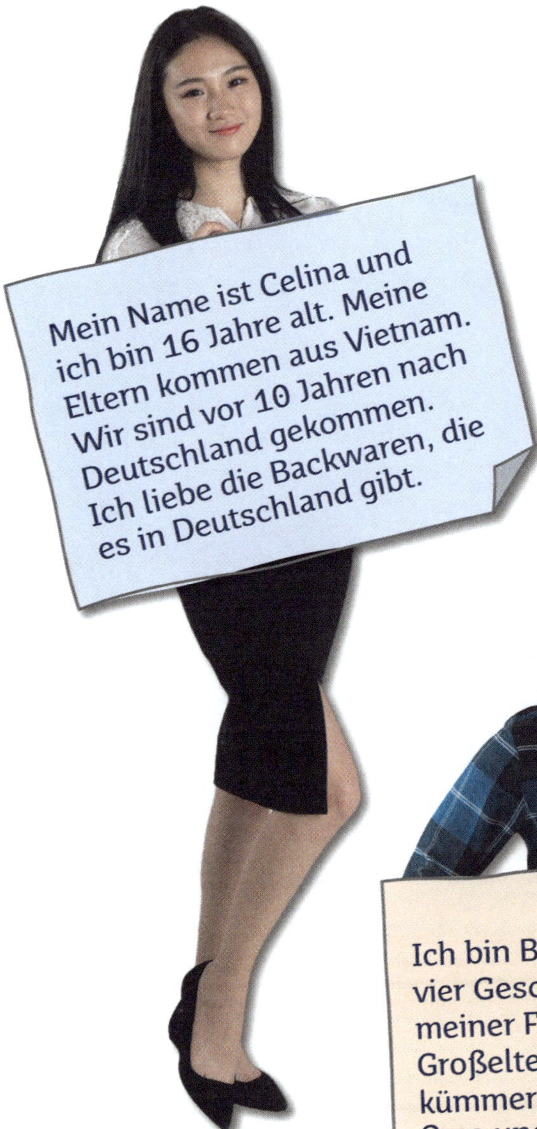

© imphillip – stock.adobe.com

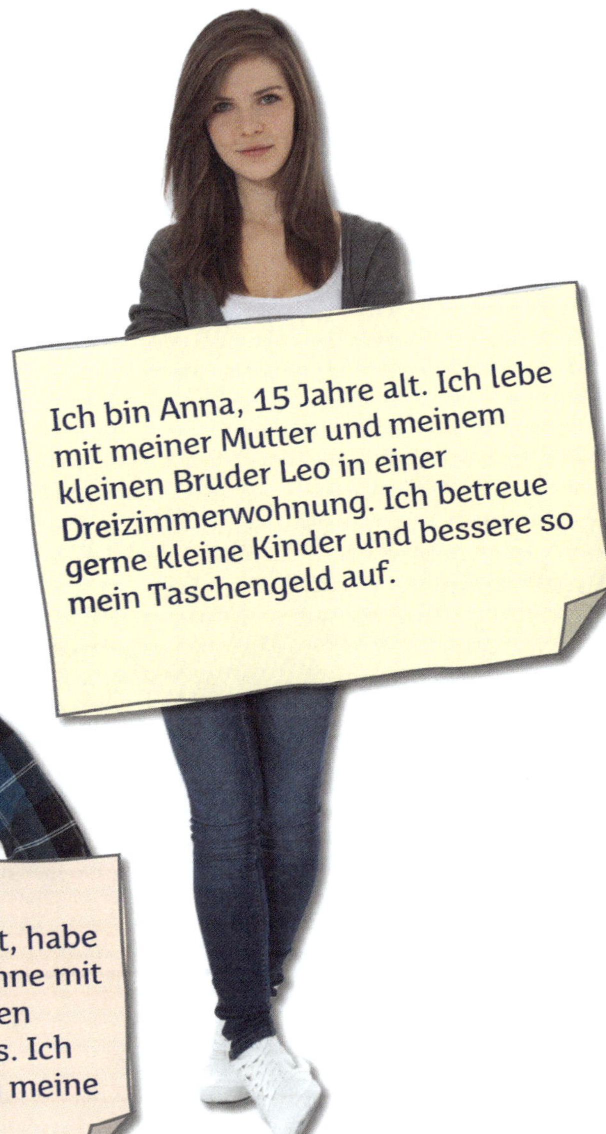
Ich bin Anna, 15 Jahre alt. Ich lebe mit meiner Mutter und meinem kleinen Bruder Leo in einer Dreizimmerwohnung. Ich betreue gerne kleine Kinder und bessere so mein Taschengeld auf.

© Kaesler Media – stock.adobe.com

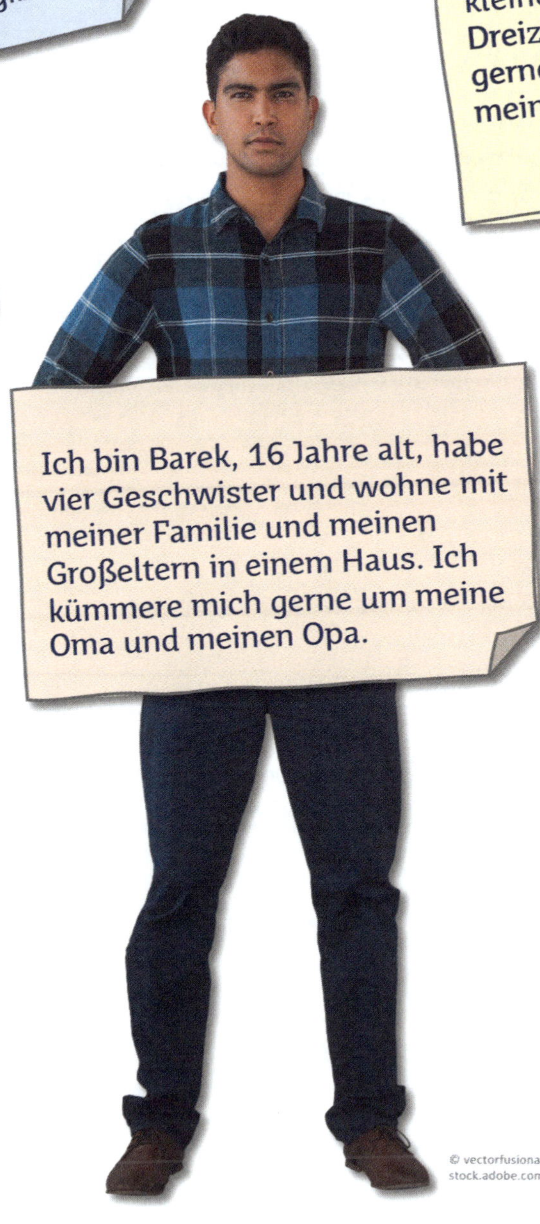
Ich bin Barek, 16 Jahre alt, habe vier Geschwister und wohne mit meiner Familie und meinen Großeltern in einem Haus. Ich kümmere mich gerne um meine Oma und meinen Opa.

© vectorfusionart – stock.adobe.com

Vollständige Handlung

In den Lernaufgaben löst du berufliche Aufgabenstellungen nach dem Prinzip der „vollständigen Handlung".

Um Arbeitsaufträge und Problemstellungen zu bewältigen, brauchst du <u>Strategien</u>! Damit du dir gute Strategien aneignen kannst, bearbeitest du Lernaufgaben nach dem Prinzip der <u>„vollständigen Handlung</u>".
Idealerweise geht man so in einem Beruf vor, um Arbeitsaufträge erfolgreich zu meistern.
Wenn du in den kommenden Lernfeldern immer wieder Aufträge und Problemstellungen in der vollständigen Handlung löst, wirst du viele Kompetenzen aufbauen.
Du wirst schließlich viel <u>wissen</u> und viel <u>können</u>! Aber du musst auch <u>wollen</u>!

⇨ Dann bist du kompetent und kannst herausfordernde Probleme lösen.

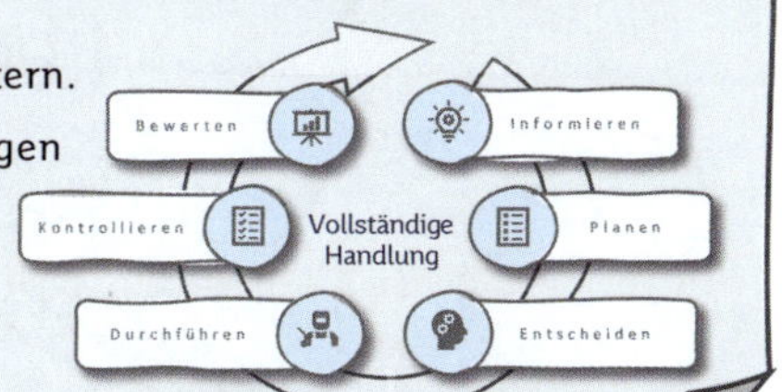

Was willst du?
Ich nehme mir im Lernfeld 1 „Orientierung in Berufsfeldern" das Folgende vor:

....

....

....

....

....

....

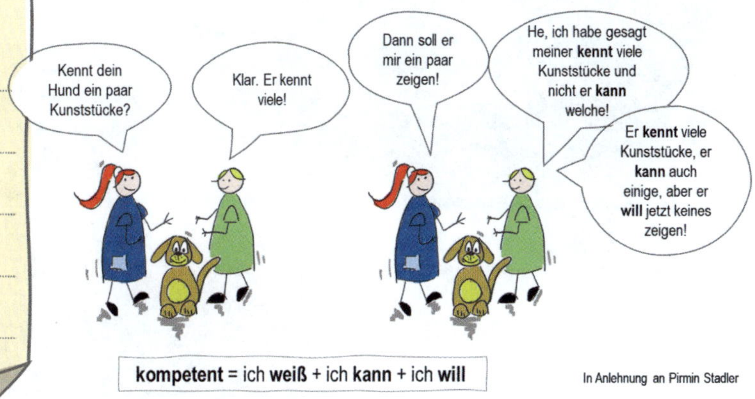

Kennt dein Hund ein paar Kunststücke?
Klar. Er kennt viele!
Dann soll er mir ein paar zeigen!
He, ich habe gesagt meiner **kennt** viele Kunststücke und nicht er **kann** welche!
Er **kennt** viele Kunststücke, er **kann** auch einige, aber er **will** jetzt keines zeigen!
kompetent = ich **weiß** + ich **kann** + ich **will**

In Anlehnung an Pirmin Stadler

Nachfolgend sind die einzelnen Phasen der vollständigen Handlung erklärt. Allerdings sind die Fragen und Erklärungen unvollständig. Mit Hilfe der Lösungswörter kannst du die Textlücken vervollständigen:

gelernt – Kunde – Problem –anders– korrigiere – Arbeit – Auftrag – Information – Möglichkeiten-Arbeitsprodukt

Was würde ich beim nächsten Mal _________machen?

Was möchte der Chef oder der __________? Welches ______________ soll hergestellt werden?

Was habe ich gut gemacht? Was habe ich ___________?

Was weiß ich schon dazu?

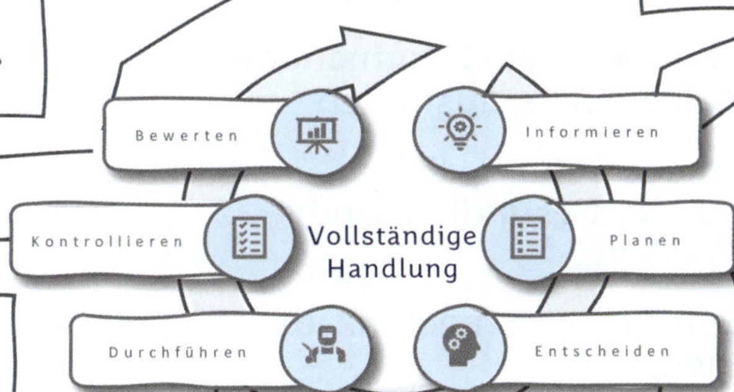

Wie kann ich das _________ angehen?

Ist die ____________ fertig und so gut, dass sie abgeschlossen werden kann?

Woher bekomme ich die ____________?

Jetzt führe ich den Arbeitsauftrag wie zuvor festgelegt aus und ____________ falls nötig.

Welche der ______________ wähle ich?

Was muss ich noch wissen, um den ____________ ausführen zu können?

Berufsfachschule

Berufsbezug Situation vollständige Handlung

Lernfelder Gesundheit & Soziales

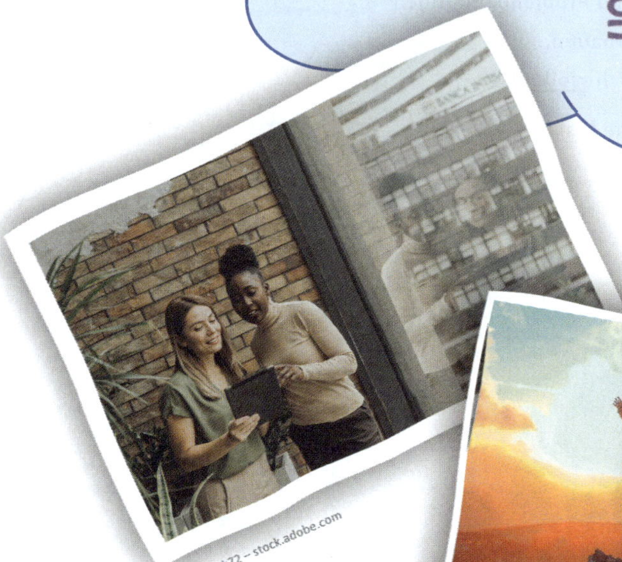

© BGStock72 – stock.adobe.com

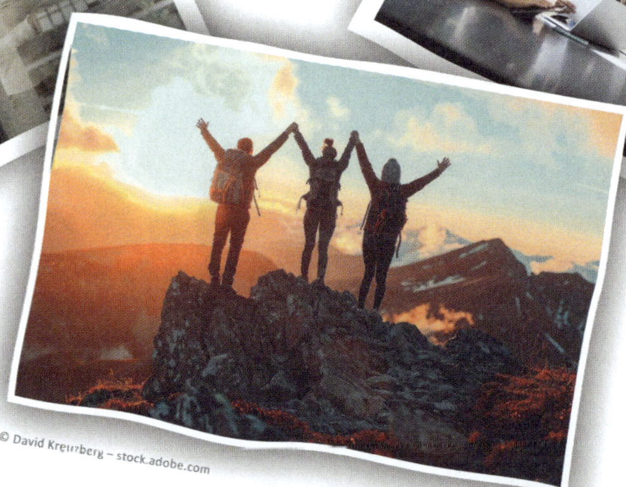

© David Kreuzberg – stock.adobe.com

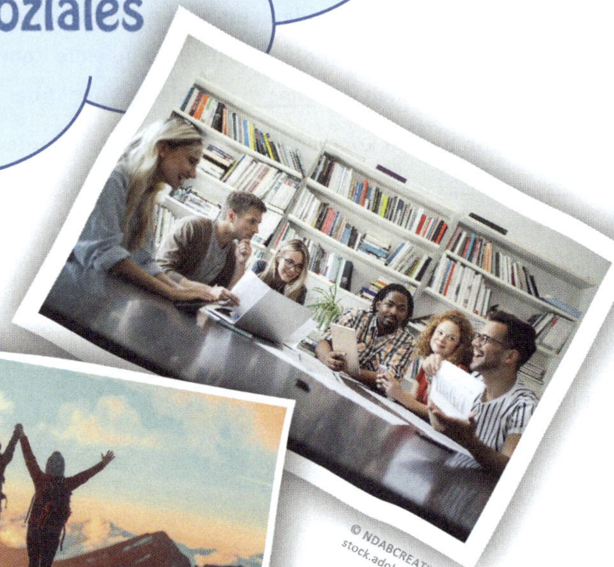

© NDABCREATIVITY – stock.adobe.com

Lernfeld 1: Orientierung in Berufsfeldern

Lernaufgabe 1.1: Mein Start in die Berufsfachschule

Zeitumfang:
7 Unterrichtsstunden

Ich kann ...

- aus einer Situation wichtige Informationen mit Hilfe von W-Fragen herausfinden.
- anderen meine neue Schule, die Berufsfachschule für Gesundheit und Soziales, beschreiben.
- den Lehrplan Berufliche Kompetenz im Internet auffinden.
- Inhalte des Faches Berufliche Kompetenz darstellen.

Ich bin bereit ...

- über meine Erwartungen und meine Lernmotivation in Bezug auf das Fach Berufliche Kompetenz nachzudenken.

Situation

Celina, Anna und Barek besuchen seit diesem Schuljahr die **Berufsfachschule** Gesundheit und Soziales. Sie kennen sich bereits von der Gemeinschaftsschule. Celina ist 15 Jahre und liebt leckeren Kuchen. Ihre Eltern kommen aus Vietnam. Vor 10 Jahren sind sie nach Deutschland eingereist. Barek ist 16 Jahre alt. Er hat vier Geschwister und wohnt mit seinen Eltern in einem großen Haus, in dem auch seine Großeltern leben, um die er sich gerne kümmert. Anna ist 15 Jahre alt und lebt mit ihrem kleinen Bruder, auf den sie oft aufpasst, und ihrer Mutter in einer Etagenwohnung. Die meisten ihrer Mitschülerinnen und Mitschüler sind auch neu an dem Berufsbildungszentrum (BBZ). Daher freuen sich Celina, Anna und Barek sowie der Rest der Klasse auf die angekündigte Schulrallye, in der sie ihre neue Schule erkunden. In der Berufsfachschule (BFS) ist jetzt vieles neu, z. B. dreht sich wirklich alles um den „**Beruf**“. Das finden die drei richtig klasse, denn Sie wünschen sich eine gute berufliche Zukunft mit viel Abwechslung. Sie wollen sich in der neuen Schule auf einen Beruf vorbereiten, der zu ihnen passt und wenn‘s gut läuft, auch noch ihren Mittleren Bildungsabschluss machen. Deshalb haben sie das Fach Berufliche Kompetenz, das sogar mit acht Stunden Unterricht pro Woche in ihrem Stundenplan steht. Damit sie wissen, was in diesem Schuljahr im Fach Berufliche Kompetenz auf sie zukommt, wollen sie die Inhalte der fünf Lernfelder in einer Übersicht bildlich darstellen.

Arbeitsprodukt

1 In dem Text (Situation) erfährst du viel über Celina, Anna und Barek und die Berufsfachschule.

Finde nun die wichtigsten Informationen heraus.

W-Fragen helfen dir Texte zu verstehen.

Wo kommen Celinas Eltern her?

Wer kümmert sich gerne um den kleinen Bruder?

Welche Speise liebt Celina besonders?

Wer kümmert sich gerne um seine Großeltern?

Was finden die drei richtig klasse?

Notiere hier eine zusätzliche Frage.

Welches Arbeitsprodukt erstellen sie?

Dokumentiere deine Arbeitsschritte von Beginn an auf Seite 14 dieser Lernaufgabe.

Celina, Anna und Barek waren schon bei der Schulrallye von dem breiten Angebot der Schule überrascht. Sie konnten z. B. einen Pflege- und Hauswirtschaftsraum sowie technische Werkstätten besuchen. Auch hatten sie die Gelegenheit, mit Azubis zu sprechen, die eine duale Berufsausbildung machen und diese Woche Berufsschulunterricht hatten. Celina, Anna und Barek wissen noch nicht, welchen Beruf sie mal ausüben wollen. Die Fachrichtung Gesundheit und Soziales liegt aber auf jeden Fall schon mal voll auf ihrer Wellenlänge.

2 Lillie, die Freundin von Anna, ist sehr interessiert an der neuen Schule und will wissen, was diese Berufsfachschule so bietet.

Lies dir die Sprechblasen durch.

Füge eigene Informationen in die leeren Sprechblasen hinzu, wenn dir noch weitere, wichtige Informationen einfallen.

An der Berufsfachschule für Gesundheit und Soziales …

steht der Berufsbezug ganz oben an.

kann man den „Mittleren Bildungsabschluss“ nach 2 Jahren erreichen.

geht man 4 Tage in die Schule und macht an einem Tag in der Woche ein Praktikum. Manchmal wird das Praktikum auch im Block durchgeführt.

stellen alle Fächer einen Bezug zu Berufen her. So übt man ein Verkaufsgespräch auch in Französisch oder Englisch.

gibt es das Fach **Berufliche Kompetenz**. Da lernt man in Lernfeldern viel über Ernährung, Pflege von älteren Menschen und über den Umgang mit Kindern.

lernt man vieles, was man gut für eine Berufsausbildung gebrauchen kann.

lernt man auch Informatische Bildung.

Anna hat nun einen ersten Einblick in die Berufsfachschule erhalten. Sie kann ihrer besten Freundin Lillie nun schon mal Auskunft auf konkrete Fragen geben.

3 Antworte Lillie auf ihre Fragen über die Berufsfachschule per WhatsApp.

Lillie: Hab gehört du hast die Schule gewechselt und bist jetzt an einer Berufsschule. Ist die anders als unsere vorherige Schule?

Anna:

Lillie: Aber du lernst doch noch keinen Beruf, oder?

Anna:

Lillie: In welchem Fach hast du denn die meisten Stunden? Und was lernst du da?

Anna:

Lillie: Was läuft in den anderen Fächern?

Anna:

Lillie: Und was für einen Abschluss kannst du dort machen?

Anna:

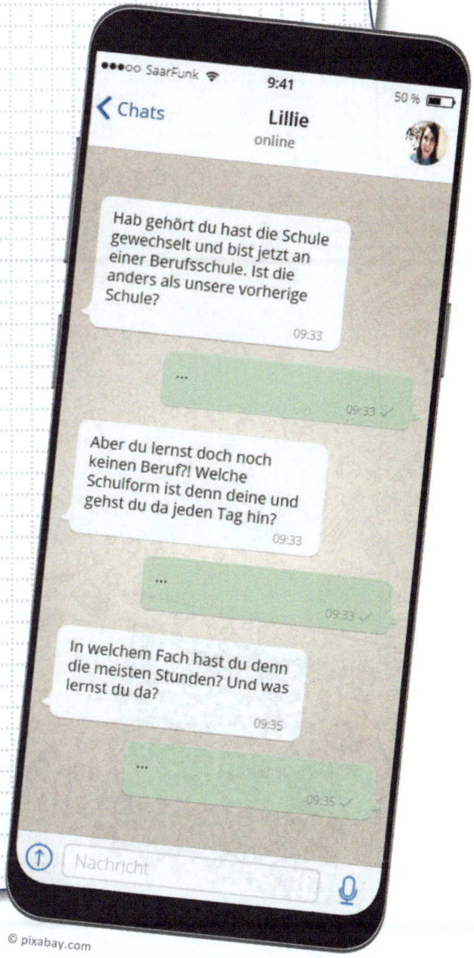

© pixabay.com

Nachdem sich Anna, Celina und Barek nun gut mit der Berufsfachschule auskennen, wollen sie genauer wissen, was sie alles in dem Fach Berufliche Kompetenz Gesundheit und Soziales erwartet. Dazu wollen sie sich mit den Inhalten des ersten Schuljahres vertraut machen.

4 Von deiner Lehrerin oder deinem Lehrer erhältst du eine Kopie mit kleinen Infoboxen. Lies diese Infoboxen mit den Inhalten der ersten fünf Lernfelder. Schneide die Infoboxen aus, ordne sie den Themenbereichen zu und klebe sie unter die entsprechenden farbigen Felder.

Das Fach Berufliche Kompetenz ist in *Lernfelder* gegliedert. Jedes Lernfeld leitet sich aus betrieblichen Arbeitsabläufen ab.

Im ersten Schuljahr der BFS Gesundheit und Soziales sind die fünf Lernfelder diesen drei Themenbereichen zugeteilt:

Organisation eines Betriebs → Orientierung an den Zielgruppen des Berufsbereichs → Erziehung, Versorgung, Betreuung und Pflege

https://www.saarland.de/SharedDocs/Downloads/DE/mbk/Lehrplaene/Lehrplaene_berufliche_Schulen/Lehrplaene_%C3%9Cbergangsbereich/LP_BFS_WuVTGuSGuN.pdf?__blob=publicationFile&v=2

Wenn du diesen QR-Code scannst, kannst du dir den gesamten, detaillierten Lehrplan anschauen.

Anna, Barek und Celina haben nun viele Informationen über das Fach Berufliche Kompetenz gesammelt und möchten die Inhalte in einer Übersicht bildlich darstellen. Bevor es losgeht, legen die drei die Gestaltung ihrer Übersicht fest.

5 Entscheide dich, <u>was</u> du in deiner Übersicht darstellen willst und <u>wie</u> du dies kreativ gestaltest. Schreibe dann zu jedem Lernfeld mindestens einen Punkt, der dich neugierig macht. Mach dir Notizen.

Deine Lehrerin bzw. dein Lehrer stellt dir Infoboxen, Sticker und Bilder (siehe S. 16) zum Ausschneiden zur Verfügung. Du kannst diese verwenden oder selbst kreativ werden.

So könnte deine bildhafte Darstellung aussehen:

Lernfeld 1:

Du orientierst dich in dem Berufsfeld Gesundheit und Soziales. Hierzu lernst die Schule und die relevanten Berufe kennen. Auch die Organisation von Betrieben kennst du dann bald.

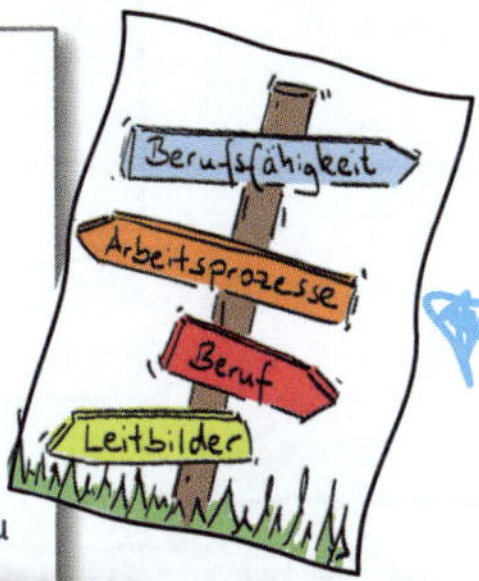

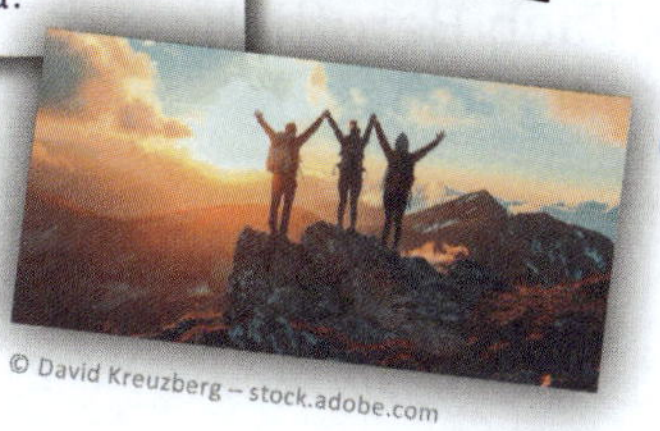
© David Kreuzberg – stock.adobe.com

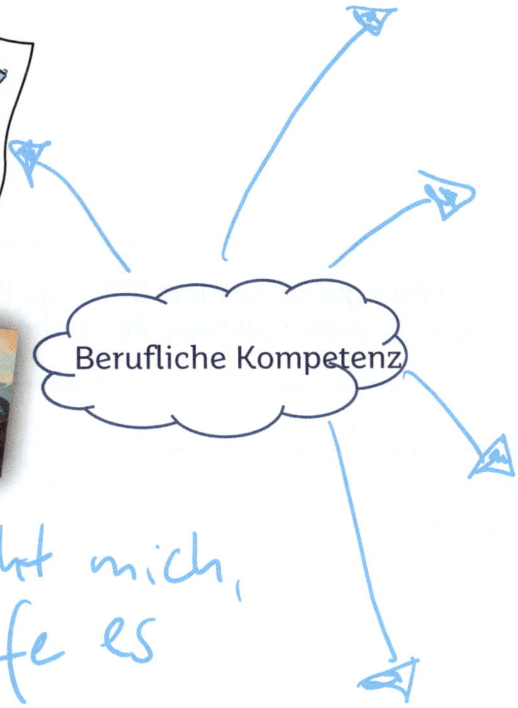

Neugierig macht mich, welche Berufe es gibt.

Meine Notizen

Anna, Barek und Celina haben sich schnell geeinigt und nun kann es endlich losgehen.

6 Gestalte nun deine Übersicht wie geplant. Eure Lehrerin oder euer Lehrer hat leere DIN-A4-Blätter ausgelegt, die du nutzen kannst.

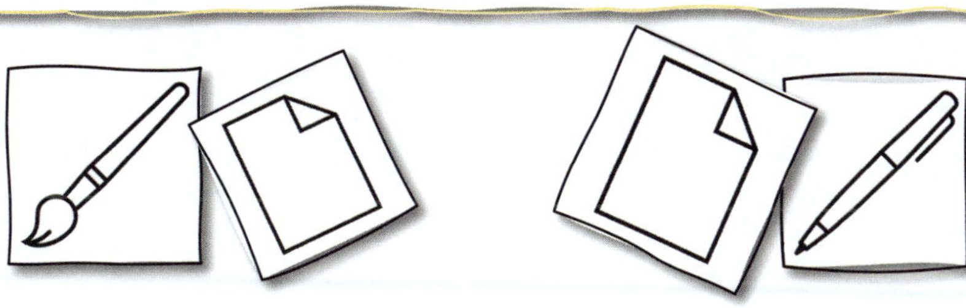

Die Freunde sind stolz auf ihr Ergebnis und möchten dies nun ihren Mitschülerinnen und Mitschülern zeigen.

7 Präsentiert eure Übersicht zu den Lernfeldern eurer Banknachbarin oder eurem Banknachbarn. Gebt euch gegenseitig Rückmeldung zu euren Darstellungen.

Folgende Rückmeldung habe ich erhalten:

Rückmeldung könnt ihr zu folgenden Kriterien geben:
- vollständig
- kreativ
- anschaulich

Anna, Barek und Celina sind nun gut informiert über das Fach Berufliche Kompetenz. Über ihre Vorgehensweise denken sie nochmal nach.

8 Bewerte deine Vorgehensweise bei der Lernaufgabe.

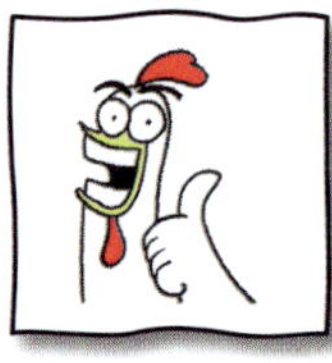

Das ist mir gut gelungen:

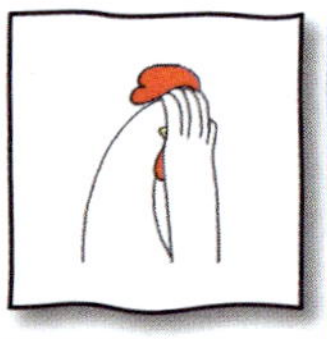

Das ist mir schwer gefallen:

Handlungsprodukte	erledigt am:	Unterschrift
Fragen zur Situation		
Sprechblasen		
WhatsApp		
Zuordnung Lernfelder		
Übersicht		
Reflexion		

Diese Seite bitte zum Ausschneiden kopieren! !

Anna, Barek und Celina interessieren sich für die Lerninhalte des ersten Schuljahres der BFS im Fach Berufliche Kompetenz.

Lies die Infoboxen mit den Lerninhalten der Lernfelder 1 bis 5 des Fachs Berufliche Kompetenz.

Schneide die Infoboxen aus und klebe sie auf Seite 12 dieser Lernaufgabe an die passenden Stellen.

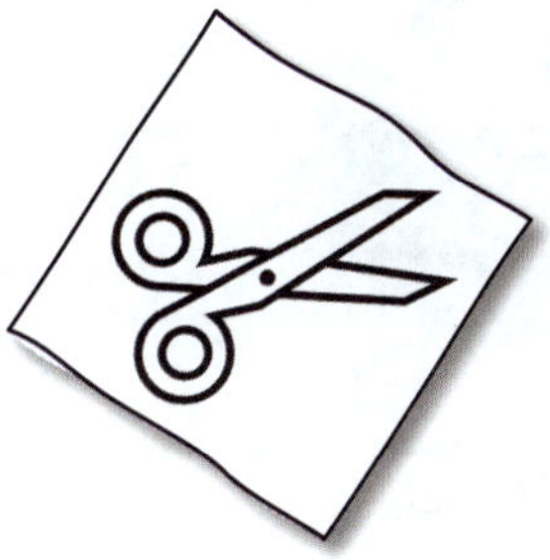

Lernfeld 4:

Du lernst für den Berufsbereich typische Raumanforderungen und -gestaltungen kennen und erfährst, wie diese professionell gereinigt werden. Außerdem lernt du wichtige Aspekte des Unfallschutzes kennen.

Lernfeld 2:

Du lernst die für die Organisation von Betrieben wichtigen Maßnahmen rund um die Hygiene kennen. Darüber hinaus erfährst du, wie du sicher arbeitest und dich, deine Kollegen und die Umwelt schützt.

Lernfeld 1:

Du orientierst dich in dem Berufsfeld Gesundheit und Soziales. Hierzu lernst die Schule und die relevanten Berufe kennen. Auch die Organisation von Betrieben kennst du dann bald.

Lernfeld 3:

Du lernst unterschiedliche Lebensphasen kennen. Zudem erfährst du, wie du die Bedürfnisse von Personen einschätzen kannst und darauf reagierst.

Lernfeld 5:

Du lernst die Grundlagen einer gesunden Ernährung kennen. Die Fragen, welche Lebensmittel in welcher Menge für Personen gesund sind, wird dabei auch geklärt. Auch mögliche Erkrankungen im Zusammenhang mit Ernährung werden hier besprochen.

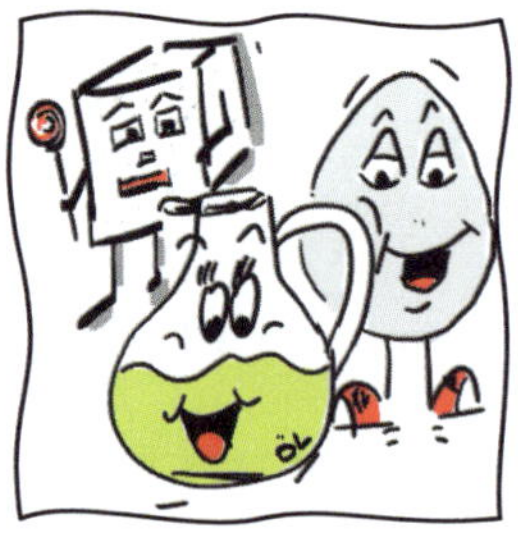

Lernfeld 4:

Du lernst für den Berufsbereich typische Raumanforderungen und -gestaltungen kennen und erfährst, wie diese professionell gereinigt werden. Außerdem lernt du wichtige Aspekte des Unfallschutzes kennen.

Diese Seite bitte zum Ausschneiden kopieren!

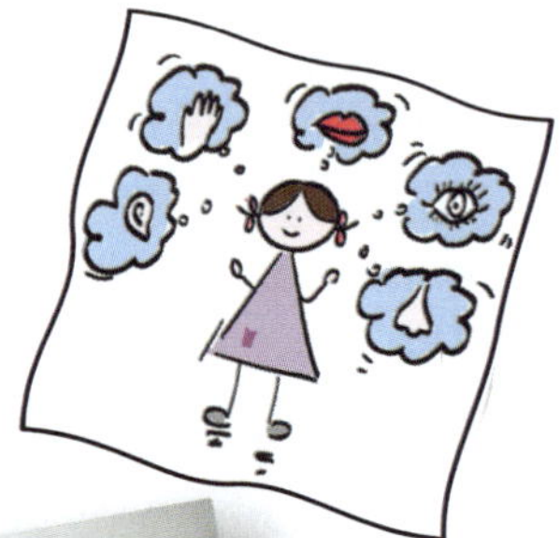

Lernfeld 2:

Du lernst die für die Organisation von Betrieben wichtigen Maßnahmen rund um die Hygiene kennen. Darüber hinaus erfährst du, wie du sicher arbeitest und dich, deine Kollegen und die Umwelt schützt.

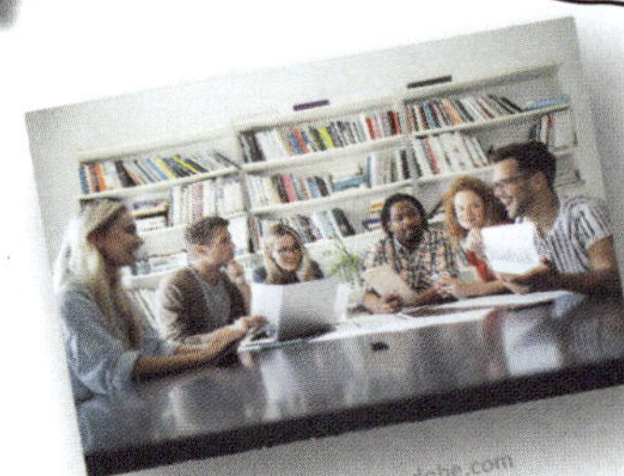

© NDABCREATIVITY – stock.adobe.com

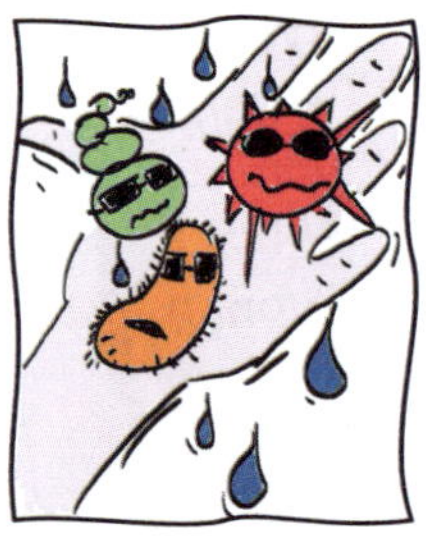

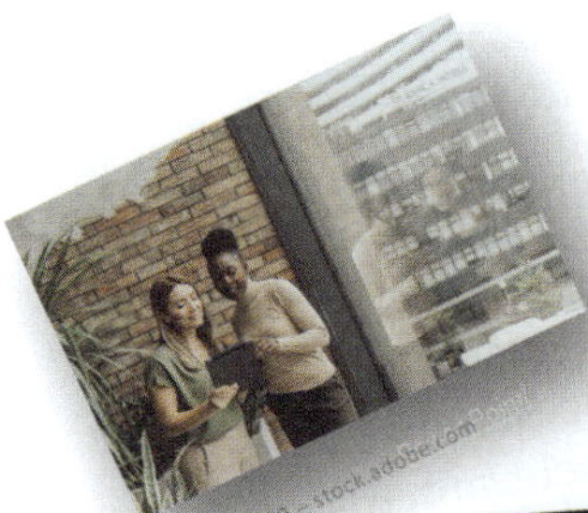

© BGStock72 – stock.adobe.com

Lernfeld 1:

Du orientierst dich in dem Berufsfeld Gesundheit und Soziales. Hierzu lernst du die Schule und die relevanten Berufe kennen. Auch die Organisation von Betrieben kennst du dann bald.

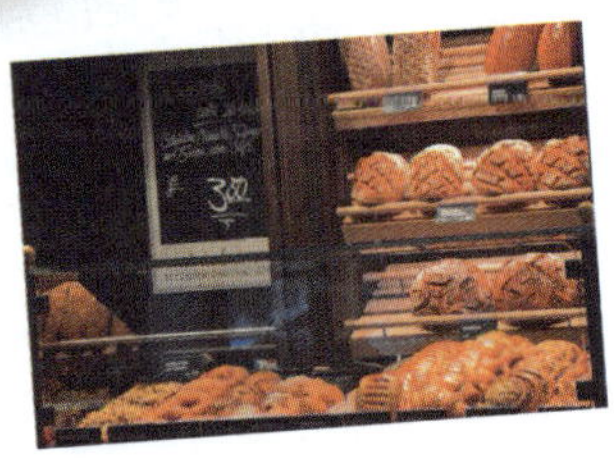

© pixabay.com

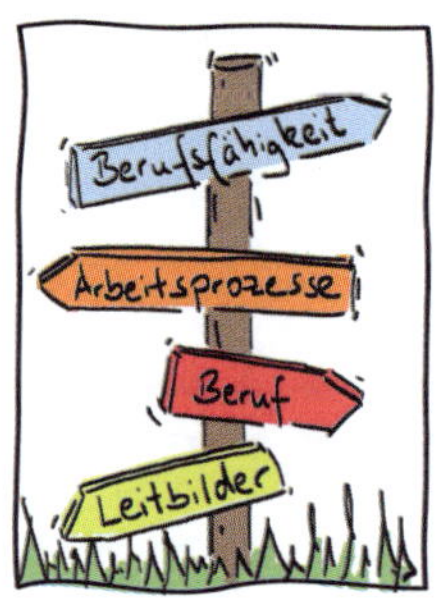

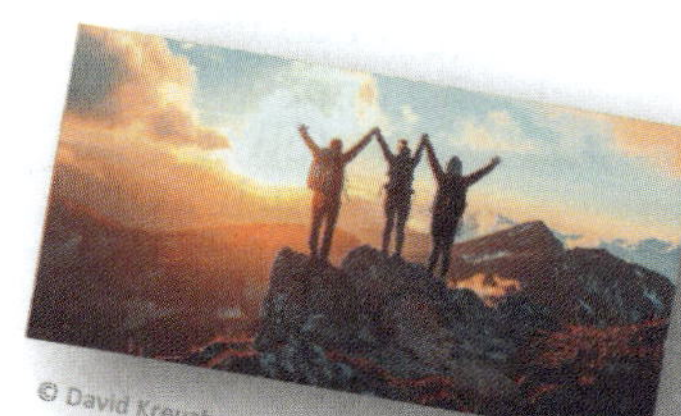

© David Kreuzberg – stock.adobe.com

Lernfeld 3:

Du lernst unterschiedliche Lebensphasen kennen. Zudem erfährst du, wie du die Bedürfnisse von Personen einschätzen kannst und darauf reagierst.

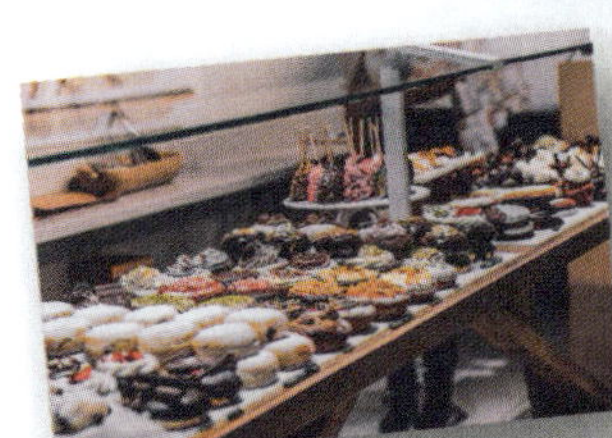

© pixabay.com

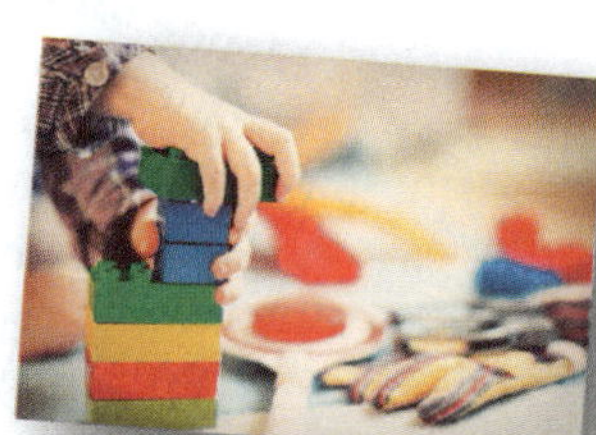

© pixabay.com

Lernfeld 5:

Du lernst die Grundlagen einer gesunden Ernährung kennen. Die Fragen, welche Lebensmittel in welcher Menge für Personen gesund sind, wird dabei auch aufgeklärt. Auch mögliche Erkrankungen im Zusammenhang mit Ernährung werden hier besprochen.

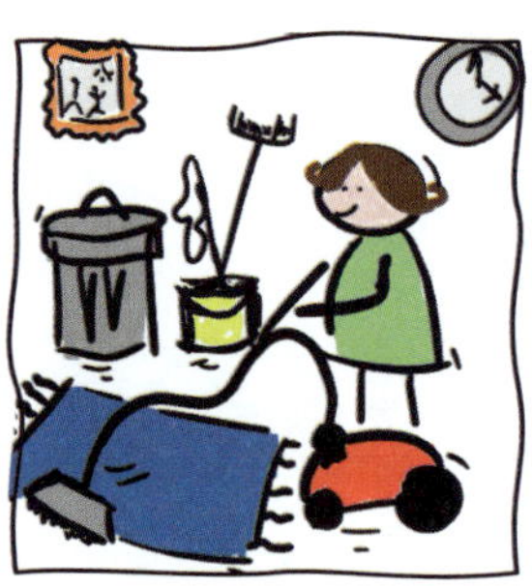

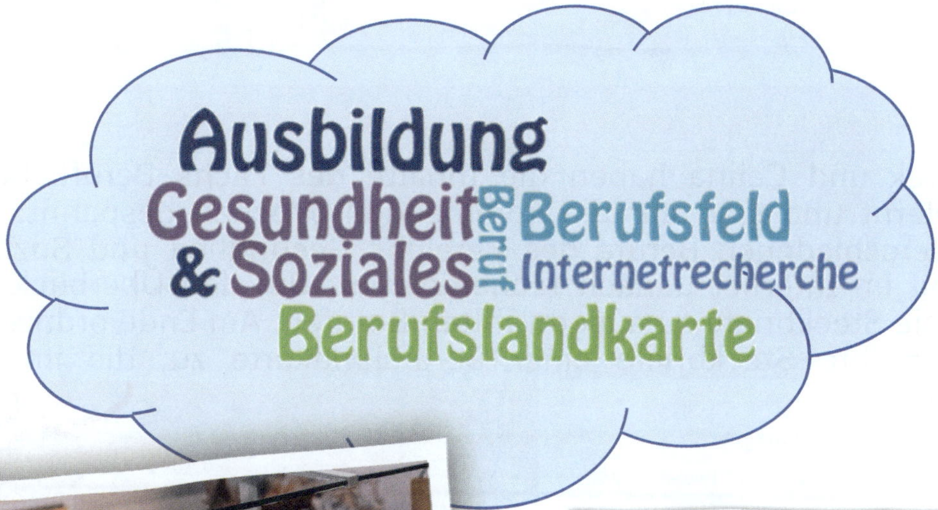

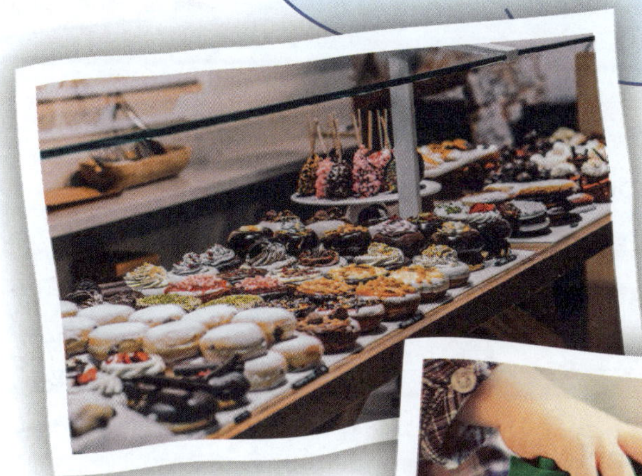
© pixabay.com

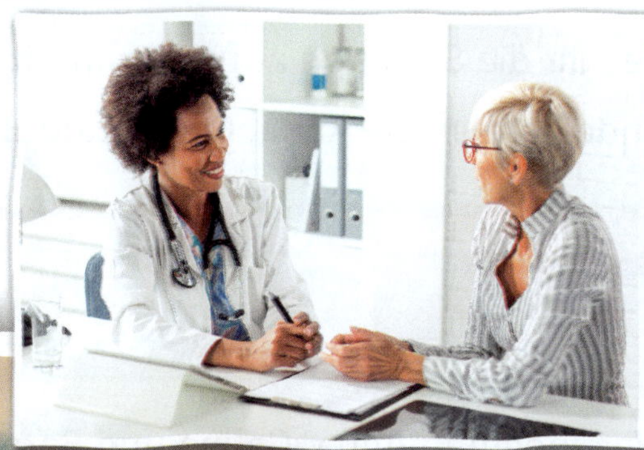
© pucko_ns – stock.adobe.com

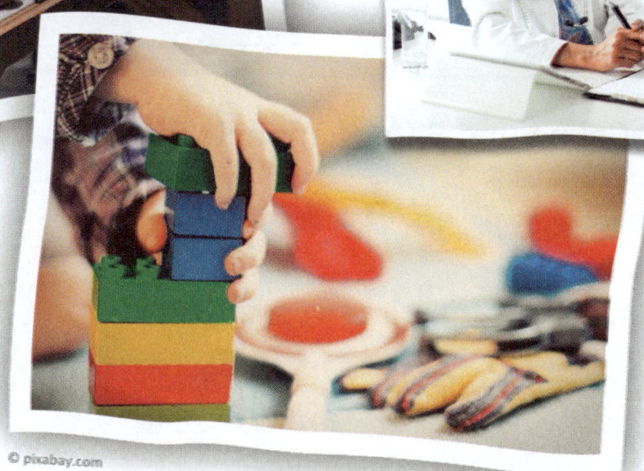
© pixabay.com

Lernfeld 1: Orientierung in Berufsfeldern

Lernaufgabe 1.2: Meine Berufsmöglichkeiten

Ich kann ...

- Berufe, die zum Berufsfeld Gesundheit und Soziales gehören benennen.
- im Internet Informationen zu ausgewählten Berufen recherchieren.
- Informationen zu ausgewählten Berufen übersichtlich und ansprechend darstellen.
- im Team wertschätzend miteinander umgehen.

Zeitumfang:
7 Unterrichtsstunden

Situation

Anna, Barek und Celina haben die Inhalte des Fachs Berufliche Kompetenz kennengelernt und sind auf die kommenden Wochen gespannt. Sie möchten nun die verschiedenen Berufe des Bereichs Gesundheit und Soziales kennenlernen und im Internet danach recherchieren. Um den Überblick zu behalten, erstellen sie Steckbriefe zu ausgewählten Berufen. Am Ende ordnen Anna, Barek und Celina ihre Steckbriefe einer Berufslandkarte zu, die im Klassenraum ausgehängt ist.

Arbeitsprodukt

1 Lies dir die Situation aufmerksam durch.

Finde heraus wie Anna, Celina und Barek vorgehen.

?

W-Fragen helfen dir, Texte zu verstehen.

Was möchten Anna, Celina und Barek kennenlernen?

Wie wollen sie vorgehen?

Wie kommen sie an Informationen?

Welches Arbeitsprodukt soll erstellt werden?

Versetze dich in die Lage der drei Freunde. Wo würdest du deine Suche beginnen?

Dokumentiere deine Arbeitsprozesse von Beginn an auf Seite 23.

Anna, Celina und Barek haben bei ihrer Recherche viele Berufe gefunden. Einige davon haben sie aufgeschrieben. Nun möchten sie wissen, welche Berufe zum Bereich Gesundheit und Soziales gehören.

2 Schau dir die aufgeführten Berufe an. Kreise mit einem Bleistift alle Berufe ein, die du der Fachrichtung Gesundheit und Soziales zuordnen würdest.

Wenn dir noch weitere Berufe einfallen, notiere sie in die leeren Kästchen.

- Maurer
- Restaurantfachmann
- Stuckateurin
- Fachverkäufer Fleischerei
- Altenpflegerin
- Fachkraft im Gastgewerbe
- Dachdeckerin
- Schornsteinfegerin
- Pflegehelfer
- Pferdewirt
- Fachverkäufer Bäckerei
- Konditor
- Gesundheitsfachmann
- Fachverkäuferin Konditorei
- Industriekauffrau
- Medizinische Fachangestellte
- Erzieher
- Augenoptikerin
- Fleischer
- Bankkaufmann
- Mediengestalter
- Kinderpfleger
- Koch
- Hauswirtschafter
- Chemielaborantin
- Zimmerer
- Friseur
- Raumausstatterin
- Zahnmedizinische Fachangestellte
- Hotelfachmann
- Tischlerin

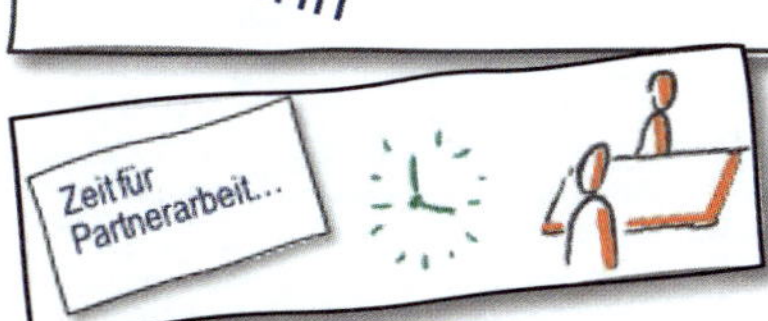

3 Vergleiche deine Auswahl mit der deiner Banknachbarin bzw. deines Banknachbarn. Ergänzt eure Ergebnisse.

Ordnet die ausgewählten Berufe nun den Berufsbereichen Ernährung und Hauswirtschaft, Sozialpädagogik und Gesundheit zu. Wählt für jeden Bereich die vorgegebene Markierfarbe.

Nachdem Anna, Barek und Celina einen guten Überblick über die möglichen Berufe der Fachrichtung Gesundheit und Soziales haben, schlägt Celina vor, sich in drei Gruppen gemäß der drei Berufsbereiche aufzuteilen. Sie wollen sich nun über die einzelnen Berufe informieren, um später die Steckbriefe erstellen zu können.

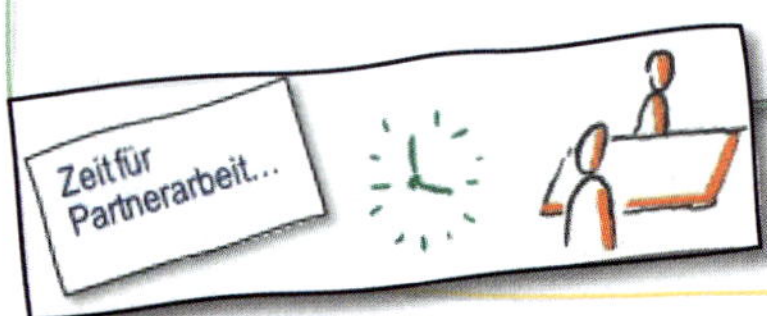

4 Wählt im Zweierteam einen Beruf aus der Übersicht der vorhergehenden Seite des Fachbereichs Gesundheit und Soziales aus. Informiert euch bei euren Lehrerinnen und Lehrern der Schulwerkstätten und Küchen über deren Tätigkeitsfeld oder recherchiert im Internet. Notiert euch die Informationen anhand der Leitfragen auf dem Notizzettel.

Beachtet, dass mindestens 6 Berufe aus den Berufsfeldern Gesundheit und Soziales in der Klasse gewählt werden.

Informationen findet ihr beispielsweise auch hier. Scannt den QR-Code:

https://www.berufenet.arbeitsagentur.de/berufenet/faces/index;BERUFENETJSESSIONID=izDpFvz8EkvgDxR486rT9CQ-sh0814x_RSr6cMY79F5EIlVPTmlK!-2003461797?path=null

Notizzettel

Der Beruf, der mich interessiert, heißt:_______________________________________

Was macht man in diesem Beruf?

Wo arbeitet man?

Welche Anforderungen stellt der Beruf an mich?

Wie lange dauert die Ausbildung?

Was verdient man in der Ausbildung?

Anna, Barek und Celina haben nun viele Informationen zur Erstellung ihrer Steckbriefe gesammelt. Bevor es losgehen kann, wollen sie gemeinsam die Gestaltung ihrer Steckbriefe festlegen.

5 Entscheidet euch gemeinsam, welche Inhalte eure Steckbriefe enthalten sollen und wie sie übersichtlich sowie informativ gestaltet werden könnten. Macht euch zu euren Ideen Notizen.

Hier findet ihr einige Beispiele, wie ein Steckbrief aufgebaut sein kann.

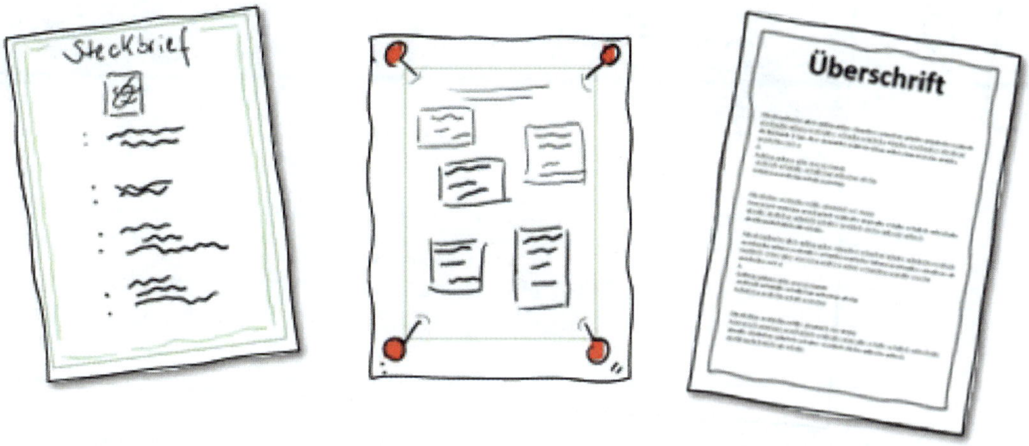

Notizen

Anna, Barek und Celina sind begeistert, nun kann es endlich losgehen.

6 Erstellt im Zweierteam euren Steckbrief wie geplant. Eure Lehrerin oder euer Lehrer hat leere Blätter ausgelegt. Wählt für euren Steckbrief die entsprechende Farbe des Berufsbereichs.

Zur Erinnerung: Die Farben der einzelnen Berufsbereiche findet ihr auf Seite 19 dieser Lernaufgabe.

Die Freunde sind stolz auf ihre Ergebnisse und möchten diese nun ihren Mitschülerinnen und Mitschülern präsentieren.

7 Präsentiert euren Steckbrief euren Mitschülerinnen und Mitschülern.

Pinnt diesen danach an die Berufslandkarte im Klassenraum. Beachtet dabei die korrekte Farbzuordnung.

Die Berufslandkarte wurde von eurer Lehrerin oder eurem Lehrer bereits vorbereitet.

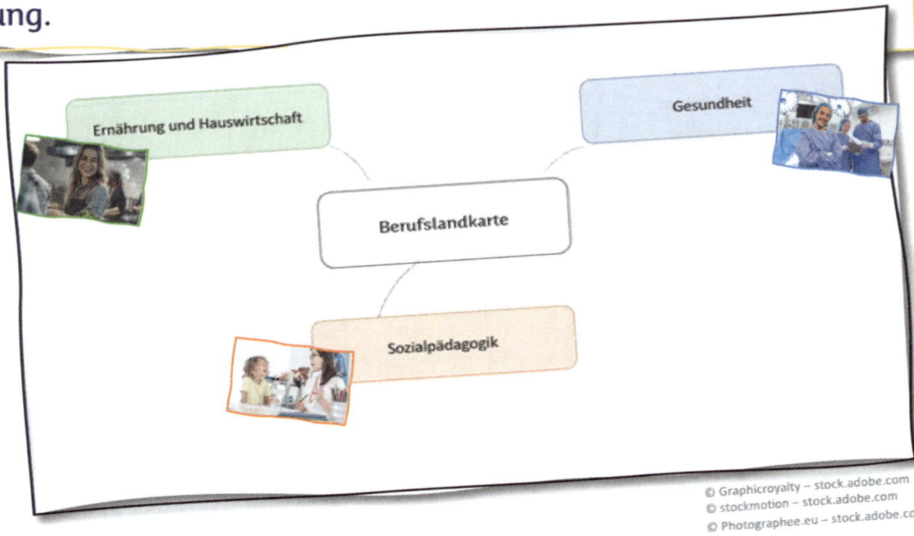

8 Notiert jeweils drei Dinge, die ihr **top** findet und gebt den anderen Gruppen drei **Tipps**, was an den Steckbriefen verbessert werden könnte.

Achtet bei der Präsentation darauf, ob diese
1. übersichtlich
2. vollständig
3. kreativ
gestaltet wurde.

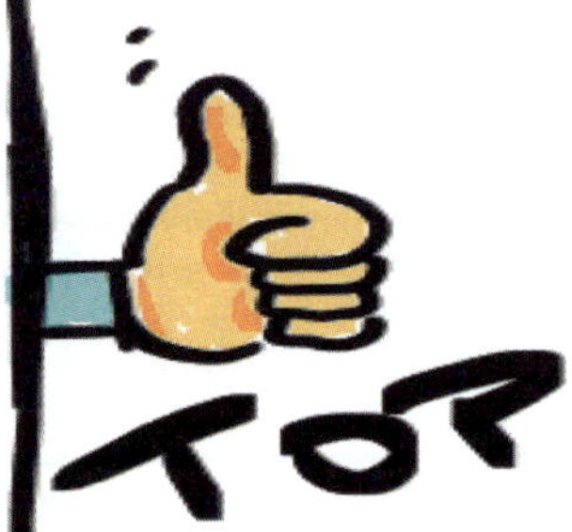

Anna, Barek und Celina sind zufrieden mit ihren Steckbriefen. Sie haben ihre Ergebnisse in der Klasse auf der Berufslandkarte für alle sichtbar aufgehängt.

9 Wie zufrieden bist du mit deiner Leistung? Notiere dir jeweils zwei Dinge, die bei der Erarbeitung dieser Lernaufgabe gut waren und welche, die weniger gut waren.

Du kannst auch gerne mehr Dinge für deinen Erfahrungsschatz notieren.

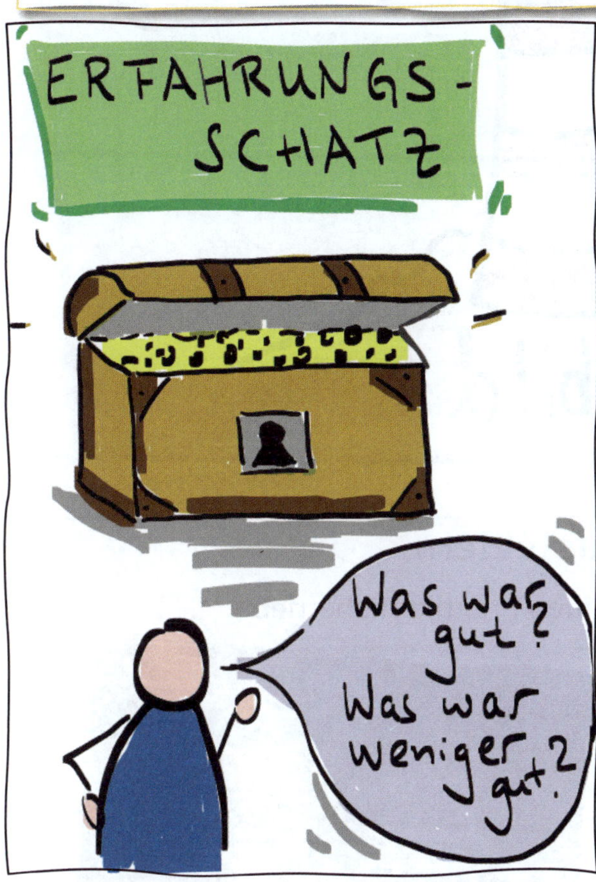

Das hat mir in der Zusammenarbeit mit den anderen gut gefallen/nicht gut gefallen:

Die Inhalte fand ich interessant/weniger interessant:

Das möchte ich noch sagen:

Abschluss

Handlungsprodukte	erledigt am:	Unterschrift
Notizzettel zur Ausganssituation		
Zuordnung der Berufe		
Steckbrief zum Beruf		
Top/Tipp-Liste		
Erfahrungsschatz		

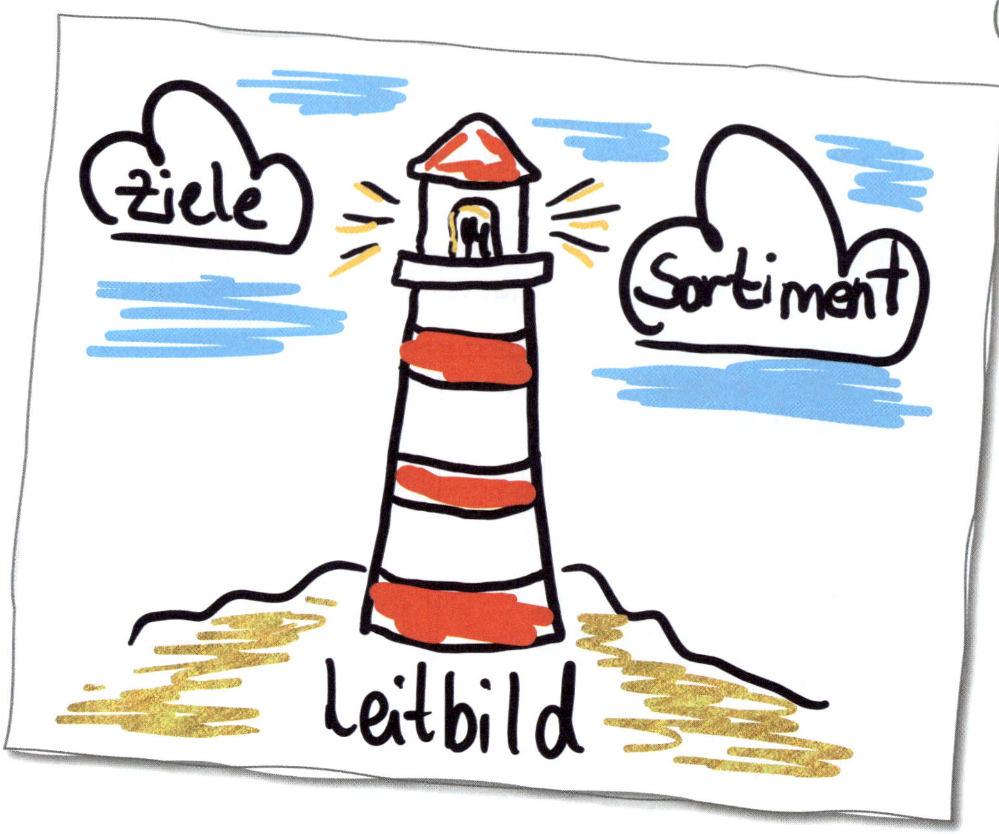

Lernfeld 1:	Orientierung in Berufsfeldern
Lernaufgabe 1.3:	Ich informiere mich über einen Praktikumsbetrieb

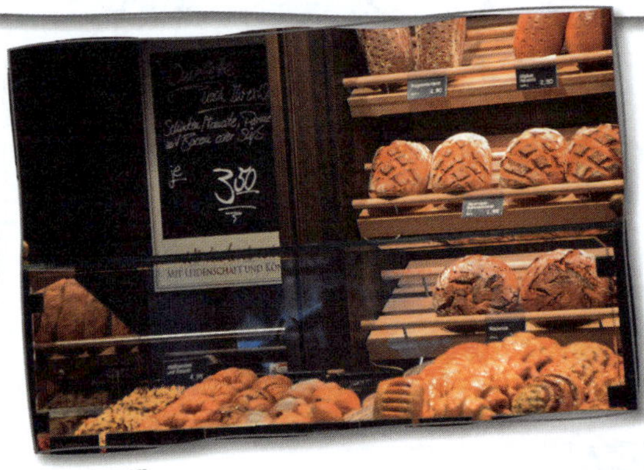

© pixabay.com

Ich kann …

- einem Text mithilfe von W-Fragen wichtige Informationen entnehmen.
- Ziele, Produktsortimente und allgemeine Informationen eines Betriebs recherchieren.
- Informationen übersichtlich darstellen.
- einen Gesprächsverlauf strukturiert vorbereiten.
- im Rollenspiel andere Perspektiven einnehmen.
- konstruktiv Rückmeldungen geben und erhalten.

Zeitumfang:
7 Unterrichtsstunden

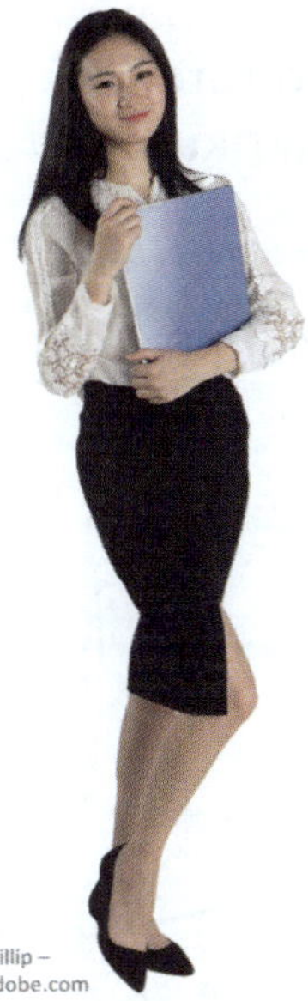

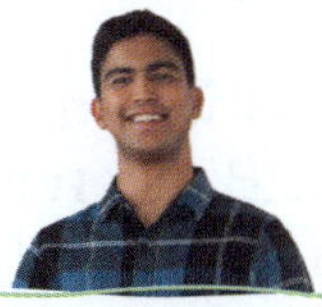

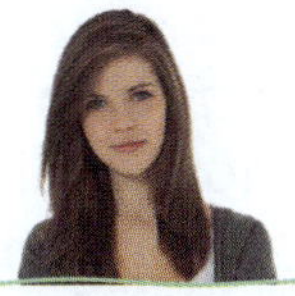

Situation

Nachdem Anna, Celina und Barek sich einen guten Überblick über die Berufe im Berufsfeld Gesundheit und Soziales verschafft haben, ist Celina sich sicher, dass sie ihr Praktikum in einer Bäckerei absolvieren möchte. Celina möchte sich über die Bäckereien in der Umgebung ihres Wohnorts genauer informieren. So richtig weiß sie allerdings nicht, wonach sie eigentlich suchen soll und woran sie einen für sie passenden Betrieb erkennen kann.

Celinas Lehrerin schlägt vor, dass sie die Ziele, das Produktsortiment und allgemeine Informationen der Betriebe recherchieren könnte, z. B. im Internet, und diese übersichtlich in Form einer Mindmap darstellt. Das hört sich spannend an, denkt Celina, allerdings kann sie mit den genannten Begriffen überhaupt nichts anfangen.

Celina bittet Anna und Barek um Unterstützung bei der Planung und Zusammenstellung der Informationen, um bei der Kontaktaufnahme mit dem Betrieb sicher auf mögliche Fragen antworten zu können. Die drei Freunde nehmen sich vor, dieses Gespräch in einem Rollenspiel zu dokumentieren und einzuüben.

Arbeitsprodukt

1 Lies die Beschreibung der Situation aufmerksam durch. Schreibe nun selbst W-Fragen auf, mit denen man wichtige Informationen aus der Situationsbeschreibung erfragen kann. Notiere dir die wichtigen Informationen. W-Fragen können dir dabei helfen.

W-Fragen helfen dir, Texte zu erschließen.

Was weiß Celina mittlerweile sicher?

Dokumentiere deine Ergebnisse von Beginn an auf Seite 30.

2 Stelle deine W-Fragen deiner Mitschülerin bzw. deinem Mitschüler und lasse sie antworten. Beantworte auch deren Fragen. Mache dir Notizen zu Fragen und Antworten.

Celina, Anna und Barek finden Internetrecherchen sehr spannend. Celina hat bei diesen Recherchen im Internet auch schon zwei interessante Bäckerei- & Konditorei-Betriebe gefunden. Sie will sich näher informieren, um hier eventuell ein Praktikum absolvieren zu können.

(3) Recherchiere im Internet zwei Bäckerei- & Konditorei-Betriebe, die in der Nähe deines Wohnortes oder des Standortes deiner Schule liegen. Notiere deine Rechercheergebnisse.

Meine Bäckerei & Konditorei-Betriebe sind:

(4) Recherchiere an einer dieser beiden Betriebe:
- Allgemeines zum Betrieb/Unternehmen
- die wichtigsten Ziele des Betriebs
- das allgemeine Produktsortiment

Erstelle mithilfe dieser Informationen eine Mindmap.

Falls du bei deiner Recherche nur einen Betrieb gefunden hast, suche den zweiten Betrieb an einem anderen Ort, z. B. in Merzig, Saarlouis, St. Wendel oder Saarbrücken.

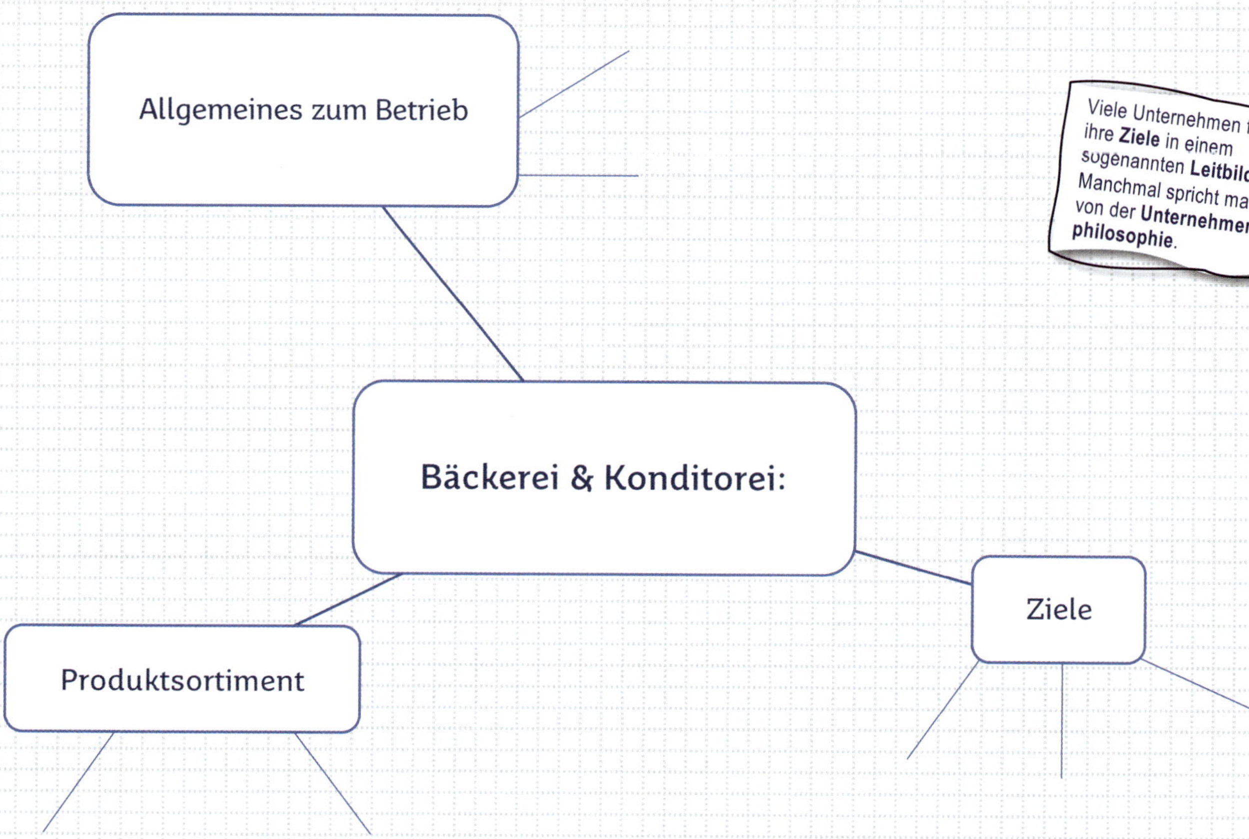

Viele Unternehmen formulieren ihre **Ziele** in einem sogenannten **Leitbild**. Manchmal spricht man auch von der **Unternehmens-philosophie**.

Du kannst deine Mindmap um weitere Inhalte ergänzen.

Je mehr Informationen Celina zu Betrieben des Nahrungsbereichs Bäckerei & Konditorei sammelt, desto sicherer wird sie sich, dass sie ihr Praktikum im Verkauf von Backwaren absolvieren will. Diesen Ausbildungsberuf hat eine Mitschülerin in der Berufslandkarte bereits als Steckbrief vorgestellt. Celina möchte sich mithilfe des Steckbriefs der Berufslandkarte nochmal über die wichtigsten Bedingungen dieses Berufs informieren. Leider ist der Steckbrief der Fachverkäufer im Bereich Bäckerei & Konditorei durcheinander geraten.

5 Lies dir die durcheinandergeratenen Textbausteine aufmerksam durch und ordne sie im Steckbrief wieder passend zu, indem du sie mit Pfeilen verbindest.

Schau dir den Steckbrief der Berufslandkarte an oder scanne den QR-Code.

SCAN ME

https://planet-beruf.de/fileadmin/assets/PDF/BKB/50920.pdf

Steckbrief Fachverkäufer Lebensmittelhandwerk, Schwerpunkt Bäckerei & Konditorei

	Berufsschule und Ausbildungsbetrieb
Ausbildungsart:	
Ausbildungsdauer:	Beratung von Kunden Sauberhalten des Verkaufsraums Verkauf von Brot, Backwaren, Torten, Zubereitung kleiner Snacks Dekoration von Auslagen
Lernorte:	
Übliche Einsatzorte:	Duale Berufsausbildung
Typische Tätigkeiten:	Kundenorientierung, verantwortungsbewusstes Arbeiten
Wichtige Anforderungen:	drei Jahre
	Bäckereien, Konditoreien, Einzelhandelsgeschäfte

Anna, Barek und vor allem Celina haben nun wirklich schon viel über die Ziele von Betrieben und deren Produktvielfalt gelernt. Auch über den Beruf der Fachverkäuferin im Bereich Bäckerei & Konditorei hat sie sich nochmal informiert. Celina nimmt sich nun vor, die Bäckerei im Nachbarort anzurufen. Auf dieses Gespräch bereitet sie sich mit ihren Freunden vor und wählt für sie bedeutende Fragen aus.

6 Lest euch die Fragen durch. Sammelt Argumente und entscheidet euch für eine Antwort. Notiert diese.

Zeit für Teamarbeit...

Ihr könnt die Karten auch ausschneiden, um sie beim Rollenspiel zu nutzen..

Fragen	Antworten
Wie kommst du auf unser Unternehmen?	
Welche Produkte bieten wir in unserer Bäckerei & Konditorei an?	
Was weißt du über den Beruf der Fachverkäufer im Lebensmittelhandwerk mit dem Schwerpunkt Bäckerei & Konditorei?	
Wieso möchtest du gerade bei uns dein Praktikum machen?	
Welche Fragen hast du noch an uns?	

Fällt euch noch eine Frage ein? Notiert sie und schreibt die Antwort auf.

Anna, Celina und Barek haben ihre Antworten festgelegt und dokumentiert. Sie können nun das Gespräch in Form eines Rollenspiels einüben.

7 Nehmt euch vor dem Gespräch ca. 5 Minuten Zeit, um die Inhalte vorzubereiten und somit möglichst frei vortragen zu können.

Celina ist zufrieden mit ihren Gesprächsvorbereitungen und möchte ihr Ergebnis den Mitschülerinnen und Mitschülern vorstellen. Natürlich ist sie auch an deren Ergebnissen interessiert. Sie tauschen sich aus.

8 Bildet mit einem weiteren Zweierteam eine Vierergruppe und präsentiert euer Rollenspiel.

Gebt euch im Anschluss gegenseitig Feedback.

Sicheres Auftreten

Vollständig und korrekt

Kreuzt die entsprechende Anzahl Smilies an.

Blickkontakt

Körperhaltung

Diese Rückmeldungen möchten wir der Gruppe noch geben:

Diese Tipps nehmen wir uns als Verbesserung für zukünftige Präsentationen vor:

Anna, Celina und Barek sind stolz auf ihre Arbeit und trauen sich nun zu, Praktikumsbetriebe zu kontaktieren.

9 Wie zufrieden bist du mit deinem Ergebnis und deiner Vorgehensweise? Trage deine Bewertung in die dargestellten Reflexionskarten ein.

Damit bin ich besonders zufrieden:

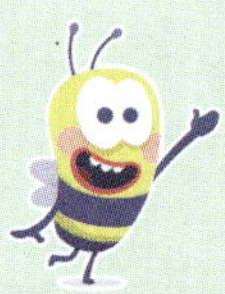

Damit bin ich nicht zufrieden:

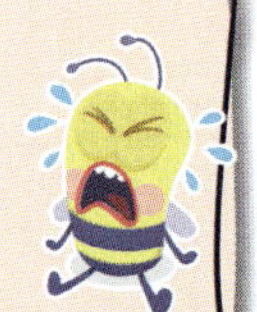

Für das nächste Mal nehme ich mir vor:

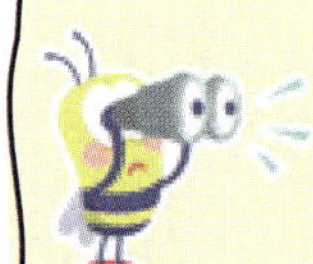

Fülle diese Tabelle von Beginn an aus.

Abschluss

Handlungsprodukte	erledigt am:	Unterschrift
Notizzettel zur Situation		
Mindmap		
Zuordnung Steckbrief		
Fragen-Antworten-Liste		
Feedback		
Reflexionskarten		

Diese Lernaufgaben habe ich in Lernfeld 1 bearbeitet

Lernfeld 1
Orientierung in Berufsfeldern

1.1 Mein Start in die Berufsfachschule

Im Rahmen der vollständigen Handlung habe ich mich über

____

informiert und ein/e

____

erstellt. Dabei habe ich Entscheidungen getroffen, mein Arbeitsprodukt kontrolliert und die Ergebnisse bewertet.

☐

1.2 Meine Berufsmöglichkeiten

Im Rahmen der vollständigen Handlung habe ich mich über

____

informiert und ein/e

____

erstellt. Dabei habe ich Entscheidungen getroffen, mein Arbeitsprodukt kontrolliert und die Ergebnisse bewertet.

☐

1.3 Ich informiere mich über einen Praktikumsbetrieb.

Im Rahmen der vollständigen Handlung habe ich mich über

____

informiert und ein/e

____

erstellt/durchgeführt. Dabei habe ich Entscheidungen getroffen, mein Arbeitsprodukt kontrolliert und die Ergebnisse bewertet.

☐

Jetzt habe ich verstanden, wie man in einem Beruf/Praktikum an Arbeitsaufträge herangeht und diese bewältigen kann.

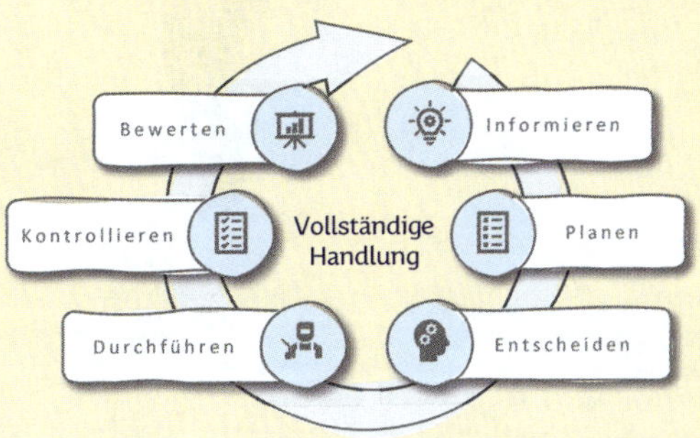

Lernfeld 2
Umsetzung von Hygienemaßnahmen, Arbeitssicherheit und Nachhaltigkeit

Berufsfachschule - Fachstufe I

BERUFLICHE KOMPETENZ

Fachrichtung Gesundheit und Soziales

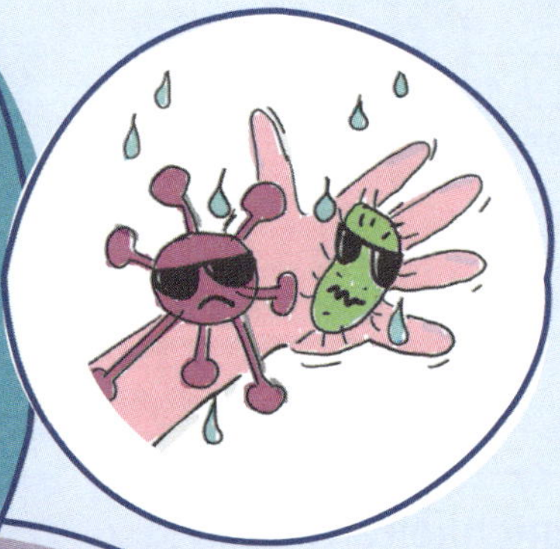

LERNFELD 2

Umsetzung von Hygienemaßnahmen, Arbeitssicherheit und Nachhaltigkeit im Beruf

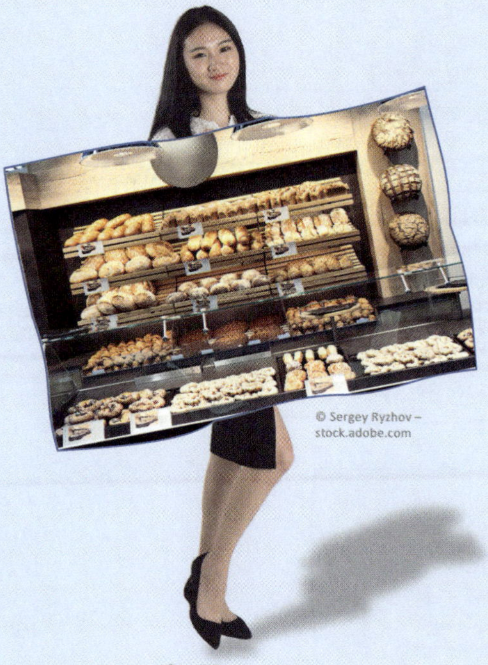

© Sergey Ryzhov – stock.adobe.com

© imphillip – stock.adobe.com

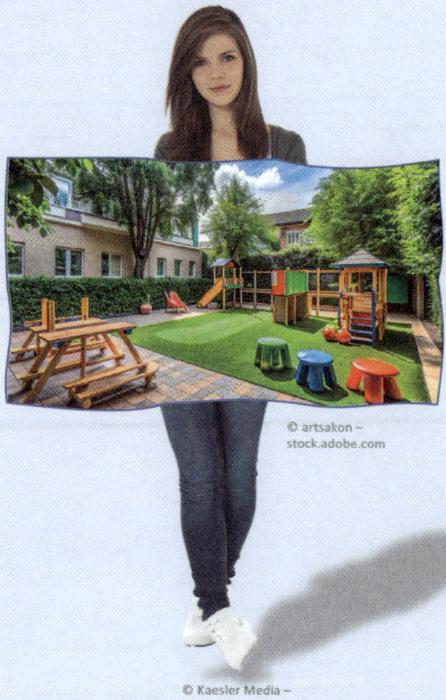

© artsakon – stock.adobe.com

© Kaesler Media – stock.adobe.com

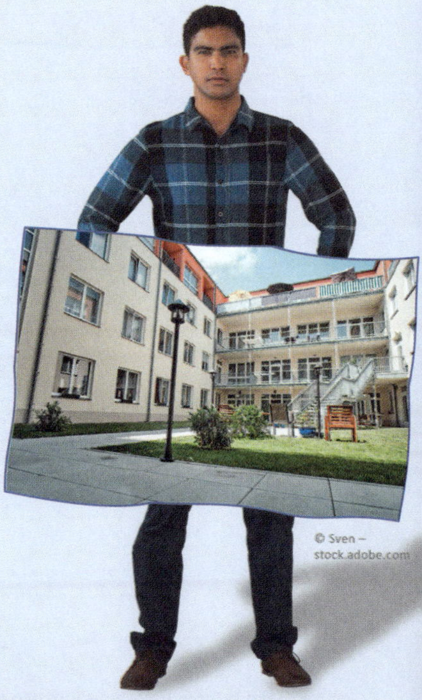

© Sven – stock.adobe.com

© vectorfusionart – stock.adobe.com

Lernaufgaben

Diese Lernaufgaben erwarten dich in Lernfeld 2

Lernfeld 2
Umsetzung von Hygienemaßnahmen, Arbeitssicherheit und Nachhaltigkeit

2.1 Bakteriell bedingter Durchfall in der KiTa – 7 Stunden
Aufbau Bakterien, Salmonellose
Aushang

2.2 Virusinfektionen: Grippezeit – das Fieber steigt – 4 Stunden
Unterschied Bakterien/Viren, Übertragungswege
Rollenspiel

2.3 Pilzinfektionen – keine Chance dem Nagelpilz – 3 Stunden
Pilzarten, Nagelpilz (Ursache, Maßnahmen)
Steckbrief

2.4 Hygiene ist das A und O – 7 Stunden
3 Säulen der Hygiene
Infovideo

2.5 Rückenschmerzen – Nein danke! – 4 Stunden
Richtiges Heben und Tragen
Erklärvideo

2.6 Wenn´s schnell gehen muss – Erste-Hilfe nach Plan – 7 Stunden
Verbrennung, Verbrühung, Schnitt- und Schürfwunden
Buddybook

2.7 Zuviel Müll – wohin damit? – 4 Stunden
Nachhaltigkeit, Müllvermeidung, Mülltrennung
Poster

Lernfeld 3
Wahrnehmung, Beobachtung und Berücksichtigung von Bedürfnissen

Anna, Barek und Celina

Anna, Barek und Celina haben sich gut über mögliche Praktikumsbetriebe informiert. Da sie super vorbereitet waren, konnten sie im Bewerbungsgespräch überzeugen und sich ihren Wunsch-Praktikumsplatz sichern.

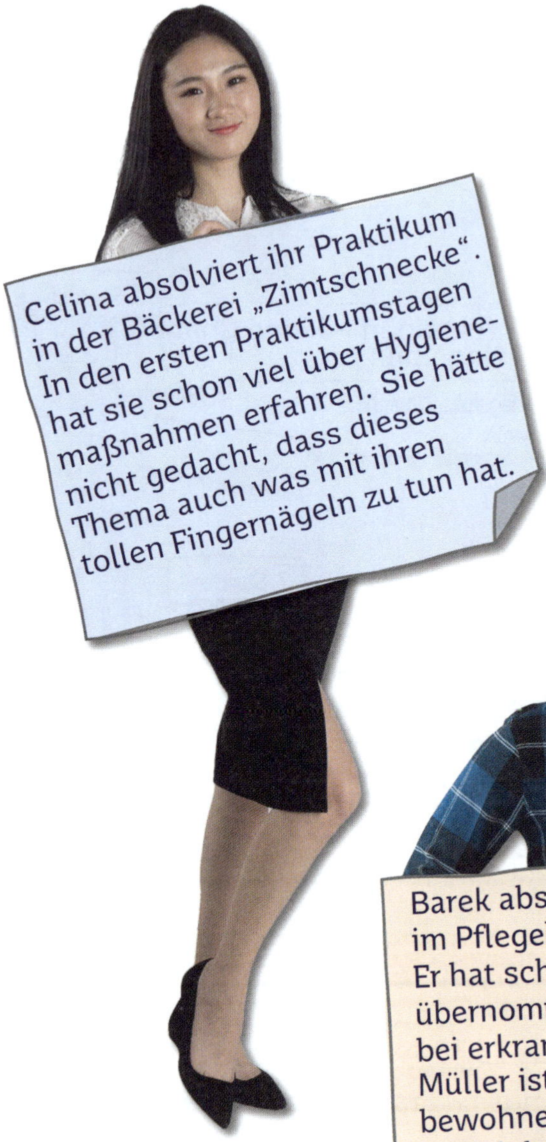

Celina absolviert ihr Praktikum in der Bäckerei „Zimtschnecke“. In den ersten Praktikumstagen hat sie schon viel über Hygienemaßnahmen erfahren. Sie hätte nicht gedacht, dass dieses Thema auch was mit ihren tollen Fingernägeln zu tun hat.

© imphillip – stock.adobe.com

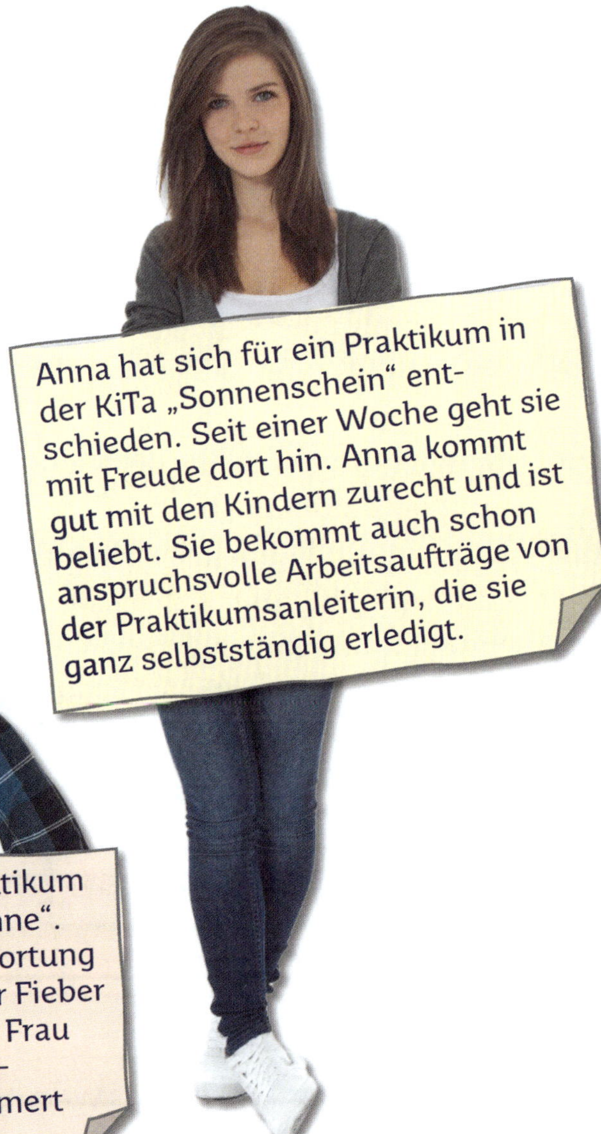

Anna hat sich für ein Praktikum in der KiTa „Sonnenschein“ entschieden. Seit einer Woche geht sie mit Freude dort hin. Anna kommt gut mit den Kindern zurecht und ist beliebt. Sie bekommt auch schon anspruchsvolle Arbeitsaufträge von der Praktikumsanleiterin, die sie ganz selbstständig erledigt.

© Kaesler Media – stock.adobe.com

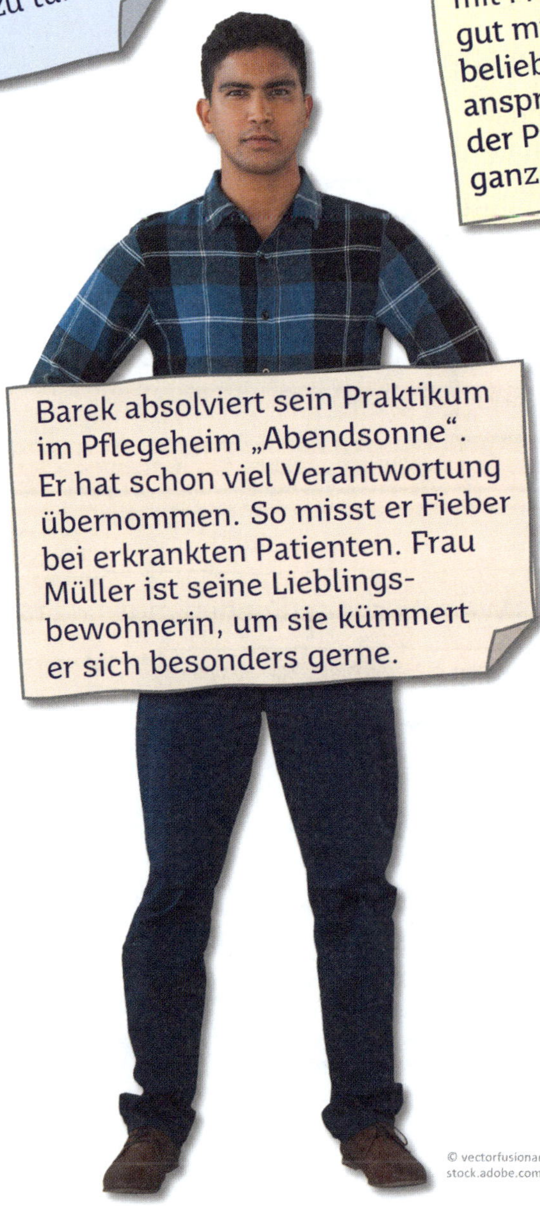

Barek absolviert sein Praktikum im Pflegeheim „Abendsonne“. Er hat schon viel Verantwortung übernommen. So misst er Fieber bei erkrankten Patienten. Frau Müller ist seine Lieblingsbewohnerin, um sie kümmert er sich besonders gerne.

© vectorfusionart – stock.adobe.com

In den Lernaufgaben löst du berufliche Aufgabenstellungen nach dem Prinzip der „vollständigen Handlung“.

Um Arbeitsaufträge und Problemstellungen zu bewältigen, brauchst du Strategien! Damit du dir gute Strategien aneignen kannst, bearbeitest du Lernaufgaben nach dem Prinzip der „vollständigen Handlung“.
Idealerweise geht man so in einem Beruf vor, um Arbeitsaufträge erfolgreich zu meistern.
Wenn du in den kommenden Lernfeldern immer wieder Aufträge und Problemstellungen in der vollständigen Handlung löst, wirst du viele Kompetenzen aufbauen.
Du wirst schließlich viel wissen und viel können! Aber du musst auch wollen!

⇨ Dann bist du kompetent und kannst herausfordernde Probleme lösen.

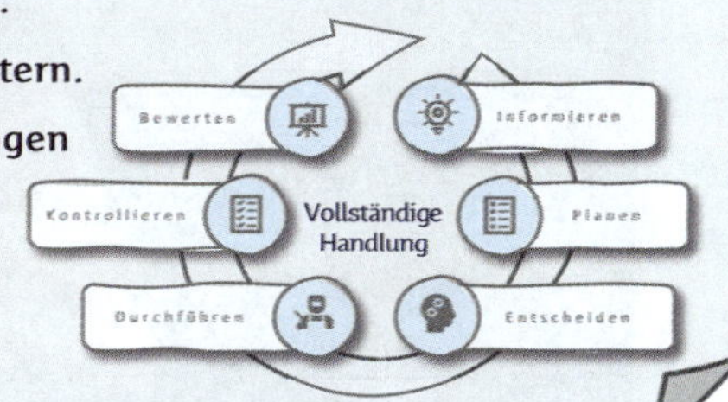

Was willst du?
Ich nehme mir im Lernfeld 2 „Umsetzung von Hygienemaßnahmen, Arbeitssicherheit und Nachhaltigkeit im Beruf“ das Folgende vor:

____

____

____

____

____

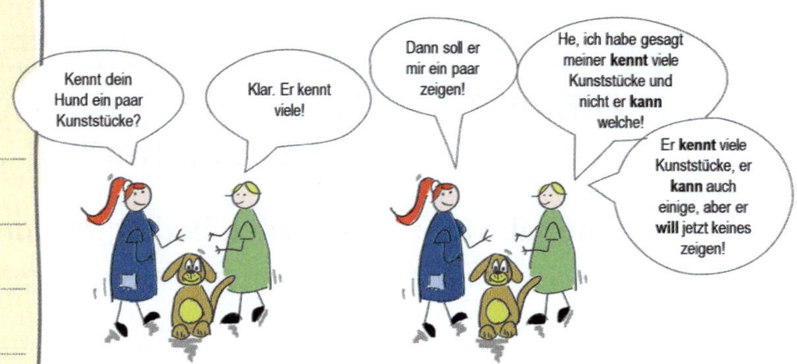

kompetent = ich **weiß** + ich **kann** + ich **will**

In Anlehnung an Pirmin Stadler

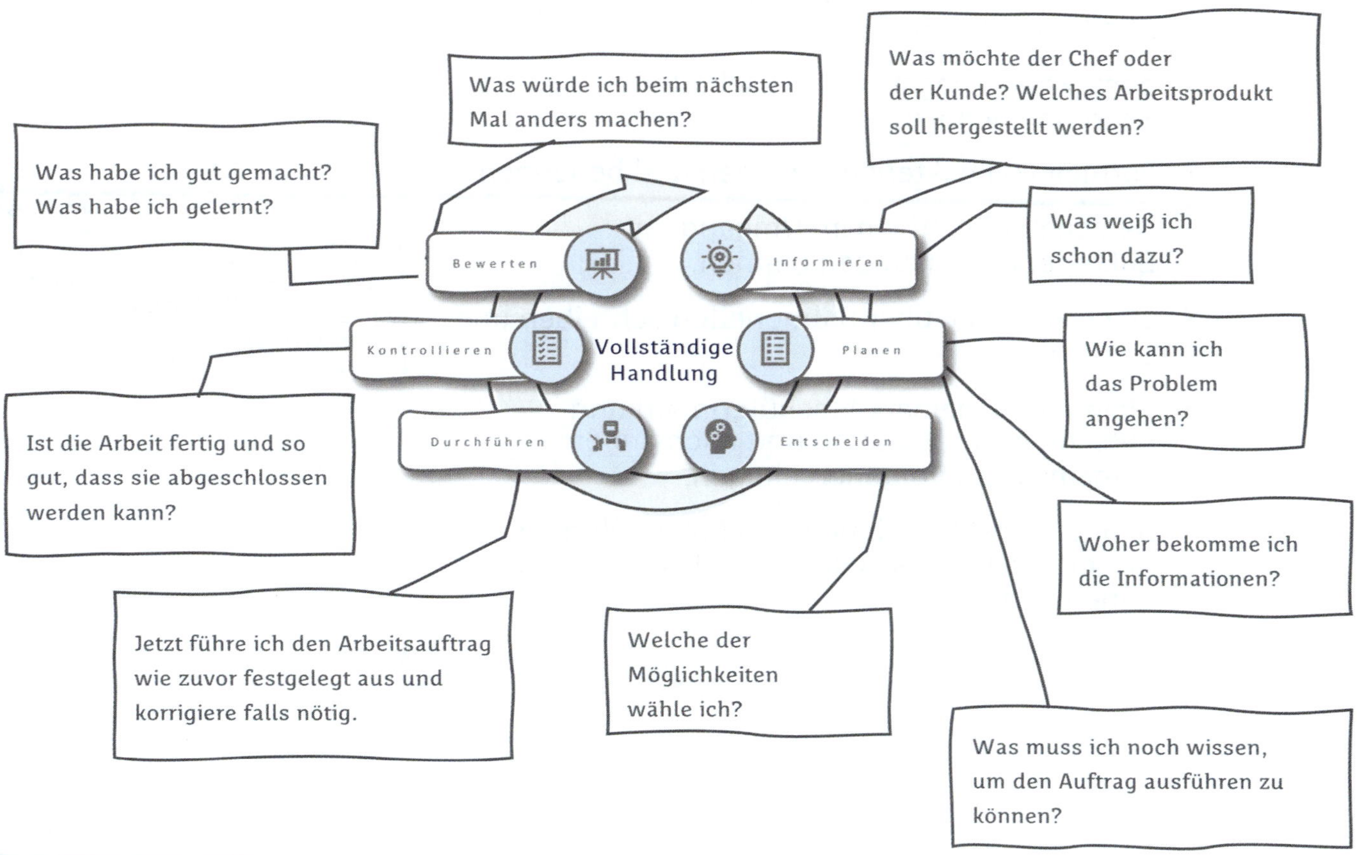

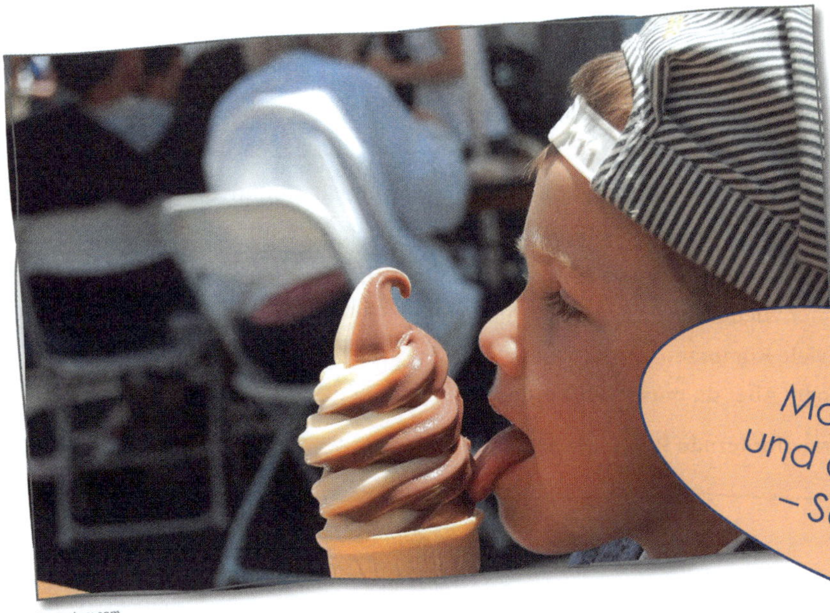

© pixabay.com

Man sieht sie nicht
und doch sind sie da
– Salmonellen –

Lernfeld 2: Umsetzung von Hygienemaßnahmen, Arbeitssicherheit und Nachhaltigkeit im Beruf

Lernaufgabe 2.1: Bakteriell bedingter Durchfall in der KiTa

Ich kann ...

- Bestandteile einer Bakterienzelle in einer Abbildung beschriften.
- positive und negative Eigenschaften von Bakterien nennen.
- Formen von Bakterien zeichnen und benennen.
- Hygienemaßnahmen im Umgang mit Bakterienerkrankungen nennen.
- einen Aushang über Salmonellen schreiben und gestalten.
- Meinungen meiner Mitschülerinnen und Mitschüler respektieren und mich auf ein gemeinsames Vorgehen einigen.
- meinen Mitschülerinnen und Mitschülern ein hilfreiches Feedback geben und selbst Feedback annehmen.

Zeitumfang:
7 Unterrichtsstunden

Vorsicht! Durchfall in der KiTa

Nachdem sich Anna, Barek und Celina über mögliche Praktikumsbetriebe informiert haben, hat sich Anna für ein Praktikum in der KiTa Sonnenschein entschieden. Seit einer Woche geht sie mit Freude dort hin. Nach dem Frühstück spielt Anna mit Tom, 5 Jahre alt, in der Bauecke. Plötzlich klagt Tom über Bauchschmerzen. Anna begleitet ihn zur Toilette. Gestern war das Gleiche mit Lisa passiert, die auch schlimmen Durchfall hatte. Lisa hat Anna stolz erzählt, dass sie letzte Woche ihren fünften Geburtstag gefeiert hat und Tom und andere Kinder aus der KiTa da waren und es ganz viel selbstgemachtes Eis gab.

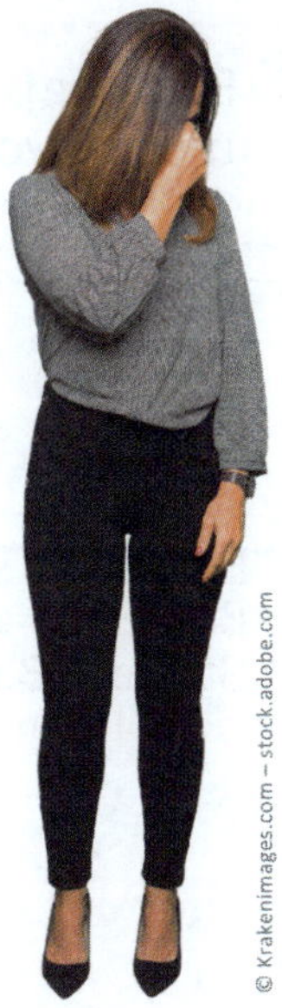

Anna erzählt das der Erzieherin. Die sagt: „Hoffentlich ist das nicht schon wieder eine Bakterien-Infektion mit Salmonellen. Das hatten wir schon letzten Sommer. Wir müssen unbedingt die Eltern aufklären. Anna, am besten erstellst du eine kurze Zusammenstellung von Informationen über eine Salmonellen-Erkrankung, die wir dann am Eingang aushängen können."

1 Welche Informationen sind wichtig? W-Fragen können dir dabei weiterhelfen, wichtige Informationen herauszufinden!

Was?
Wo?
Wann?
Welche?
Warum?

Was ist passiert?

Was soll Anna tun?

Welches krankmachende Bakterium kann im Eis sein?

2 Welche Informationen sind für Anna noch wichtig?
Versetze dich in ihre Lage und schreibe Stichworte auf.

Das ist noch wichtig

Weiter geht's ...

- ☐ Ich suche die Herausforderung. → gehe nach Planen B
- ☐ Ich fange erst einmal mit dem Leichten an. → gehe nach Planen A

Anna möchte zuerst herausfinden, was man unter Bakterien-Infektion versteht. Deshalb informiert sie sich über Bakterien.

3 Erschließe dir den nachfolgenden Informationstext nach der 5-Schritt-Lesemethode und vervollständige den Notizzettel.

Mehr Infos zur 5-Schritt-Lesemethode?

Dann schau im Anhang Seite 46 nach!

Bakterien und ihre Eigenschaften

Bakterien sind **einzellige Lebewesen**. Sie sind sehr klein und kommen überall vor. Mit dem Auge kann man sie nicht sehen. Dazu braucht man ein Mikroskop.

Bakterien sind wie folgt aufgebaut. Außen sind von einer Zellwand (2) umgeben. Sie dient Bakterien zum Schutz. Die darunterliegende Zellmembran (1) ermöglicht den Austausch von Stoffen. Bakterien haben keinen Zellkern, die Erbinformationen (3) liegen stattdessen frei im Zellplasma (4). Damit sich Bakterien fortbewegen können, besitzen einige eine Geißel (5).

Abb.: Bau eines Bakteriums

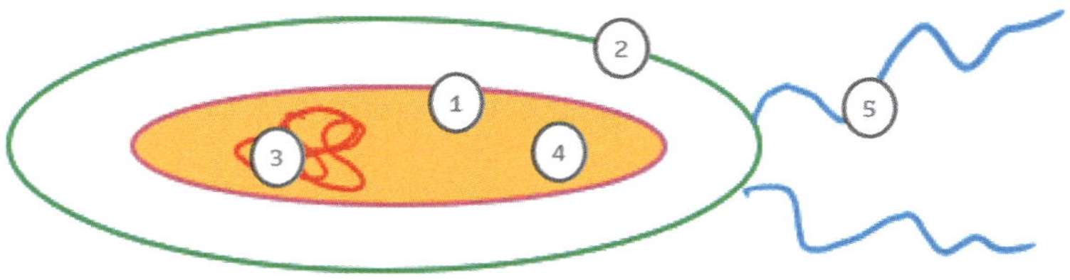

Bakterien brauchen zum Leben Nahrung, Feuchtigkeit und Wärme. Wenn diese Bedingungen gegeben sind, teilen sie sich sogar alle 20 Minuten. Bei der **Zellteilung** entstehen aus einer Bakterienzelle zwei neue Tochterzellen. Manche Bakterien haben **nützliche** Eigenschaften. Sie helfen uns bei der Verdauung oder wir brauchen sie, um Joghurt oder Käse herzustellen. Es gibt aber auch Bakterien, die uns **krank** machen. Dazu gehören neben Salmonellose auch Scharlach, Tetanus und manche Geschlechtskrankheiten. Wichtig ist deshalb eine gute Hygiene, wie regelmäßiges Händewaschen. Viele Erkrankungen mit Bakterien können mit Antibiotika behandelt werden.

Notizzettel

Was sind Bakterien?

Wie sind sie aufgebaut? (Zeichnung)

Wie vermehren sie sich?

Was brauchen Bakterien zum Leben?

Welche Aufgaben haben nützliche Bakterien?

Welche Krankheiten können durch schädliche Bakterien ausgelöst werden?

Wie schützt man sich vor Bakterien und wie kann man eine Bakterienerkrankung behandeln?

Anna möchte zuerst herausfinden, was man unter Bakterien-Infektion versteht. Deshalb informiert sie sich über Bakterien.

4 Erschließe dir den nachfolgenden Informationstext nach der 5-Schritt-Lesemethode und notiere dir das Wichtigste.

Mehr Infos zur 5-Schritt-Lesemethode?

Dann schau im Anhang Seite 46 nach!

Bakterien und ihre Eigenschaften

Bakterien sind **einzellige Lebewesen.** Sie sind sehr klein und treten in unterschiedlichen Formen auf. Es gibt **Stäbchen, Kugelbakterien und Schraubenbakterien:**

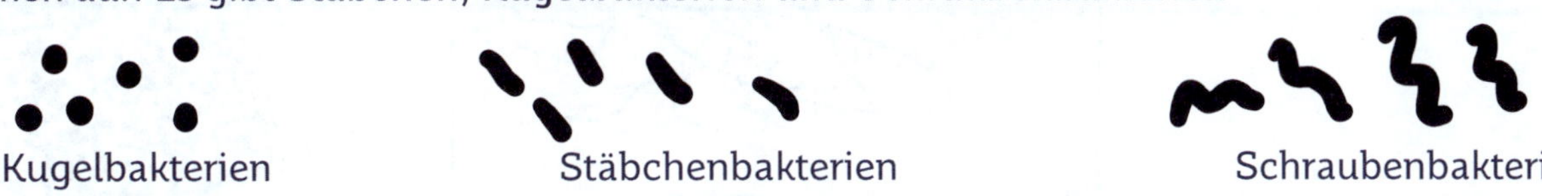

Mit dem Auge kann man sie nicht sehen. Dazu braucht man ein Mikroskop.
Bakterien sind wie folgt aufgebaut. Außen sind von einer Zellwand (2) umgeben. Sie dient Bakterien zum Schutz. Die darunterliegende Zellmembran (1) ermöglicht den Austausch von Stoffen. Bakterien haben keinen Zellkern, die Erbinformationen (3) liegen stattdessen frei im Zellplasma (5). Zusätzlich besitzen sie noch kleine DNA-Ringe, die man Plasmid (4) nennt. Damit sich Bakterien fortbewegen können, besitzen einige eine Geißel (6). Einige Bakterienarten sind von einer **Schleimhülle (7)** umgeben.

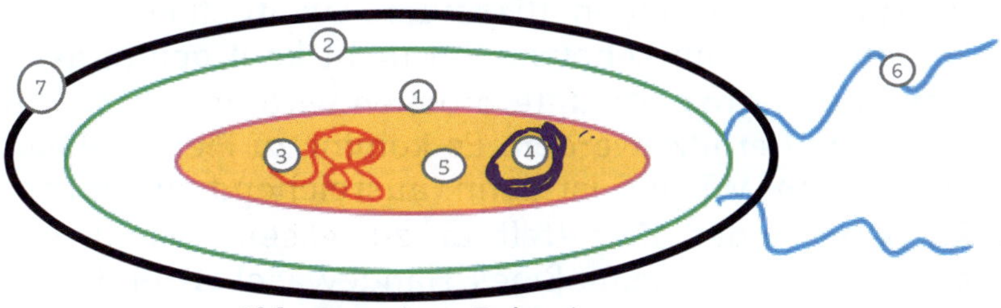

Abb. Bau eines Bakteriums

Bakterien brauchen zum Leben Nahrung, Feuchtigkeit und Wärme. Wenn diese Bedingungen gegeben sind, teilen sie sich sogar alle 20 Minuten. Bei der **Zellteilung** entstehen aus einer Bakterienzelle zwei neue Tochterzellen. Manche Bakterien haben **nützliche** Eigenschaften. Sie helfen uns bei der Verdauung oder wir brauchen sie, um Joghurt oder Käse herzustellen. Es gibt aber auch Bakterien, die uns **krank** machen. Dazu gehören neben Salmonellose auch Scharlach, Tetanus und manche Geschlechtskrankheiten. Wichtig ist deshalb eine gute Hygiene, wie regelmäßiges Händewaschen, Niesen und Husten in die Ellenbeuge. Auch die Hygiene im Bereich Küche muss beachtet werden, wie beispielsweise ein sauberer Arbeitsplatz und der richtige Umgang mit Lebensmitteln. Viele Erkrankungen mit Bakterien können mit Antibiotika behandelt werden.

Meine Notizen zum Aufbau der Bakterien. Das ist wichtig!

Anna möchte nun Näheres über die Bakterien herausfinden, die Toms Durchfall verursacht haben. Deshalb informiert sie sich über Salmonellen.

5 Erschließe dir den nachfolgenden Informationstext. Markiere die wichtigsten Informationen. Schau nach, was deine Mitschülerinnen und Mitschüler markiert haben und tausche dich mit ihnen aus.

Hier kannst du dir ein Video zu Salmonellose ansehen.

https://youtu.be/9RlA9G3p_p8

Salmonellose

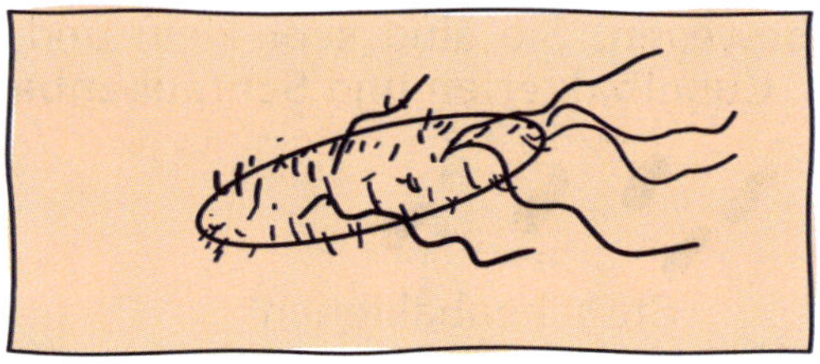

Die Magen-Darm-Erkrankung wird durch bestimmte Bakterien, die man Salmonellen nennt, verursacht. Die Erkrankung heißt Salmonellose und wird vor allem durch verunreinigte Lebensmittel ausgelöst. Häufig findet man diese Bakterien in rohen Eiern, Ei-Produkten, Fleisch und Fisch. Sind Menschen an Salmonellen erkrankt, können diese auch andere Personen anstecken. Wenn beispielsweise nach dem Toilettengang die Hände nicht gründlich mit Seife gewaschen werden, können erkrankte Personen Salmonellen auf Speisen übertragen, die andere eventuell essen. Eine Salmonellose kann auch ausgelöst werden, wenn Lebensmittel nicht kühl genug gelagert werden oder die Kühlkette während des Transports unterbrochen wird und diese Nahrungsmittel vor dem Verzehr nicht genügend erhitzt werden. Es kommt zu Fieber, Bauchschmerzen, starkem Durchfall und Erbrechen. Wichtig ist dann, ausreichend zu trinken und nur leichte Kost wie Zwieback, Hafer- oder Kartoffelbrei zu essen. Damit sich andere nicht mit Salmonellen anstecken, ist regelmäßiges Händewaschen und der richtige Umgang mit Lebensmitteln wichtig.

6 Stelle die Informationen zu Salmonellen und den allgemeinen Eigenschaften sowie dem Aufbau von Bakterien übersichtlich dar, damit du diese nicht vergisst.

Erstelle hierzu eine Mindmap mit den wichtigsten Begriffen und Zeichnungen.

Zeichne deine Mindmap auf ein extra Blatt.

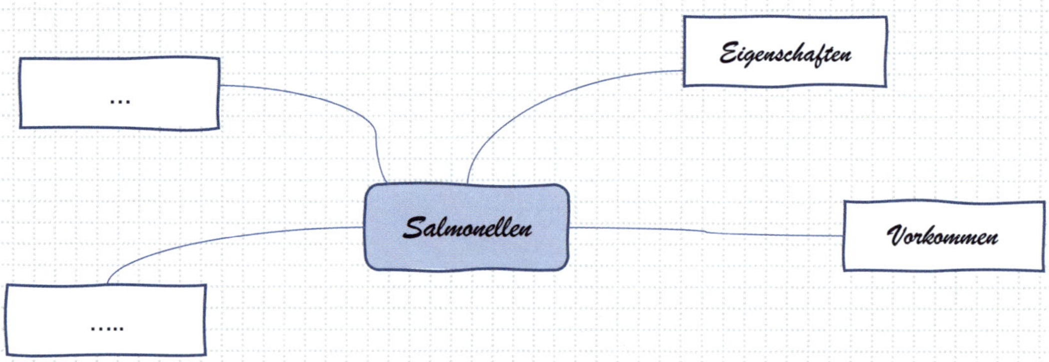

Anna hat alle notwendigen Informationen über Bakterien und Salmonellen erhalten. Sie hat sich verschiedene Vorlagen im Internet angeschaut und schöne Beispiele zu anderen Themen gefunden. Nun überlegt sie, wie ihr Aushang aussehen soll, um die Eltern möglichst gut über Salmonellen zu informieren.

7 Entscheidet euch im Team, welche Inhalte und Gestaltungsmöglichkeiten am besten für die Erstellung eures Aushangs über Salmonellen in der KiTa geeignet sind.

Hier einige Beispiele.

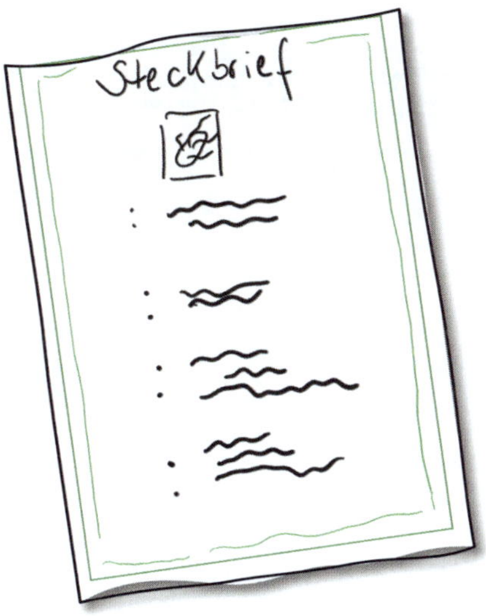

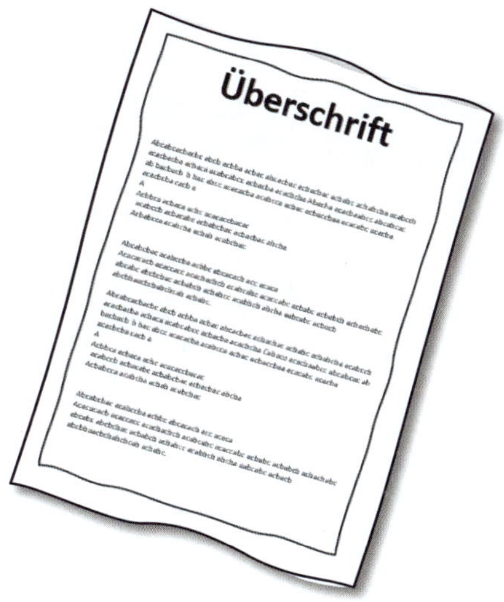

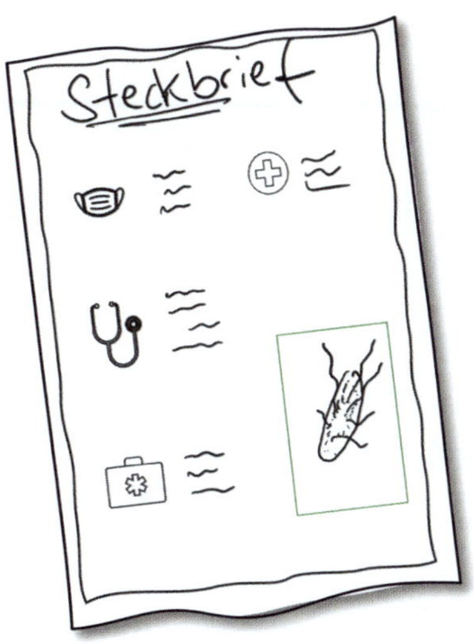

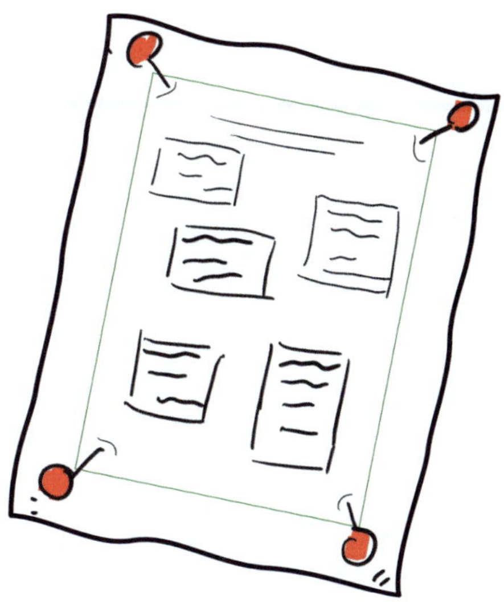

Erstellt nun im Team den Aushang über die Salmonellen.

8 Fügt euer Ergebnis unten ein.

Ihr habt Eure Aufgabe erledigt und Anna beim Erstellen des Aushangs gut unterstützt.

9 Präsentiert nun eure Ergebnisse der Klasse und gebt anderen Teams ein Feedback.

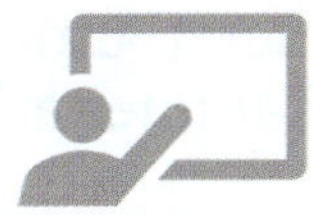

Hinweis: Achtet beim Präsentieren auf Blickkontakt.

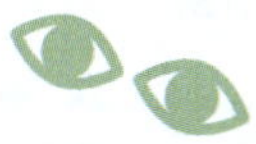

Diese Rückmeldungen haben wir zu unserer Präsentation des Aushangs erhalten.

Kriterien	🙂	😐	🙁
anschaulich			
vollständig			
kreativ gestaltet			
Das möchten wir noch rückmelden:			

Rückmeldung von:____

Folgende Veränderungen haben wir nach der Rückmeldung an unserem Aushang vorgenommen:

-

-

-

Anna kann den Aushang jetzt in der KiTa veröffentlichen und bedankt sich für die Unterstützung durch euer Team.

10 Schätze dein Arbeitsverhalten mit dieser Zielscheibe ein. Je näher du das Kreuz in die Mitte setzt, umso zufriedener bist du mit deinem Lernerfolg, mit der Zusammenarbeit mit den anderen und mit eurem Ergebnis.

Bist du auch zufrieden?

Zielscheibe

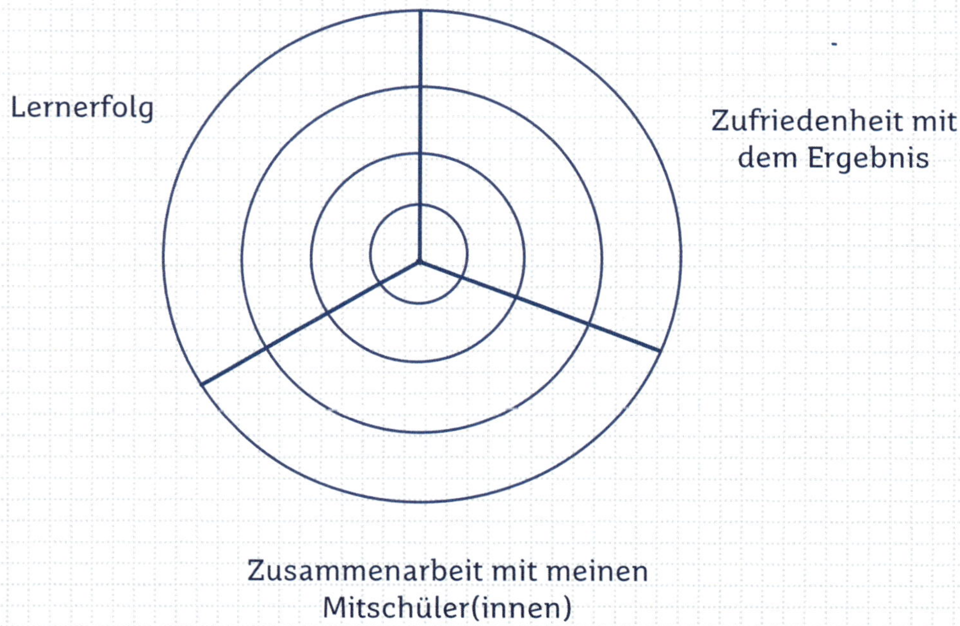

Abschluss

Handlungsprodukte	erledigt am:	Unterschrift
Notizzettel		
Mindmap		
Aushang		
Feedbackbogen		
Zielscheibe		

Mein Name:

START

An diesem Thema interessiert mich besonders:

Zu diesem Thema habe ich bereits Erfahrungen:

Bewerte selbst deinen Lernstand zu Beginn und am Ende der Lernaufgabe. Nutze hierzu die nachfolgende Tabelle. Verwende folgende Zeichen:

+ (kann ich richtig gut) ~+/– (kann ich) – (kann ich nicht gut)

Lernstand	Das kann ich schon.	Das kann ich jetzt.	Da bin ich noch nicht sicher.
Ich kann...	Datum:	Datum:	Datum:
• Bestandteile einer Bakterienzelle in einer Abbildung beschriften.			
• positive und negative Eigenschaften von Bakterien nennen.			
• Hygienemaßnahmen im Umgang mit Bakterienerkrankungen nennen.			
• einen Aushang über Salmonellose schreiben und gestalten.			
• Meinungen meiner Mitschülerinnen und Mitschüler respektieren und mich auf ein gemeinsames Vorgehen einigen.			
• meinen Mitschülerinnen und Mitschülern ein hilfreiches Feedback geben und selbst Feedback annehmen.			

ZIEL

Wie ist die Lernaufgabe für dich gewesen?

Kreuze an. 👍 👎

Schreibe deine Erfahrungen in dein Lerntagebuch.

Feedback an die Lehrkraft.

Zum Abschluss noch ein Feedback von der Lehrkraft an dich.

Die Fünf-Schritt-Lesemethode

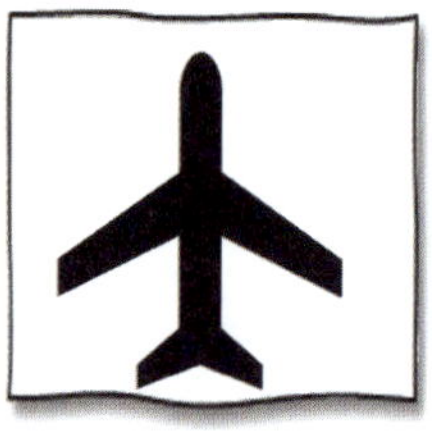

1. Überfliege den Text

- Lies die Überschrift und mache dir die Bedeutung klar.
- Achte auf Wörter, die im Text hervorgehoben sind.
- Stelle fest, was dir bekannt ist und was nicht.
- Überlege, wovon der Text im Großen und Ganzen handelt.

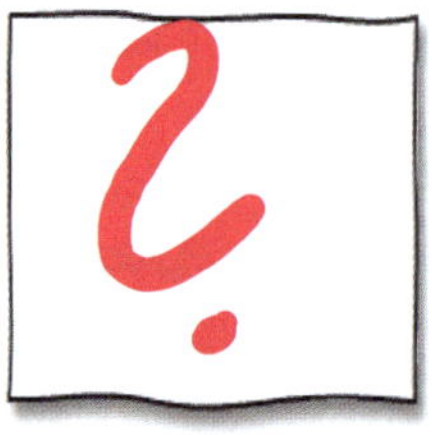

2. Stelle Fragen

- Verwende W-Fragen. Wer? Was? Wann? Warum? Wo?
- Lies dir die Aufgabenstellung zum Text genau durch.

3. Lies gründlich

- Markiere wichtige Begriffe.
- Verwende verschiedene Farben.
- Formuliere Überschriften zu einzelnen Textabschnitten.

4. Fasse Wichtiges zusammen

- Fasse den Inhalt des Textes abschnittsweise zusammen.
- Benutze Notizzettel.

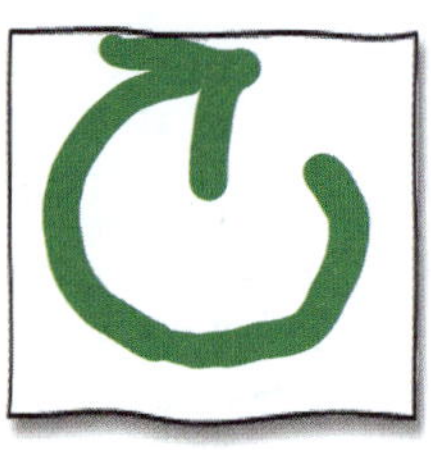

5. Wiederhole

- Wiederhole die Informationen des Textes mit eigenen Worten.
- Tauscht euch untereinander aus.

Anna möchte ihr Wissen überprüfen. Wie war nochmal der Aufbau einer Bakterienzelle?

Zeichnet den Grundaufbau einer Bakterienzelle.
Beschriftet die Zeichnung (siehe Hilfswörter).
Füllt anschließend die Tabelle aus.

Skizze einer Bakterienzelle:

Zellwand – Geißel – Erbgut – Zellmembran – Zellplasma

Bestandteile	**Funktion**

Nachdem Anna viel über Bakterien erfahren hat, möchte sie ihr Wissen testen. Unter dem Mikroskop sieht sich Anna verschiedene Bakterienformen an.

Wie werden diese Formen genannt?

Schreibt die richtigen Bezeichnungen unter die zwei Bilder.

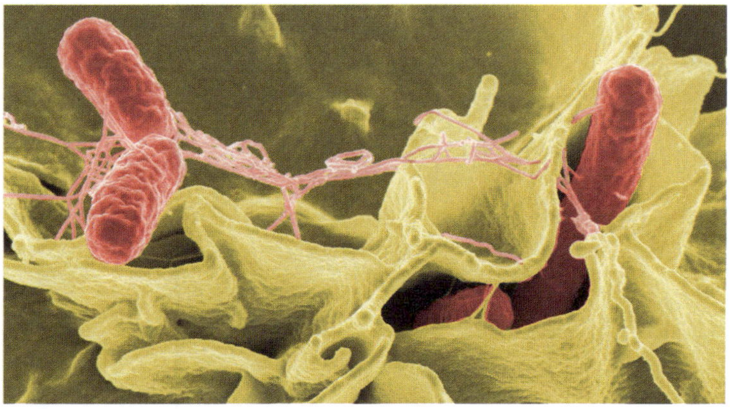

© pixabay.com

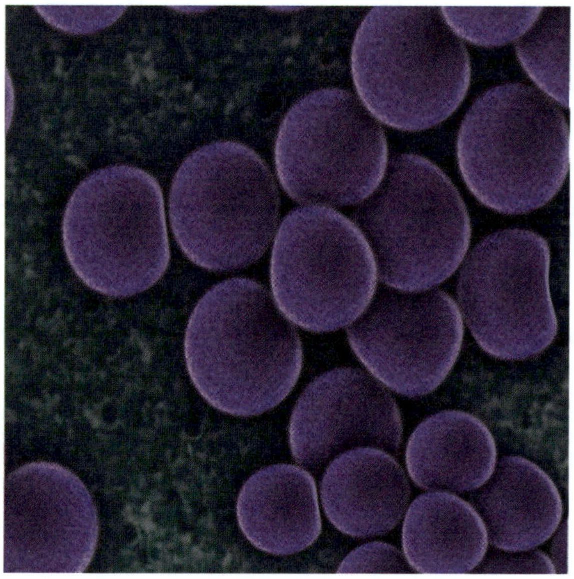

© pixabay.com

Anna möchte nun herausfinden, welche Bakterien Toms Durchfall verursacht haben. Deshalb informiert sie sich über Salmonellen.

Schreibt eine Geschichte zu den folgenden Bildern zur Salmonellose.

Salmonellose

1

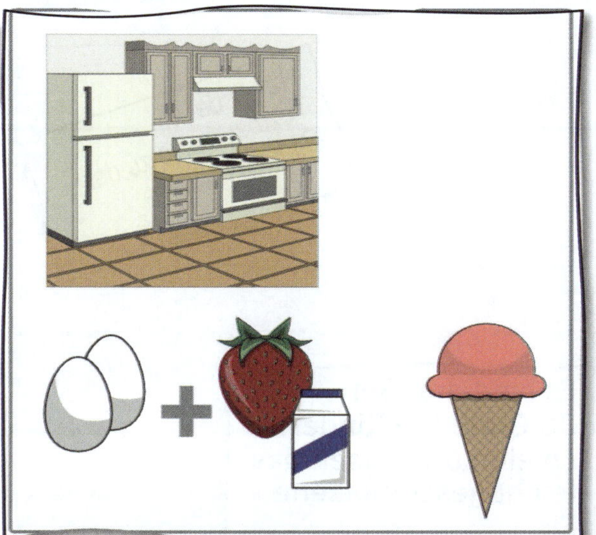

2

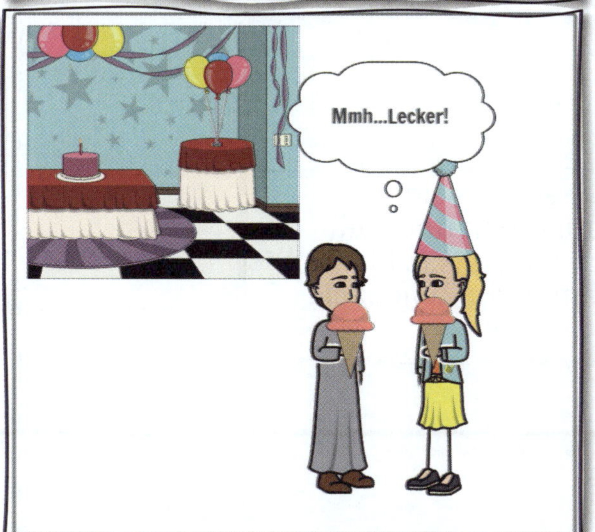
Mmh...Lecker!

3

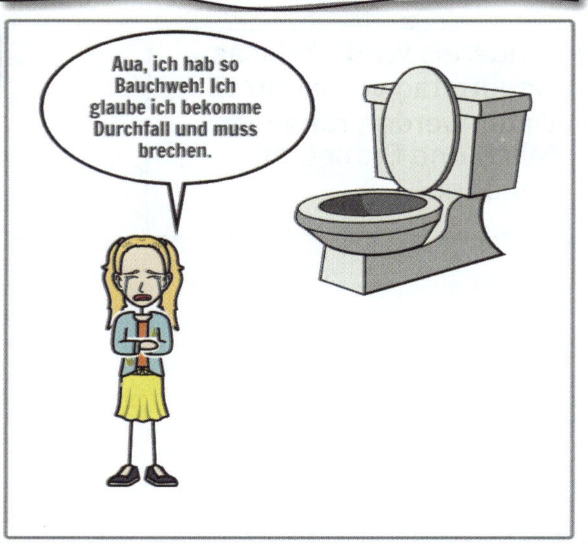
Aua, ich hab so Bauchweh! Ich glaube ich bekomme Durchfall und muss brechen.

4

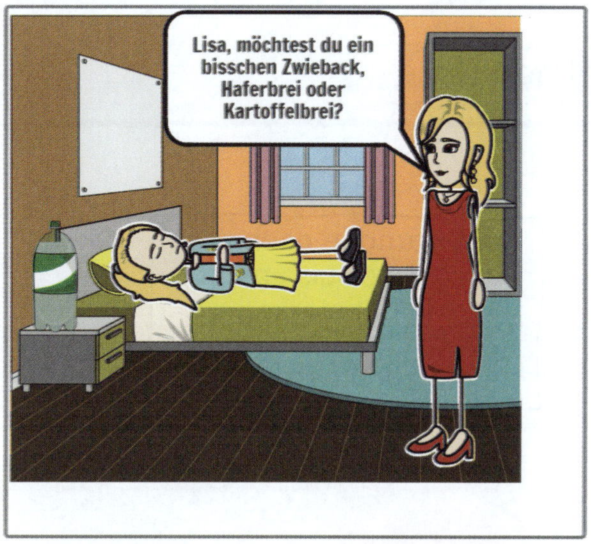
Lisa, möchtest du ein bisschen Zwieback, Haferbrei oder Kartoffelbrei?

5

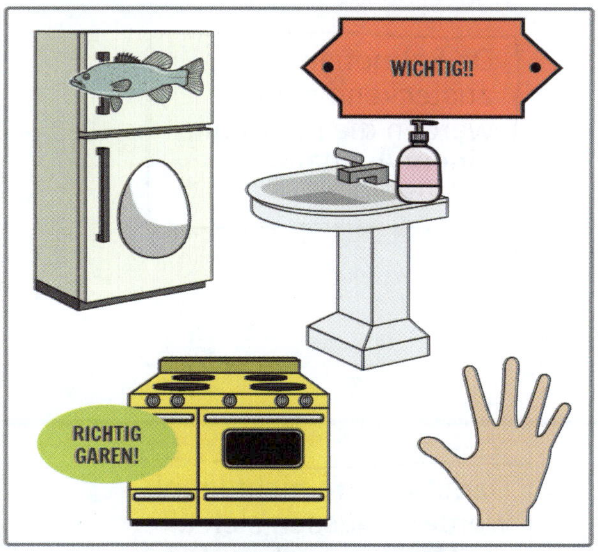

6

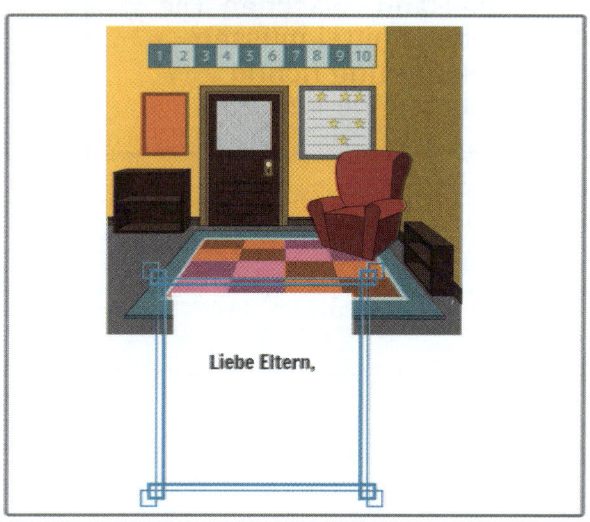
1 2 3 4 5 6 7 8 9 10
Liebe Eltern,

Anna möchte nun herausfinden, welche Bakterien Toms Durchfall verursacht haben. Deshalb informiert sie sich über Salmonellen.

Das Schreiben einer eigenen Geschichte zu den Bildern fällt euch schwer? Dann ordnet die folgenden Textbausteine den Bildern zur Salmonellose zu.

Salmonellose

Hier findet ihr Textbausteine zu der Bildergeschichte.

Fünf Stunden nach dem Fest geht es Lisa nicht gut. Sie hat starke Bauchschmerzen und muss erbrechen.

Es sind draußen 30 Grad. Die Kinder spielen und essen das leicht geschmolzene Eis.

Da Salmonellen ansteckend sind, werden die Eltern mit einem Aushang informiert.

Lisa muss sich ausruhen und viel trinken. Lisas Mama bringt ihr Zwieback.

Damit andere nicht krank werden, müssen sich alle die Hände waschen. Die Lebensmittel müssen gekühlt und richtig gelagert werden.

Kindereis wird für Lisas Geburtstag vorbereitet. Dafür werden rohe Eier, Milch und Erdbeeren benötigt.

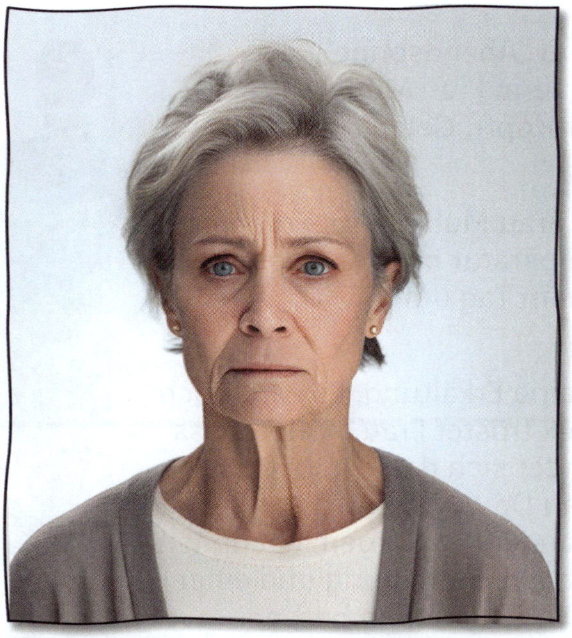

© lucky pics – stock.adobe.com

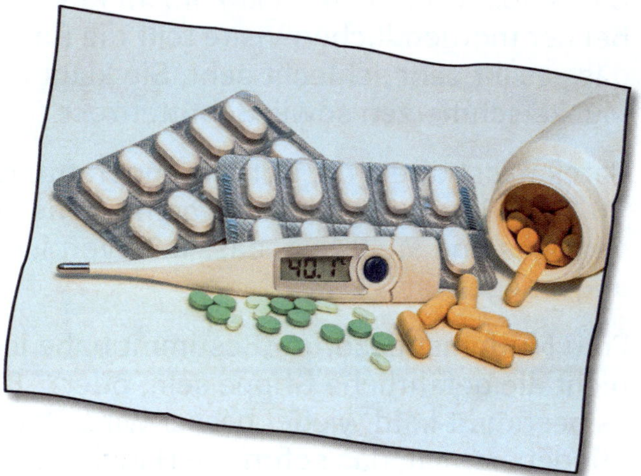

© pixabay.com

Lernfeld 2: **Umsetzung von Hygienemaßnahmen, Arbeitssicherheit und Nachhaltigkeit im Beruf**

Lernaufgabe 2.2: Virus-Infektionen: Grippezeit, das Fieber steigt!

Ich kann …

- Kennzeichen einer Grippe nennen.
- Grippe und Erkältung voneinander unterscheiden.
- Kennzeichen von Viren nennen.
- Unterschiede zwischen Viren und Bakterien beschreiben.
- Maßnahmen zum Schutz vor Erkältung und Grippe durch Hygiene benennen.
- Möglichkeiten zur Stärkung des Immunsystems angeben.
- die jährliche Grippe-Impfung als wichtige Schutzmaßnahme für Senioren nennen.
- wichtige Informationen zur Grippe mündlich wiedergeben.
- mich in einem Rollenspiel in andere Personen hineinversetzen und auf Fragen und Gefühle angemessen reagieren.

Zeitumfang:
4 Unterrichtsstunden

Barek absolviert sein Praktikum im Pflegeheim „Abendsonne".
Bei der morgendlichen Visite teilt die Bewohnerin Frau Müller ihm mit, dass es ihr sehr schlecht geht. Sie klagt über Kopf-, Gelenk- und Muskelschmerzen sowie Schüttelfrost.

Barek misst direkt die Körpertemperatur von Frau Müller. Das Ergebnis: 40,1 °C! Barek vergleicht die gemessene Temperatur mit der Messung des Vortages und stellt fest, dass der Wert in einem Tag um 3,6 °C angestiegen ist.

Frau Müller ist besorgt: „Bestimmt habe ich eine Erkältung. Es wird doch nicht die gefährliche Grippe sein, oder?" Barek tröstet Frau Müller, dass es bestimmt bald wieder besser wird. Er wendet sich danach an das Pflegepersonal, das sofort die Hausärztin Frau Dr. Weber ruft, damit sie Frau Müller untersucht. Da Barek sich um Frau Müller Sorgen macht, will er sich selbst über den Unterschied zwischen einer Erkältung und einer Grippe informieren, damit er in Zukunft solche Situationen besser einschätzen kann.

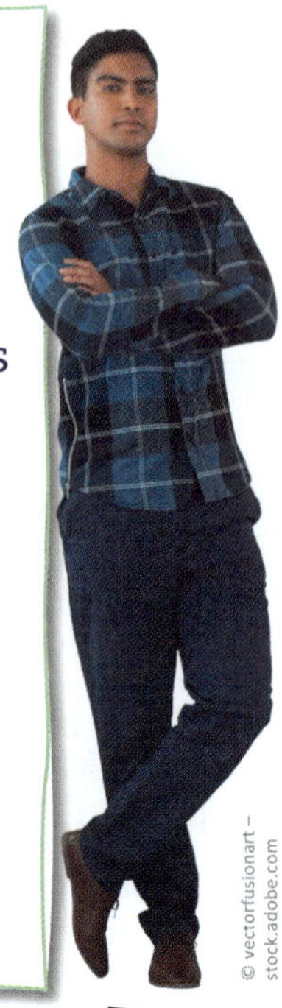

1 Welche Informationen sind wichtig? W-Fragen können dir dabei weiterhelfen, wichtige Informationen herauszufinden!

Was?
Wo?
Wann?
Welche?
Warum?

Über welche Beschwerden klagt Frau Müller?

Welche Krankheit könnte Frau Müller haben?

Was soll Barek tun?

2 Welche Informationen sind für Barek noch wichtig?

Versetze dich in seine Lage und schreibe Stichworte auf.

Das ist noch wichtig ...

Barek möchte nun wissen, ob Frau Müller an einer einfachen Erkältung oder an der Grippe erkrankt ist. Deshalb informiert er sich über die beiden Krankheiten.

3 Lies den nachfolgenden Informationstext. Markiere Kennzeichen einer Erkältung in Blau und Kennzeichen einer Grippe in Rot. Ordne diese Kennzeichen in die untenstehende Tabelle ein.

In der kalten Jahreszeit erkranken viele Menschen an verschiedenen Viren, die eine Erkältung auslösen können. Bei einer Erkältung geht es einem langsam schlechter. Man hat leichte Kopfschmerzen, Schnupfen mit Niesen und einer laufenden oder verstopften Nase. Oft leidet man an Halskratzen und Heiserkeit. Die Körpertemperatur ist nur gering erhöht, leichte Gliederschmerzen und Husten können vorkommen. Trotzdem fühlen sich die Erkrankten müde und abgeschlagen. Nach wenigen Tagen klingen die Beschwerden ab.

Die „echte Grippe" (Influenza) lösen nur die Influenza-Viren aus. Im Gegensatz zur Erkältung fühlt man sich schnell richtig krank. Typisch für eine Grippe sind starke Kopfschmerzen sowie Gelenk- und Muskelschmerzen. Schnupfen tritt aber kaum auf. Die Betroffenen leiden unter hohem Fieber bis 41 °C mit Schüttelfrost und Schweißausbrüchen. Dazu kommt ein trockener und schmerzhafter Husten sowie starke Halsschmerzen mit Schluckbeschwerden. Erst nach 7 bis 14 Tagen kommt es zu einer langsamen Verbesserung. Oft leiden die Erkrankten aber bis zu drei Wochen an Müdigkeit und einem deutlichen Schwächegefühl mit Kreislaufbeschwerden.

Kennzeichen	Erkältung	echte Gripppe
Krankheitserreger		
Krankheitsverlauf (Beginn und Dauer)		
typische Krankheitsanzeichen (Symptome)		
Allgemeinbefinden		

4 Gib an, durch welche Kennzeichen man eine Grippe am besten erkennen kann.

Merkzettel: 3 typische Kennzeichen einer Grippe

Barek weiß nun, dass Erkältung und Grippe durch Viren verursacht werden. Mit Bakterien kennt er sich schon gut aus, über Viren weiß er aber noch nicht viel. Deshalb interessiert ihn besonders, ob es Unterschiede zwischen Bakterien und Viren gibt.

5 Lies dir die folgenden Aussagen zu Bakterien und Viren durch. Kennzeichne die Aussagen zu Bakterien mit einem „B" und die zu Viren mit einem „V".
Nutze dazu dein Wissen über Bakterien und informiere dich über Viren mit dem folgenden Video: https://youtube.com/watch?v=JhFr5xuaEW8&feature=share

Hier findest du das Video:

Was bin ich? Bakterium oder Virus?

So sehe ich aus:

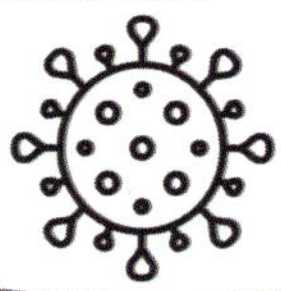

So sehe ich aus:

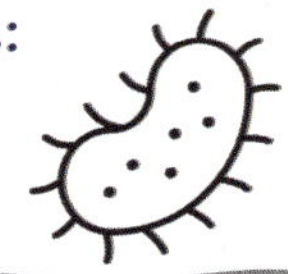

Ich bin ein einzelliges Lebewesen.

Ich bin kein Lebewesen.

Ich bestehe nur aus Erbinformation und einer Hülle.

Ich bestehe aus Zellwand, Zellmembran, Zellplasma, Erbinformation und einer Geißel.

Ich vermehre mich durch Zellteilung.

Ich kann mich nicht selbst vermehren, ich brauche dazu lebende Zellen.

Ich verursache Erkrankungen wie die Grippe.

Ich verursache Erkrankungen wie Salmonellose.

Wenn man sich mit mir angesteckt hat, kann man nur die Krankheitsanzeichen behandeln, Antibiotika wirken bei mir nicht.

Wenn man sich mit mir angesteckt hat, helfen Antibiotika.

Merkzettel: 5 Kennzeichen von Viren

1)

2)

3)

4)

5)

Link zum Video: https://www.youtube.com/watch?v=JhFr5xuaEW8

Nachdem Barek nun einiges über Viren, Erkältung und Grippe gelernt hat, stellt er sich noch die folgenden Fragen: Wie werden Viren auf den Menschen übertragen? Und wie kann man sich schützen?

Hier findest du das Video:

6 Schau dir das Video an und ergänze anschließend die Abbildungen zur Übertragung und zum Schutz vor Grippe und Erkältung.
Schreibe dazu Übertragungswege und Schutzmaßnahmen an die Pfeile.

Übertragung

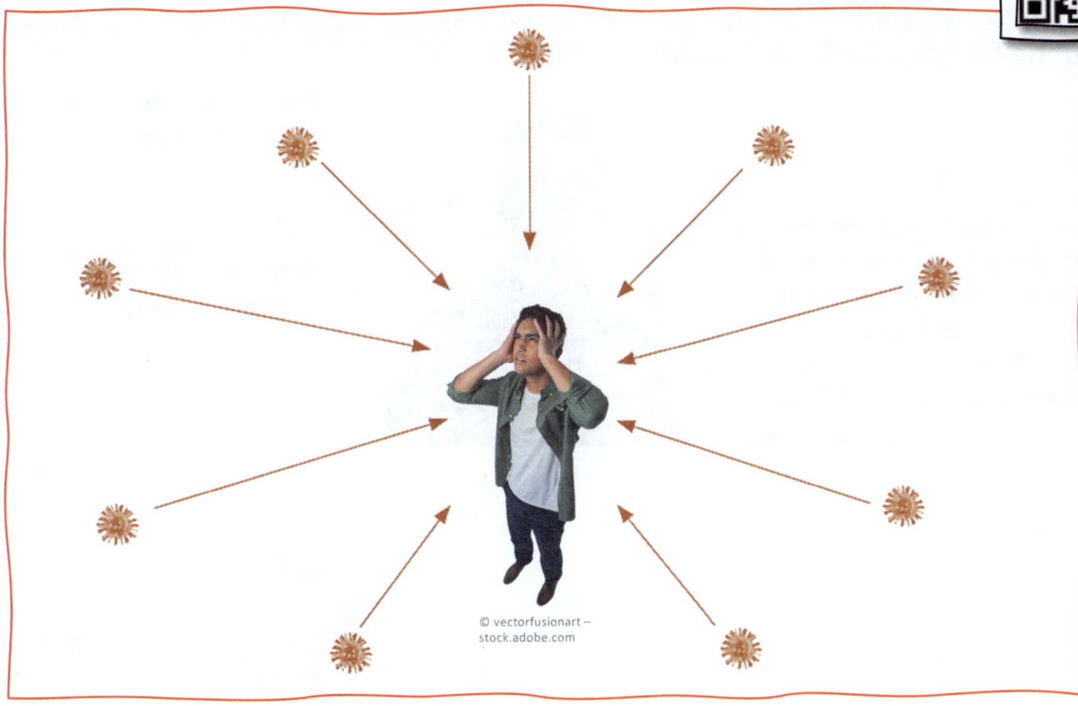

© vectorfusionart – stock.adobe.com

Schutz

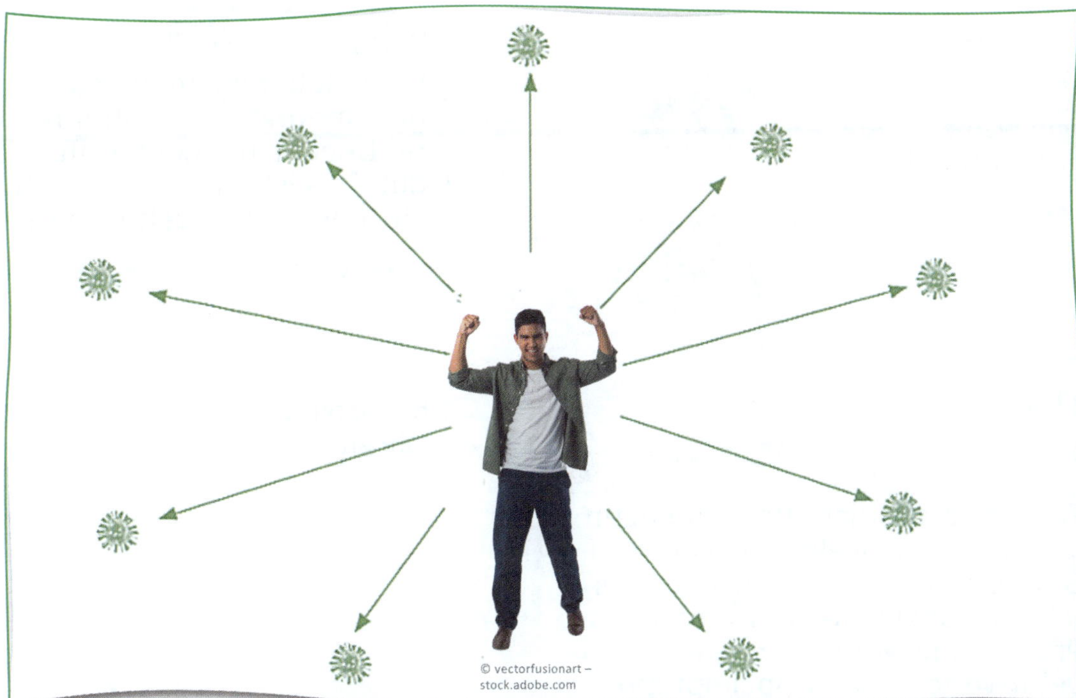

© vectorfusionart – stock.adobe.com

Link zum Video: https://www.stiftung-gesundheitswissen.de/mediathek/videos/erkaeltung-grippe-co/wie-komme-ich-gesund-durch-die-erkaeltungszeit

Frau Dr. Weber kommt zu Frau Müller ins Alten- und Pflegeheim. Barek darf im Anschluss an die Untersuchung dazukommen. Schließlich möchte er doch noch Frau Müllers Frage beantworten.

7 Versetzt euch in die Rolle von Barek, Frau Müller und Frau Dr. Weber. Entscheidet, welche Inhalte ihr in dem Rollenspiel einbringen wollt. Schreibt dazu Stichworte auf.

Die folgenden Rollenkarten und Sprechblasen können euch beim Schreiben des Drehbuchs für euer Rollenspiel unterstützen:

Frau Müller hat mir erzählt, dass...

Ich weiß, dass die echte Grippe...

Barek hat sich gut informiert. Er weiß nun, wie man eine Erkältung von einer echten Grippe unterscheidet. Aber Barek ist kein Arzt – das muss er im Hinterkopf behalten!

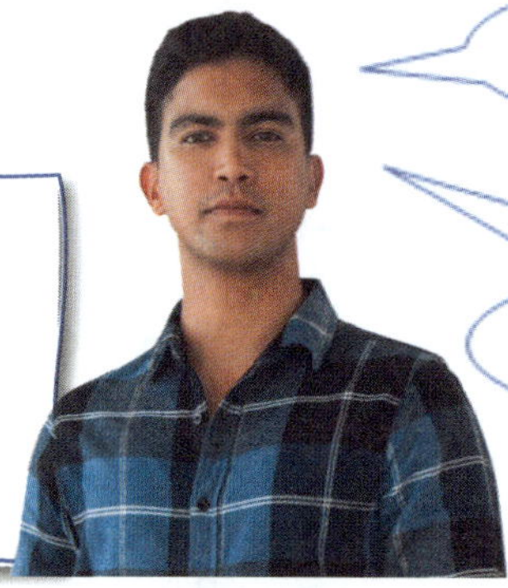

Ich habe.../ Ich fühle mich...

Wie kann ich mich schützen?

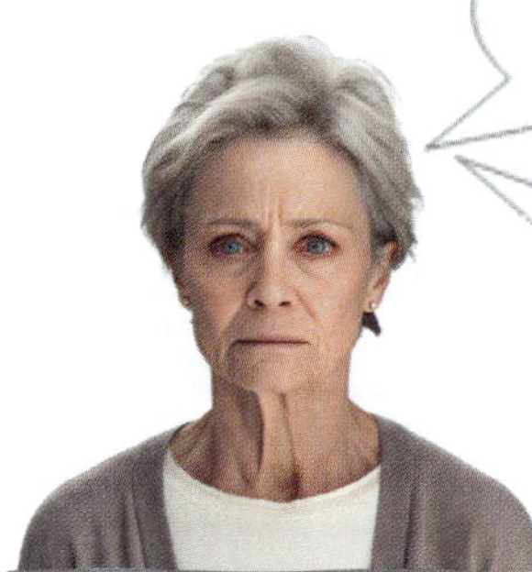

Frau Müller ist immer gut gelaunt und für ihr Alter recht fit. Doch heute geht es ihr nicht gut. Das ist ungewöhnlich für sie, denn sie ist selten krank ...

Welche Beschwerden haben Sie?

Dann werde ich Sie mal untersuchen.

Sie haben...

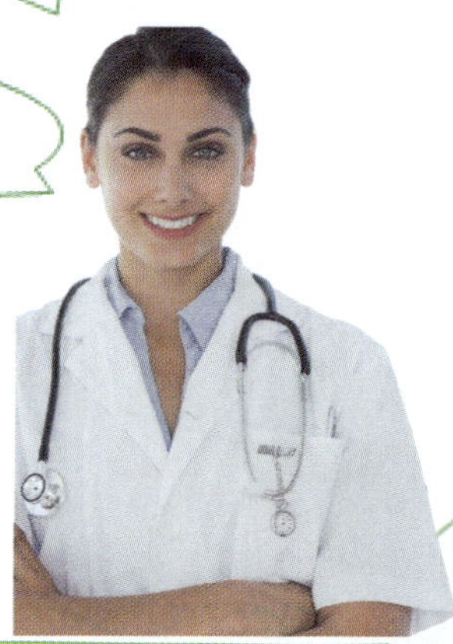

Ich empfehle Ihnen...

Frau Dr. Weber ist Allgemeinärztin und hat schon viele Menschen mit Grippe behandelt. Sie möchte das Infektionsrisiko der Bewohner des Pflegeheims verringern. Sie befürwortet eine Grippeimpfung.

Teilt die drei Rollen untereinander auf. Schreibt nun das Drehbuch für euer Rollenspiel.

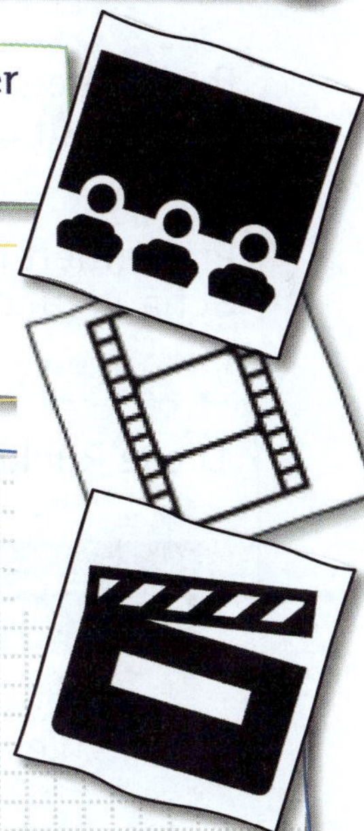

8 Fügt euer Ergebnis unten ein. Übt das Rollenspiel anschließend in eurer Gruppe.

Unser Rollenspiel:

Ihr habt eure Aufgabe erledigt und Barek beim Gespräch mit Frau Dr. Weber und Frau Müller gut unterstützt.

9 Präsentiert nun euer Rollenspiel einer anderen Gruppe.
Schaut euch auch deren Rollenspiel an und gebt euch gegenseitig ein Feedback.

Diese Rückmeldungen haben wir zu unserem Rollenspiel erhalten.

Kriterium	🙂	😐	🙁
Das Rollenspiel wurde gut gespielt (z. B. kein Gekicher, keine Grimassen).			
Meine Mitschüler/-innen haben ihre Rollen überzeugend gespielt.			
Meine Mitschüler/-innen haben beim Rollenspiel deutlich geredet.			
Frau Müller wurde über alle wichtigen Dinge informiert.			
Die Informationen von Barek und Frau Dr. Weber waren richtig.			

Das hat uns an eurem Rollenspiel besonders gut gefallen:

Das hättet ihr besser machen können:

Diese Rückmeldung stammt von: ______________________________________

Barek konnte alle Fragen von Frau Müller beantworten und bedankt sich für die Unterstützung durch euer Team.

10 Bewerte mit dem Stimmungsbarometer dein eignes Arbeitsverhalten und das eurer Gruppe.

Stimmungsbarometer:

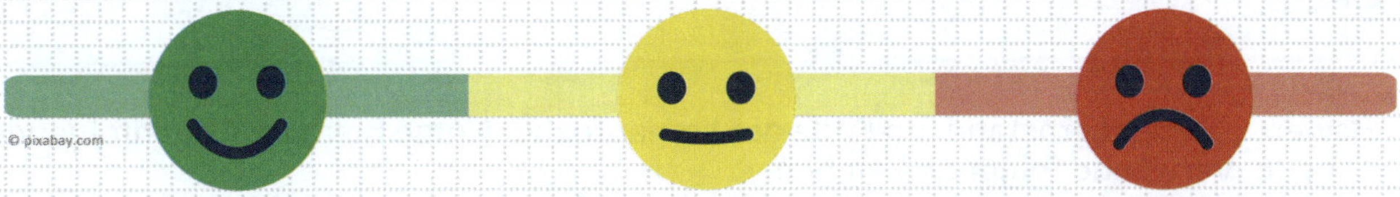

Das konnte ich prima:	Damit bin ich klar gekommen:	Das konnte ich nicht:
____________________	____________________	____________________
____________________	____________________	____________________
Das hat in der Gruppe super geklappt:	Das war okay:	Das war in unserer Gruppe schwierig:
____________________	____________________	____________________
____________________	____________________	____________________

Abschluss

Handlungsprodukte	erledigt am:	Unterschrift
Tabelle „Erkältung + Grippe“		
Merkzettel Viren		
Abbildung „Übertragung + Schutz“		
Rollenspiel		
Feedbackbogen		
Stimmungsbarometer		

Das wusste ich zu dem Thema schon vorher:

Das hat mich an dem Thema besonders interessiert:

Bewerte deinen Lernstand am Ende der Lernaufgabe. Nutze hierzu die nachfolgende Tabelle. Verwende folgende Zeichen:

+ (kann ich richtig gut) ~+/– (kann ich) – (kann ich nicht gut)

Ich kann...	Bewertung
... Kennzeichen einer Grippe nennen.	
... Grippe und Erkältung voneinander unterscheiden.	
... Kennzeichen von Viren nennen.	
... Unterschiede zwischen Viren und Bakterien beschreiben.	
... Maßnahmen zum Schutz vor Erkältung und Grippe durch Hygiene benennen.	
... Möglichkeiten zur Stärkung des Immunsystems angeben.	
... die jährliche Grippe-Impfung als wichtige Schutzmaßnahme für Senioren nennen.	
... wichtige Informationen zur Grippe mündlich wiedergeben.	
... mich in einem Rollenspiel in andere Personen hineinversetzen und auf Fragen und Gefühle angemessen reagieren.	

Meine drei wichtigsten Erkenntnisse aus dieser Lernaufgabe sind:

1.

2.

3.

Das möchte ich noch sagen:

Zum Abschluss noch ein Feedback von der Lehrkraft an dich.

Barek möchte sein Wissen noch einmal überprüfen. Wie war das nochmal mit der Grippe?

Ergänze den Lückentext mit den **fettgedruckten** Begriffen.

Körper / Antibiotika / Husten / Mund / Ernährung / Fieber / Hände / Händen / Gelenkschmerzen / Erkältung / Krankheitsanzeichen (2x) / Influenza / Niesen / Kopfschmerzen / Nase / kränker / Grippe / Bewegung / Übertragungswegen / Schüttelfrost / angesteckt / Tröpfcheninfektion / Luft / fiebersenkenden / impfen / Immunsystem / schnell / Halsschmerzen / eingeatmet / Krankheitserreger / Armbeuge / Zellen / zittert

Viren sind sehr kleine ______________________________, die sich nur in lebenden ______________ vermehren. Sie lösen verschiedene Krankheiten aus, z. B. die __________________, die man in der Fachsprache als „____________________“ bezeichnet. Viele Menschen verwechseln die Grippe mit einer ____________________, meistens ist man bei der Grippe aber viel _____________. Man hat hohes __________, trotzdem ist einem kalt und man _____________. Das nennt man ______________________________. Oft hat man auch _________________________ sowie starke ______________________ und starke ___________________________. Wenn man eine Grippe hat, kann man nur die _________________________ behandeln, z. B. mit _______________________ Mitteln. Die bei Bakterien wirksamen __________________________ helfen bei Grippe nicht. Die _______________________ kommen sehr ____________, wenn man sich mit der Grippe _________________ hat. Das kann auf verschiedenen __________________________________ passieren. Durch _____________ oder ______________ werden kleine Schleimtröpfchen mit Viren in der ___________ verteilt und können _________________ werden. Das nennt man _____________________________. Die Viren können aber auch an den ____________ oder an Gegenständen kleben. Wenn man sie berührt und sich mit den Händen an __________ oder __________ fasst, können die Viren in den _______________ gelangen.

Um sich vor der Grippe zu schützen, sollte man einige Regeln einhalten: So sollte man in die ______________________ niesen und husten und sich häufig und gründlich die ____________ waschen. Außerdem ist es wichtig, das _________________________ zu stärken, z. B. durch gesunde ______________________________ und regelmäßige _________________. Da die Grippe für ältere Menschen sehr gefährlich werden kann, sollten sie sich jedes Jahr dagegen __________ lassen.

Zwei Wochen später geht es Frau Müller schon wieder viel besser. Ihr Immunsystem hat die Grippe-Viren erfolgreich bekämpft.
Barek freut sich sehr darüber. Nachdem er nun schon so viel über die Grippe gelernt hat, will er jetzt aber noch wissen, was in den letzten beiden Wochen im Körper von Frau Müller passiert ist.

Willst du auch noch mehr lernen? Willst du wissen, wie die Grippe von der Ansteckung bis zur Gesundung verläuft?
Schau dir die Animation an und bearbeite mit ihr das Arbeitsblatt.

Hier findest du die Animation:

Wie verläuft eine Infektionskrankheit?

1. Lies dir die verschiedenen Stadien beim Ablauf einer Infektionskrankheit durch.
2. Ordne den Stadien einer Infektionskrankheit, mit Pfeilen, die Bilder des Comics zum Verlauf einer Grippe zu. (www.planet-schule.de ⇨ Suchbegriff „Tatort Mensch" ⇨ Wissenspool „Tatort Mensch" ⇨ deutsche Version ⇨ Abwehr in Aktion Grippe)

Ablauf einer Infektionskrankheit

Übertragung des Erregers
Krankheitserreger gelangen auf unterschiedliche Weise zum Betroffenen.

↓

Infektion
Der Betroffene kommt mit einem Erreger in Kontakt.

↓

Inkubationszeit
Der Erreger gelangt in den Körper. Beim Betroffenen treten noch keine Krankheitssymptome auf.

↓

Immunabwehr
Das Immunsystem des Körpers versucht die Krankheitserreger abzuwehren.

↓

Ausbruch der Krankheit
Der Erreger hat sich vermehrt. Die Symptome der Krankheit treten auf, wodurch sich der Betroffene krank fühlt.

↓

Verstärkte Immunabwehr
Das Immunsystem verstärkt die Abwehr der Krankheitserreger und versucht infizierte Zellen zu zerstören.

↓

Rekonvaleszenz
Die Krankheitssymptome klingen ab, der Betroffene fühlt sich nach und nach wieder gesund.

Verlauf einer Grippe

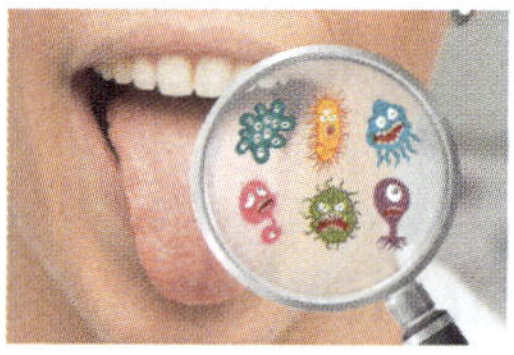
© Alessandro Grandini – stock.adobe.com

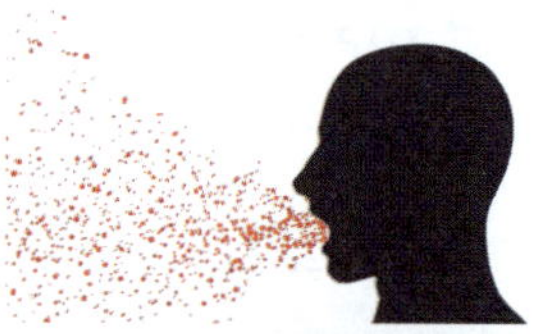
© vrx123 – stock.adobe.com

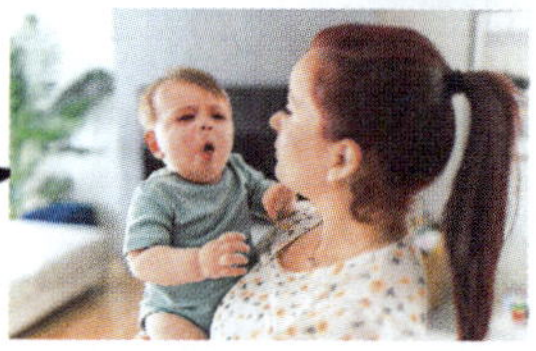
© Louis-Photo – stock.adobe.com

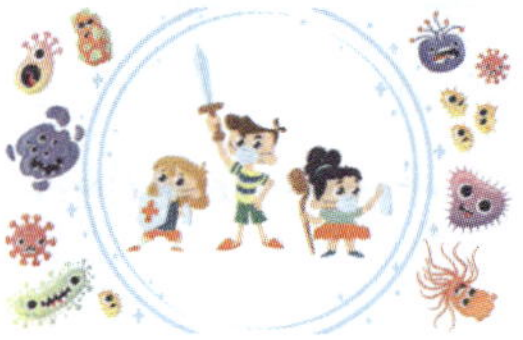
© pixabay.com

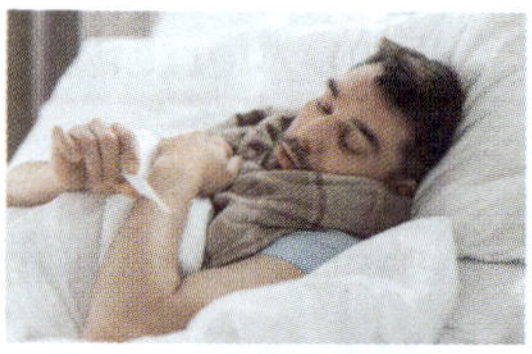
© Syda Productions – stock.adobe.com

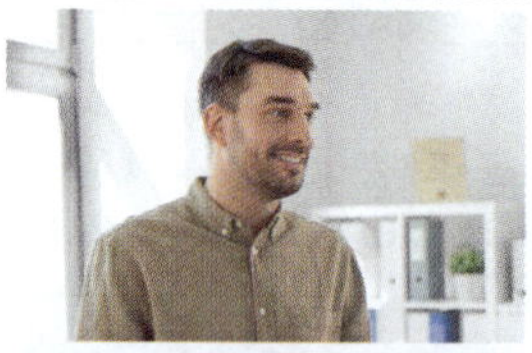
© Syda Productions – stock.adobe.com

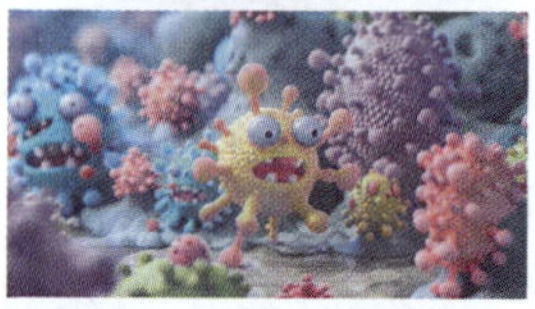
© Mlap – stock.adobe.com

Link zur Animation: https://www.planet-schule.de/mm/tatort_mensch/grippe/
Quelle Arbeitsblatt: https://www.planet-schule.de/fileadmin/dam_media/swr/viren/pdf/viren_tatort_mesch_praxis_ab02.pdf, aufgerufen am 13.07.2021

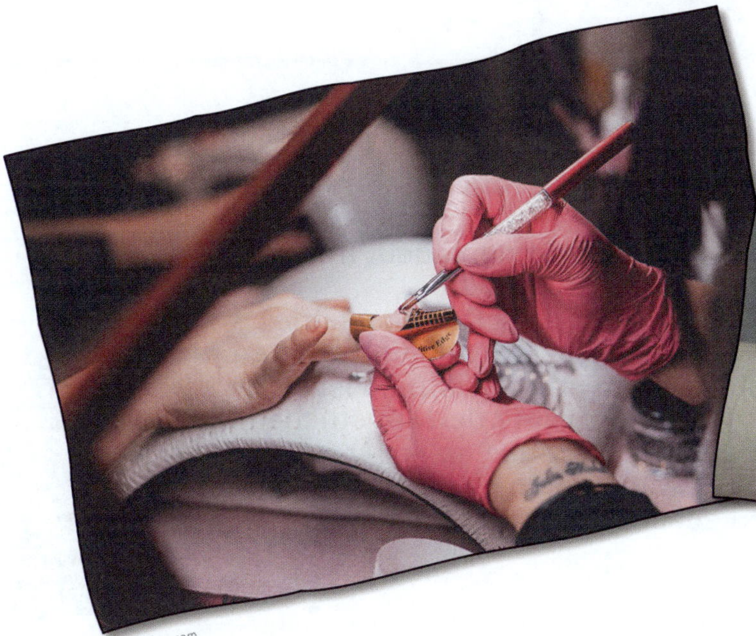

© pixabay.com

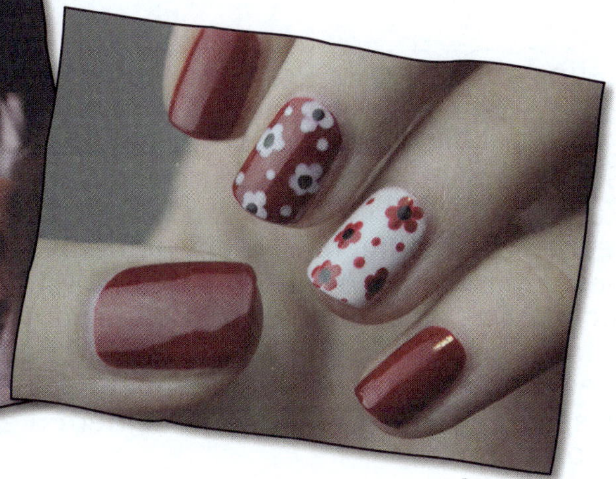

© pixabay.com

Lernfeld 2: **Umsetzung von Hygienemaßnahmen, Arbeitssicherheit und Nachhaltigkeit im Beruf**

Lernaufgabe 2.3: Pilz-Infektionen: Keine Chance dem Nagelpilz!

Ich kann ...

- drei verschiedene Pilzarten nennen.
- Fadenpilze als Hauptverursacher von Nagelpilz benennen.
- Ursachen für eine Infektion mit Nagelpilz beschreiben.
- Kennzeichen eines mit Nagelpilz befallenen Nagels nennen.
- Maßnahmen zum Schutz vor Nagelpilz beschreiben.
- Möglichkeiten zur Behandlung von Nagelpilz beschreiben.
- mich mit meinen Mitschülerinnen und Mitschülern auf die Inhalte und Gestaltung des Steckbriefes einigen.
- einen Steckbrief über Nagelpilz schreiben und gestalten.
- meinen Mitschülerinnen und Mitschülern ein hilfreiches Feedback zu ihrem Steckbrief geben und selbst Feedback annehmen.

Zeitumfang:
3 Unterrichtsstunden

Celina absolviert ihr Praktikum in der Bäckerei „Zimtschnecke“. Am ersten Praktikumstag erfährt sie:
Sie muss sich von ihren heißgeliebten künstlichen Fingernägeln trennen! Schweren Herzens geht Celina ins Nagelstudio, um sich die Kunststoffnägel entfernen zu lassen. Doch was ist das? Der Nagel ihres rechten Zeigefingers ist weiß-gelblich verfärbt, ganz brüchig und splittert bei der kleinsten Berührung ab. Die Mitarbeiterin im Nagelstudio ist sich sicher: Das ist ein Nagelpilz! Celina ist geschockt. Unter den künstlichen Nägeln hat sie nichts davon gemerkt! Celina denkt direkt an ihre Freundinnen, die auch Kunstnägel haben. Damit ihnen nicht dasselbe passiert, möchte Celina sie mit einem Steckbrief über den Nagelpilz informieren.

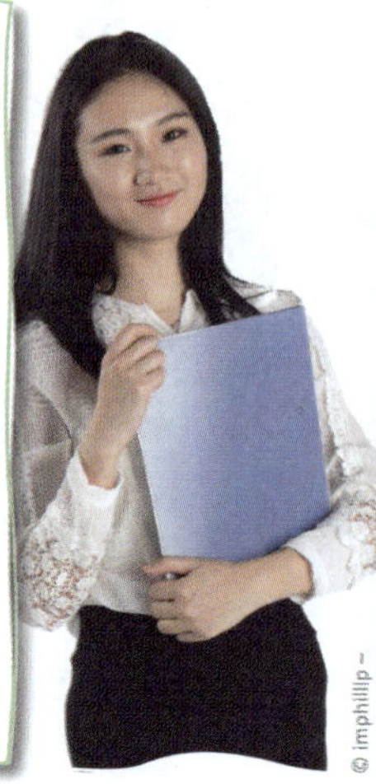

1 Welche Informationen sind wichtig? W-Fragen können dir dabei weiterhelfen, wichtige Informationen herauszufinden!

Was?
Woran?
Welche?
Warum?

Warum ist Celina geschockt?

Woran erkennt man Nagelpilz?

Was will Celina tun?

2 Welche Informationen sind für Celina wichtig?

Versetze dich in ihre Lage und schreibe Stichworte auf.

Das ist noch wichtig ...

Celina hat sich von ihrem ersten Schock erholt und möchte nun wissen, wie es zu dem Nagelpilz gekommen ist. Deshalb informiert sie sich über diese Erkrankung.

3 Lies den nachfolgenden Informationstext. Markiere die Erreger und die Risikofaktoren, die zu einer Nagelpilzerkrankung führen. Markiere vier Orte, an denen eine erhöhte Gefahr für eine Nagelpilzübertragung besteht. Löse anschließend mit Hilfe der Textinformationen das Kreuzworträtsel auf der nächsten Seite.

Nagelpilz

Zu der häufigsten Infektionskrankheit rund um den Globus zählt der Nagelpilz. In Deutschland sind bis zu 30 % der Menschen daran erkrankt. Nagelpilz tritt häufiger an den Fußnägeln als an den Fingernägeln auf.

Erreger des Nagelpilzes sind Fadenpilze (Dermatophyten), Hefepilz (Candida) oder sehr selten Schimmelpilze. Der häufigste Erreger ist der Fadenpilz. Er findet an unserem Körper geradezu ideale Lebensbedingungen, denn er ernährt sich von Keratin, der Hornsubstanz in Nägeln, Haut und Haaren. Die Vermehrung findet ungeschlechtlich, über sogenannte Pilzsporen statt.

Risikofaktoren für eine Pilzerkrankung durch Fadenpilze sind Feuchtigkeit, fehlende Luftzirkulation, Nagelverletzungen, Vitaminmangel, Durchblutungsmangel und die Einnahme bestimmter Medikamente, u. a. Kortison und Antibiotika.

Die Ansteckung erfolgt über Menschen oder Tiere, die eine Pilzerkrankung haben und Haut-, Haar- oder Nagelschüppchen verlieren. Nagelpilz ist leicht zu übertragen, so dass Familienmitglieder oder andere Personen schnell angesteckt werden können. Ein oft unterschätztes Risiko ist der Einkauf von Schuhen. Untersuchungen zeigen, dass zwei von drei Paar Schuhen – insbesondere im Sommer – mit Fadenpilzen verunreinigt sind. Außerdem findet man die unsichtbaren Pilzsporen oft in Schwimmbädern, in der Sauna, in Turnhallen sowie in Bädern und Teppichböden von Hotels und Wohnungen. Im Nagelstudio gibt es möglicherweise Kunden, bei denen nur ein leichter Befall mit Nagelpilzen vorliegt. Für die Verbreitung des Pilzes spielt das allerdings keine Rolle, da schon wenige Pilzsporen für die Übertragung ausreichen. Deshalb ist es zur Vermeidung einer Nagelpilzinfektion besonders wichtig, auf Hygiene zu achten.

Nagelpilz ist nicht nur ein kosmetisches Problem – die durch ihn hervorgerufenen Folgen können starke Schmerzen verursachen und sich sogar über den Blutkreislauf auf die inneren Organe ausbreiten, was lebensbedrohliche Erkrankungen auslösen kann.

Kreuzworträtsel: „Nagelpilz“

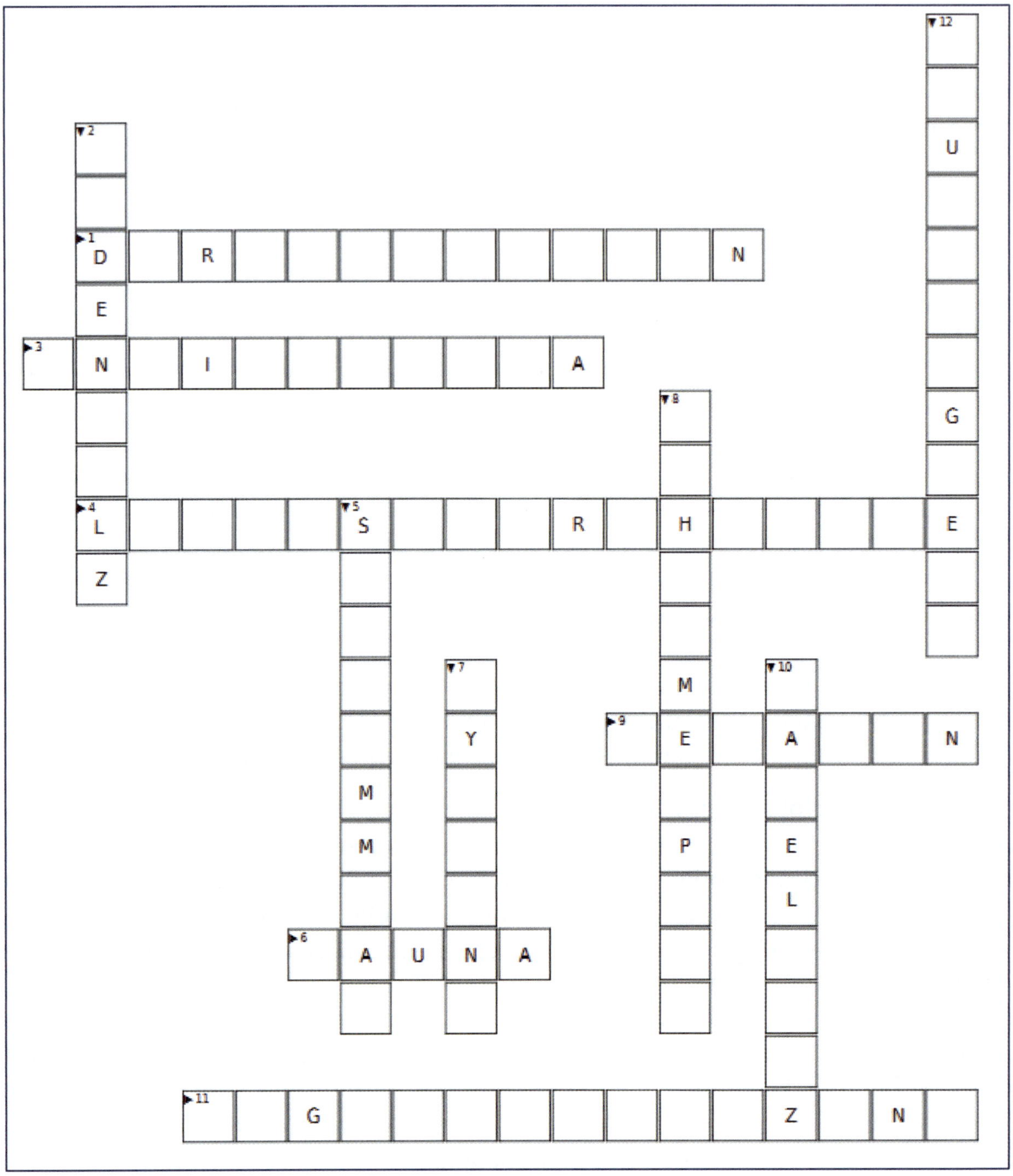

Lösungshinweise:

Horizontal
(1) Fachbegriff für Fadenpilze
(3) Die Einnahme von ... begünstigt eine Pilzinfektion.
(4) Eine sich auf den ganzen Körper ausbreitende Pilzinfektion kann ... Erkrankungen auslösen.
(6) Ein beliebter Ort von Pilzsporen ist die ...
(9) beliebte Nahrung von Fadenpilzen
(11) eine Ursache für die Nagelpilzentstehung

Vertikal
(2) häufigster Nagelpilzerreger
(5) Ein beliebter Ort von Pilzsporen ist das ...
(7) Maßnahme zur Pilzvermeidung
(8) seltenster Nagelpilzerreger
(10) eine der häufigsten Infektionskrankheiten
(12) eine Ursache für die Nagelpilzentstehung

Celina denkt über den Besuch im Nagelstudio nach und fragt sich, woran die Nageldesignerin eigentlich erkennt, dass der Nagel von einem Pilz befallen ist.

4 Ergänze in der Tabelle die Kennzeichen eines pilzbefallenen Nagels mit Hilfe des Informationstextes.

Nagelveränderungen und Nagelverfärbungen sind häufig erste Anzeichen für eine Nagelpilzerkrankung.

Im Anfangsstadium verliert der Nagel seinen leichten Glanz und man sieht kaum noch die rosafarbene Haut unter dem Nagel. Die Infektion mit Fadenpilzen beginnt am vorderen und seitlichen Nagelrand und breitet sich immer weiter aus, bis der gesamte Nagel befallen ist.
Zu Beginn sind meist längliche oder halbkreisförmige, scharf oder unregelmäßig begrenzte, weißliche bis gelbe oder graubraune Flecken im Nagel sichtbar. Diese Verfärbungen können sich mit der Zeit vergrößern und über den gesamten Nagel ausbreiten.

Ein gesunder Nagel ist ca. 0,5 mm dick. Bei Nagelpilz kann es im weiteren Verlauf zu einer zunehmenden Verdickung des Nagels kommen. Er kann brüchig und bröckelig werden. Dabei wird die ursprüngliche Nagelsubstanz immer mehr zerstört. Die Pilze zerstören somit den Nagel und lösen zudem eine Entzündung aus. Im weiteren Verlauf kann sich der Nagel sogar komplett ablösen.

Kennzeichen eines...	
gesunden Nagels	pilzbefallenen Nagels
- zart rosa	-
- leicht glänzend, transparent	-
- ebenmäßige Oberfläche, die leicht gewölbt sein kann	-
- etwa 0,5 mm dick	-
- fest und trotzdem biegsam	-
- entzündungsfrei	-

Celina hat sich über den Erreger und die Kennzeichen des Nagelpilzes informiert. Nun fragt sie sich, wie sie eine Ansteckung mit dem Nagelpilz hätte vermeiden können und wie sie wieder zu schönen und vor allem gesunden Fingernägeln kommt.

5 Nenne fünf Ursachen für eine Ansteckung mit Nagelpilzen. Schreibe sie an die Finger der linken Hand.
Leite aus ihnen fünf Möglichkeiten zum Schutz vor Nagelpilz ab. Schreibe sie an die Finger der rechten Hand.

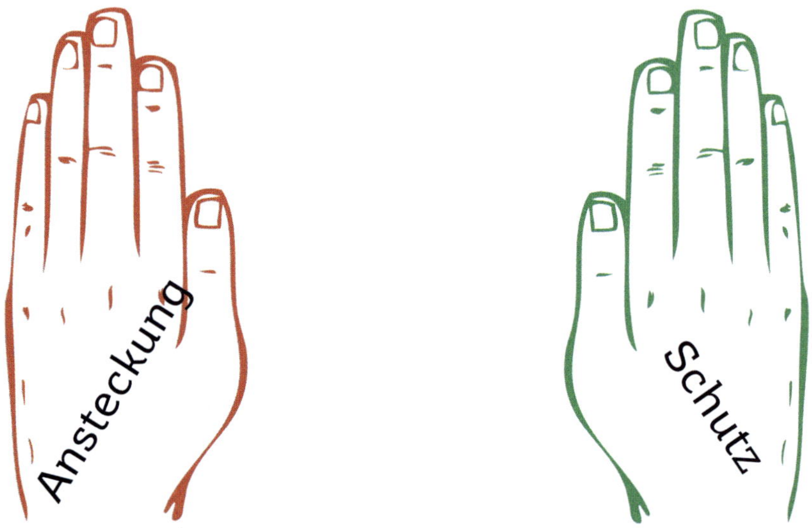

© pixabay.com

6 Lies den Text zur Behandlung von Nagelpilz. Notiere auf den Merkzettel zwei Möglichkeiten zur Behandlung und eine wichtige Regel.

Nagelpilz muss immer behandelt werden, da er nicht von selbst heilt. Vor der Behandlung muss ein Arzt mit einem Pilznachweis eine genaue Diagnose stellen. Je nach Form und Schweregrad der Infektion gibt es verschiedene Möglichkeiten: Pilzabtötende Nagellacke sind rezeptfrei in der Apotheke erhältlich. Sie dürfen aber nur angewendet werden, wenn die Nagelwurzel noch nicht befallen ist!
Ist auch die Nagelwurzel betroffen, kann die zusätzliche Einnahme von Tabletten notwendig sein. Tabletten gegen Nagelpilz sind verschreibungspflichtig und werden daher vom Arzt verordnet. Die Behandlung dauert so lange, bis die Nägel vollständig gesund nachgewachsen sind.

Merkzettel: Behandlung von Nagelpilz

→

→

!

Celina hat alle notwendigen Informationen über Nagelpilz erhalten. Nun überlegt sie, wie ihr Steckbrief aussehen soll, damit ihre Freundinnen möglichst gut über den Nagelpilz informiert werden.

7 Entscheidet im Team, welche Inhalte auf dem Steckbrief stehen sollen und welche Gestaltungsmöglichkeiten am besten geeignet sind.

Das muss auf dem Steckbrief stehen:

-

-

-

-

-

Hier ein paar Ideen, wie der Steckbrief aussehen kann:

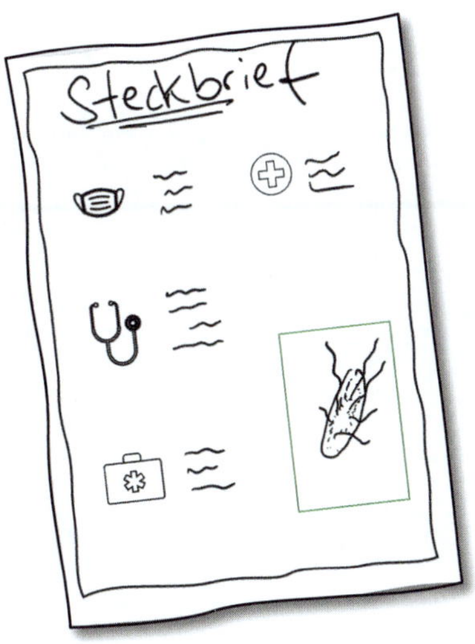

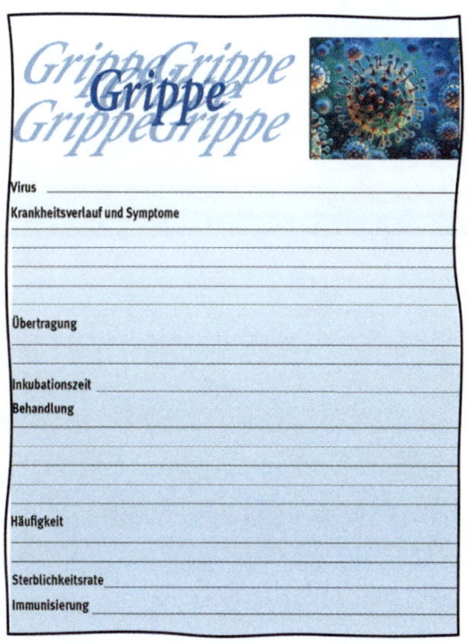

© Sujid – stock.adobe.com

Quellen: aufgerufen am 04.11.2020
Steckbrief 1: selbst erstellt
Steckbrief 2: https://www.planet-schule.de/fileadmin/dam_media/swr/viren/pdf/AB2c_Steckbrief_Grippe.pdf, aufgerufen am 13.07.2021

Erstellt nun im Team den Steckbrief über Nagelpilz.

8 Fügt euer Ergebnis unten ein.

Steckbrief Nagelpilz

Ihr habt eure Aufgabe erledigt und Celina beim Schreiben des Steckbriefs gut unterstützt.

9 Vergleicht euren Steckbrief mit dem einer anderen Gruppe und gebt euch gegenseitig ein Feedback.

Diese Rückmeldung haben wir zu unserem Steckbrief erhalten:

vollständig

© pixabay.com

übersichtlich

kreativ gestaltet

Rückmeldung von: ____

10 Ihr habt von euren Mitschülerinnen und Mitschülern ein Feedback zu eurem Steckbrief bekommen.
Bewertet nun euren eigenen Steckbrief.

© pixabay.com

Das haben wir gut gemacht:

Das war okay:

Das hätten wir besser machen können:

Celinas Freundinnen wurden durch den Steckbrief sehr gut über den Nagelpilz informiert. Celina ist froh, dass sie ihre Freundinnen vor dem Nagelpilz warnen konnte und bedankt sich für eure Unterstützung.

11

Schätze dein eigenes Arbeitsverhalten ein. Trage dafür in die Wetterkarte ein:
Deine Zufriedenheit mit ...
... dem eigenen Lernerfolg
... der Zusammenarbeit mit den Mitschüler*innen
... dem Steckbrief
... der Lernaufgabe insgesamt.

Meine Wetterkarte für die Lernaufgabe Nagelpilz:

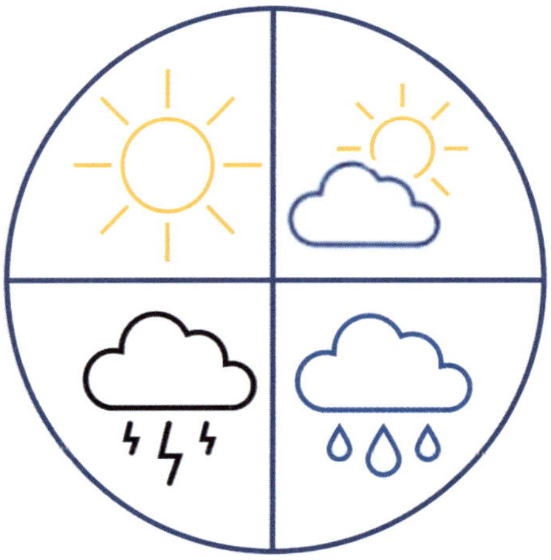

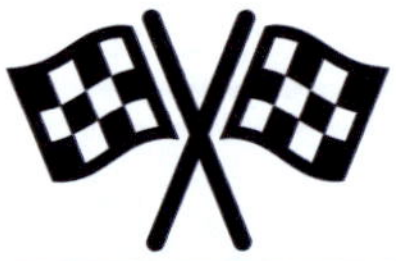

Abschluss

Handlungsprodukte	erledigt am:	Unterschrift
Kreuzworträtsel „Nagelpilz“		
Tabelle: Kennzeichen eines pilzbefallenen Nagels		
Hände hoch! Ansteckung und Schutz		
Merkzettel Behandlung		
Steckbrief		
Rückmeldung		
Wetterkarte		

Das wusste ich zu dem Thema schon vorher:

Das habe ich neu gelernt:

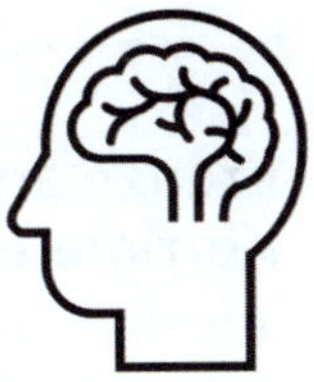

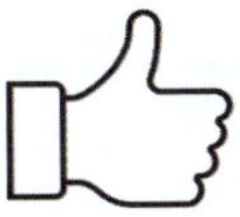

Das hat mich besonders interessiert/mir besonders gut gefallen:

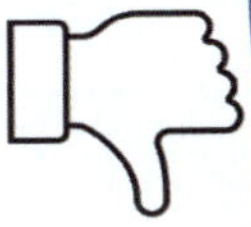

Das hat mich nicht interessiert/mir nicht gefallen:

Bewerte deinen Lernstand am Ende der Lernaufgabe.

Male dazu die Fingernägel in der passenden Farbe an. Dabei gilt:

Grün = Das kann ich richtig gut! Gelb = Das kann ich! Rot = Das muss ich noch üben!

Ich kann...

... Ursachen für eine Ansteckung nennen.

... Anzeichen eines von Nagelpilz befallenen Nagels nennen.

... drei Erreger von Nagelpilz und Fadenpilze als wichtigsten Erreger nennen.

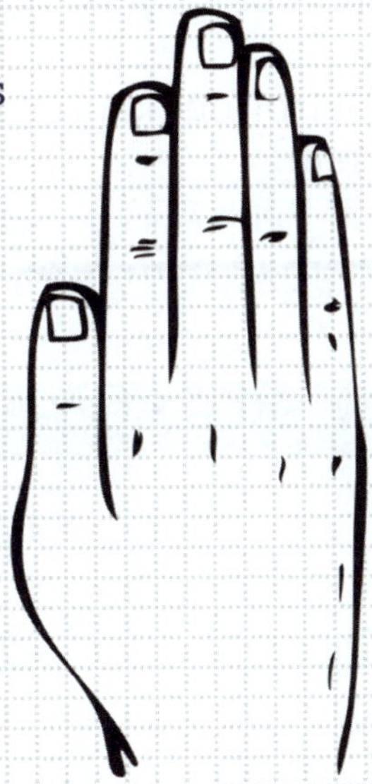

© pixabay.com

... Maßnahmen zum Schutz vor Nagelpilz nennen.

... einen vollständigen und übersichtlichen Steckbrief schreiben.

Zum Abschluss noch ein Feedback von der Lehrkraft an dich:

Celina und ihre Freundinnen möchten ihr Wissen noch einmal überprüfen. Wie war das nochmal mit dem Nagelpilz?

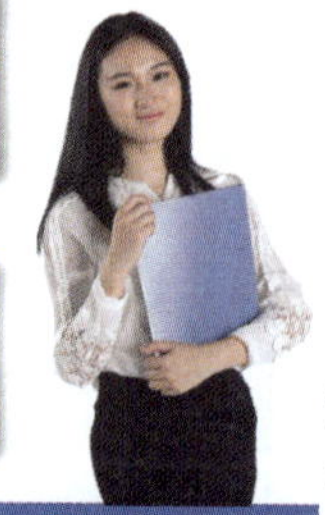

Kreuze an: Sind die folgenden Aussagen richtig (R) oder falsch (F)? Korrigiere anschließend die von dir als falsch (F) markierten Aussagen.

Nr.	Aussage	R	F
1	Nagelveränderungen und Nagelverfärbungen sind häufig erste Anzeichen für eine Nagelpilzerkrankung.		
2	Die Infektion wird durch ein Virus verursacht.		
3	Erste Anzeichen einer Infektion sind Verfärbungen des Fingers.		
4	Im weiteren Verlauf kann es zu einer zunehmenden Verdickung des Nagels kommen.		
5	Nagelpilz muss immer behandelt werden.		
6	Es genügt, sich ein entsprechendes Medikament in der Apotheke zu besorgen.		
7	Pilzabtötende Nagellacke sind rezeptfrei in der Apotheke erhältlich.		
8	Sie können jederzeit problemlos angewendet werden.		
9	Ist auch die Nagelwurzel betroffen, kann die zusätzliche Einnahme von Tabletten notwendig sein.		
10	Tabletten gegen Nagelpilz erhält man rezeptfrei in der Apotheke.		

Nr.	Korrigierte Aussage

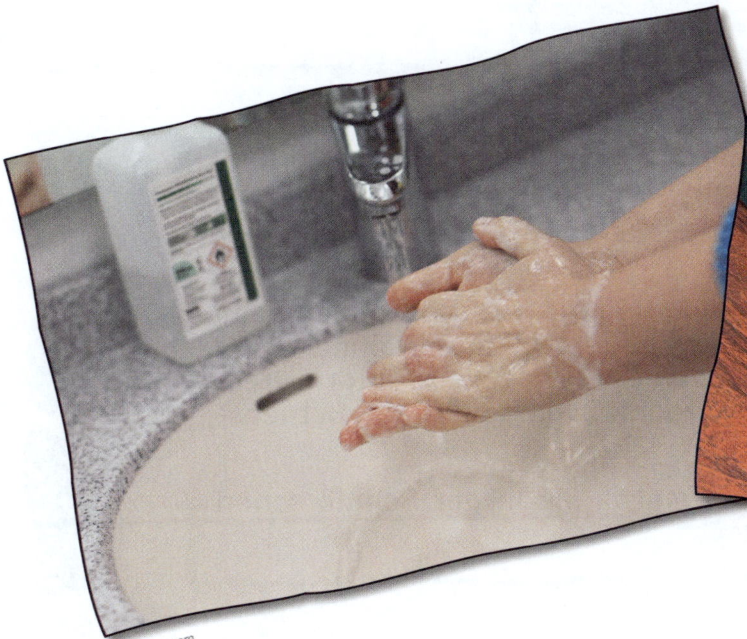

© pixabay.com

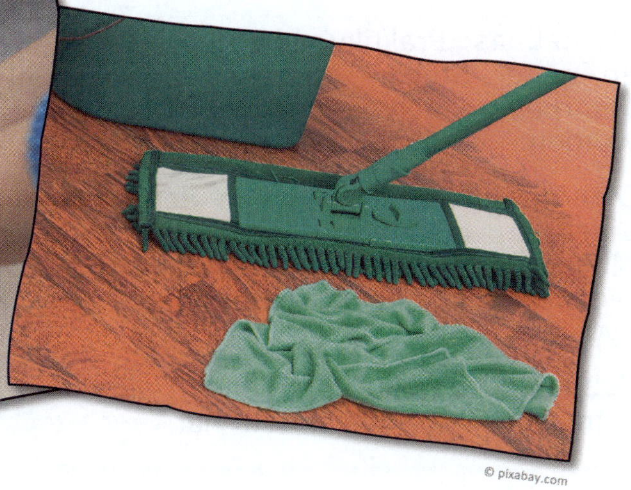

© pixabay.com

Lernfeld 2: Umsetzung von Hygienemaßnahmen, Arbeitssicherheit und Nachhaltigkeit im Beruf

Lernaufgabe 2.4: Hygiene ist das A und O

Ich kann ...

- die allgemeine persönliche Hygiene erklären.
- die drei Säulen der Hygiene unterscheiden.
- den Sinn des Tragens von Arbeitskleidung verstehen.
- sachgemäß mit Lebensmitteln umgehen.
- Hygienemaßnahmen zur Betriebshygiene entsprechend eines Reinigungsplans ausführen.
- ein Infovideo zu den Säulen der Hygiene erstellen.

<u>Zeitumfang:</u>
7 Unterrichtsstunden

In Celinas Praktikumsbetrieb, der Bäckerei, steht Hygiene natürlich an erster Stelle. Deswegen müssen alle neuen Mitarbeiterinnen und Mitarbeiter auch in den verschiedenen Bereichen der Hygiene geschult werden.

Die Auszubildende hat von der Meisterin den Auftrag bekommen, ein Video zu erstellen, um die zukünftigen neuen Mitarbeiterinnen und Mitarbeiter anschaulich über die drei „Säulen der Hygiene“ zu informieren. Diese sind: Die persönliche Hygiene, die Produkthygiene und die Betriebshygiene.

Celina soll der Auszubildenden dabei helfen, da sie in der Schule schon einmal ein Infovideo erstellt hat.

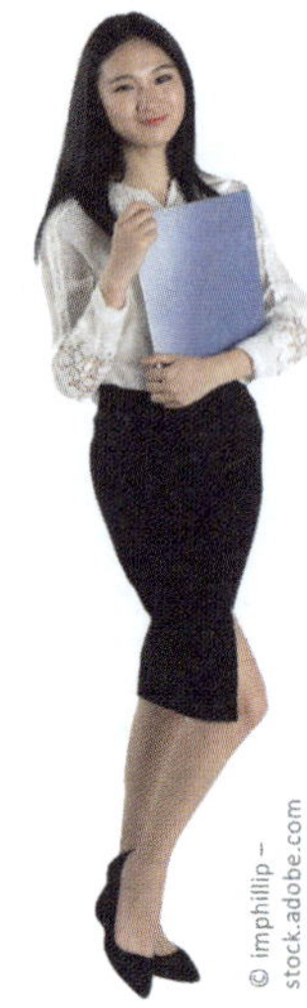

1 Welche Informationen sind für Celina wichtig? Notiere sie dir.

?

Was ist zu tun?

Wozu dient das Infovideo?

Was ist mit den „Säulen der Hygiene“ gemeint?

Was muss bei der Erstellung des Infovideos beachtet werden?

2 Los geht's!

Beginne mit Planen A. Sobald du diese Aufgaben fertiggestellt hast, geht es mit Planen B weiter. Danach folgt Planen C.

Celina überlegt: Ich trage wirklich eine große Verantwortung. Wenn ich meine Arbeit gut mache, auf alle Bereiche der Hygiene achte, dann bleiben auch unsere Kunden gesund und wir können unsere Produkte gut verkaufen.

3 Celina hat Informationen zu der persönlichen Hygiene gefunden. Lies den folgenden Text in der Fünf-Schritt-Lesemethode. Markiere die genannten Maßnahmen zur persönlichen Hygiene jeweils mit einer neuen Farbe. Schreibe dir als Gedankenstütze die vier wichtigsten Maßnahmen für die richtige persönliche Hygiene unten auf.

Persönliche Hygiene

Meine Arbeitskleidung ist hell, kochfest und wird täglich gewechselt. Meine langen Haare binde ich zusammen, damit kein Haar auf unsere Angebote fällt. Mein Freund hat mir einen Ring zum Geburtstag geschenkt. Aber wenn ich arbeite, lege ich ihn ab. Nagellack hat nichts bei der Arbeit verloren, darauf legt meine Chefin großen Wert. Meine Fingernägel sind kurz und sauber. Vor der Arbeit, zwischendurch und selbstverständlich nach dem Toilettengang wasche ich meine Hände gründlich mit Wasser und Seife und desinfiziere sie. Bei der Arbeit habe ich mich auch schon mal leicht verletzt, kleine Schnittwunden kommen vor. Verletzungen verbinde ich sauber, mit einem Fingerling decke ich zusätzlich die Stelle am Finger ab. Fühle ich mich einmal krank, muss ich das unbedingt melden, denn es kann sein, dass ich eine ansteckende Krankheit habe. Außerdem huste und niese ich nicht über das Essen. Ich habe Heuschnupfen, aber dann verwende ich ein Papiertaschentuch und vergesse auf keinen Fall, danach die Hände wieder zu waschen. Während der Arbeit trockne ich meine gewaschenen Hände nur an Papierhandtüchern ab. Das hat den Vorteil, dass sie direkt nach der Benutzung weggeworfen werden können.

Diese vier wichtigen Maßnahmen zur persönlichen Hygiene merke ich mir:

- ______________________________
- ______________________________
- ______________________________
- ______________________________

4 Kreuze an, welche der folgenden Aussagen zur persönlichen Hygiene beim Umgang mit Lebensmitteln richtig oder falsch sind.

Gründliches Händewaschen muss immer erfolgen:	**richtig**	**falsch**
- unmittelbar vor Arbeitsbeginn		
- bei Arbeitsbeginn nur wenn die Hände verschmutzt sind		
- vor dem Besuch der Toilette		
- nach jeder Arbeitsunterbrechung		
- vor dem Umgang mit leicht verderblichen Lebensmitteln		
- nach dem Umgang mit leicht verderblichen Lebensmitteln		
- nach jedem Besuch der Toilette		
- vor dem Durchführen von Reinigungsarbeiten		
- nach dem Aufschlagen von Eiern		
- nach jeder Berührung mit Abfällen oder dem Abfallbehälter		
- nach dem Naseputzen und Husten mit vorgehaltener Hand		
- vor dem Rauchen		
- nach Beendigung von Reinigungsarbeiten		

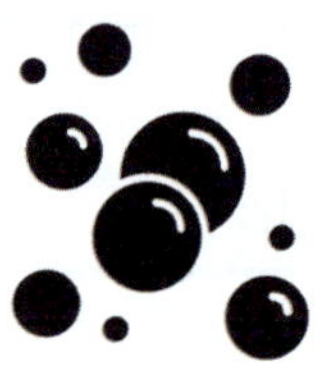
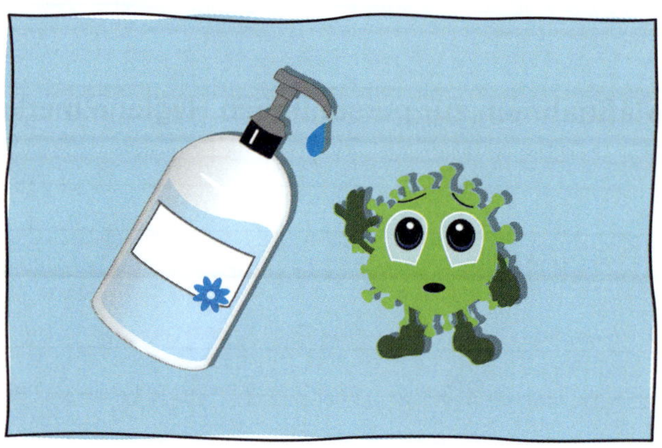
© pixabay.com
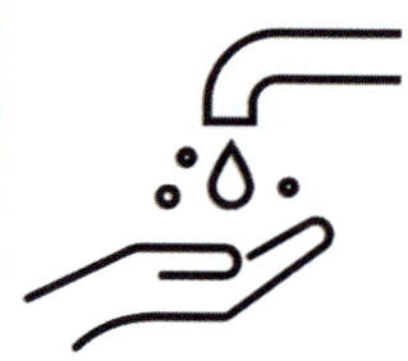
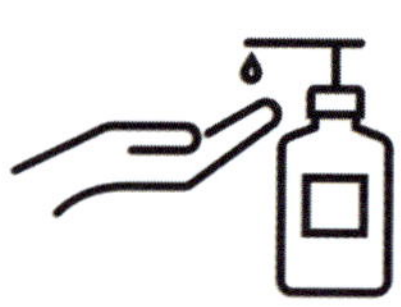
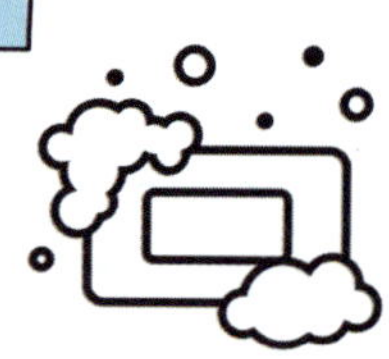

5 Beschreibe mithilfe der Abbildung die Abfolge, wie Hände richtig und gründlich zu waschen sind. Benutze hierfür die folgenden Formulierungen, indem du diese den richtigen Abbildungen zuordnest.

Gründlich von allen Seiten abspülen - Uhren und Schmuck ablegen – alle Seifenreste abspülen – Handflächen und Handrücken einseifen – Hände nass machen – Hände einseifen – Ärmel hochkrempeln – zwischen den Fingern gründlich reinigen – Hände mit sauberem Tuch abtrocknen

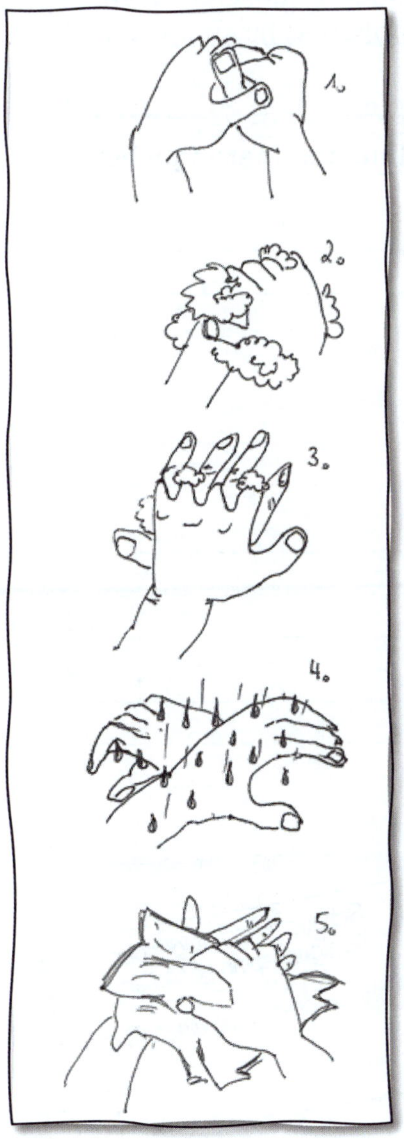

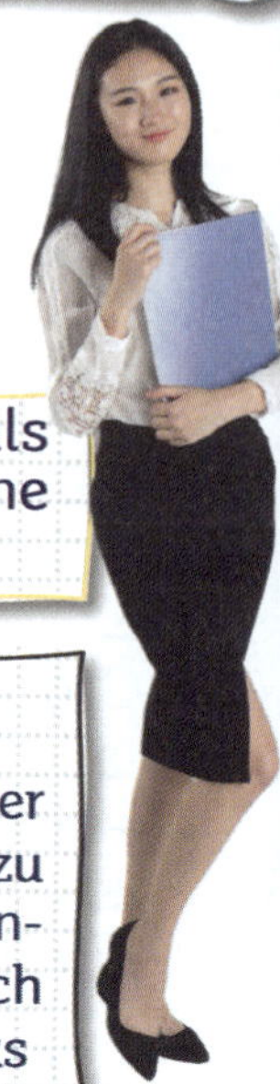

© imphillip – stock.adobe.com

Celina berichtet ihrer Freundin von ihrem Arbeitsplatz. Diese ist ganz erstaunt: „Ich hätte nie gedacht, dass es hinter der Verkaufstheke so viel zu beachten gibt!“ „Willst du mal so einen Reinigungsplan von dieser Woche sehen? Guck mal – ich bin da auch eingetragen!“

6 Lies den folgenden Text in der Fünf-Schritt-Lesemethode. Schreibe dir als Gedankenstütze die vier wichtigsten Maßnahmen für die richtige Betriebshygiene unten auf.

Betriebshygiene

Mein Arbeitsplatz auf und hinter der Verkaufstheke wird vor der Arbeit, während der Arbeit und danach immer wieder gründlich abgewischt. Ordnung hilft, den Überblick zu behalten. Meine Chefin hat mir genau erklärt wo die Verkaufstüten und unsere Kleinarbeitsgeräte, wie Messer und Gebäckzangen, liegen müssen. Nichts soll unordentlich und verstreut daliegen. Wir haben auch einen Extraarbeitsbereich, um kleine Snacks zuzubereiten oder anzurichten. In einer Abfallschüssel sammle ich den Abfall, den ich fachgerecht entsorge. Der Boden unseres Verkaufsraumes wird täglich gereinigt und das halte ich im Reinigungsplan fest. Abtrockentücher, Wischtücher und Bodentücher/Wischmobs werden nach jeder Schicht gewechselt, so steht es auch in unserem Plan. Genauso wichtig ist die Reinigung unserer Lagerräume und des großen Kühlschranks im Verkaufsraum.

Diese vier wichtigen Maßnahmen zur Betriebshygiene muss Celina bei ihrer täglichen persönlichen Arbeit beachten:

- ______________________________
- ______________________________
- ______________________________
- ______________________________

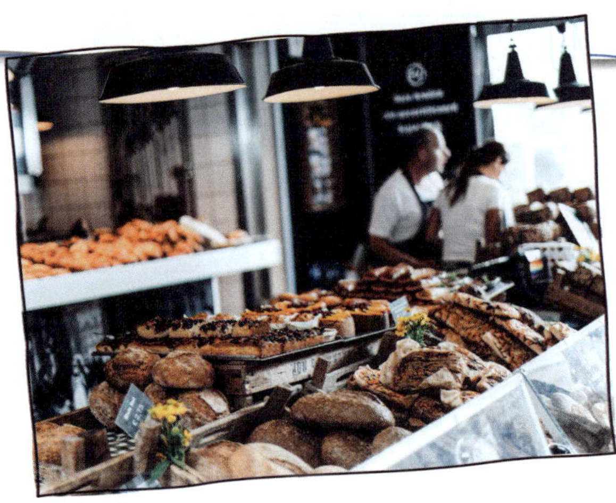

© pixabay.com

Schaue dir den folgenden Reinigungsplan genau an.

Woher kennst du so einen Plan?

Informationstext zum Erstellen eines Reinigungsplans

Ein Reinigungsplan ist eine genaue Anweisung zu den Reinigungsmaßnahmen bestimmter Bereiche im Betrieb. Einer Person zu sagen „Mach sauber!“ reicht für die heutigen Hygieneanforderungen des Gesetzgebers nicht mehr aus.

In einem Reinigungsplan müssen genaue Bereiche festgelegt werden, die zu reinigen sind. Darüber hinaus muss eindeutig beschrieben werden, wer für die Reinigung eines Bereiches verantwortlich ist und wie die Reinigung genau durchzuführen ist. Nur wenn die Reinigung eindeutig, auch für jeden Fremden nachvollziehbar beschrieben ist, kann sie auch sachgerecht durchgeführt und kontrolliert werden.

Daher ist ein Reinigungsplan auch eine Hilfestellung für die Mitarbeiter. Er dient als **Checkliste**, was genau wie und wann zu tun ist.

Nur wenn ein Auftrag genau beschrieben ist, kann er auch genau durchgeführt werden!

<u>Beispiel für einen Reinigungsplan für den Thekenbereich der Bäckerei</u>

Woche: Frühschicht Verkaufstheke: Spätschicht Verkaufstheke:

Zu reinigen sind: (Was?)	Wann bzw. wie oft?	Benutzen Sie zum Reinigen: (Womit?)	Zuständig ist an dieser Stelle: (Wer?)	Unterschrift (Kürzel) für Reinigung erledigt!
Beispiel: Theke feucht abwischen	mindestens stündlich oder bei Bedarf	grüner Lappen, hängt neben Theke	Frühschicht: Meisterin, Celina Spätschicht: Azubine	
Rohstofflager - Boden kehren	täglich	gelber Besen	Azubine	
- Boden nass wischen	wöchentlich	gelber Wischer	Reinigungs-firma	

Es ergeben sich daher **5 W-Fragen** zur Erstellung eines guten Reinigungsplanes:

- **Was** wird gereinigt? Die Stelle muss eindeutig beschrieben sein z. B. Brotregal, Brotschneidemaschine, Arbeitstisch, Sahnezapfgerät, Kaffeemaschine …
- **Wann** und wie oft wird hier gereinigt? z. B. stündlich, täglich o. Uhrzeiten …
- **Wie** wird diese Stelle gereinigt? z. B. nass o. trocken, mit Handfeger o. Besen …
- **Womit** wird gereinigt? z. B. mit Reinigungsmittel „IXI“ o. dem *grünen* Besen …
- **Wer** ist für die Reinigung dieser Stelle verantwortlich? Mit Namen festlegen!

Celinas Freundin sagt zu Celina: „Ist ja schön und gut, dass du bei der Arbeit so auf das Händewaschen und Bodenreinigen achtest. Aber was ist denn mit den Lebensmitteln? Gibt es da nichts zu beachten?“

Celina antwortet: „Aber na klar! Unsere Kunden wollen doch mit Genuss ins Brötchen beißen!“

(7) Lies den folgenden Text in der Fünf-Schritt-Lesemethode. Markiere die genannten Maßnahmen zur Produkthygiene jeweils mit einer neuen Farbe. Schreibe dir als Gedankenstütze die vier wichtigsten Maßnahmen für die richtige Produkthygiene unten auf.

Produkthygiene

Wenn man mit Lebensmitteln arbeitet, dann arbeitet man in erster Linie für andere Menschen. Als Bäckereifachverkäuferin komme ich in Berührung mit Brot, Brötchen und vielen anderen Lebensmitteln. An meinem Arbeitsplatz gibt es klare Regeln für die Behandlung von Lebensmitteln. Mikroorganismen benötigen zum Überleben Wärme, Feuchtigkeit und Nährstoffe. Bei unhygienischer Arbeitsweise können Erkrankungen übertragen werden. Aus diesem Grund ist eine einwandfreie Reinigung aller Arbeitsgeräte, die mit unseren Backwaren in Berührung kommen, unbedingt erforderlich. Wir reinigen die Brotschneidemaschine daher regelmäßig sehr gründlich und entfernen Mehlreste und Brotkrumen. Auch unsere Snacks, wie belegte Brote, dürfen nicht lange im Warmen stehen: Alle Zutaten wie Aufschnitt und Salat kommen frisch aus dem Kühlschrank, die fertigen Lebensmittel werden in unserer Verkaufstheke gekühlt und abgedeckt. Sie müssen nach einem bestimmten Zeitraum verkauft sein.

Diese vier wichtigen Maßnahmen zur Produkthygiene muss Celina bei ihrer täglichen persönlichen Arbeit beachten:

- ______________________________
- ______________________________
- ______________________________
- ______________________________

(8) Jetzt ist alles klar!

Überprüfe dein Wissen zu den drei Säulen der Hygiene mit dieser kleinen Lern-App. Vergleiche dein Ergebnis mit deinem Banknachbarn – wer hat alles richtig?

https://learningapps.org/1076497

9 Suche die Regeln der Lebensmittelhygiene im Informationstext und unterstreiche sie blau.

Informationstext zu Lebensmittelhygiene (= Produkthygiene)

Alle Produkte/Backwaren sind vor Verunreinigung zu schützen. Das heißt, auch in beengten Verkaufsstellen sollte der Arbeitsbereich möglichst in einen reinen Bereich mit gewaschenen, verzehrfertigen Lebensmitteln und einen unreinen Bereich mit ungewaschenen Rohprodukten getrennt werden, so dass eine Durchmischung von unreinem und reinem Bereich ausgeschlossen wird. Z. B. können frisches, ungewaschenes Obst, Gemüse (evtl. mit Erdanhaftungen) sowie Eier, Fisch, rohes Fleisch und Geflügel stark mit Keimen belastet sein. Diese Waren dürfen nicht direkt mit anderen Fertigprodukten in Berührung kommen (z. B. im Kühlschrank) und diese verunreinigen.

Es sollten möglichst getrennte Lagerungsmöglichkeiten für Rohstoffe (z. B. Wurst- und Fleischwaren, ungewaschene Salate, Rohsahne) und Fertigprodukte (z. B. bestellte oder auf Vorrat hergestellte Waren, die kühl gelagert werden müssen) vorhanden sein. Rohwaren sind möglichst in verschließbaren Behältern aufzubewahren. Gerätschaften (z. B. Schneidebretter, Messer) müssen nach Gebrauch unverzüglich gereinigt und ggf. desinfiziert werden.

Es empfiehlt sich, für sensible Bereiche, wie z. B. für die Snackherstellung, bei unterschiedlichen Waren Schneidbretter, Messer etc. mit unterschiedlichen Farben zu verwenden. Ebenso müssen die Mitarbeiter peinlichst auf die Handhygiene achten, um eine Kreuzkontamination, also eine Verunreinigung mit mehreren, verschiedenen Keimen, auszuschließen. Zudem müssen ausreichende Warmhalte- und Kühleinrichtungen (Café, Snacks ...) in den Verkaufsräumen (mit Nebenräumen) vorhanden sein ...

Angelehnt an: http://www.agfdt.de/loads/bt06/botterbr.pdf

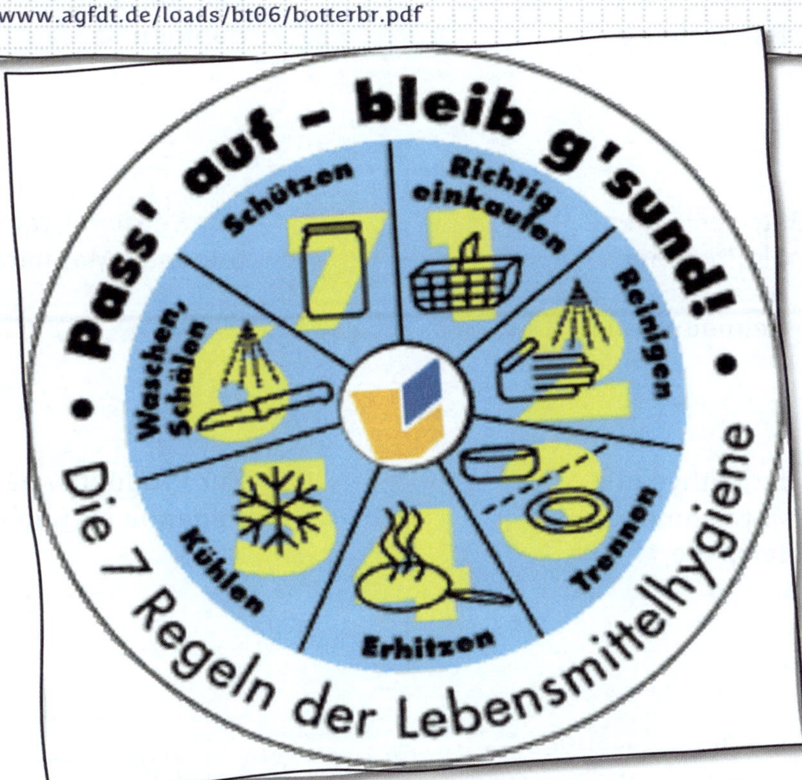
Pass' auf - bleib g'sund!
Richtig einkaufen
Reinigen
Trennen
Erhitzen
Kühlen
Waschen, Schälen
Schützen
Die 7 Regeln der Lebensmittelhygiene

Bildquelle: mit schriftlicher Genehmigung zur Vermittlung von Verbraucherwissen an Schulen durch das Bayerische Staatsministerium für Umwelt und Verbraucherschutz vom 22.10.2020, abrufbar unter: www.verbraucherportal.bayern.de

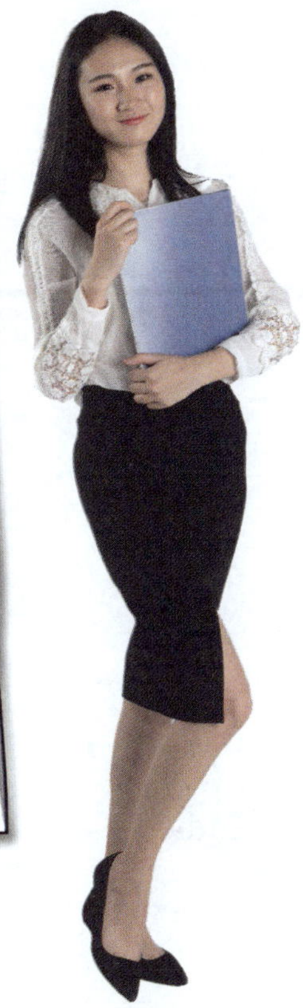

© imphillip – stock.adobe.com

Celina und die Auszubildende beschließen, ein Drehbuch für ihr Infovideo zu erstellen.

10 Erstellt gemeinsam ein Drehbuch zu eurem Infovideo „Säulen der Hygiene“. Es wird euch später beim Erstellen des Videos helfen.

Ihr könnt euch gerne an den folgenden Notizen orientieren.

Zeit	Inhalt	Benötigte Materialien *Welche Bilder oder Symbole werden eingesetzt?*	Text *Was wird im Film gesagt?*
0 Sekunden bis ...	Einführung in die drei Säulen der Hygiene	Titel des Videos, Säulen der Hygiene ...	Hygiene ist das A und O in vielen Betrieben. Sie lässt sich untergliedern in die drei „Säulen der Hygiene“: ....
	Persönliche Hygiene - Maßnahmen - Beispiele...	...	Zur persönlichen Hygiene gehören folgende Maßnahmen ...
	Betriebshygiene - Maßnahmen - Beispiele - Reinigungsplan	...	Zur Betriebshygiene gehören folgende Maßnahmen ...
	Produkthygiene -Maßnahmen -Beispiele	...	Zur Produkthygiene gehören folgende Maßnahmen ...
... Ende	Zusammenfassung	...	

Jetzt geht's los! Celina und die Auszubildende haben die notwendigen Informationen zu den Säulen der Hygiene sowie ein gelungenes Drehbuch.

11 Erstelle ein Infovideo zu den Säulen der Hygiene. Gehe dabei auf jede Säule genau ein, indem du anhand von Beispielen die Hygienemaßnahmen erklärst.

Ihr braucht noch Hilfe bei der Erstellung des Infovideos?

Schaut euch die folgenden QR-Codes an. Sie zeigen verschiedene Möglichkeiten, ein Infovideo (auch Erklärvideo oder Lernvideo genannt) zu drehen. Bei den folgenden Möglichkeiten brauchst du keine App, sondern nur dein Handy oder dein digitales Endgerät.

https://www.youtube.com/watch?v=VNRej7mStZY

https://www.youtube.com/watch?v=MvDXPtteVQQ&t=3s

https://www.youtube.com/watch?v=GGbY-AqzvKc

Infovideo mit MySimpleShow

Viele Erklärvideos werden mit der App MySimpleShow gedreht. Celina hat eine 10-Schritte-Anleitung für das Erstellen eines Infovideos mit MySimpleShow gefunden (scanne den QR-Code). Sie hat sich die folgenden Notizen gemacht, die ihr gerne nutzen könnt.

1. Seite www.mysimpleshow.com öffnen
→ „Create your simpleshow now" anklicken
2. Registrieren oder mit Google-/Facebook anmelde
3. „Create new video" anklicken
↳ dann auf „Let's start"
4. Kategorie „Educational" auswählen
↳ Als Zweck „introduce a topic" auswählen
↳ 3 Schlüsselwörter eingeben z.Bsp. Betriebshygi
5. Storyline auswählen
↳ „Type away" klicken
6. Im Storyboard den Text des Films eingeben
7. Schlagwörter (=Keywords) und Bilder (=Visuals) zum Text auswählen
8. „Choose Audio"
↳ Computerstimmen auswählen
↳ „Voice" oder Film selbst einsprechen
↳ „Record your own"
9. „Finalize Video" anklicken
10. Video exportieren

https://matthias-suessen.de/2016/08/workshop-einfache-erklaervideos-mit-mysimpleshow/

Celina und die Auszubildende haben das Infovideo fertiggestellt. Die Meisterin war zufrieden und möchte dieses Video zukünftig nutzen.

12 Präsentiert eurer Infovideo der Klasse und gebt euch gegenseitig Feedback.

Stell dir vor, du hast noch keine Ahnung von Hygiene.... Bist du nach dem Video gut informiert?

Diese Rückmeldung haben wir für unser Infovideo bekommen:

Kriterien			
☑ Inhalte zur Hygiene wurden anschaulich erklärt.			
☑ Produkt-, Persönliche und Betriebshygiene wurden vollständig erklärt.			
☑ Video ist interessant gestaltet – wir waren kreativ!			
☑ Wir haben auf die Rechtschreibung im Video geachtet!			

Das sollten wir in unserem Video nochmal unter die Lupe nehmen:

Die Meisterin in Celinas Betrieb ist sehr zufrieden. In Zukunft wird sie das Infovideo nutzen, um neuen Auszubildenen und Mitarbeitern die wichtigsten Hygieneregeln zu vermitteln.

Auch für dich war das Thema sicher noch neu. Wie ist es dir mit der Lernaufgabe zum Thema Hygiene ergangen? Welche Hürden musstest du nehmen und was ist dir ganz leicht gefallen?

Vervollständige die folgenden Sätze.

Reflexion zum Thema Hygiene:

Besonders interessant fand ich ...

Ziemlich schwierig fand ich ...

Das ist mir in meinem Praktikum zum Thema Hygiene aufgefallen ....

Bei der nächsten Lernaufgabe werde ich darauf achten ...

Abschluss

Handlungsprodukte	erledigt am:	Unterschrift
A: Persönliche Hygiene		
B: Betriebshygiene		
C: Produkthygiene		
Drehbuch erstellen		
Infovideo erstellen & Präsentieren		
Feedback für das Infovideo		
Reflexion zum Thema Hygiene		

Das wusste ich vorher zum Thema Hygiene:

Mein Lernweg

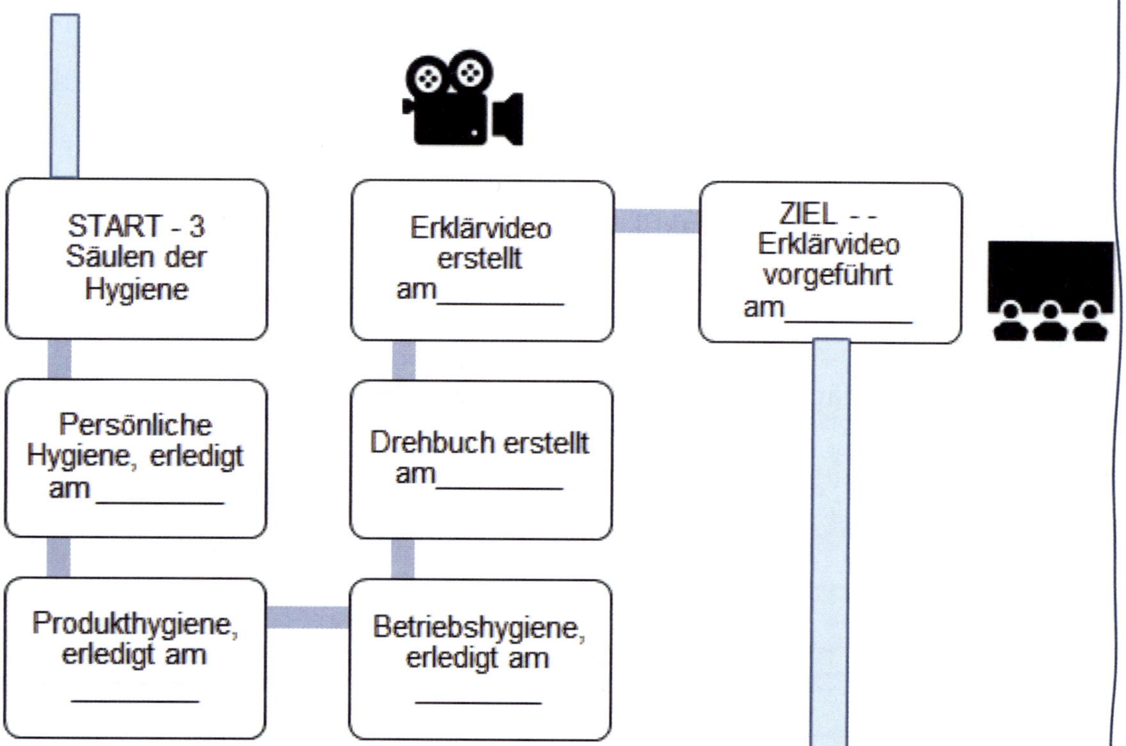

Das werde ich zukünftig zum Thema Hygiene beachten:

Ein paar Worte zu HACCP, der Vollständigkeit zuliebe ...

!

Informationstext zum HACCP Konzept

Die Hygienemaßnahmen eines Lebensmittelbetriebes müssen durch Eigenkontrollen regelmäßig überwacht werden, so schreibt es die LM-Hygieneverordnung (LMHV) vor. Ein Instrument der Eigenkontrolle, welches die Betriebshygiene betrifft, habt ihr in Form eures Reinigungsplanes kennengelernt.

Ein sehr geeignetes Verfahren zur Schaffung, Erhaltung und Kontrolle der Sicherheit und Hygiene von Lebensmitteln ist das **HACCP Konzept**. Die Umsetzung dieses Konzeptes ist für alle Lebensmittelbetriebe vorgeschrieben.

Was bedeutet HACCP?

HACCP ist Bestandteil jedes Qualitätssicherungssystems beim Umgang mit Lebensmitteln.

HACCP ist die Abkürzung der englischen Begriffe:

Hazard	**A**nalysis	and	**C**ritical	**C**ontrol	**P**oints
↓	↓		↓	↓	↓
Gefahr, Risiko	Unter-suchung		kritischer	Kontroll-, Lenkungs-	Punkte

Alles klar ?????

„Untersuchung der Gefahren (Risiken) und Kontrolle (Lenkung) kritischer Punkte“

Zur Umsetzung des HACCP Konzeptes geht man strukturiert nach folgenden Schritten vor:

<u>1. Schritt:</u> Untersuchung der Gefahren

Hierfür wird zunächst der genaue Ablauf für einen Arbeitsbereich (z. B. der Verkauf von geschnittenem Brot) beschrieben, dann untersucht man diesen Ablauf auf mögliche Risiken bzw. Gefahren, die für den Verbraucher entstehen könnten (z. B. Fremdkörper wie Glassplitter im Brot oder stark verschimmelte und verkeimte Brotschneidemaschine).

<u>2. Schritt:</u> Kontrollpunkte (CP) oder kritische Kontrollpunkte (CCP) festlegen

Die möglicherweise gefährlichen Stellen im Ablauf, werden als Kontrollpunkte festgelegt, also als Stellen, die kontrolliert bzw. gelenkt werden müssen, dass in Zukunft keine Gefahr mehr auftreten kann (z. B. die Brotschneidemaschine als Schimmelträger).

<u>3. Schritt:</u> Festlegen von Grenzwerten

Die Kontrollpunkte müssen jetzt so organisiert werden, dass im Voraus auszuschließen ist, dass die Gefahr eintritt (z. B. Reinigungsplan für die Brotschneidemaschine erstellen).

<u>4. Schritt:</u> Überwachung der Grenzwerte

Eine geeignete Überwachung der festgelegten Grenzwerte muss gefunden werden (z. B. wird die Reinigung der Brotschneidemaschine im Reinigungsplan gegengezeichnet).

<u>5. Schritt:</u> Korrekturmaßnahmen

Eventuell reicht der festgelegte Reinigungsplan für die Sauberkeit der Brotschneidemaschine nicht aus und es müssen noch weitere Maßnahmen (z. B. externe Wartung) beschlossen werden.

<u>6. Schritt:</u> Genaue Dokumentation des Konzeptes

Alle Abläufe und Maßnahmen müssen genau dokumentiert werden, damit sie nachvollziehbar sind für die Lebensmittelüberwachung oder im Falle einer Beanstandung.

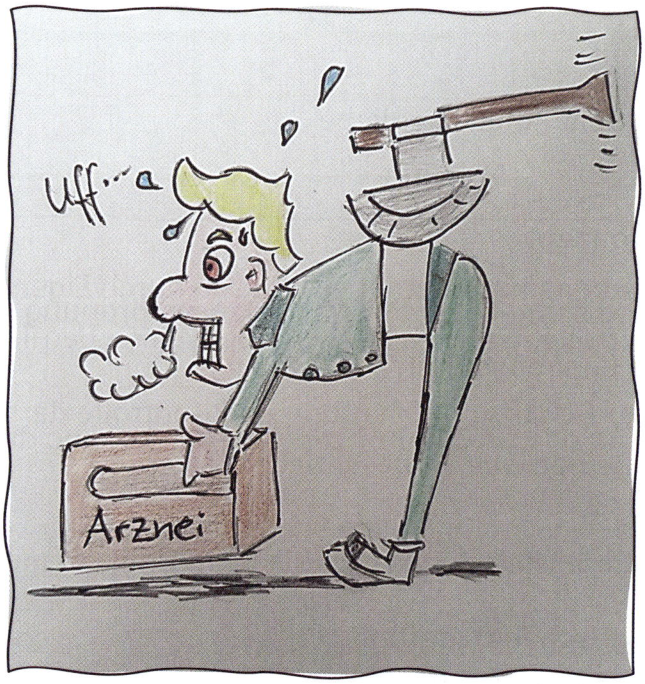

Foto selbst erstellt

Lernfeld 2:	**Umsetzung von Hygienemaßnahmen, Arbeitssicherheit und Nachhaltigkeit im Beruf**
Lernaufgabe 2.5:	Rückenschmerzen – Nein danke!

Ich kann ...

- Folgen von einseitiger und falscher Belastung für den Rücken nennen.
- Regeln zum rückenschonenden Arbeiten aufstellen.
- Übungen zur Stärkung der Rückenmuskulatur beschreiben.
- im Team für ein Erklärvideo zum rückenschonenden Arbeiten ein Drehbuch schreiben.
- im Team ein Erklärvideo zum rückenschonenden Arbeiten drehen.
- im Team ein Erklärvideo präsentieren.
- mich mit Anmerkungen oder Fehlern im Erklärvideo auseinandersetzen.

Zeitumfang:
4 Unterrichtsstunden

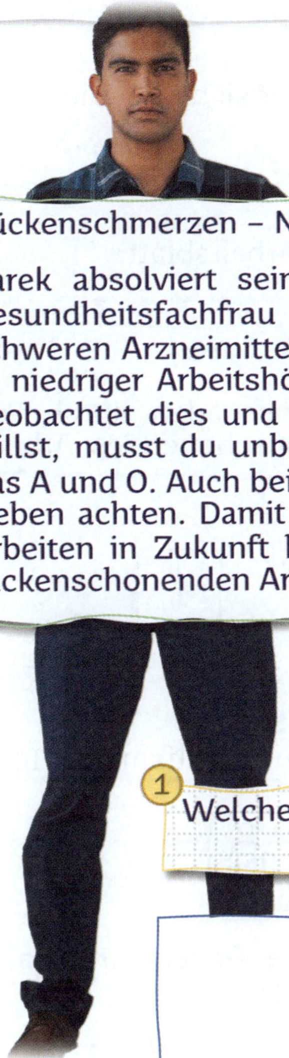

Rückenschmerzen – Nein danke!

Barek absolviert sein Praktikum im Pflegeheim „Abendsonne“. Heute unterstützt er Gesundheitsfachfrau Susanne im Frühdienst. Barek soll sich um das Ausräumen der schweren Arzneimittelkisten kümmern. Zuerst hilft er aber Susanne beim Bettenmachen. In niedriger Arbeitshöhe und gebeugter Haltung beginnt Barek mit der Arbeit. Susanne beobachtet dies und merkt an: „Wenn du diesen Beruf die nächsten 40 Jahre ausüben willst, musst du unbedingt auf deinen Rücken achten. Rückenschonendes Arbeiten ist das A und O. Auch beim Heben der schweren Arzneimittelkisten musst du auf das richtige Heben achten. Damit auch die anderen Praktikanten die Regeln zum rückenschonenden Arbeiten in Zukunft beachten, dreht bitte im Team ein Erklärvideo zu einer Regel des rückenschonenden Arbeitens.“

1 Welche Informationen sind für Barek wichtig?

?

2 Was soll Barek tun?

?

Bevor Barek mit der Erstellung des Videos beginnen kann, muss er sich über die Grundlagen des rückenschonenden Arbeitens informieren.

3 Lies den Text zum rückenschonenden Arbeiten. Bearbeite das Arbeitsblatt.

Rückenschonendes Arbeiten

Sowohl in Pflegeberufen als auch im Alltag können Rückenschäden durch Fehlbelastungen auftreten. Diese Schäden kann man durch rückenschonendes Arbeiten vermeiden. Dazu musst du folgendes beachten:

1) Auf die Technik kommt es an

Halte den Rücken gerade und arbeite mit aufrechtem Oberkörper.

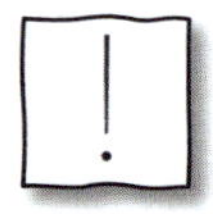

2) Nutze Hilfsmittel

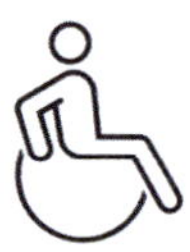

Um schwere Lasten oder Personen zu bewegen, benutze Hilfsmittel. In der Pflege kann das ein Rollstuhl oder ein Lifter sein.

3) Zu zweit geht es leichter

Hebe schwere Gegenstände nur zu zweit. Wenn du schwere Gegenstände allein transportierst, halte sie nah am Körper und trage sie mit beiden Händen.

4) Arbeitshöhe beachten

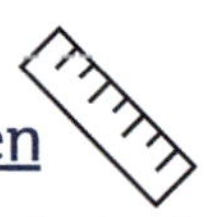

Achte auf die richtige Arbeitshöhe. Beim Arbeiten am Pflegebett wird das Bett auf Hüfthöhe gebracht.

5) Rückengerechtes Heben

Beim Heben von Lasten gehe in die Knie und hebe die Last aus den Knien heraus. Achte auf einen geraden Rücken.

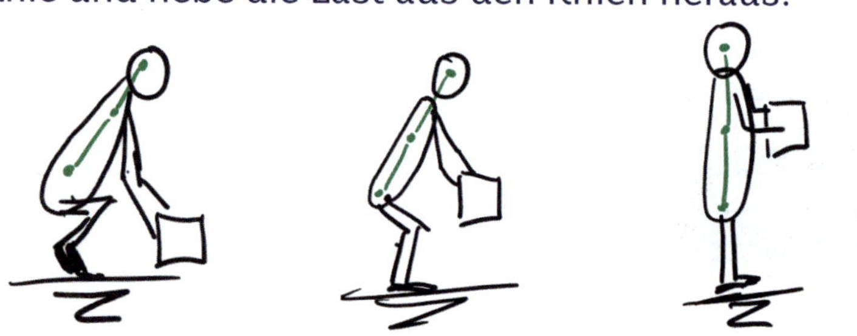

Fotos selbst erstellt

6) Schieben und Ziehen

Schiebe schwere Gegenstände wie beispielsweise das Pflegebett und ziehe nicht daran, damit du den Rücken nicht verdrehst.

Du suchst mehr Infos zum rückenschonenden Arbeiten in der Hauswirtschaft, KiTa oder Pflege? Recherchiere für weitere Informationen im Internet, z. B. unter www.hauswirtschaft.info (Suchbegriff „Arbeitsergonomie"), unter www.bgw-online.de (Suchbegriff „Ergonomie KiTa") oder unter www.caritas.de (Suchbegriff „rückenschonend").

Barek weiß, dass rückenschonendes Arbeiten das A und O ist.

4 Welche Bilder entsprechen einer rückenschonenden Arbeitsweise? Kennzeichne die Bilder mit R für Richtig, F für Falsch.

Hier findest du ein paar Übungen, um deinen Rücken zu stärken.

SCAN ME

https://www.tk.de/techniker/magazin/sport/rueckentraining/rueckentraining-10-minuten-programm-2009198

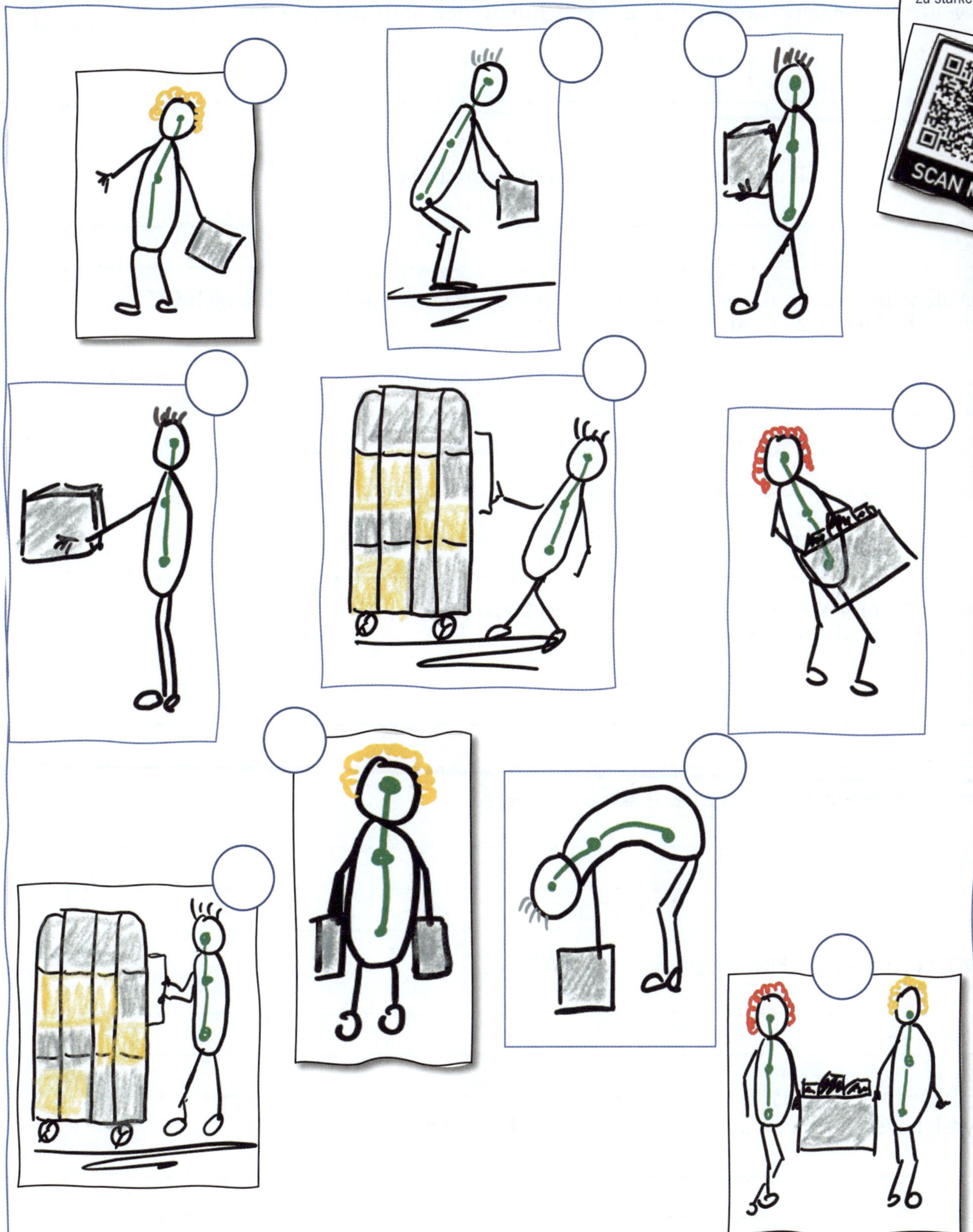

Barek hat alle Informationen zum rückenschonenden Arbeiten erhalten. Damit die Regeln zukünftig beachtet werden, soll ein Erklärvideo zu einer Regel gedreht werden.

5 Trefft im Team gemeinsam Entscheidungen zu den folgenden Fragen:

Schau dir gerne nochmal die Videos zum Drehen eines Erklärvideos aus der Lernaufgabe 2.4 an.

1. Wer ist in meinem Team (maximal drei Schülerinnen und/oder Schüler)?

---

2. Welche Regel soll in unserem Erklärvideo dargestellt werden?

---

3. Welche Informationen gehören in unser Drehbuch (z. B. eindeutige Überschrift, Ziel des Erklärvideos, Vorgangsbeschreibung)?

---

4. Wer übernimmt welche Rollen in unserem Erklärvideo (Darsteller, Moderator und Filmer)?

---

5. Welches Medium (z. B. Kamera) setzen wir ein?

---

6. Wo soll unser Erklärvideo gedreht werden?

---

7. Welche Gegenstände außer der Kamera werden noch benötigt?

Barek hat nun im Team alle Entscheidungen gemeinsam getroffen, sodass mit dem Dreh begonnen werden kann.

6 Erstellt nun im Team euer Erklärvideo. Druckt ein Bild eures Videos aus und klebt es hier ein.

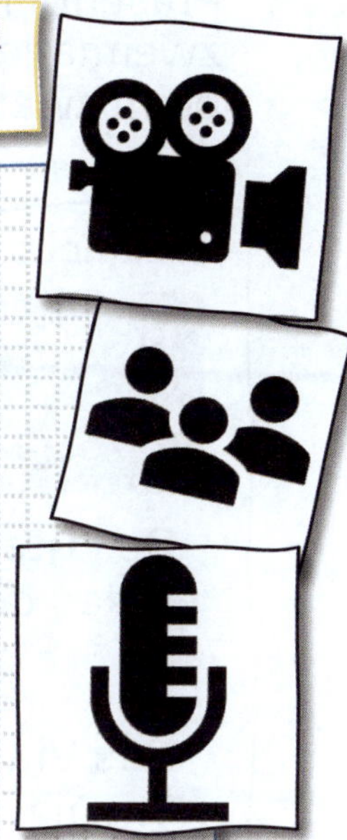

Die Erklärvideos sind gedreht.

7 Präsentiert der Klasse eure Ergebnisse. Die Erklärvideos werden jeweils zweimal gezeigt. Konzentriert euch beim ersten Schauen auf den Inhalt und beim zweiten Betrachten auf die Technik und Moderation.

Rückmeldung für_______________________________________

Bewertungskriterien	🙂	😐	🙁
Der Titel beschreibt genau, worum es im Video geht.			
Das Video konzentriert sich auf ein Thema.			
Das Video wurde technisch gut produziert.			
Das Bild unterstützt den gesprochenen Text.			
Der Aufbau ist schlüssig (Gliederung in Einleitung, Hauptteil und Schluss).			
Der Moderator spricht deutlich.			
Der Moderator spricht nicht zu schnell.			

Die Erklärvideos können jetzt für alle Kolleginnen und Kollegen im Pflegeheim Abendsonne veröffentlicht werden.

8 Wie zufrieden bist du mit der Lernaufgabe?

Schreibe ein paar Sätze dazu auf:
Daumen: „Das war super!“ Zeigefinger: „Das ist mir aufgefallen:“
Mittelfinger: „Das hat mir nicht gefallen:“ Ringfinger: „Das nehme ich mit:“
Kleiner Finger: „Das ist mir zu kurz gekommen:“

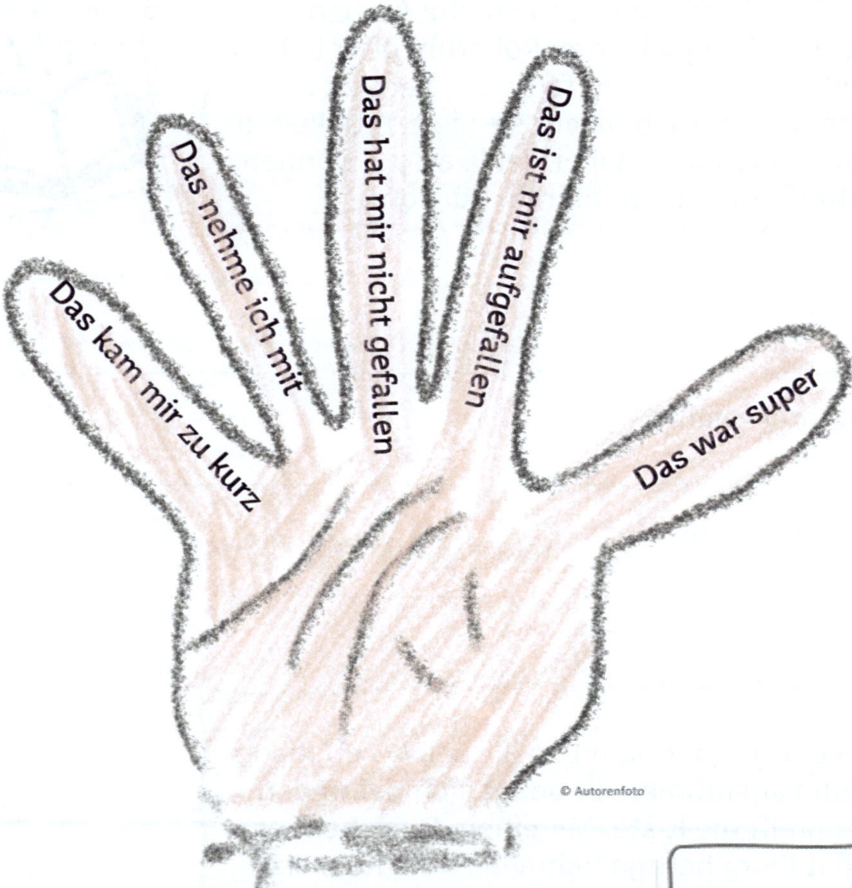

© Autorenfoto

Abschluss

Handlungsprodukt	erledigt am:	Unterschrift
Übungsblatt zum richtigen Heben		
Erklärvideo		
Feedback zum Erklärvideo		
Feedback fünf Finger		

Barek kennt die Regeln des rückenschonenden Arbeitens.

Was läuft hier bei Anke und Peter schief? Lies die Fallbeispiele. Beantworte anschließend die Fragen.

Autsch – das tut dem Rücken weh!

Fallbespiel 1:
Anke arbeitet auch im Pflegeheim. Für manche Aufgaben gibt es Hilfsmittel, zum Beispiel einen Rollstuhl oder Lifter. Damit Anke schneller mit der Arbeit fertig ist, benutzt sie die Hilfsmittel seltener. Deshalb macht sie viele Tätigkeiten in gebeugter Haltung und muss dabei viel Kraft aufwenden. Anke hat immer öfter Probleme mit ihrem Rücken.

1. Was macht Anke falsch?

____

2. Welche Folgen hat ihr Verhalten?

____

3. Was kann Anke besser machen?

____

Fallbeispiel 2:
Peter kommt vom Einkaufen und muss die schweren Kisten aus dem Kofferraum ausräumen. Er beugt sich tief in den Kofferraum. Peter greift die Kiste. Mit einem Ruck hebt er sie an. Plötzlich hat Peter heftige Schmerzen im Rücken und kann sich nicht mehr bewegen.

1. Was macht Peter falsch?

____

2. Welche Folgen hat sein Verhalten?

____

3. Was kann Peter besser machen?

____

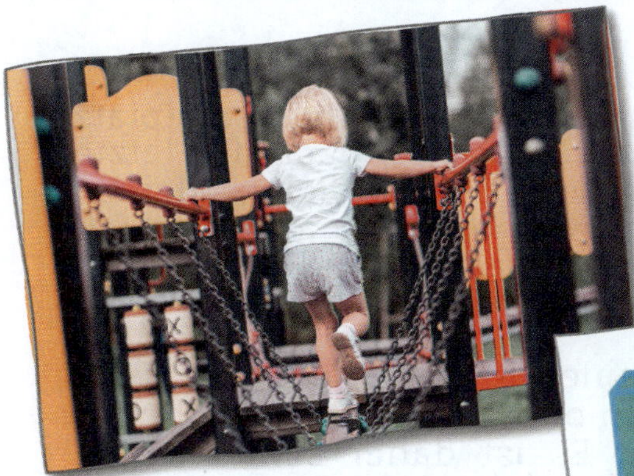

© pixabay.com

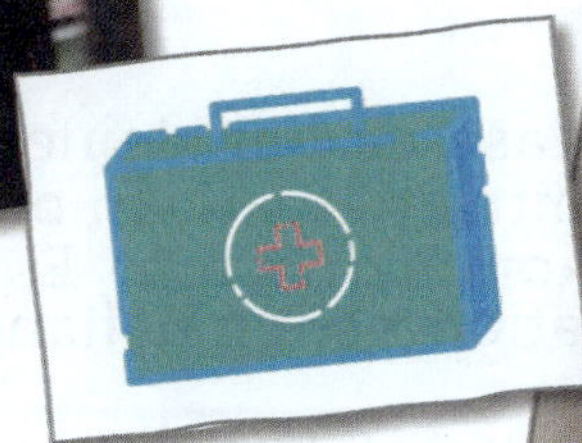

© pixabay.com

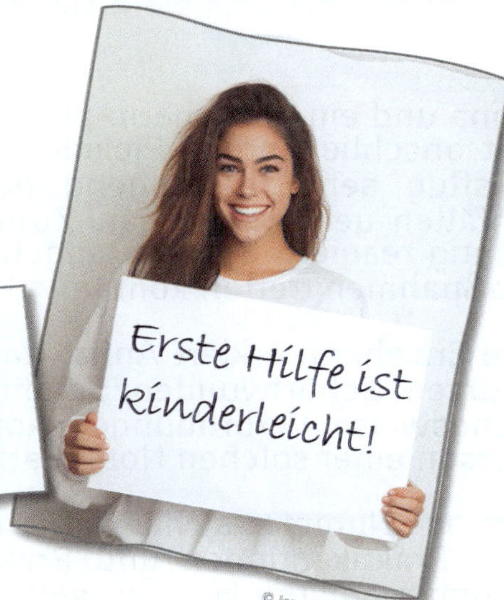

© Jan -stock.adobe.com

Lernfeld 2: Umsetzung von Hygienemaßnahmen, Arbeitssicherheit und Nachhaltigkeit im Beruf

Lernaufgabe 2.6: Wenn´s schnell gehen muss – Erste Hilfe nach Plan

Ich kann…

- Unfallgefahren in meinem Praktikum nennen.
- wichtige Sofortmaßnahmen zur Versorgung von Verbrennungen und Verbrühungen nennen.
- wichtige Sofortmaßnahmen zur Versorgung von Schnitt- und Schürfverletzungen nennen.
- gemeinsam mit meinem Partner die Abläufe zur Versorgung verschiedener Wunden in einem strukturierten Diagramm darstellen.
- Erste Hilfe bei kleineren Verletzungen leisten.
- mir einen Text selbstständig erschließen und die wichtigen Inhalte entsprechend markieren.
- ein Buddy-Book erstellen.
- aktiv zuhören.

Zeitumfang:
7 Unterrichtsstunden

Anna und eine Erzieherin planen einen Ausflug zum Abenteuerspielplatz mit anschließendem Picknick. Die Erzieherin berichtet, dass der letzte Ausflug sehr anstrengend gewesen sei, weil es zu vielen kleinen Unfällen gekommen war. Zum Glück hat sie damals bei jedem Unfall richtig reagiert. Sie war jedoch die einzige, die die richtigen Erste-Hilfe-Maßnahmen treffen konnte.

Die Erzieherin erklärt Anna, dass es bei kleinen Kindern schnell mal zu Stürzen, Schürfwunden, Schnittverletzungen oder Verbrennungen beziehungsweise Verbrühungen kommen kann. Es ist daher sehr wichtig, dass in einer solchen Notsituation richtig gehandelt wird.

Um auf Nummer sicher zu gehen, dass alle Erzieherinnen und Erzieher und Praktikantinnen und Praktikanten bei diesem Ausflug im Notfall richtig reagieren können, soll Anna ein „Erste-Hilfe-Buddy-Book" erstellen. So traut sich jeder Erste Hilfe zu leisten.

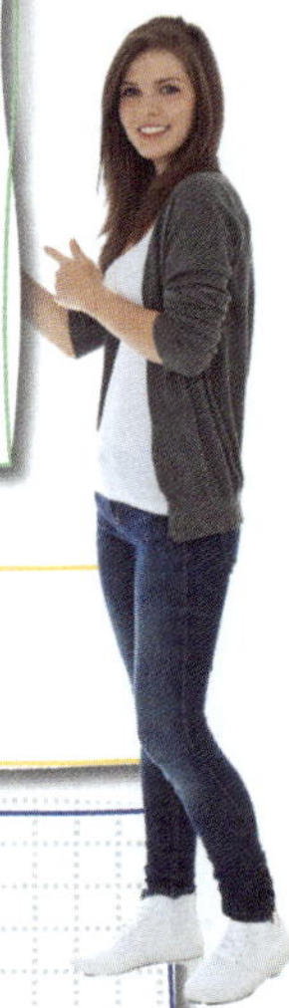

1. Welche Informationen sind wichtig? Notiere sie dir.

?

Was soll Anna tun?

Welche Art von Verletzungen können während eines Kindergarten-Ausflugs passieren?

Warum ist es wichtig, die richtigen Erste-Hilfe-Maßnahmen bei Unfällen und Verletzungen zu treffen?

2. Welche Informationen sind für Anna noch wichtig? Versetze dich in ihre Lage und schreibe deine Gedanken bzw. Fragen stichwortartig auf.

?

3. Los geht's! Die Informationen für dein Buddy-Book erhältst du, indem du zuerst *Planen A*, dann *Planen B* und im Anschluss *Planen C* bearbeitest.

Nun möchte Anna alles Notwendige zur Versorgung von Verbrennungen und Verbrühungen herausfinden.

4 Lies den nachfolgenden Informationstext und markiere dir die wichtigen Sofortmaßnahmen bei Verbrühungen und Verbrennungen.

Verbrühungen und Verbrennungen

Verbrühungen und Verbrennungen gehören zu häufigen Unfällen im Kindesalter. Bei beiden wird die Haut des Kindes durch Hitzeeinwirkung geschädigt. Kinder im Entdeckungsalter zwischen zwei und vier Jahren sind stark gefährdet.

Von Verbrühungen spricht man, wenn die Hitzeeinwirkung durch eine heiße Flüssigkeit wie kochendes Wasser erfolgt. Bei Verbrühungen und Verbrennungen ist es wichtig, schnell die richtigen Maßnahmen zu treffen.

Zunächst gilt: Keine Panik – Ruhe bewahren und vor Körperkontakt mit dem Verletzten Handschuhe anziehen!

Bei einer Verbrühung im Gegensatz zu einer Verbrennung ist es wichtig, die verbrühte Kleidung immer sofort zu entfernen.

Direkt nach dem Unfall sollen die verletzten Hautbereiche für etwa 10–15 Minuten mit **handwarmem Wasser** gekühlt werden. Dies gilt jedoch **nicht bei Neugeborenen und Säuglingen** sowie bei einer sehr großen **verletzten Körperoberfläche von mehr als 15 % des Körpers!** Hier ist Kühlung untersagt!

Nach der Kühlung sollten die Wunden keimfrei bedeckt werden. Hierzu dient eine sterile Wundauflage aus dem Verbandskasten, welche dann mit einer Mullbinde fixiert wird.

Das verletzte Kind muss nun ins Krankenhaus gebracht werden. Man sollte unter der Rufnummer 112 den Rettungsdienst informieren, damit dieser entscheiden kann, in welchem Krankenhaus das Kind am besten versorgt wird.

> Beim Markieren ist es notwendig, nur die wichtigen Inhalte hervorzuheben. Verwende verschiedene Farben, um Gruppierungen vorzunehmen (z. B. Gefahren = rot, Maßnahmen = grün, ...). Nur so hilft dir das Markieren bei den späteren Aufgaben.

> Was es bei einem Notruf zu beachten gibt, lernst du bei Planen C!

5 Vergleiche deine markierten Inhalte mit denen deines Partners.

Erstellt anschließend ein Ablaufschema, wie bei einer Verbrühung oder Verbrennung vorgegangen werden soll.

Zeichnet euer Ablaufschema jeweils auf ein extra Blatt.

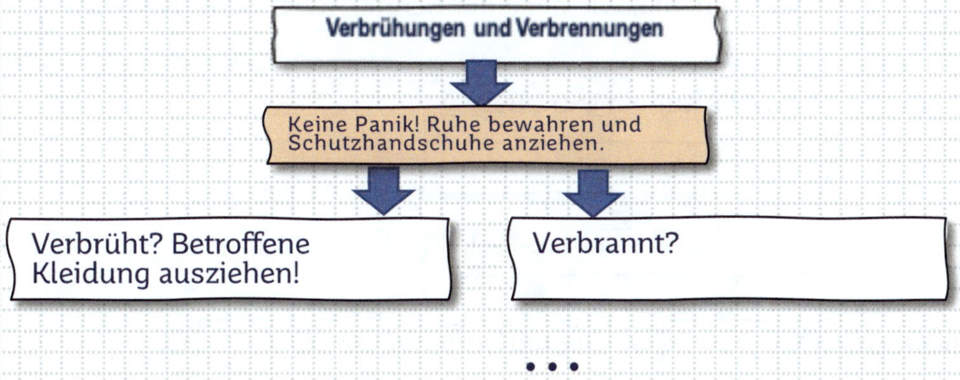

Nun möchte Anna alles Notwendige zur Versorgung von Schnitt- und Schürfwunden herausfinden.

6 Lies den nachfolgenden Informationstext und markiere dir die wichtigen Inhalte.

Schnitt- und Schürfwunden

Gerade junge Kinder sind sehr aktiv. Beim Erkunden und Toben in ihrer Umwelt sind daher Schnitt- oder Schürfwunden fast schon vorprogrammiert.

Schnittwunden entstehen, wenn ein scharfer Gegenstand die Haut durchtrennt. Oftmals bluten Schnittwunden stark. Durch die Blutung wird Schmutz in der Regel gut aus der Wunde gespült. Nichts destotrotz sollte die Wunde begutachtet und versorgt werden, man darf sie aber nicht berühren!

Es ist zunächst wichtig, saubere Handschuhe zu tragen, um keine Keime in die Wunde zu bringen.

Die Blutung kann gestillt werden, indem man eine sterile Kompresse für einige Minuten auf die Wunde drückt. Hochlagerung hilft ebenfalls, die Blutung zu vermindern. Nach der Blutstillung erfolgt die Wundabdeckung mit einem Pflaster oder einem Verband. Hört eine Schnittwunde nicht auf zu bluten, sollte ein Druckverband angelegt werden. Steckt eventuell sogar ein großer Fremdkörper in der Wunde, so darf dieser auch nur von einem Arzt entfernt werden. Blutet eine Schnittwunde sehr stark, ist die Verletzung sehr tief oder klaffend oder hört trotz Druckverband nicht auf zu bluten, so sollte ein Arzt hinzugezogen werden.

Schürfwunden entstehen, wenn die Haut abgeschürft wird, z. B. bei einem Sturz oder Rutschen über einen rauen Boden. Bei Schürfwunden ist meist nur die oberste Hautschicht verletzt. Insgesamt bluten diese Wunden daher nur wenig. Schürfwunden sind aber oft ziemlich schmerzhaft und brennen. Auch bei Schürfwunden ist es wichtig, saubere Handschuhe zu tragen, um keine Keime in die Wunde zu bringen.

Die Schürfwunde sollte unter fließendem, kühlem Leitungswasser abgespült werden, um evtl. kleinere Fremdkörper wie Steinchen zu entfernen. Anschließend sollte die Wunde mit einem Wundschnellverband oder einem Verband abgedeckt werden, um eine weitere Verschmutzung und Reibung an der Wunde zu vermeiden. Ist die Wunde aber sehr stark verschmutzt und durch einfaches Spülen nicht zu reinigen, so sollte sie von einem Arzt untersucht werden. Auch wenn die Schürfwunde sehr großflächig oder tief ist, sollte diese von einem Arzt untersucht werden.

Beim Markieren ist es notwendig, nur die wichtigen Inhalte hervorzuheben. Verwende verschiedene Farben, um Gruppierungen vorzunehmen (z. B. Gefahren = rot, Maßnahmen = grün, ...). Nur so hilft dir das Markieren bei den späteren Aufgaben.

Infos zum Druckverband findest du auf Seite 111.

7 Vergleiche deine markierten Inhalte mit denen deines Partners.

Erstellt anschließend ein Ablaufschema, wie bei einer Schnitt- oder Schürfverletzung vorgegangen werden soll.

Zeichnet euer Ablaufschema jeweils auf ein extra Blatt.

Schnitt- oder Schürfverletzung

↓

Schutzhandschuhe anziehen!

↓ ↓

Schnittverletzung? | Schürfverletzung?

...

In Annas Kindergruppe sind zwei richtig „wilde Mädchen“: Lara und Sophie. Sie klettern für ihr Leben gerne auf Bäume. „Die beiden werden viel Spaß auf unserem Ausflug haben“ freut sich Anna. „Aber ... was wenn doch ein Kind von einem Gerüst fällt und vielleicht bewusstlos wird oder eine Wunde blutet ...“ Anna beschließt gut vorbereitet zu sein!

8 Lies gemeinsam mit deinem Partner die drei wichtigsten Maßnahmen zur Versorgung eines gestürzten Kindes durch. Zu jeder Information gehört auch eine Übung, die ihr zu zweit durchführt.

Achtet darauf, dass jeweils beide von euch alle Übungen durchführen – denn: ***Jeder* muss im Notfall schnell helfen können!**

1. Sofortmaßnahme: Prüfen & Absichern

Als erstes solltest du das Kind laut ansprechen. Im besten Fall kann das Kind selbst erklären, was passiert ist. Dann könntest du es entsprechend versorgen, z. B. eine Wunde mit einem Verband oder einem Pflaster abdecken.

Wenn es nicht so glimpflich ausgegangen ist: Kind nicht bewegen, reiße es nicht nach oben – du könntest das Kind dadurch noch stärker verletzen.

Aber hilflose Unfallopfer solltest du vor neugierigen Blicken schützen und mit einer Decke aus dem Erste-Hilfe-Kasten versorgen. Steht ein Mensch unter Schock, fängt er schnell an zu frieren. Achte auch auf deinen Schutz!

Übung 1: Ergänze hier nochmals die Sätze zu den wichtigsten Sofortmaßnahmen:

1. Das Kind laut ______________________
2. Die verletzte Person nicht ____________
3. Ein Unfallopfer vor __________________ schützen.
4. Einen Menschen unter Schock mit einer ____________ versorgen.

2. Maßnahme: Notruf absetzen

Wenn das Kind nicht reagiert, solltest du oder eine andere anwesende Person den Notruf **112** wählen. Beantworte die wichtigen 5 W-Fragen ruhig und konzentriert:

- Wo geschah es?
- Was geschah?
- Wie viele Verletzte?
- Welche Art von Verletzungen/ Erkrankungen?
- Warten auf Rückfragen

Hakt die Maßnahme erst ab, wenn ihr die jeweilige Übung erledigt habt! ☐

Übung 2: Erfindet eine Unfallsituation auf dem Abenteuerspielplatz. Übt gemeinsam das Telefonat mit dem Rettungsdienst: einer spielt den Anrufer, der andere die Person in der Rettungsdienststelle. Macht euch vorab Notizen zur erfundenen Situation:

____

____

____

____

____

____

____

____

____

☐

Offene Wunden können auch stark bluten. Wenn du Lust auf eine praktische Übung hast, findest du auf der Seite 111 alle Informationen zum Anlegen eines Druckverbands.

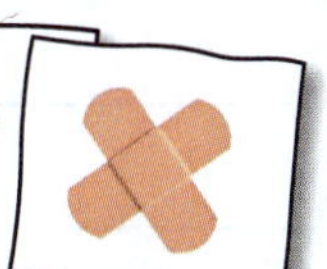

© pixabay.com

3. Maßnahme: Die stabile Seitenlage

Bis Unterstützung eintrifft, solltest du unbedingt selbst aktiv werden und dem Kind Erste Hilfe leisten. Prüfe zunächst seinen Atem. Biege dazu den Kopf des Kindes vorsichtig leicht nach hinten und öffne seinen Mund. Versuche, den Atem zu hören und zu spüren. Atmet das Kind, ist das ein gutes Zeichen. Dann solltest du es umgehend in die **stabile Seitenlage** bringen.

Diese Lagerung verhindert, dass eine regungslose/bewusstlose Person, die jedoch selbstständig atmet, erstickt. In solch einer Situation erschlafft die gesamte Muskulatur und die Schluck- und Schutzreflexe funktionieren nicht mehr, z. B. fällt die Zunge zurück und verschließt die Atemwege. Diese Person befindet sich in Lebensgefahr!

Atmet das Kind nicht, muss mit Wiederbelebungsmaßnahmen begonnen werden. Die Herzdruckmassage lernt man am besten in einem Erste-Hilfe-Kurs (z. B. für den Führerschein). Hier kannst du diese Maßnahme auch an einer Puppe sicher üben! An gesunden Personen darf die Herzdruckmassage nicht geübt werden! Grundsätzlich gilt aber: NICHT zu helfen ist immer die SCHLECHTESTE Wahl – nur wer nicht hilft, macht sicher etwas falsch!

Übung 3: Ihr benötigt eine Isomatte oder eine Decke. Legt diese auf den Boden. Einer von euch spielt nun eine bewusstlose Person, die atmet, und der andere den Retter, der die stabile Seitenlage anwendet. Tauscht danach die Rollen und wiederholt die Übung.

Bringt euren Übungspartner in die stabile Seitenlage. Dazu hilft euch dieses Übungsvideo:

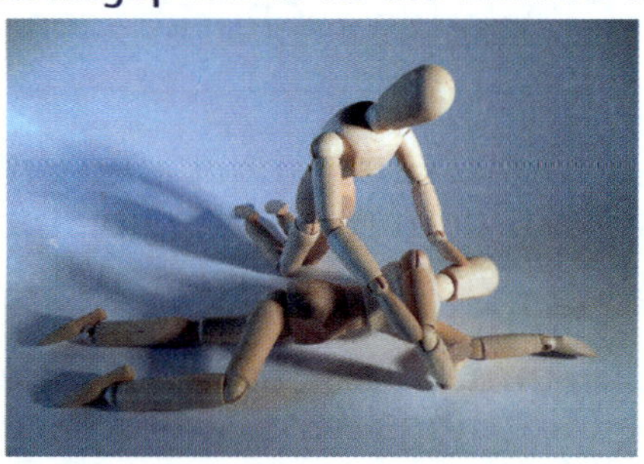

https://www.youtube.com/watch?v=mT3obL2EIG8

Du kannst auch selbst nach einer Anleitung recherchieren oder dein Wissen aus der Fahrschule testen!

Anna hat jetzt viel geübt, manches macht ihr noch Probleme. Aber die stabile Seitenlage – da ist sie jetzt richtig sicher, alle Kinder haben mit ihr geübt!

Wie geht es dir jetzt?

Diese Übung muss ich nochmal wiederholen:

Vorbereitung für die Nachbesprechung in der Klasse: Welche Fragen möchtest du noch stellen?

Anna war erfolgreich und ist nun gut über die verschiedenen Unfallformen, die beim Ausflug zum Abenteuerspielplatz passieren können, informiert. Sie kennt nun alle notwendigen Sofortmaßnahmen.

9 Entscheide dich, wie dein Buddy-Book gestaltet werden soll und welche Informationen hinein müssen.

Denk dran, ein gelungenes Buddy-Book kann im Ernstfall Leben retten!

Schau dir das folgende Beispiel eines Buddy-Books zur Ersten Hilfe an. Gerne darfst du dir hier Anregungen für dein eigenes Buddy-Book holen.

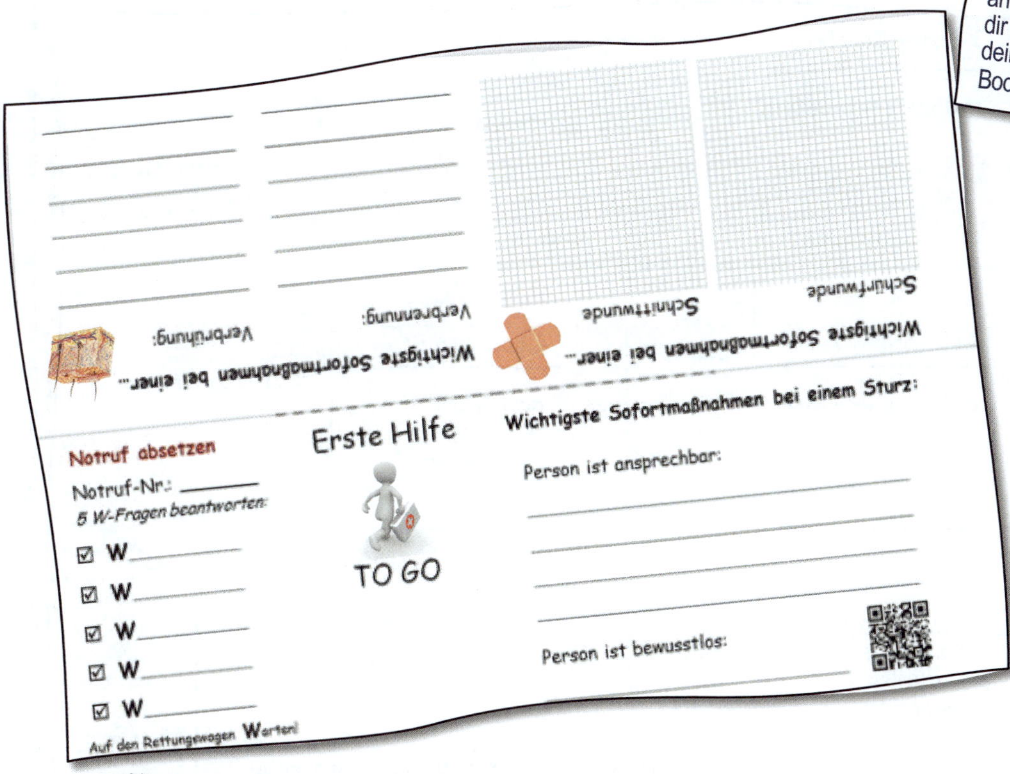

10 Erstelle nun dein Buddy-Book mit allen Erste-Hilfe-Sofortmaßnahmen.

Nutze hierzu eine ganze DIN A4-Seite!

Wenn du dein Buddy-Book erstellt hast, musst du es nur noch richtig falten. So wird es zur Ersten Hilfe für die Hosentasche.

Die folgende Anleitung hilft dir dabei.

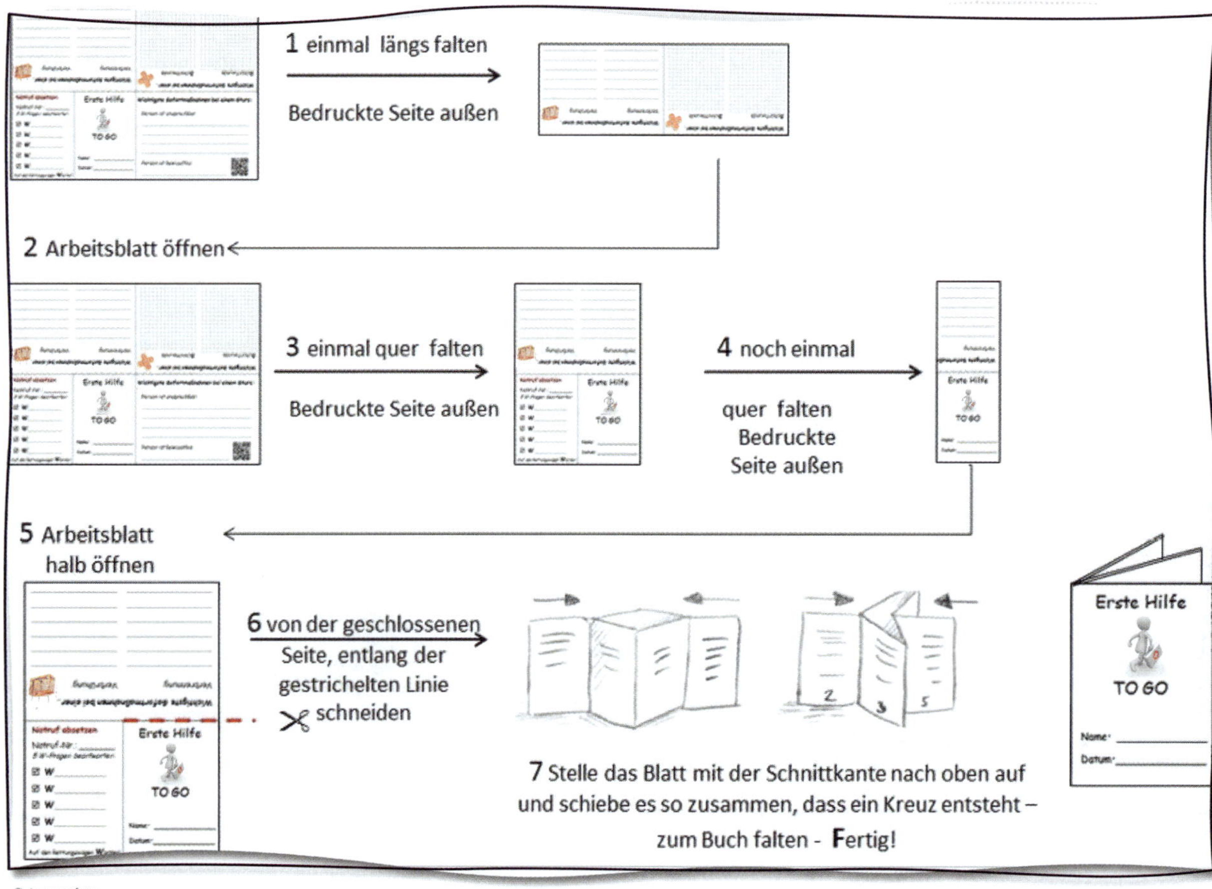

Ihr habt Anna beim Erstellen des Buddy-Books gut unterstützt

11 Bewerte das Buddy-Book – was war gut, zu verbessern oder zu verwerfen.

Trage deine Erkenntnisse in die Tabelle ein.

Merkmal	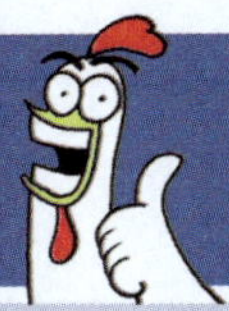	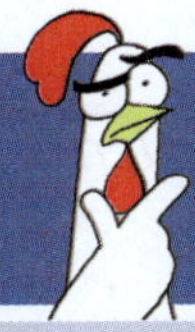	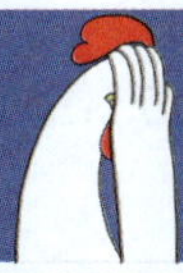
Thema erkennbar			
Texte kurze Sätze			
Gestaltung klar und übersichtlich			
Rechtschreibung			
Eigene Verbesserungen:			

Anna kann nun das Buddy-Book nun zum Nachschlagen von Erste-Hilfe-Maßnahmen nutzen.

12 Bewerte dein Arbeitsverhalten mit Hilfe des Hühnerhofs.

Mit meinem Ergebnis bin ich zufrieden....

Was lief gut?

Was müsste verbessert werden?

Was müsste ausgetauscht werden?

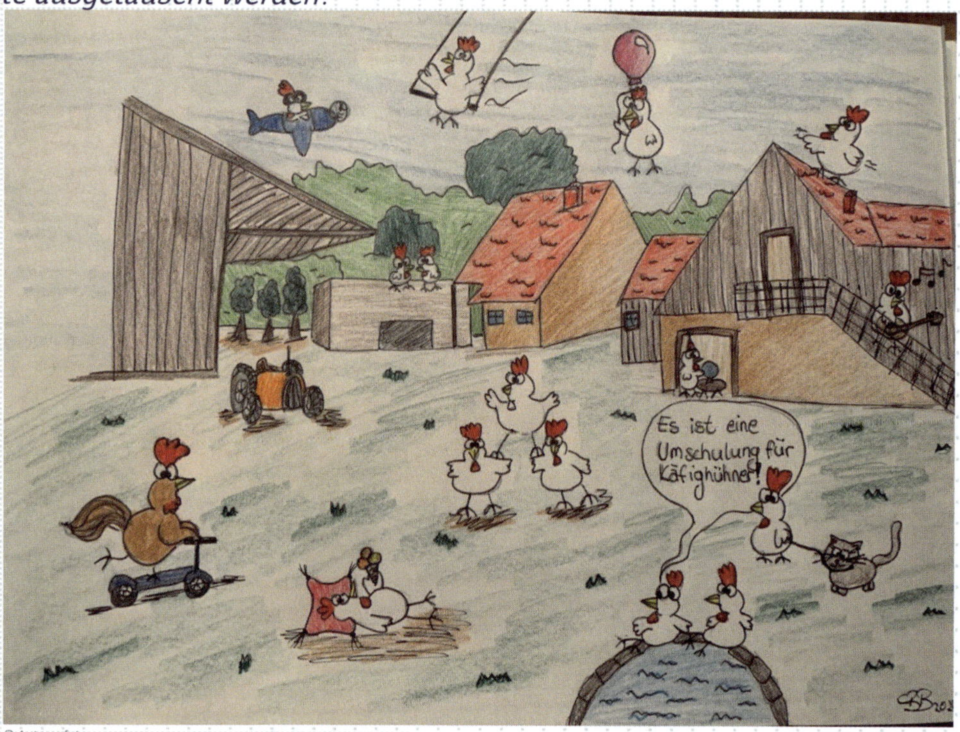

© Autorenfoto

Suche dir das passende Huhn, das zu deiner Stimmung passt aus.

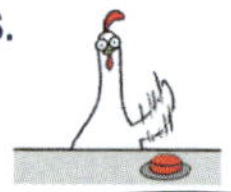

Wo finde ich mich wieder auf dem Bild?

Abschluss

Handlungsprodukte	erledigt am:	Unterschrift
Ablaufschema		
Übung 1 und 2		
Buddy-Book		
Tabelle		
Hühnerhof		

An diesem Thema hat mich besonders interessiert:

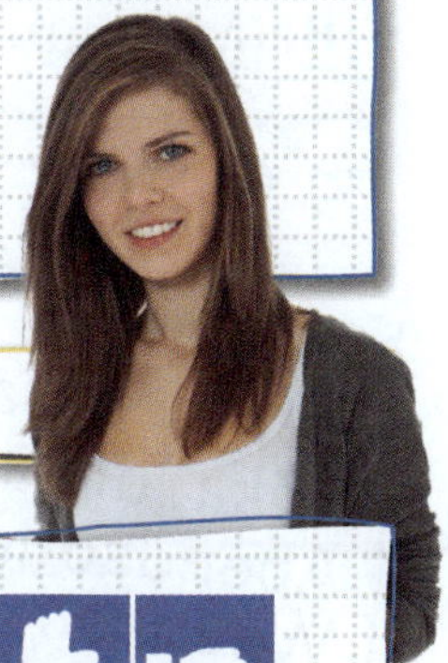

Bewerte deinen Lernstand nun zum Ende deiner Lernaufgabe selbst.

Ich kann ...			
... Unfallgefahren in meinem Praktikum nennen.			
... wichtige Sofortmaßnahmen zur Versorgung von Verbrennungen und Verbrühungen nennen.			
... wichtige Sofortmaßnahmen zur Versorgung von Schnitt- und Schürfverletzungen nennen.			
... die Abläufe zur Versorgung verschiedener Wunden in einem strukturierten Diagramm darstellen.			
... Erste Hilfe bei kleineren Verletzungen leisten.			
... mir einen Text selbstständig erschließen und die wichtigen Inhalte entsprechend markieren.			
... ein Buddy-Book erstellen.			
... aktiv zuhören.			

Meine drei wichtigsten Erkenntnisse:

1.

2.

3.

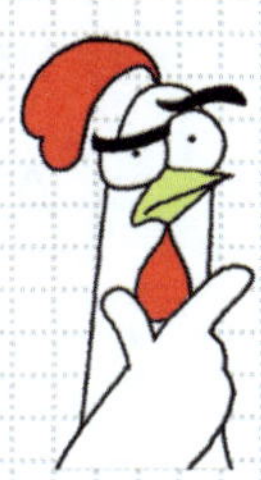

Zum Abschluss noch ein Feedback von deiner Lehrkraft an dich:

Zur Übung führst du mit deinem Partner die folgenden Rollenspiele aus.

Achtet darauf, dass jeder einmal der Verwundete und auch der Helfer ist.

Benutzt eure Buddy-Books, um schnell und richtig zu reagieren.

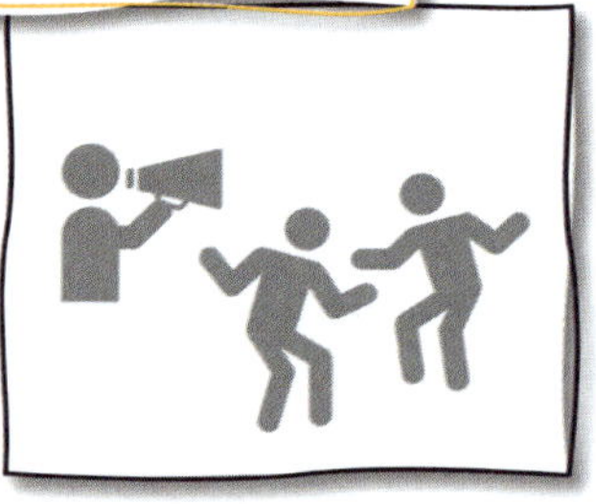

Es rumpelt laut aus Herrn Mayers Zimmer. Bareks rüstige Kollegin Erika, die auch im Pflegeheim Abendsonne arbeitet, ist beim Wechseln der Glühbirne in Herrn Mayers Zimmer von der Trittleiter gestürzt.

Als Barek Herrn Mayers Zimmer betritt, findet er Erika bewusstlos auf dem Boden ...

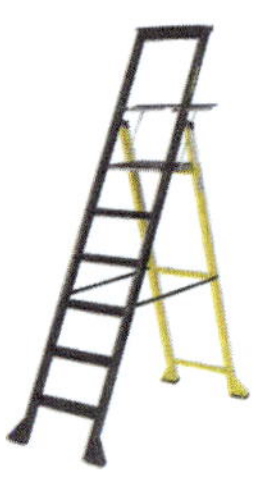

© pixabay.com

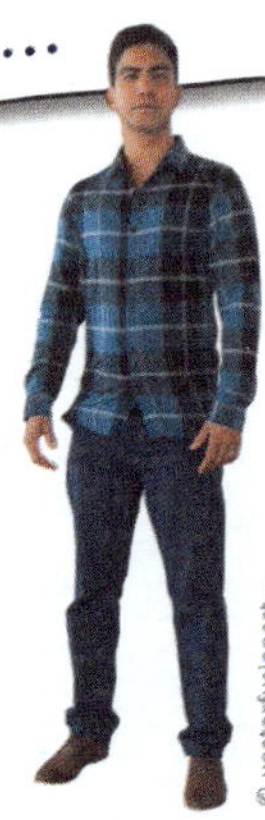

© vectorfusionart – stock.adobe.com

Es ist Anfang November und es duftet herrlich süßlich aus der Backstube. Celina und ihre Kollegin Martina warten schon sehnsüchtig auf die ersten Martinsbrezeln.

Als der Bäcker das erste Blech mit den frischgebackenen Brezeln in den Verkaufsraum bringt, ist Martina etwas zu stürmisch.

Sie verbrennt sich den rechten Unterarm am Backblech, als sie danach greifen möchte.

Celina kommt ihr zu Hilfe ...

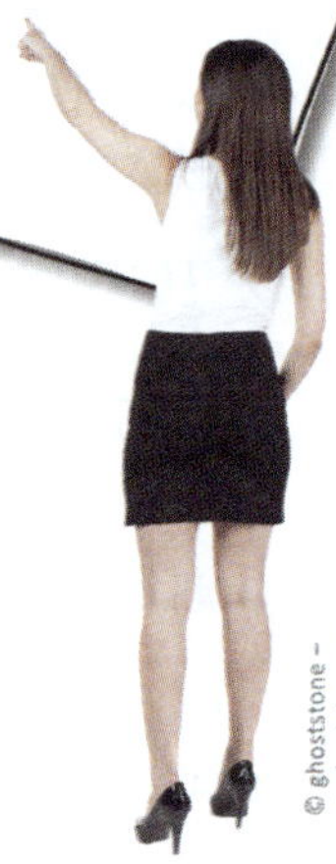

© ghoststone – stock.adobe.com

Der Ausflug der KiTa Sonnenschein zum Abenteuerspielplatz macht allen sehr viel Spaß. Man hört das fröhliche Lachen der Kinder überall.

Doch auf einmal verstummt das Lachen und ein lautes Weinen ist zu hören: Der kleine Tim ist beim Fangenspielen auf dem Asphalt gestürzt und hat sich das linke Knie aufgeschürft.

Anna weiß, was zu tun ist....

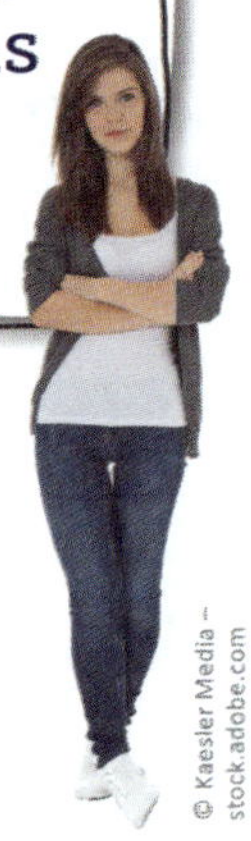

© Kaesler Media – stock.adobe.com

Übung 1:
Für eine stark blutende Wunde braucht man einen **Druckverband**. Legt euch gegenseitig einen solchen Verband am Unterarm an.
Wichtig im Notfall: Schutzhandschuhe anlegen!

- ✓ Betroffenen auf eine Decke setzen/legen.
- ✓ Kompresse (saubere Wundauflage) auf die Wunde legen.
- ✓ Mit einem Verband 2- bis 3-mal umwickeln.
- ✓ Zweites Verbandspäckchen oder ein Tempopäckchen geschlossen als Druckpolster auf die Wunde legen.
- ✓ Mit dem restlichen Verband umwickeln.
- ✓ Fest, aber nicht zu stramm verbinden.
- ✓ Das Bindungsende mit einem Knoten fixieren.

Noch mehr Informationen zum Thema Wundversorgung, Verbände und Hilfsmittel findest du z. B. hier auf den Internetseiten von den Rettungsprofis vom Deutschen Roten Kreuz:

https://www.youtube.com/watch?v=5q7r2lSbeH8

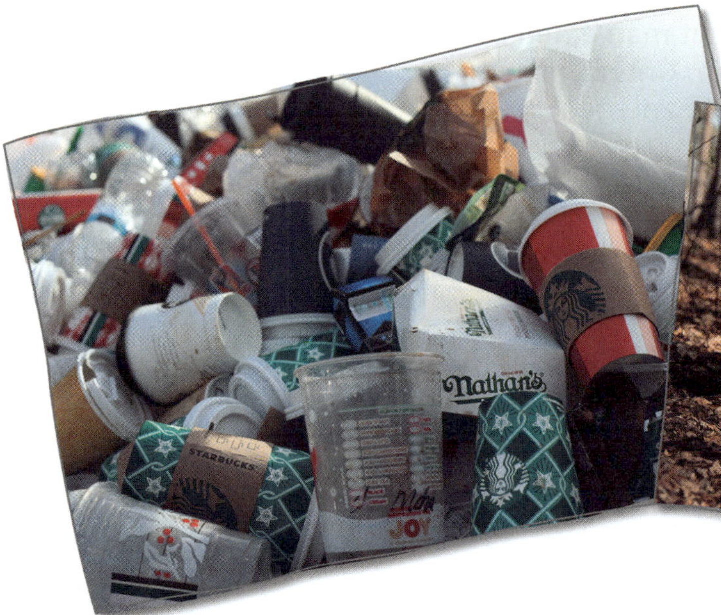

© pixabay.com

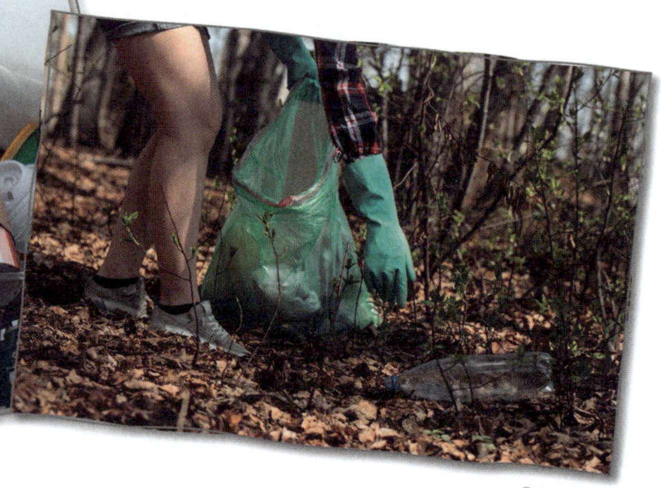

© pixabay.com

Lernfeld 2: **Umsetzung von Hygienemaßnahmen, Arbeitssicherheit und Nachhaltigkeit im Beruf**

Lernaufgabe 2.7: Zu viel Müll – wohin damit?

Ich kann …

- den Begriff Nachhaltigkeit erklären.
- wichtige Beispiele für nachhaltiges Handeln nennen.
- Möglichkeiten zur Mülleinsparung beschreiben.
- Müll richtig trennen.

Zeitumfang:
4 Unterrichtsstunden

Celina macht ihr Praktikum in der Bäckerei „Zimtschnecke“.

Sie hilft ihrer Chefin die Kunden mit Kaffee und Kuchen zu bedienen und unterstützt ihre Kollegeninnen und Kollegen, indem sie belegte Brote vorbereitet. Sonst packt sie Brötchen in eine Tüte oder füllt die Regale immer wieder mit frischem Brot auf.

Gegen Ende ihrer Schicht muss sie jeden Tag aufräumen und den angefallenen Müll, wie Kaffeebecher, Brötchentüten, Essensreste oder Milchpäckchen, entsorgen. Neben der Bäckerei steht ein großer Müllcontainer.

Celina engagiert sich privat für den Schutz der Umwelt und hat schon an der Aktion „fridays for future“ teilgenommen. Als Celina sieht, wie viel Müll pro Tag entsteht, entschließt sie sich mit ihrer Chefin zu sprechen, was man tun könnte, um die Situation zu verbessern. Sie überlegt, welche Möglichkeiten es gibt, Müll einzusparen oder Müll richtig zu trennen, so dass möglichst viel wiederverwertet werden kann. Ihre Chefin freut sich über Celinas Engagement und schlägt ihr vor, ein Poster zum Thema Nachhaltigkeit bei Müllvermeidung und Mülltrennung zu erstellen.

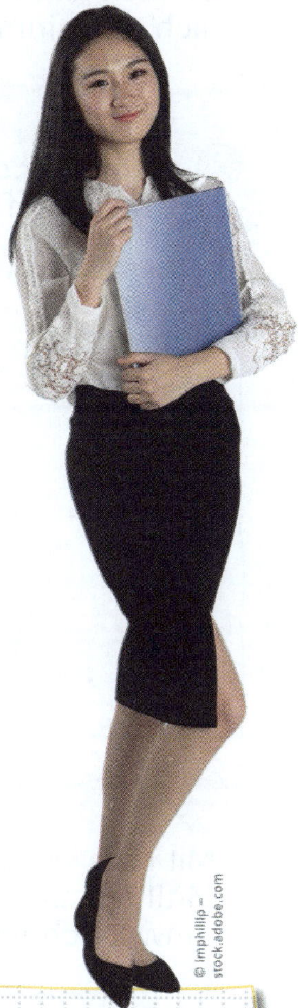

1 Fasse die wichtigsten Informationen des Textes zusammen.

Wichtigste Informationen

Celina weiß nicht, was es mit dem Begriff Nachhaltigkeit auf sich hat und möchte sich erst einmal zu diesem Thema informieren.

(2) Schau dir das Video zu Nachhaltigkeit an und erstelle eine Mindmap zu diesem Thema auf dem unteren Notizzettel.

1010
1010

https://videos.simpleshow.com/q8Fze0hZzG

Notizzettel

Mit dem Wissen zu Nachhaltigkeit überlegt Celina zuerst, wie sie in der Bäckerei Müll einsparen kann. Dazu recherchiert sie im Internet, ob es Bäckereien gibt, die umweltschonende Konzepte haben.

(3) Verwende den unteren QR-Code und notiere die genannten Möglichkeiten zur Mülleinsparung am Beispiel der Bäckerei Ganseforth.

Übernimm hierzu die Überschriften der Internetseite.

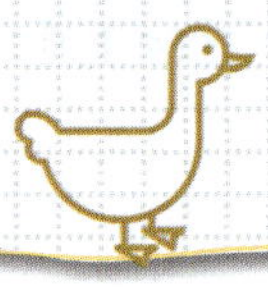

Überschriften

1010
1010

https://www.baecker-ganseforth.de/nachhaltigkeit/

Nachdem sich Celina mit Nachhaltigkeit beschäftigt hat, möchte sie nun mit der Poster-Erstellung zum Thema „Müllvermeidung und richtige Trennung von Müll“ starten.

4 Teste dein Wissen zum Thema Mülltrennung und verwende hierzu den QR-Code.

https://learningapps.org/display?v=pijm966vk20

5 Recherchiere im Internet die Möglichkeiten, Müll richtig zu trennen.
Notiere anschließend passende Beispiele zu den entsprechenden Mülltonnen.

Recherchiere auf der Internetseite des Entsorgungsverbandes Saar: www.evs.de (Suchbegriff „Abfalltrennung“)

1. Restmülltonne
2. Biotonne
3. Gelber Sack
4. Altpapiertonne

6 Findet euch in einer Gruppe zusammen und entscheidet im Team, wie euer Poster zum oben genannten Thema aussehen soll.

Entwerft dazu eine Skizze.

Skizze

7 Erstellt gemeinsam euer Poster.

Wenn du weitere Informationen zum Thema Mülltrennung möchtest, schau dir das Video an.

https://www.youtube.com/watch?v=707XESGDlb0&t=4s

8 Betrachtet die Poster der anderen Gruppen und gebt ihnen eine Rückmeldung. Notiert das Feedback für euer Poster in der Tabelle.

Feedback der anderen Gruppen:

Das Poster ist...	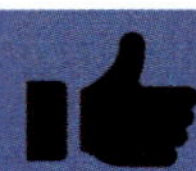	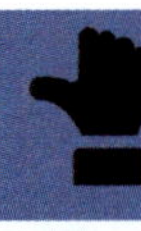	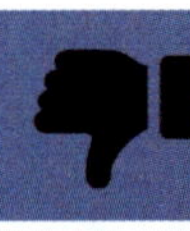
richtig			
anschaulich			
vollständig			
Hier ist Platz für zusätzliche Punkte:			

9 Gib nun abschließend eine persönliche Bewertung zur Bearbeitung der Lernaufgabe ab.

Das konnte ich sehr gut: ______________________

Das war ok: ______________________

Das konnte ich gar nicht: ______________________

Das hat in der Gruppe prima geklappt: ______________________

Das war ganz gut: ______________________

Das war in unserer Gruppe nicht einfach: ______________________

Die Arbeitsaufträge waren: ______________________

In Lernfeld 2 habe ich Lernaufgaben zur Umsetzung von Hygienemaßnahmen, Arbeitssicherheit und Nachhaltigkeit im Beruf bearbeitet.

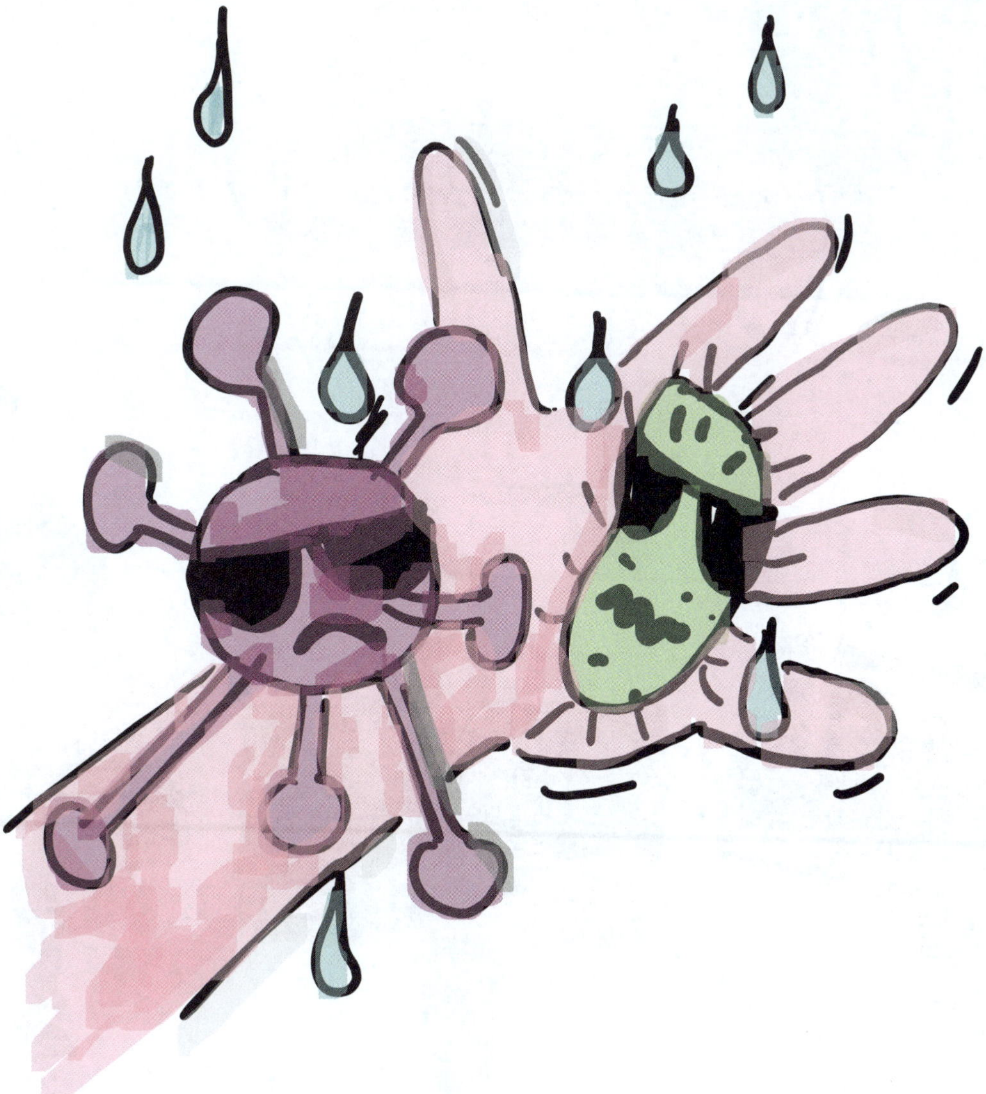

Berufsfachschule - Fachstufe I

BERUFLICHE KOMPETENZ

Fachrichtung Gesundheit und Soziales

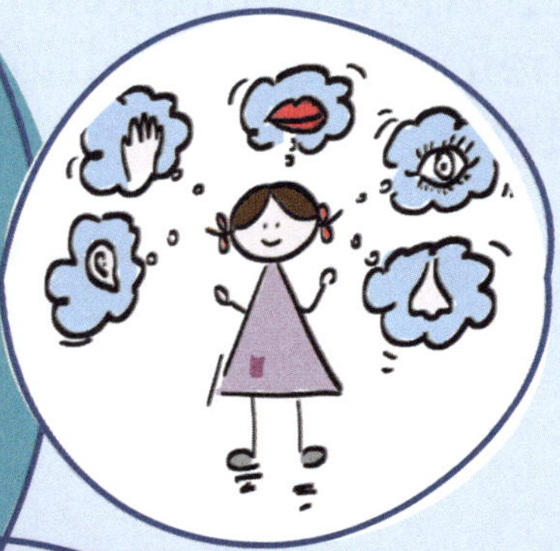

LERNFELD 3

Wahrnehmung, Beobachtung und Berücksichtigung von Bedürfnissen

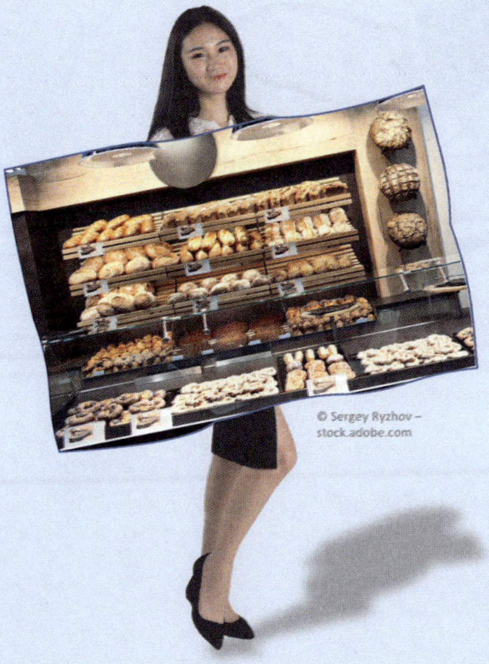

© Sergey Ryzhov – stock.adobe.com

© imphillip – stock.adobe.com

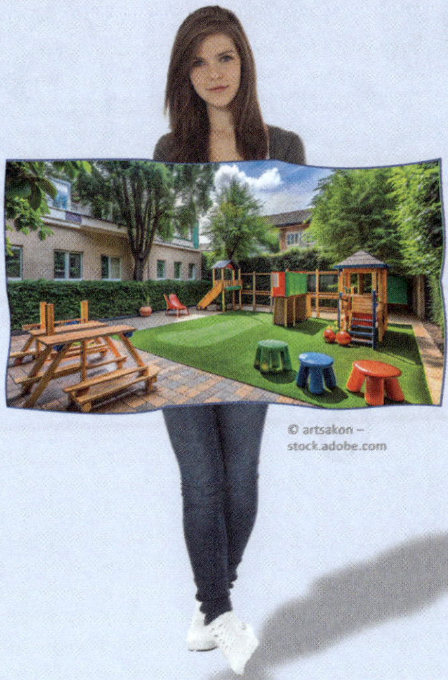

© artsakon – stock.adobe.com

© Kaesler Media – stock.adobe.com

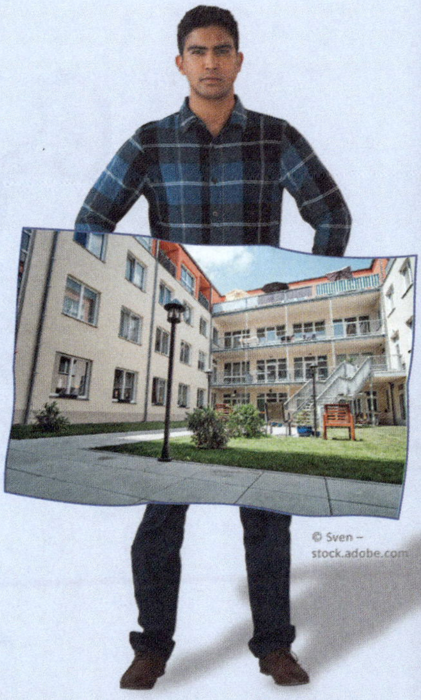

© Sven – stock.adobe.com

© vectorfusionart – stock.adobe.com

Lernaufgaben

Diese Lernaufgaben erwarten dich in Lernfeld 3

Lernfeld 3
Wahrnehmung, Beobachtung und Berücksichtigung von Bedürfnissen

3.1 Ein Kind, drei Meinungen – 10 Stunden
Wahrnehmung, Fehler in der Wahrnehmung
Buddybook

3.2 Tom, ein Fall fürs Team – 7 Stunden
Beobachtung
Poster

3.3 Jedes Kind ist anders – 7 Stunden
Körperliche, sprachliche und kognitive Entwicklung des Kindes
Checkliste

3.4 Entwicklung im Jugendalter – Erwachsen werden – 5 Stunden
Entwicklungsaufgaben des Jugendalters
Bild

3.5 Wenn ich einmal alt bin – 4 Stunden
Körperliche, soziale und kognitive Veränderungen
Tipp-Liste

3.6 Erzieherische Grundhaltung – 5 Stunden
Erziehungsstile
Quiz

3.7 Was Kinder brauchen – 7 Stunden
Komponenten der Feinfühligkeit, Schweigepflicht
Ratgeber

3.8 Kundentypen und Gasttypen – 4 Stunden
Kunden- und Gasttypen, Handlungsstrategien
Rollenspiel

Lernfeld 4
Gestaltung und Erhaltung von Arbeits-, Gast-, Wohn- und Funktionsbereichen

Anna, Barek und Celina

Anna, Barek und Celina haben sich gut über mögliche Praktikumsbetriebe informiert. Da sie super vorbereitet waren, konnten sie im Bewerbungsgespräch überzeugen und sich ihren Wunsch-Praktikumsplatz sichern.

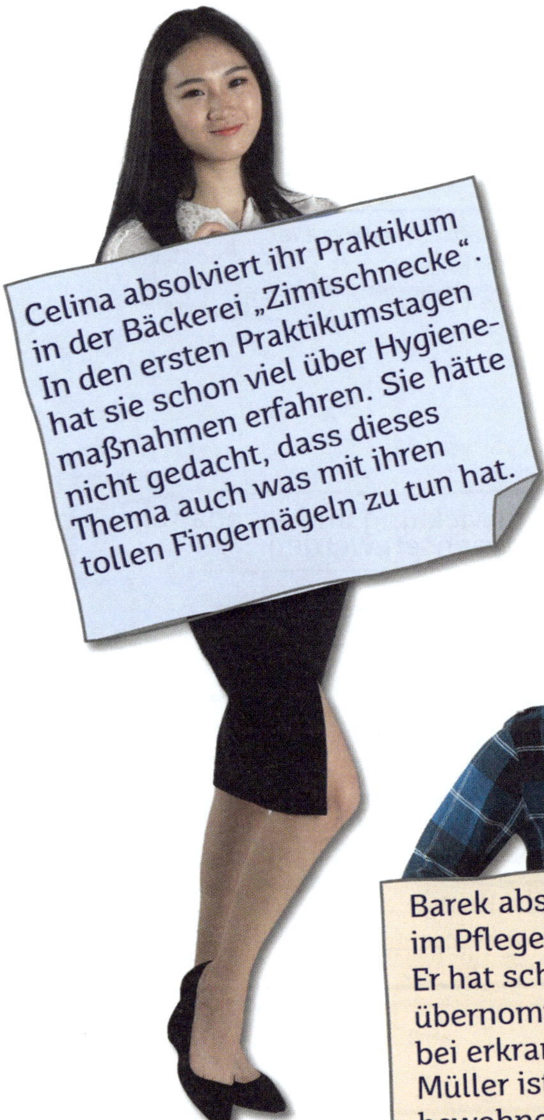

© imphillip – stock.adobe.com

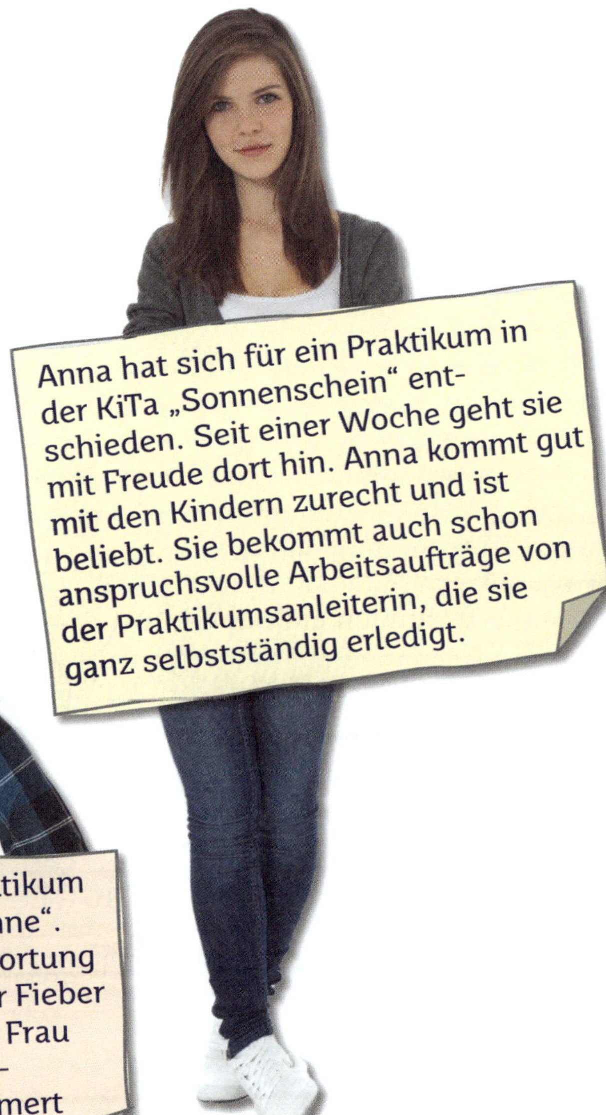

© Kaesler Media – stock.adobe.com

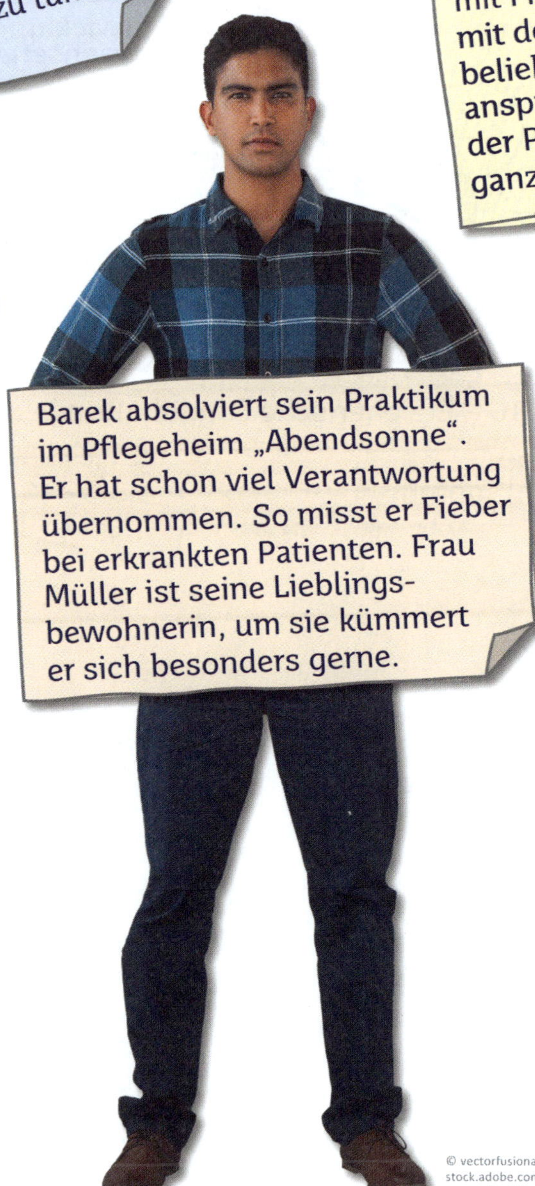

© vectorfusionart – stock.adobe.com

In den Lernaufgaben löst du berufliche Aufgabenstellungen nach dem Prinzip der „vollständigen Handlung“.

Um Arbeitsaufträge und Problemstellungen zu bewältigen, brauchst du Strategien! Damit du dir gute Strategien aneignen kannst, bearbeitest du Lernaufgaben nach dem Prinzip der „vollständigen Handlung“.
Idealerweise geht man so in einem Beruf vor, um Arbeitsaufträge erfolgreich zu meistern.
Wenn du in den kommenden Lernfeldern immer wieder Aufträge und Problemstellungen in der vollständigen Handlung löst, wirst du viele Kompetenzen aufbauen.
Du wirst schließlich viel wissen und viel können! Aber du musst auch wollen!

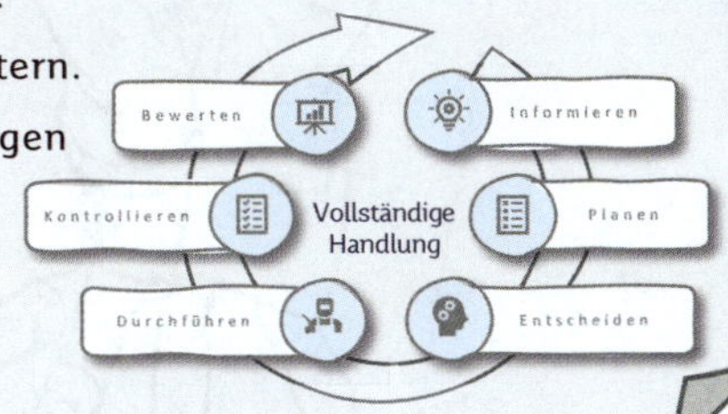

⇨ Dann bist du kompetent und kannst herausfordernde Probleme lösen.

Was willst du?
Ich nehme mir im Lernfeld 3 „Wahrnehmung, Beobachtung und Berücksichtigung von Bedürfnissen“ das Folgende vor:

____

____

____

____

____

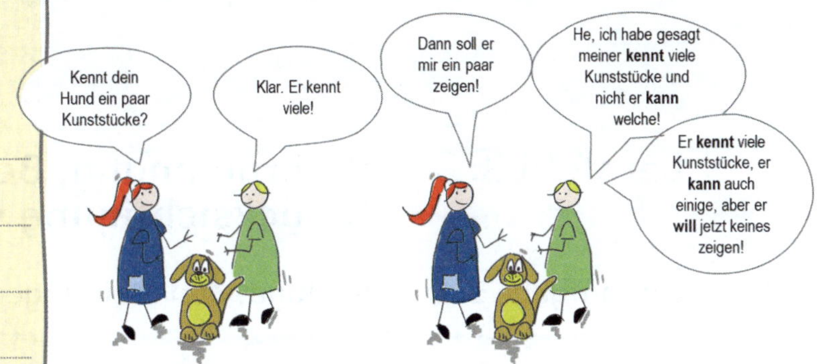

kompetent = ich **weiß** + ich **kann** + ich **will**

In Anlehnung an Pirmin Stadler

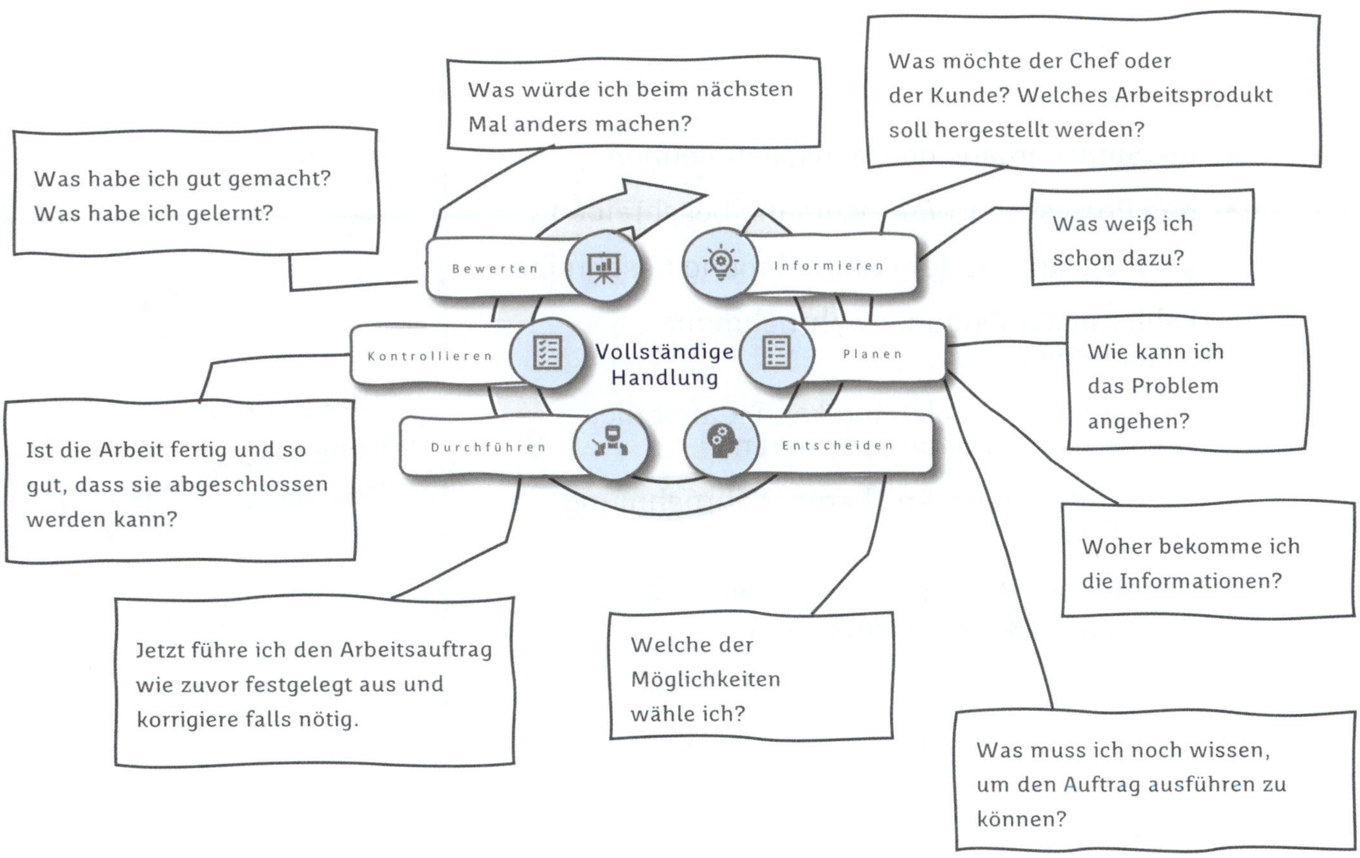

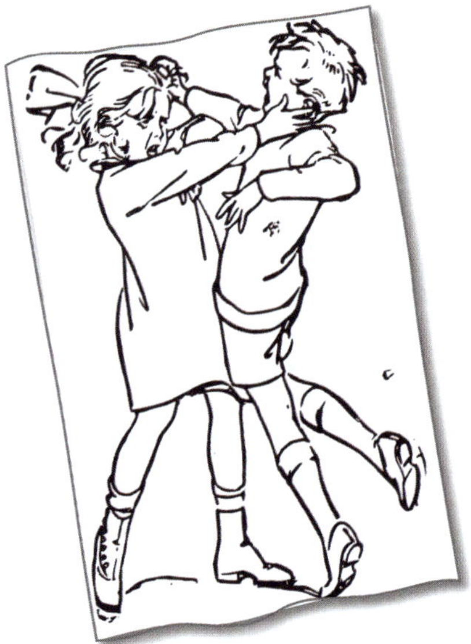

© pixabay.com

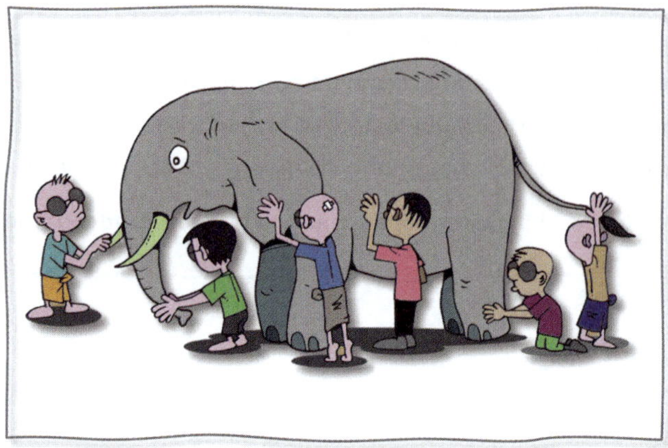

© pixabay.com

Lernfeld 3: Wahrnehmung, Beobachtung und Berücksichtigung von Bedürfnissen

Lernaufgabe 3.1: Ein Kind, drei Meinungen

Ich kann ...

- die Sinnesorgane des Menschen nennen.
- den Prozess der Wahrnehmung beschreiben.
- sie Subjektivität der Wahrnehmung beschreiben.
- Fehler in der Personenwahrnehmung beschreiben.
- beschreiben, was ich tun kann, damit diese Fehler weniger häufig passieren.
- ein Buddy-Book zum Thema Wahrnehmung gestalten.
- über eigene Wahrnehmungsfehler mit anderen Personen nachdenken.

Zeitumfang:
10 Unterrichtsstunden

Anna ist froh, dass ihr Praktikum in der KiTa Sonnenschein begonnen hat. Ein Kind fällt ihr direkt besonders auf: **Tom**. Als Anna Tom das erste Mal in der KiTa gesehen hat, ist er freudig auf sie zugelaufen gekommen und hat sie mit einem strahlenden Lächeln zum Spielen aufgefordert. Seitdem findet Anna Tom einfach nur klasse. Mit der Zeit bemerkt Anna, dass Tom meist alleine spielt. Wahrscheinlich interessiert er sich einfach nicht für andere Kinder, denkt Anna sich. Wenn Anna Tom anspricht, freut er sich immer wieder und will mit ihr spielen.
Zwischen Tom und einem anderen Kind, **Peter**, kommt es plötzlich zu einer Rangelei. Anna muss die beiden Kinder voneinander trennen. Sowohl Tom als auch Peter beschuldigen sich gegenseitig, mit dem Streit angefangen zu haben.
In der Teamsitzung berichtet Anna **Nadine** und **Manuel** von dem Vorfall. Nadine und Manuel arbeiten beide auch als Praktikantin bzw. Praktikant in derselben Gruppe wie Anna. Für Manuel ist der Fall ganz klar: Tom ist ein sehr unfreundliches Kind, mit dem man nicht gut spielen kann. Schon am ersten Tag hat er ihm die Zunge rausgestreckt und ans Bein getreten. Peter ist hingegen immer freundlich und war noch nie unhöflich oder grob gewesen. Manuel ist daher der Meinung, dass Tom bestimmt mit dem Streit angefangen hat.
Anna ist nicht der Meinung, dass Tom angefangen hat. Er ist doch einfach so ein hübscher Junge mit einem tollen Lächeln. Tom ist bestimmt immer lieb; er kann doch gar nicht böse sein. Nadine findet, dass Tom nur sehr schüchtern ist und sich deshalb selbst ausgrenzt. Kein Wunder, dass es da zu Konflikten kommt. Jetzt ist Anna ganz schön verwirrt.
Offensichtlich nimmt jeder Tom anders wahr und schätzt ihn anders ein! Anna berichtet dies ihrem Lehrer. Er rät ihr, ein Buddy-Book zu gestalten, in welchem man schnell nachschauen kann, wie es zu diesen unterschiedlichen Sichtweisen kommen kann.

? ① Welche Informationen sind wichtig? W-Fragen können dir dabei helfen, Informationen zu erhalten.

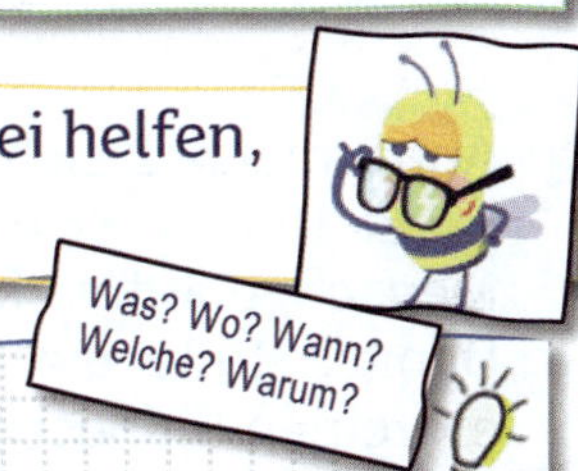

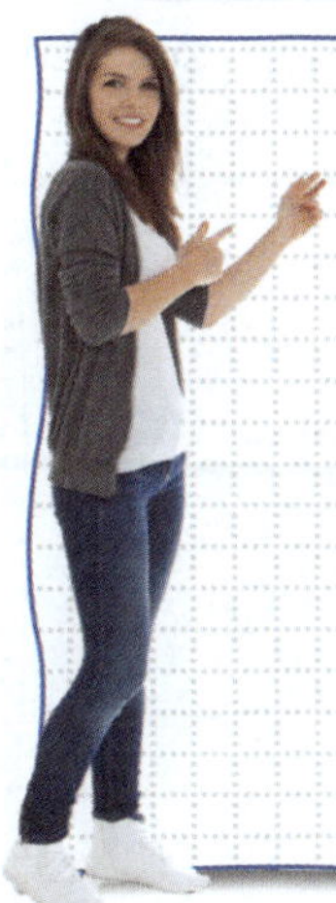

? ② Stelle dir vor du wärst in Annas Lage. Welche Informationen könnten noch wichtig für dich sein?

Um zu verstehen, wieso Tom so unterschiedlich wahrgenommen und unterschiedlich einschätzt wird, will Anna sich zunächst darüber informieren, was Wahrnehmung denn überhaupt ist. Anna erinnert sich, dass Reize, unsere Sinnesorgane und unser Gehirn dabei eine Rolle spielen.

3 Lies dir folgende Informationen zum Begriff „Wahrnehmung“ durch. Erkläre deinem Partner mit deinen eigenen Worten, was Wahrnehmung überhaupt ist und warum sie wichtig für uns Menschen ist.

Wahrnehmung ist ein alltäglicher, ständig ablaufender Prozess. Wir nehmen Personen, z. B. Tom oder unsere Klassenkameraden, wahr. Auch einen Apfel oder einen Tisch nehmen wir wahr. Mit Hilfe unserer Wahrnehmung verstehen wir unsere Welt, kommunizieren wir mit Menschen und handeln. Stell dir vor, wir könnten die rote Ampel an der Straße und das heranfahrende Auto nicht wahrnehmen. Oh je! Der Unfall wäre schnell passiert! Oder stell dir vor, du könntest deine Freunde nicht wahrnehmen, dich nicht mit ihnen unterhalten... wie langweilig das doch wäre ... Die Wahrnehmung ist also eine Voraussetzung für unser Verhalten bzw. Handeln in der Welt.
Damit wir uns und unsere Umwelt überhaupt wahrnehmen können, nehmen zunächst unsere Sinnesorgane die vielen verschiedenen Reize auf, wie z. B. der Geruch, die Größe, das Aussehen oder die Stimme einer Person (z. B. Toms Stimme). Diese Reize verarbeitet das Gehirn dann zu einem Gesamtbild. Ergebnis dieses Wahrnehmungsprozesses ist, dass wir Tom als kleine Person wahrnehmen und erkennen, dass er Kind bei uns in der KiTa-Gruppe ist. Haben wir ihn wahrgenommen, können wir auf ihn reagieren und z. B. mit ihm spielen.
Unter dem Begriff **„Wahrnehmung“** wird also Folgendes verstanden: Wahrnehmung ist der Prozess der Aufnahme und der Verarbeitung von Reizen sowie das Ergebnis daraus.

4 Anna möchte sich zunächst noch einmal genauer mit den Sinnesorganen des Menschen beschäftigen. Scanne den QR-Code. Lies dir den Informationstext zu den Sinnesorganen des Menschen aufmerksam durch.
Danach fülle die unten stehenden Kästchen mit den wichtigsten Informationen zu den einzelnen Sinnesorganen aus. Präsentiere deine Antworten in der Klasse.

https://kinder.wdr.de/tv/wissen-macht-ah/bibliothek/kuriosah/mensch/bibliothek-wie-viele-sinne-hat-der-mensch-100.html

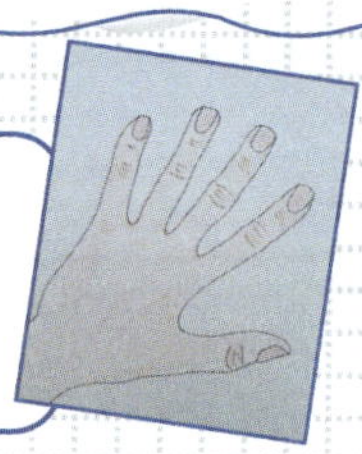
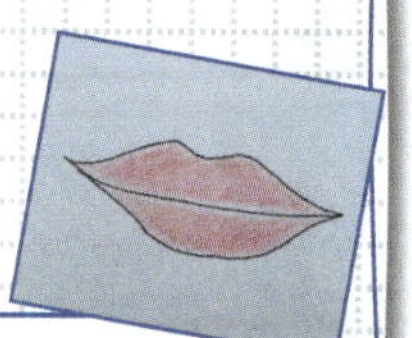
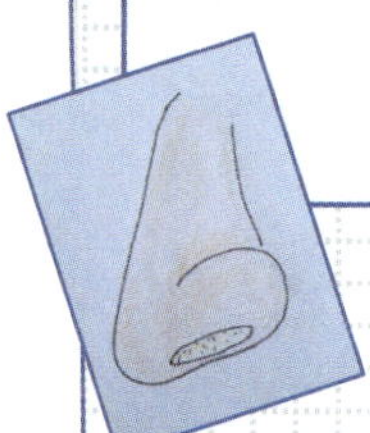

Unsere Sinnesorgane

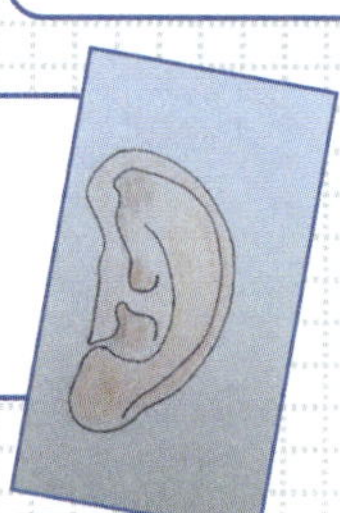
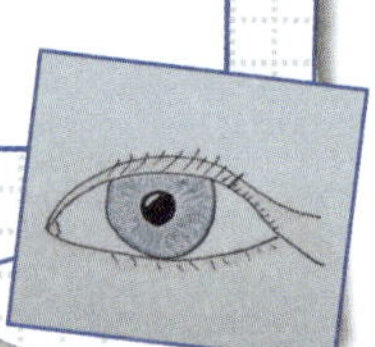

Anna ist schon ganz gespannt darauf, wie genau eigentlich der Prozess der Wahrnehmung funktioniert. Anna vermutet bereits, dass es mehrere Schritte sind. Interessiert beginnt sie den folgenden Text zu lesen.

5 Lies dir folgenden Texte aufmerksam durch. Formuliere eigene Fragen zu dem Text, den dein Banknachbar beantworten soll. Ebenso erstelle ein Ablaufschema zum Prozess der Wahrnehmung und erkläre dies deinen Klassenkameraden.

Der Wahrnehmungsprozess

Im Allgemeinen läuft der Wahrnehmungsprozess in drei verschiedenen Schritten ab.

1. Reizaufnahme/Empfinden

Zuerst werden mit Hilfe unserer Sinnesorgane verschiedene Reize aus der Umwelt und/oder dem Körperinneren aufgenommen. Reize aus der Umwelt sind z. B. die Größe einer Person. Freude ist ein Beispiel für einen Reiz, der aus dem Körperinneren stammt.

In dem ersten Schritt der Wahrnehmung werden nur einzelne Reize aufgenommen. Tom wird z. B. nicht als ganze Person wahrgenommen, sondern nur in kleinen Einzelheiten. Über die Ohren nehmen wir Toms Stimme auf, über die Augen z. B. Toms Größe, die Form und Farbe des Gesichtes usw. Genauer gesagt: Trifft ein Reiz auf ein Sinnesorgan entsteht dabei eine Empfindung, die wir aufnehmen. Z. B. die Schallwellen von Toms Stimme treffen auf unser Ohr; es entsteht die Empfindung eines hohen oder tiefen Tons, den wir aufnehmen.

2. Reizverarbeitung I/Organisation

Über die Nervenbahnen werden die einzelnen Reize/Empfindungen an das Gehirn weitergeleitet. Dort werden sie zu einem Gesamtbild verarbeitet. Beispielsweise werden die einzelnen Reize von Toms Größe, Farbe und Form des Gesichtes oder dem Klang seiner Stimme zu einem Gesamtbild (hier das Abbild einer kleinen Person) zusammengesetzt. Dieses Zusammensetzen der einzelnen Reize nennt man auch Organisation.

3. Reizverarbeitung II/Identifikation

In diesem Schritt wird das Gesamtbild eines Kindes mit bereits im Gedächtnis gespeicherten Bildern verglichen. Das Gesamtbild wird nun als Kind erkannt. Somit wird nun „Tom als Tom" erkannt und als zur eigenen KiTa-Gruppe zugehörig identifiziert. An diesem Punkt der Wahrnehmung spielen insbesondere die Erfahrungen einer Person eine wichtige Rolle.

Nach diesem Prozess können wir auf Tom reagieren. Je nachdem, welche Reize wir aufnehmen, wie sie verarbeitet werden und welche Erfahrungen wir haben, kann es zu unterschiedlichen Wahrnehmungen und damit zu unterschiedlichen Reaktionen kommen.

Subjektivität der Wahrnehmung

Platz für deine Fragen und das Ablaufschema zum Prozess der Wahrnehmung:

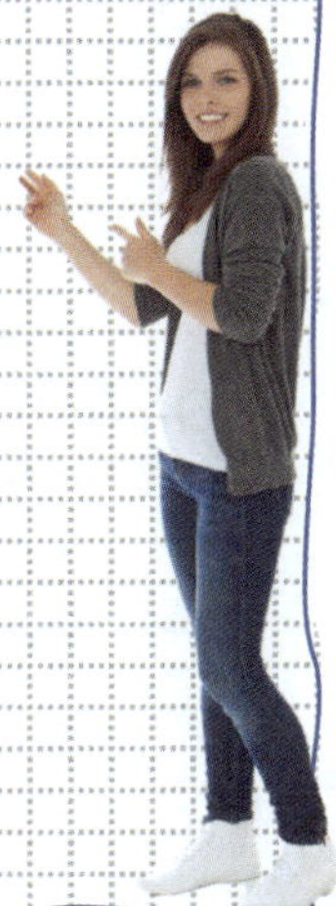

6 Überlege dir nun ein eigenes Beispiel zum Prozess der Wahrnehmung. Stelle dies deiner Klasse vor.

Bei ihren Recherchen hat Anna festgestellt, dass die Wahrnehmung **subjektiv** ist. Das bedeutet, dass Personen **nicht** das Gleiche wahrnehmen und es daher häufig zu unterschiedlichen Einschätzungen kommen kann.
Bei der Wahrnehmung treten zudem **Fehler** auf. Als Anna dies gelesen hat, denkt sie nach. Sie fragt sich, ob das sein kann, dass Tom von ihr, Nadine und Manuel so unterschiedlich eingeschätzt wird, weil jeder von ihnen etwas anderes wahrgenommen hat, sogar Wahrnehmungsfehler vorliegen? Schnell vertieft sie sich wieder in ihren Informationstext.
Anna sagt: „So, wie Manuel über Tom spricht, glaube ich, dass er ihn von Anfang an nicht mochte! Aber warum? Ich glaube, da könnte ein Wahrnehmungsfehler versteckt sein. Und bei mir? Ich finde Tom seit dem ersten Tag, als er mich freundlich anlächelte, klasse.

Der **Primacy-Effekt** - Der erste Eindruck zählt!
Wenn wir andere Menschen das erste Mal sehen, fällen wir schnell ein Urteil über sie. Aussehen, Kleidung und das Verhalten, das ein Mensch in diesen ersten Sekunden zeigt, beeinflussen uns stark. Zum Primacy-Effekt gehört, dass wir in der Zukunft neue Informationen über diesen Menschen so interpretieren, dass sie den ersten Eindruck bestätigen.
Der erste Eindruck ist sehr wichtig, da wir Menschen schon nach ganz kurzer Zeit eine erste Meinung über einen anderen Menschen haben und diese häufig schwer zu ändern ist. Ein guter erster Eindruck ist also vorteilhaft .

7 Anna stellt sich die Frage, ob bei ihr oder Manuel eventuell beim ersten Treffen mit Tom ein Primacy-Effekt auftrat, der zu einer unterschiedlichen Wahrnehmung/Einschätzung von Tom geführt hat. Begründe in eigenen Worten.

Überlege dir mit deinem Banknachbarn anschließend jeweils ein kurzes Rollenspiel zum Thema „erster Eindruck“. Dabei gibt es zwei Rollen: Ali, ein KiTa-Kind, und Josy, eine Erzieherin. Ihr könnt dieses Rollenspiel gleich vorführen.
Überlegt euch nun eine Situation in denen: 1. Ali einen guten ersten Eindruck bei Josy macht und 2. Ali einen schlechten ersten Eindruck bei Josy macht.
Was könnte Josy tun, um sich nicht von ihrem ersten Eindruck täuschen zu lassen? Und was könnte Anna tun? Notiere deine **Lösungsvorschläge** auf dem Notizzettel.

Notizzettel

Da Anna weiß, dass der erste Eindruck ziemlich wichtig ist, macht sie sich Notizen, die sie später in ihr Buddy-Book übertragen kann.

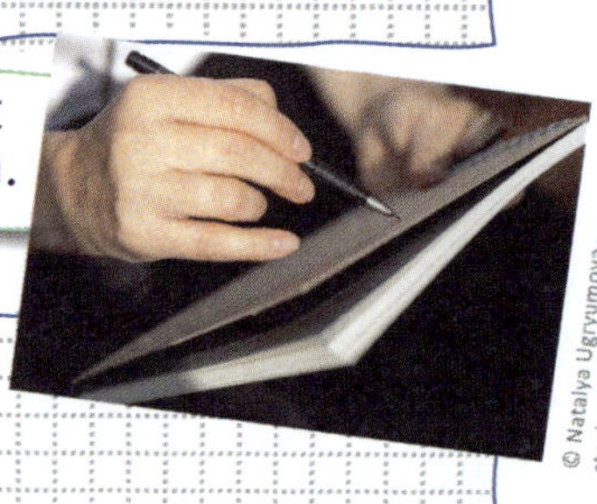

Anna informiert sich über einen weiteren Wahrnehmungsfehler, den Pygmalion- Effekt. „Der Wahnsinn“, sagt Anna als sie den Text dazu liest. „Was ich über einen Menschen denke, bzw. was für eine Meinung ich über ihn habe, kann den Menschen so sehr beeinflussen, dass dieser sich genau meiner Meinung über ihn entsprechend verhält.“

Wahrnehmungsfehler: Pygmalion-Effekt

Der Pygmalion-Effekt führt dazu, dass du Leistungen und Verhaltensweisen von Menschen anders einschätzt, wenn du glaubst, sie seien besonders nett oder leistungsfähig. Menschen merken dabei, wie du sie einschätzt und verhalten sich oft entsprechend. D. h., deine Meinung über oder deine Erwartung von einem anderen Menschen beeinflusst, wie sich dieser andere Mensch tatsächlich verhält.

Stell dir vor, du glaubst bei einem Kind, dass es besonders geschickt ist. Es kann sein, dass du ihm deshalb Aufgaben stellst, bei denen es seine Geschicklichkeit zeigen kann. Damit bestätigst du deine Meinung/Erwartung über das Kind. Bei einem anderen Kind glaubst du, dass es eher ungeschickt ist. Deshalb teilst du ihm diese Aufgaben nicht zu, weil du vielleicht erwartest, dass es diese Aufgabe eh nicht lösen kann. Die Erwartungen, die man selbst hat und das Verhalten, das andere Menschen zeigen, hängen also voneinander ab!

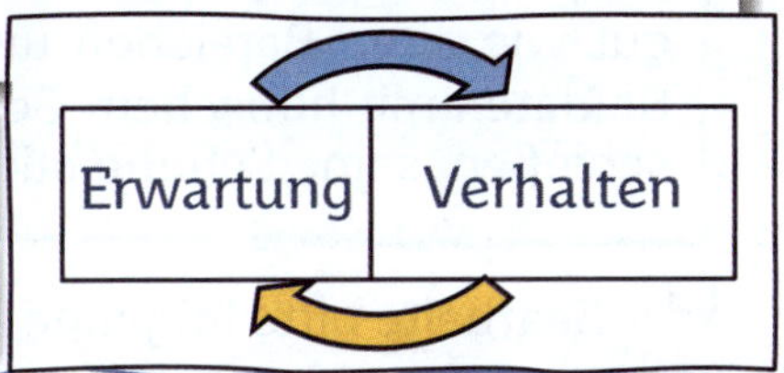

8 Beantworte zunächst die Leitfragen auf den Notizzettel. Kläre anschließend mit deinem Partner, ob bei der Wahrnehmung von Tom der Pygmalion-Effekt auftritt. Notiere euer Ergebnis.

Wie heißt der Wahrnehmungsfehler, um den es hier geht?

Was passiert mit dem Verhalten von anderen, wenn du sie positiv einschätzt?

Was passiert mit dem Verhalten von anderen, wenn du sie negativ einschätzt?

Gib eine Erklärung des möglichen Pygmalion-Effekts bei Tom:

Detailliertere Informationen zum Pygmalion-Effekt findest du hier:

http://www.youtube.com/watch?v=z9dm-9BdoRQ

Im Internet kannst du auch noch zu den Stichworten recherchieren: Sich-selbst-erfüllende-Prophezeiung: Wenn Erwartungen sich selbst bestätigen.

Anna überlegt, wie sie nun vorgeht: „Der Pygmalion-Effekt kann ganz schön fies sein. Ich glaube, der sollte in mein Buddy-Book. Ich sollte auch gleich mal aufschreiben, was ich tun kann, um diesen Fehler zu verhindern. Das hilft mir später beim Erstellen des Buddy-Books.“

Notizzettel

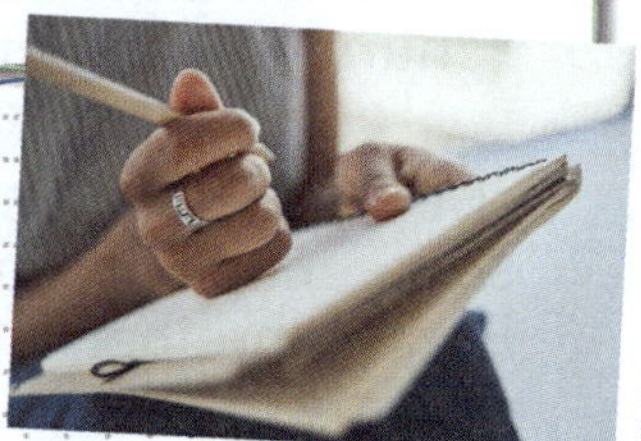

Anna überlegt, ob Peter wirklich so nett ist, wie Michael immer sagt? Er scheint ja schon ziemlich überzeugt zu sein. Vielleicht liegt hier ja auch ein Wahrnehmungsfehler vor?

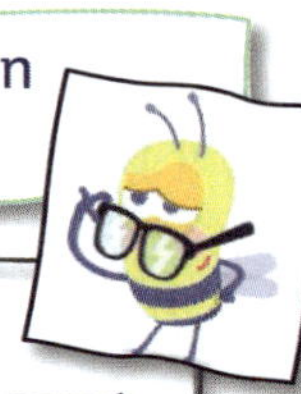

Der Halo-Effekt

Beim Halo-Effekt beeinflussen einzelne auffällige Eigenschaften einer Person den Gesamteindruck! So verbinden wir zum Beispiel mit Fußballspielern in erster Linie ihre Fähigkeiten auf dem Fußballplatz. Diese Eigenschaften überstrahlen dann alle anderen Eigenschaften. Mehr noch: Wir ordnen Menschen, die eine positive herausstechende Eigenschaft haben, automatisch auch andere positive Eigenschaften zu. Deshalb glauben wir oft, dass schöne Menschen auch freundlich und leistungsfähig sind.

Zur Wirkung des Halo-Effektes wurde vor mehr als hundert Jahren ein Experiment durchgeführt:

Während des Ersten Weltkriegs untersuchte Thorndike wie Vorgesetzte ihre Untergebenen beurteilen. Für seine Studie bat er Offiziere, ihre Soldaten nach bestimmten Gesichtspunkten zu bewerten: Intelligenz, Kondition, Führungsqualitäten, Charakter usw. Während einige „Supersoldaten" in fast allen Bereichen hervorragende Noten erhielten, blieben andere in so gut wie allen Bereichen unter dem Durchschnitt. Anscheinend trauten die Offiziere einem Soldaten mit hübschem Gesicht und guter Körperhaltung automatisch zu, dass er zielgenau schießen, seine Schuhe blitzblank putzen und sogar Harmonika spielen konnte.

9 Bearbeite bitte folgende Arbeitsaufträge schriftlich.

a) Erkläre in eigenen Worten, was beim Halo-Effekt passiert.
b) Beschreibe mit eigenen Worten das Experiment von Thorndike.
c) Beschreibe das Ergebnis des Experiments.
d) Liegt bei der Wahrnehmung von Tom oder Paul ein Halo-Effekt vor? Diskutiert im Plenum.

Notizzettel

10 Welchen Künstler oder Sportler findest du gut? Erstelle einen kurzen Steckbrief mit den Eigenschaften dieses Künstlers, die du besonders toll findest. Diskutiere nun mit deinem Banknachbarn, ob diese Eigenschaften wirklich zutreffen.

„Der Halo-Effekt scheint sehr häufig vorzukommen. Ich glaube auch in der KiTa sollte man über dieses Effekt Bescheid wissen. Was könnte ich dazu in mein Buddy-Book schreiben?" Anna denkt nach.

Anna hat alle notwendigen Informationen zur Wahrnehmung und den Wahrnehmungsfehlern erhalten. Sie hat sich bereits eine Vorlage zur Erstellung des Buddy-Books angeschaut. Nun überlegt sie, welche Inhalte sie wo notieren möchte.

11 Dein Buddy-Book ist das Handlungsprodukt dieser Lernaufgabe. Hier geht es darum, die Informationen, die für die Arbeit in der KiTa wichtig sind, in einer schönen Form zu präsentieren. Schau dir dazu zunächst das über den QR-Code verlinkte Video an, damit du siehst, wie man ein solches Buch gestaltet.

IOIO
IOIO

https://www.youtube.com/watch?v=DqLRhnOA_z0&feature=emb_logo

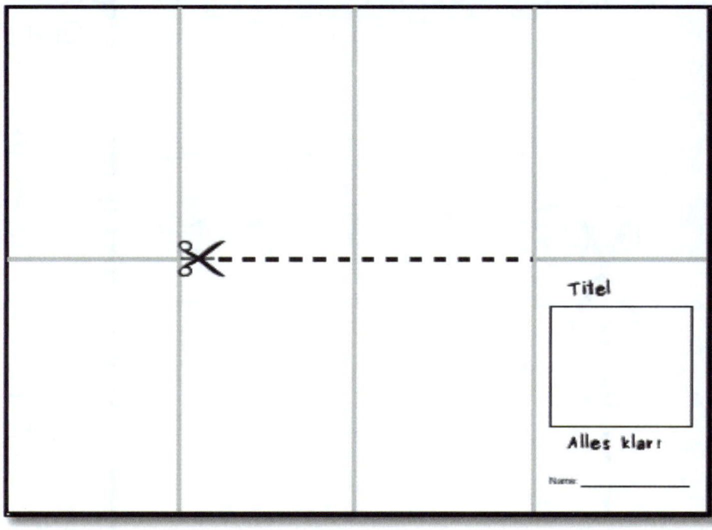

https://unterrichten.zum.de/wiki/Buddy_Book

12 Wichtig ist es hierbei, dass du dir genau überlegst, welche Informationen aus der Lernaufgabe so wichtig sind, dass man sie immer zu Hand haben sollte! Notiere diese Informationen stichwortartig auf deinem Notizzettel.

Auch solltest du dir überlegen, welche Materialien (Stifte, Schere, usw.) du benötigst.

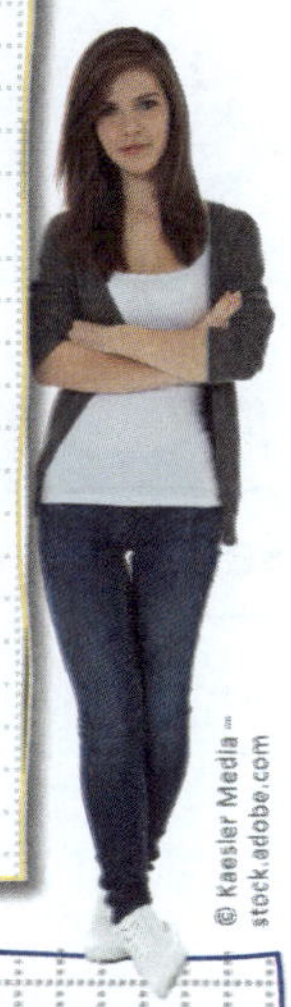

Notizzettel

13 Bevor du mit deinem Buddy-Book richtig startest, solltest du auf diesem Blatt skizzieren, welche Informationen zu den jeweiligen Seiten kommen sollen. Erst wenn klar ist, was auf jede Seite kommt, solltest du beginnen, dein richtiges Buddy-Book zu gestalten.

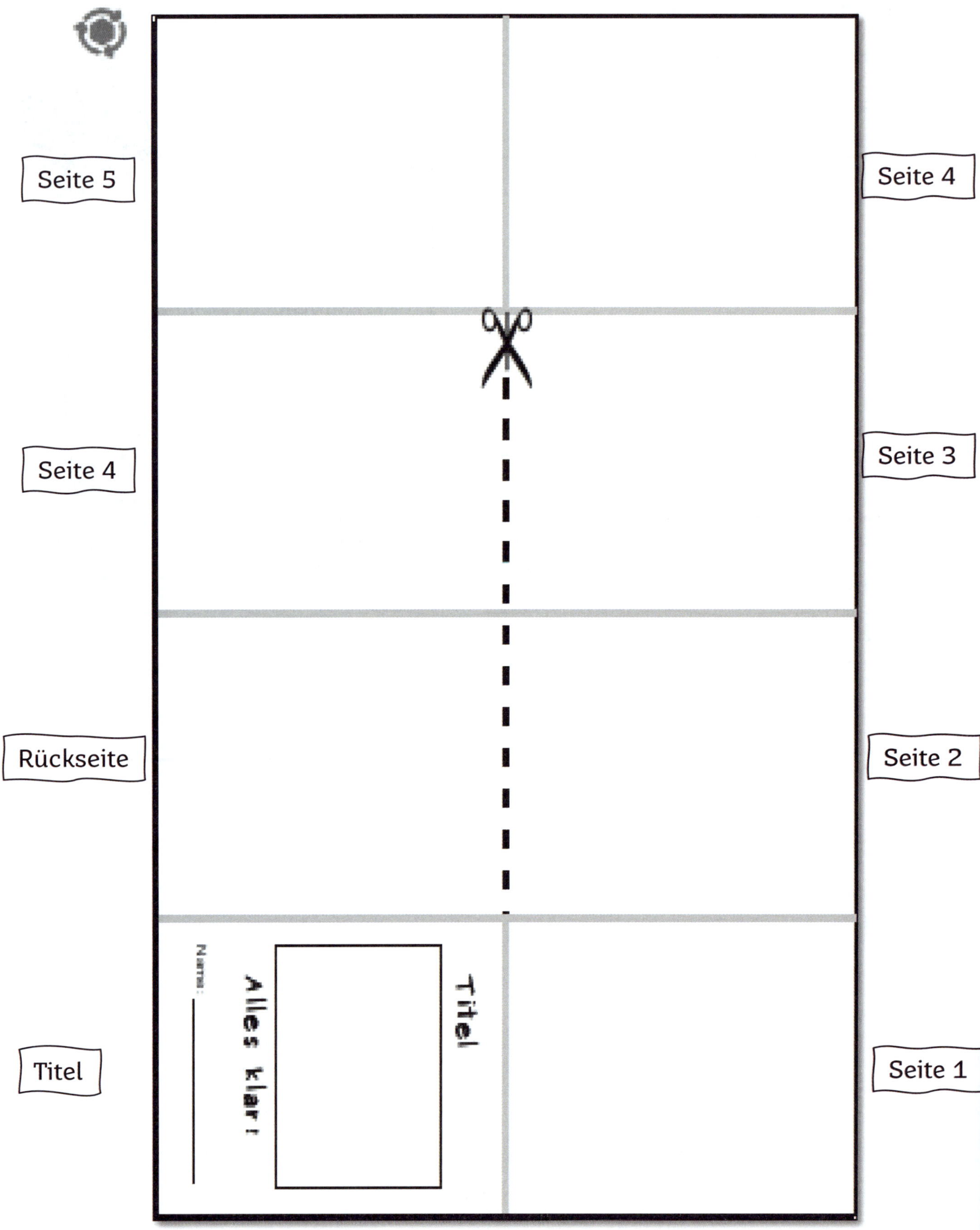

Es ist geschafft. Du hast Anna beim Erstellen des Buddy-Books gut unterstützt.

14 Präsentiere der Klasse mit Hilfe der Dokumentenkamera dein Buddy-Book. Erkläre dabei, warum du bestimmte Schwerpunkte gesetzt hast. Am besten machst du dir vorher noch ein paar Notizen zu den Dingen, die du auf jeden Fall sagen willst.

Notizen für die Präsentation:

15 Lass diese Seite nun in der Klasse herum gehen. Jeder Schüler macht nun in der Tabelle unter dem passenden Smiley einen Strich.

Wichtig: Seid wertschätzend zueinander!

Unsere Einschätzung von ____________________ Buddy-Book!

Kriterium	🙂	😐	😕
anschaulich			
kreativ			
ordentlich			

Das will ich dir noch schreiben:

Anna kann nun immer in ihrem Buddy-Book nachschlagen, wenn sie sich über die Wahrnehmung und Wahrnehmungsfehler informieren möchte.

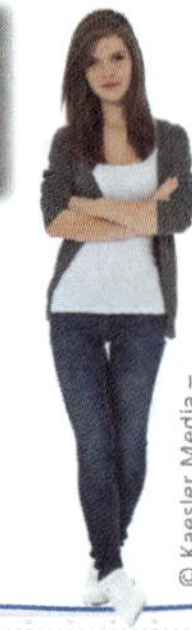

16 Bewerte dein Arbeitsverhalten mit Hilfe der folgenden Fragen.

Stimmungs-Barometer:

Das konnte ich prima:	Damit bin ich klar gekommen:	Das konnte ich nicht:
____________________	____________________	____________________
____________________	____________________	____________________

Das will ich sonst noch sagen:

____

____

____

____

Abschluss

Handlungsprodukte	erledigt am:	Unterschrift
Merkposter „Die fünf Sinne“		
Mein Beispiel einer Wahrnehmung		
Der Pygmalion-Effekt bei Michael		
Das Rollenspiel mit Ali und Josy		
Der Steckbrief meines Idols		
Feedback-Bogen		
Stimmungsbarometer		

An diesem Thema interessiert mich besonders:

Meine drei wichtigsten Erkenntnisse sind:

1.

2.

3.

Und nun bitte noch ein Feedback zur Lernaufgabe. Schreibe eine kurze Rückmeldung und kreuze die Daumen an …

War die Lernaufgabe verständlich?

Hat dir die Lernaufgabe Freude gemacht?

Vielen Dank für das Feedback.

Zum Abschluss noch ein Feedback von der Lehrkraft an dich.

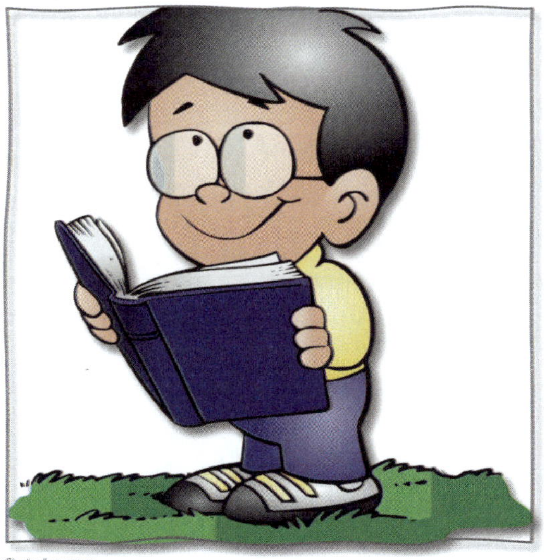

© pixabay.com

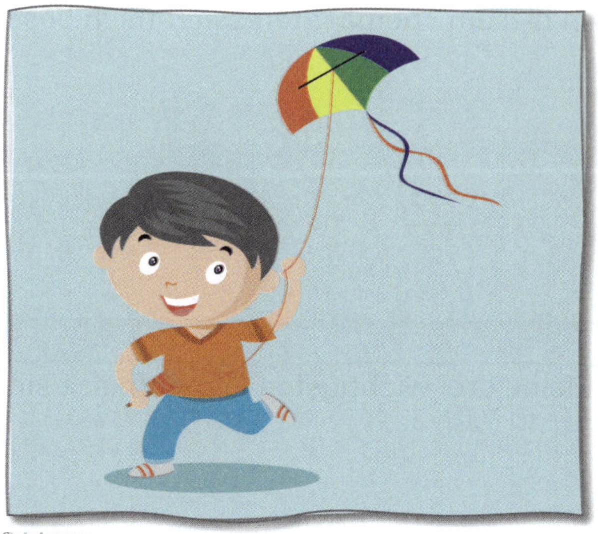

© pixabay.com

Lernfeld 3: Wahrnehmung, Beobachtung und Berücksichtigung von Bedürfnissen

Lernaufgabe 3.2: Tom, ein Fall fürs Team

Ich kann …

- den Begriff Beobachtung beschreiben.
- angeben, dass Fehler in der Personenwahrnehmung durch systematische Beobachtungen verringert werden können.
- die systematische und die unsystematische Beobachtungsmethode unterscheiden.
- verschiedene Beobachtungsarten beschreiben.
- gemeinsam mit der Gruppe einen Prozessablauf einer Beobachtung erstellen.

<u>Zeitumfang:</u>
7 Unterrichtsstunden

Anna ist froh, dass sie nun über Wahrnehmungsfehler Bescheid weiß. Es muss doch eine Möglichkeit geben, diese Wahrnehmungsfehler zu umgehen ...

Anna hat das Gefühl, dass Tom ein ziemlicher Einzelgänger ist und dringend Hilfe braucht. Anna sieht ihn kaum mit anderen Kindern spielen, er redet auch nicht viel mit ihnen.

In der Teamsitzung schildert sie ihre Sorge. Fatma und Marie, zwei Erzieherinnen aus Annas KiTa, finden die Beobachtung sehr interessant. Wichtig wäre es jetzt genauer hinzuschauen, d. h. die Alltagsbeobachtungen von Anna mit genau geplanten Beobachtungen zu ergänzen. So könnte Anna exaktere Informationen, beispielsweise zum Spielverhalten von Tom, bekommen und somit selbst weniger Wahrnehmungs- bzw. Beobachtungsfehler haben.

Ihr Praktikumsbetreuer rät Anna, sich mit der systematischen Beobachtung genauer zu beschäftigen, um dann eine Checkliste bzw. Poster zum Thema „Ablauf einer Beobachtung“ zu erstellen. Mit einer genauen Beobachtung kommt Anna, wie ein Forscher, zu sichererem Wissen über die Kinder.

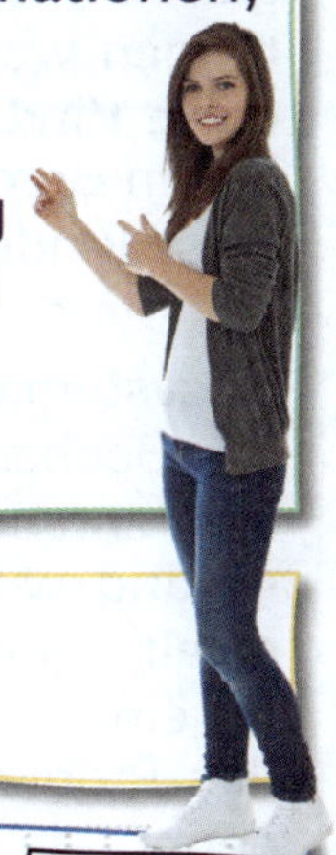

1 Welche Informationen sind wichtig? W-Fragen können dir dabei helfen, Informationen zu erhalten.

Was?
Wo?
Wann?
Welche?
Warum?

2 Stell dir vor, du wärst in Annas Lage. Welche Informationen könnten für dich noch wichtig sein?

Anna informiert sich über Beobachtung beim pädagogischen Arbeiten. Sie hat bereits herausgefunden, dass es verschiedene Beobachtungsmethoden gibt.

3 Lies dir den Informationstext aufmerksam durch.

Beobachtung – was ist das?
Jeden Tag nehmen wir die verschiedenen Dinge wahr, ohne dass wir damit ein genaues Ziel verfolgen. Erfolgt die Wahrnehmung jedoch mit einem bestimmten Ziel, spricht man im Allgemeinen von Beobachtung. Beobachtung ist also eine zielgerichtete Wahrnehmung. Diese kann mehr oder weniger geplant sein. Die Beobachtung bildet – besonders im pädagogischen Kontext- die Grundlage für das Arbeiten in der KiTa. Auf der Grundlage von Beobachtungen werden die Interessen der Kinder herausgefunden, um dann passende Projekte für diese Kinder zu planen. Manchmal wird die Entwicklung einzelner Kinder z. B. im sprachlichen Bereich (LA 3.3) beobachtet, um daraufhin passgenaue Unterstützungs-angebote für diese Kinder zu planen.
Man unterscheidet zwischen der systematischen und unsystematischen Beobachtung.

Unsystematische Beobachtung oder auch Alltagsbeobachtung
Der Beobachtungsprozess beginnt meist mit der unsystematischen Beobachtung im Alltag. Man entwickelt hier ein erstes Gespür für ein Problem bzw. für eine Situation. Das ist für den Anfang wichtig! So bemerkt Anna im Alltag beispielsweise, dass Tom häufig nur alleine spielt. Diese Beobachtungen werden eher nicht dokumentiert. Sie dienen als Ausgangspunkt für eine genauere, systematische Beobachtung. Bei der unsystematischen Beobachtung liegt das Problem darin, dass diese Beobachtung anfälliger für Wahrnehmungsfehler ist. Man nennt sie deshalb auch subjektiv. Das bedeutet, dass Erfahrungen und Gefühle der beobachtenden Person die Beobachtung beeinflussen können.

Die systematische Beobachtung
Die systematische Beobachtung folgt klaren Regeln. Diese Regeln sind dazu da, dass es egal ist, ob Anna, Marie oder Fatma die Beobachtung durchführen: Sie alle kämen zu ähnlichen Ergebnissen. Ihre individuellen Erfahrungen und Gefühle spielen hier keine Rolle für das Ergebnis der Beobachtung. Der Vorteil ist, dass man Probleme/Situationen genau untersuchen kann. Dadurch kann man beispielsweise die Entwicklung von Kindern oder deren Interesse an einem Thema viel genauer einschätzen und anschließend adäquat handeln.

Regeln der systematischen Beobachtung: Bei der systematischen Beobachtung ist es wichtig, sich vorher ganz genau Folgendes zu überlegen/zu planen: a) welche Personen/ Gruppen von Personen sollen beobachtet werden, b) in welcher Situation soll die Beobachtung sattfinden, c) wann genau und wie lange soll beobachtet werden und natürlich d) was (welcher Inhalt, wie beispielsweise Toms Spielverhalten) soll beobachtet werden.

4 Ergänze folgende Sätze anhand der Informationen des Textes.

a) Beobachtung bedeutet ...

b) Beobachtung ist im pädagogischen Kontext wichtig, weil ...

c) Beide Beobachtungsarten unterscheiden sich folgendermaßen:

Unsystematische Beobachtung	Systematische Beobachtung

Anna weiß, dass es in der KiTa sinnvoll ist, Alltagsbeobachtungen mit systematischen Beobachtungen zu ergänzen. Bei der systematischen Beobachtung werden dabei verschiedene **Beobachtungsarten** unterschieden. Diese schaut Anna sich nun genauer an.

5 Lies dir die Texte genau durch. Ordne im Anschluss die Beobachtungsarten den unten angegebenen Beispielen zu.

Teilnehmende Beobachtung Der Beobachter ist selbst Teil des Geschehens/der Situation. Z. B. liest die Erzieherin mit dem Kind ein Buch, während sie beobachtet, wie gut das Kind schon die Sprache beherrscht.	**Nicht teilnehmende Beobachtung** Der Beobachter ist für die Gruppe abwesend und zeichnet die Situationen zum Beispiel mit einer Kamera auf. Der Beobachter ist ein Außenstehender.
Offene Beobachtung Der Beobachter gibt sich gegenüber dem Kind zu erkennen. Dann kann es aber sein, dass das Kind sich anders verhält als sonst, weil es dem Beobachter gefallen will.	**Verdeckte Beobachtung** Der Beobachter teilt dem Kind nicht mit, dass es beobachtet wird. Dadurch verhält sich das Kind eher natürlicher.
Strukturierte Beobachtung Bei der strukturierten Beobachtung ist die Beobachtung sehr genau geplant und vorgegeben. Häufig wird hier ein strukturierter Beobachtungsbogen eingesetzt. Die Beobachtungsfrage ist klar formuliert. Beispielsweise: Wie häufig spielt Tom in einer Stunde mit wieviel anderen Kindern? Auch die Antwortkategorien sind in dem Beobachtungsbogen klar strukturiert. Meist muss der Beobachter nur noch bestimmte vorgegebenen Antwortkategorien (stimmt, stimmt nicht) ankreuzen oder Strichlisten führen (vgl. S. 139).	**Unstrukturierte Beobachtung** Bei der unstrukturierten Beobachtung gibt es beispielsweise keine klar formulierten Fragestellungen oder klar strukturierte Antwortkategorien. Die Verhaltensweisen eines Kindes werden hier eher „frei" beobachtet und in einem sogenannten Verhaltensprotokoll beschrieben. In den Verhaltensprotokollen sollen immer nur die Verhaltensweisen beschreiben werden, die man auch wirklich beobachtet hat. Eigene Meinungen oder Interpretationen des beobachteten Verhaltens haben hier erst einmal keinen Platz. (vgl. S. 138)

Beispiele	Beobachtungsarten
Die Erzieherin Fatma spielt mit den Kindern in der Bauecke. Sie bauen zusammen einen hohen Turm. Fatma beobachtet die Kinder und wird hinterher einen Bericht schreiben. Die Kinder wissen nicht, dass sie beobachtet werden.	
Beim Bewegungsangebot in der KiTa spielt Fatma mit den Kindern „Bälle werfen". Anna sitzt daneben. Jedes Mal, wenn ein Kind den Ball fängt, trägt Anna es in einen Beobachtungsbogen ein.	
Anna bastelt mit den Kindern in der Bastelecke. Dabei schreibt sie alles auf, was ihr bei den Kindern auffällt. Natürlich hat Anna den Kindern vorher gesagt, dass sie alles aufschreibt.	
Die Kinder spielen mit Fatma ein Spiel. Anna beobachtet vom Nebenzimmer aus, ob sich alle Kinder daran beteiligen. Dabei trägt sie ihre Beobachtungen in den Beobachtungsbogen ein.	

Marie hat vor einiger Zeit eine eher unstrukturierte Beobachtung zu Toms Spielverhalten durchgeführt. Anna schaut sich das Protokoll einmal näher an.

Name des Beobachters: Marie Beobachtete Person: Tom Ort: KiTa Sonnenschein Beobachtungssituation: Freies Spiel Datum:	
10:20	Es haben sich drei Gruppen gebildet. Tom hat kurz mit der Gruppe um Nicole mitgespielt, hat aber schnell das Interesse verloren.
11:15	Tom spielt jetzt alleine mit LEGO. Ab und zu schaut er traurig zu den anderen Kindern herüber.
11:15	Peter kommt zu Tom und klaut ihm die LEGOs. Das ist ja auch zu erwarten, schließlich lässt Tom ihn nicht mitspielen.
11:16	Tom zieht Peter an den Haaren. Peter weint. Das war gemein von Tom.
11:30	Tom spielt alleine auf dem Fußballplatz. Er scheint froh zu sein, seine Ruhe zu haben.

6 Lies dir Toms Protokoll bitte genau durch. Notiere die Stärken und Schwächen von Maries Beobachtung auf ein Blatt. Notiere in der folgenden Tabelle, was man hier besser machen könnte. Achte hierbei auch auf die Beschreibung von Toms tatsächlich beobachteten Verhalten. Achtung, Wahrnehmungsfehler!

Name des Beobachters: Marie Beobachtete Person: Tom Ort: KiTa Sonnenschein Beobachtungssituation: Freies Spiel Datum:	
10:20	
11:15	
11:15	
11:16	
11:30	

Marie hat auch schon eine strukturierte Beobachtung zu Toms Spielverhalten durchgeführt. Nun schaut Anna sich diesen an. Bei der Beobachtung konzentrierte Marie sie sich auf die Frage, wann und wie häufig Tom mit anderen Kindern und wann er alleine spielt. Marie nutzte einen Beobachtungsbogen mit strukturierten Antwortkategorien.

Name des Beobachters: Anna
Beobachtete Person: Tom
Ort: KiTa Sonnenschein
Beobachtungssituation: Freies Spiel
Datum: 26.11.

Spielverhalten	Zeit				
	0–15 min	16–30 min	31–45 min	46–60 min	Gesamt:
alleine	I	I	I	I	IIII
mit einem Kind		I			I
mit zwei Kindern			I		I
mit mehr als zwei Kindern	I				I

7 Schau dir das Ergebnis von Maries Beobachtung genau an. Beschreibe, was du aus der Tabelle über Toms Spielverhalten erfährst.

8 Welche Unterschiede zwischen der strukturierten und unstrukturierten Beobachtung von Toms Spielverhalten hast du entdeckt? Berichte in deiner Klasse.

Anna sagt: „Ok die Beobachtungsmethoden und die Beobachtungsarten kenne ich nun. Jetzt brauche ich einen Plan, mit dem ich meine eigene Beobachtung starten kann." Anna recherchiert eine hilfreiche Tabelle.

9

1. Lies dir zunächst die Tabelle in Ruhe durch.
2. Denkt euch in Partnerarbeit eine eigene Beobachtungssituation in der KiTa aus.
3. Wie würdest du als Erzieher oder Erzieherin eine **systematische Beobachtung** dieser Situation durchführen? Erstelle gemeinsam mit deinem Banknachbarn einen Plan/ eine Checkliste. Orientieren könnt ihr euch dabei an der Tabelle.

To Do!	Das muss ich beachten:	Beispiel:
1. Ich muss meinen Beobachtungsauftrag formulieren.	• Wer wird beobachtet? • Welches Verhalten wird beobachtet? • Wie lange und wann will ich beobachten? • ...	Petra (5) scheint nie mit anderen Kindern zu spielen...
2. Nun muss ich meine Beobachtungsart auswählen.	• Welche Art ist hier am besten geeignet?	z. B. strukturiert vs. Nicht strukturierte Beobachtung
3. Ich muss meine Ergebnisse dokumentieren (festhalten).	Hier muss ich mich entscheiden zwischen: • handgeschriebenen Notizen • Beobachtungstabellen oder Protokollen • Foto- oder Videodokumentation	Verhaltensprotokoll oder standardisierte Beobachtungstabelle
4. Diese Konsequenzen ziehe ich aus meiner Beobachtung:	Meine Beobachtungen werden ... • im Team besprochen. • mit den Beobachtungen der Teammitglieder verglichen und ausgewertet. Im Anschluss werden Maßnahmen beschlossen.	**Ich bespreche meine Beobachtungen im Team.**

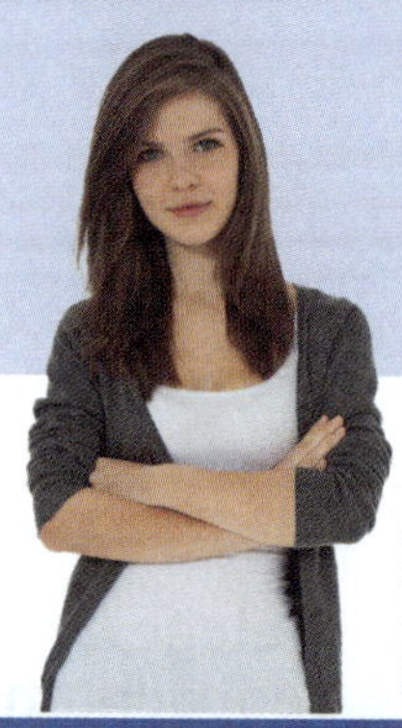

Anna möchte ihre Erkenntnisse zum Thema „Ablauf einer Beobachtung“ auf einem Poster/ in einer Checkliste festhalten.

„Auf geht's! Ich habe hier einige Beispiele für Prozessabläufe gemacht, ihr könnt euch aber auch gerne selbst etwas ausdenken.“

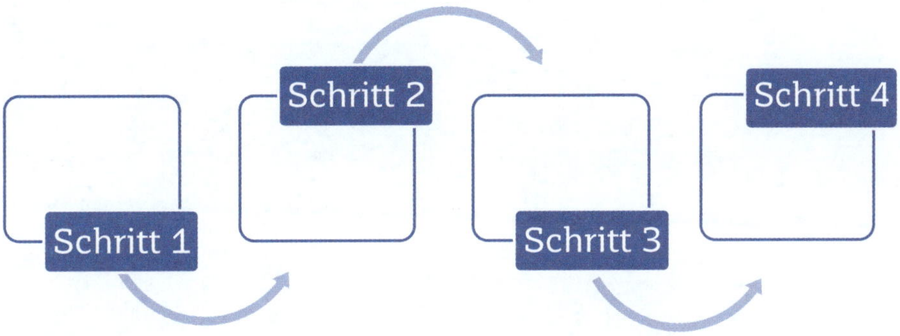

10 Bevor ihr loslegt, solltet ihr euch einen Plan machen. Nutzt den Platz unten, um festzulegen, was auf das Poster soll und wohin es kommt. Es ist besser hier genau zu planen/zu skizzieren, als auf dem Poster unschöne Änderungen durchführen zu müssen.

Anna ist zufrieden: „Die Poster sind nun fertig.“

11 Präsentiert der Klasse euer Poster. Hängt es dazu in der Klasse auf. Ihr könnt euch nun auch die Poster eurer Mitschüler ansehen. Achtet deshalb darauf, dass immer mindestens einer von euch bei eurem Poster bleibt, um die Fragen eurer Mitschülerinnen und Mitschüler zu beantworten. Tipp: Wenn ihr euch vorab unsicher seid, könnt ihr euch in dem unteren Feld ein paar Notizen machen.

Notizzettel

12 Hier kannst du dir von deinen Mitschülern und Mitschülerinnen ein Feedback geben lassen. Dazu machen sie einfach einen Strich an die betreffende Stelle der Tabelle.

Kriterium	☺	😐	☹
anschaulich			
kreativ			
ordentlich			

Das will ich euch noch schreiben!

Anna kann jetzt mit Hilfe eures Prozessablaufs Beobachtungen durchführen.
Sie bedankt sich bei dir und deinem Team für die Unterstützung.

13 Bewerte mit Hilfe des Reflexionsfächers dein eigenes Arbeitsverhalten.

Du kannst den Reflexionsfächer auch ausschneiden und mit einer Klammer zusammen heften.

Reflexionsfächer

Mir ist besonders leicht gefallen, ...

Mir ist besonders schwer gefallen, ...

Mir hat besonders Spaß gemacht, ...

Ich brauche noch Hilfe bei ...

Darüber will ich noch mehr wissen:

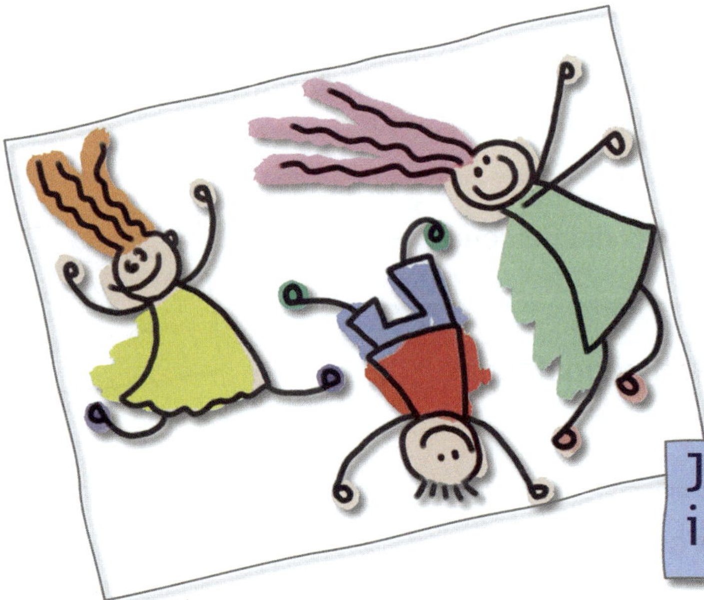

© pixabay.com

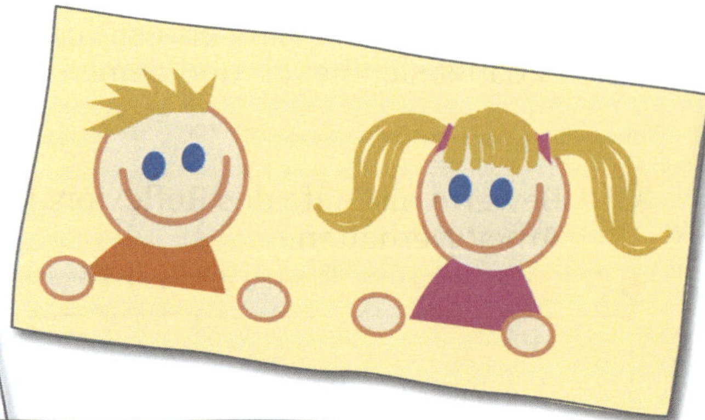

© pixabay.com

Jedes Kind ist anders.

Lernfeld 3: Wahrnehmung, Beobachtung und Berücksichtigung von Bedürfnissen

Lernaufgabe 3.3: Jedes Kind ist anders

Ich kann ...

- unterschiedliche Entwicklungsbereiche nennen.
- unterschiedliche Entwicklungsbereiche voneinander unterscheiden.
- Etappen der Lauf- und Greifentwicklung nennen.
- Merkmale der Denkentwicklung einer bestimmten Altersstufe zuordnen.
- unterschiedliche Stufen der Sprachentwicklung beschreiben.
- eine Checkliste zu den Entwicklungsstufen in der Kindheit erstellen.
- Meinungen meiner Mitschülerinnen und Mitschüler respektieren und mich auf ein gemeinsames Vorgehen einigen.

<u>Zeitumfang:</u>
7 Unterrichtsstunden

Jedes Kind ist anders

Seit vier Wochen arbeitet Anna in der Krippengruppe ihrer KiTa und betreut hier viele Kinder, die zwei Jahre alt sind. Hier gibt es für Anna viel zu tun, denn sie muss die Kinder beim Treppensteigen unterstützen oder ihnen beim Essen und Anziehen helfen. Oft versteht sie die Kinder nicht so gut, weil sie noch nicht richtig sprechen können. Anna fragt sich, ob die Kinder das nicht alles schon können müssten.

Als Anna in der Gruppe mit den älteren Kindern gearbeitet hat, war sie auch einmal sehr verunsichert. Sie hat sich gefragt, ob es normal ist, dass fast alle Kinder an Feen und Zauberer glauben und denken, dass Bäume und Stofftiere lebendig sind und sprechen können. Eigentlich sollten sie doch wissen, dass es das alles nicht gibt ...

Sie sucht das Gespräch mit ihrer Praxisanleiterin und erfährt, dass sich jedes Kind in seinem eigenen Tempo entwickelt und trotzdem die Entwicklung bei allen Kindern in ähnlichen Schritten erfolgt. Dazu gehören auch solche Denkweisen, wie der Glaube an Feen und lebendige Stofftiere.

Da das Wissen über die Entwicklung von Kindern für die Arbeit in einer KiTa sehr wichtig ist, soll Anna sich über jeden Entwicklungsbereich informieren und sich eine Checkliste erstellen.

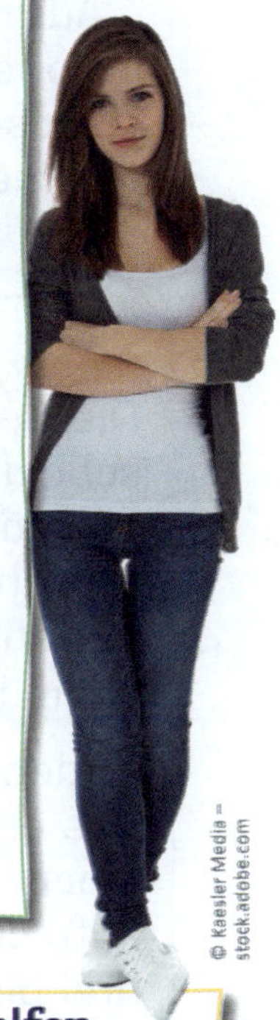

1 ? Welche Informationen sind wichtig? W-Fragen können dir dabei weiterhelfen, wichtige Informationen herauszufinden.

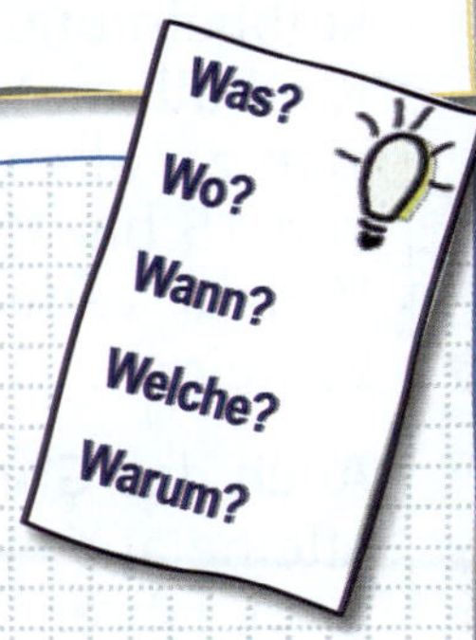

Welche Entwicklungsbereiche gibt es bei Kindern?

Wie verläuft die Entwicklung in den unterschiedlichen Bereichen?

Wie kann Anna die Entwicklung der Kinder fördern?

Wieso Kinder mit 2 Jahren noch nicht alleine Treppen gehen können oder Unterstützung beim Essen und Anziehen brauchen, interessiert Anna ganz besonders.

2 Setzt euch in Dreiergruppen zusammen. Legt in eurer Gruppe fest, wer Auftrag A, Auftrag B und Auftrag C bearbeitet. Lest euren jeweiligen Text und füllt die Notierhilfen (bei A auf der nächsten Seite) aus.
Tauscht euch anschließend zu dritt über eure gelesenen Inhalte aus. Füllt danach gemeinsam die Tabelle zu den Entwicklungsschritten des Kindes aus.

A

Die Entwicklung der Motorik

Die Gesamtheit aller Bewegungsabläufe bezeichnet man als **Motorik**. Dabei unterscheidet man die **Grobmotorik** und die **Feinmotorik**. Unter Grobmotorik versteht man die Bewegungen des ganzen Körpers, wobei größere Muskelgruppen beansprucht werden. Dazu gehört z. B. das Laufen, Klettern oder Balancieren. Die Feinmotorik bezieht sich auf kleinere Bewegungen einzelner Körperteile und findet vor allem im Bereich der Hände statt, wie z. B. beim Greifen oder Schreiben.

In den ersten 15 bis 18 Monaten lernt das Kind die eigenständige Fortbewegung. Das erfolgt in kleinen Teilschritten und verläuft bei vielen Kindern ähnlich, aber in einem unterschiedlichen Tempo. Mit etwa vier Wochen lernt das Kind seinen Kopf aufrecht zu halten, wenn es auf dem Bauch liegt oder auf dem Schoß sitzt. Mit etwa drei bis sieben Monaten beginnt es sich vom Bauch auf den Rücken und zurück zu drehen und schließlich fängt es im Alter von sieben bis zehn Monaten an zu krabbeln und sich eigenständig fortzubewegen. Ungefähr zeitgleich damit kann das Kind alleine sitzen und etwas später, mit etwa neun bis 15 Monaten, fängt es an sich an allen Gegenständen hochzuziehen und daran entlang zu laufen. Im Alter von 15 bis 18 Monaten kann es schließlich alleine stehen und laufen. Im weiteren Verlauf verfeinert sich das Laufen und das Kind lernt zu rennen und Treppenzusteigen.

Auch das Greifen muss das Kind lernen. Erst mit ein bis zwei Jahren kann ein Kind alleine aus einem Becher trinken oder selbstständig mit einem Löffel essen. Ab ca. zwei Jahren lernt das Kind im sogenannten Faustgriff zu malen und kann erst einmal nur dicke Buchseiten umblättern (deshalb gibt es in der Krippe überwiegend Pappbücher). Mit zwei bis drei Jahren kann das Kind einfache Kleidungsstücke, wie Mütze, Schuhe, Socken an- und ausziehen und kann selbstständig mit Löffel und Gabel essen. Mit vier Jahren hält das Kind den Stift richtig zwischen den ersten drei Fingerspitzen (Drei-Punkt-Griff) und mit fünf Jahren kann es schließlich mit einer Schere auf einer Linie entlang schneiden.

Für alle diese Fähigkeiten braucht das Kind eine bestimmte Fingermotorik, die sich in den ersten fünf Lebensjahren ausbildet.

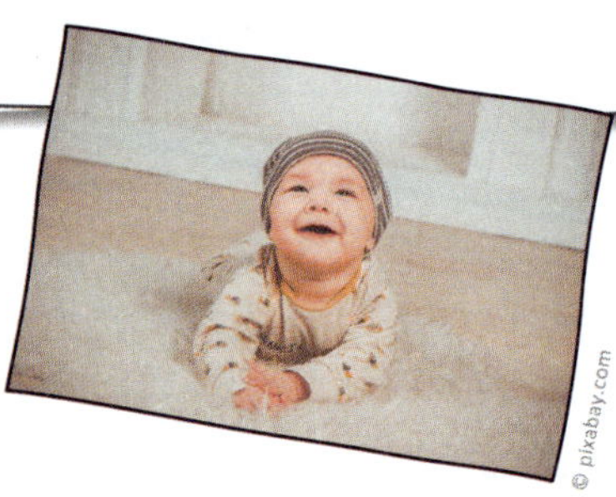

© pixabay.com

Notierhilfe zur Entwicklung der Motorik (A)

Motorik bedeutet ...

Was versteht man unter Grobmotorik und Feinmotorik?

Ab welchem Alter kann das Baby seinen Kopf alleine halten?

Ab welchem Alter kann ein Kind sich drehen?

Krabbeln und sitzen kann ein Kind ...

Alleine stehen und laufen kann ein Kind ...

Wie alt ist das Kind, wenn es alleine Treppen steigen kann?

Ab wann kann ein Kind alleine aus einem Becher trinken?

Wie alt ist das Kind, wenn es selbstständig mit einem Löffel essen kann?

Alleine anziehen kann das Kind sich ...

Was versteht man unter dem Faustgriff und dem Drei-Punkt-Griff?

Wann kann das Kind auf einer Linie ausschneiden?

Aber warum die älteren Kinder in der KiTa an Feen, Zauberer und sprechende Stofftiere glauben, kann sich Anna immer noch nicht erklären. Um das herauszufinden, soll sie sich die Denkentwicklung von Kindern genauer ansehen.

3 Lest euren Text und füllt die Notierhilfe unten aus. Tauscht euch anschließend zu dritt über eure gelesenen Inhalte aus.

B

Die Entwicklung des Denkens

Die Denkentwicklung verläuft nach Jean Piaget in vier unterschiedlichen Stufen, die aufeinander aufbauen. Jedes Kind durchläuft diese Phasen unterschiedlich schnell.

Stufe 1: Denken als Form der Wahrnehmung über die Sinne (Geburt bis 2 Jahre)

Wenn ein Baby auf die Welt kommt, nimmt es seine Umgebung mit allen Sinnen (Hören, Riechen, Schmecken, Fühlen, Sehen) auf. Das Baby lernt nach und nach, die verschiedenen Sinneskanäle miteinander zu verknüpfen und lernt dadurch. In den ersten Monaten weiß ein Baby noch nicht, dass ein Gegenstand oder eine Person weiter existiert, obwohl man sie nicht sehen kann. Für das Baby ist die Mutter also nicht mehr da, wenn sie im Raum nebenan ist, auch wenn es sie hören kann. Diese Denkleistung kann das Kind erst ab ca. 8 Monaten erbringen – die Objektpermanenz.

Stufe 2: Stufe des anschaulichen Denkens (2 bis 7 Jahre)

Diese Stufe der Denkentwicklung ist gekennzeichnet durch sogenannte Denkfehler. Die Eingleisigkeit des Denkens ist der erste Denkfehler und bedeutet, dass sich das Kind nur auf ein Merkmal (z. B. die Anzahl) konzentrieren kann. Zerbricht man vor den Augen des Kindes einen Keks in zwei Hälften, hat es in seinem Denken zwei Kekse. Obwohl sich die Menge des Kekses nicht verändert hat, hat sich für das Kind die Anzahl von einem Keks auf zwei Kekse erhöht. Kinder in diesem Alter sind sehr Ich-bezogen und sehen alles nur aus ihrer Sichtweise. Wenn sie gerne Pizza essen, dann essen alle anderen auch gerne Pizza. Ein weiterer Denkfehler in dieser Stufe ist das magische Denken. Die Kinder glauben z. B., dass Objekte wie Bäume, Wolken oder Stofftiere leben und sie sind davon überzeugt, dass es Feen, Zauberer und den Osterhasen wirklich gibt.

Stufe 3: Stufe des logischen Denkens (7 bis 11 Jahre)

Kinder in diesem Alter wissen, dass man aus einem Keks nicht zwei machen kann und sie wissen auch, dass es Feen und den Osterhasen nicht gibt. Sie können ohne Hilfsmittel zählen und in Kategorien denken. Das bedeutet, dass Ober- und Unterbegriffe benutzen, wie z. B. Katzen, Hunde, Vögel und Insekten (Unterbegriff) gehören alle zum Oberbegriff Tier.

Stufe 4: Stufe des abstrakten Denkens (ab 11 Jahre)

Kinder in diesem Alter können logisch schlussfolgern und sind in der Lage Probleme gedanklich zu lösen. Sie können systematisch kombinieren, z. B. aus welchen der vorliegenden Farben kann ich grün mischen.

Notierhilfe zur Entwicklung des Denkens B

Wie nimmt ein Baby die Welt wahr, wenn es zur Welt kommt?

Wodurch ist die Stufe des anschaulichen Denkens gekennzeichnet?

Gib zwei Beispiele an, was für das logische Denken im Alter von 7 bis 11 Jahren typisch ist.

Nenne typische Entwicklungsfortschritte, die Kinder ab einem Alter von 11 Jahren aufzeigen.

Die letzte Sache, die Anna jetzt noch herausfinden muss, ist, wann ein Kind lernt richtig zu sprechen.

4 Lest euren Text und füllt die Notierhilfe unten aus. Tauscht euch anschließend zu dritt über eure gelesenen Inhalte aus.

C

Die Sprachentwicklung

Die Sprachentwicklung verläuft bei vielen Kindern ähnlich und lässt sich in verschiedene Stufen/Phasen unterteilen. Das einzelne Kind durchläuft diese Stufen in seinem eigenen Tempo – manche sehr schnell und manche lassen sich etwas mehr Zeit.

Kommt das Baby auf die Welt, ist es in der vorsprachlichen Phase, denn sprechen kann es dann noch nicht. Seine „Sprache" ist das Schreien und Äußern von sogenannten Gurgellauten. Das Schreien erfolgt auf viele unterschiedliche Arten und die Bezugsperson kann daran erkennen, ob das Baby z. B. Hunger hat, müde ist, Schmerzen hat oder Zuneigung möchte.

Die nächste Stufe ist die Lallphase (Plapperphase). Das Kind ist ca. 6–10 Monate alt und hat Spaß daran seinen Stimmapparat zu gebrauchen. Es gibt Quietschlaute und Gurrlaute von sich und wiederholt eigene und fremde Laute wie z. B. da-da-da-da oder ma-ma-ma-ma. Das Kind versteht erste Namen von Bezugspersonen und Gegenständen.

Die Phase der Einwortsätze beginnt im Alter von etwa einem Jahr. Das Kind benutzt ein Wort, das allerdings für einen ganzen Satz steht. Das Wort „Ball" bedeutet dann vielleicht „Das ist ein Ball." oder „Das ist mein Ball." oder „Der Ball ist dahin gerollt." Das Kind verfügt jetzt über einen aktiven Wortschatz von zwei bis zehn Wörtern.

Im Alter von ca. zwei Jahren folgt die Phase des ersten Fragealters. Das Kind hat einen aktiven Wortschatz von ca. 50 Wörtern und entwickelt ein Verständnis dafür, dass die Dinge Namen haben. Das führt dazu, dass das Kind diese Namen erfragt und oft Fragen stellt, z. B. „Is das ?"

Das Kind erweitert seinen Wortschatz und lernt sich genau auszudrücken und dass es grammatikalische Regeln gibt. Spätestens im Vorschulalter werden Satzbau und Grammatik verstanden und korrekt angewandt.

Hier kannst du dir ein Video zur Sprachentwicklung ansehen.

SCAN ME

Notierhilfe zur Sprachentwicklung:

Was können Babys in der vorsprachlichen Phase?

Wie nennt man die Phase nach der vorsprachlichen Phase?

Wie sprechen Kinder mit 6 - 10 Monaten?

Wie sprechen Kinder mit ca. 2 Jahren?

QR-Code:
https://www.bing.com/videos/search?q=video+entwicklung+von+kindern+motorik+sprache&&view=detail&mid=68F1F624C907125372E168F1F624C907125372E1&&FORM=VRDGAR&ru=%2Fvideos%2Fsearch%3Fq%3Dvideo%2Bentwicklung%2Bvon%2Bkindern%2Bmotorik%2Bsprache%26FORM%3DHDRSC4

Anna hat alle Informationen zur Denk-, Sprach- und motorischen Entwicklung erhalten. Sie fasst alles noch einmal in einer Tabelle zusammen.

5 Füllt gemeinsam die Tabelle zu den Entwicklungsbereichen aus. A B C

Motorische Entwicklung		Denkentwicklung	Sprachentwicklung
Laufen	**Greifen**		
Schritt 1	Schritt 1	Stufe 1	Stufe 1
Schritt 2	Schritt 2	Stufe 2	Stufe 2
Schritt 3	Schritt 3	Stufe 3	Stufe 3
Schritt 4	Schritt 4	Stufe 4	Stufe 4
Schritt 5	Schritt 5		Weitere Entwicklung

Anna hat alle Informationen zu den unterschiedlichen Lebensphasen und Entwicklungsschritten bei Kindern erhalten. Sie überlegt nun, wie die Checkliste zur Überprüfung des Entwicklungsstandes bei Kindern aussehen soll.

6 Entscheidet euch im Team, welche Inhalte die Checkliste enthalten und wie sie gestaltet soll.

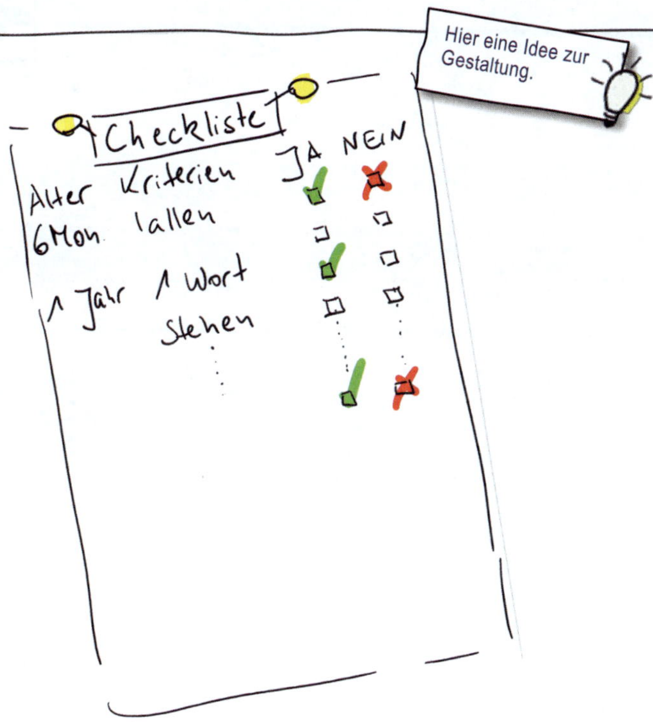

Anna weiß nun, wie sie ihre Checkliste am besten aufbaut und kann loslegen.

7 Erstellt jetzt im Team die Checkliste zu den Entwicklungsbereichen von Kindern.

Ihr habt eure Aufgabe erledigt und Anna beim Erstellen der Checkliste gut unterstützt.

8 Präsentiert der Klasse eure Checkliste. Gebt den anderen Gruppen ein Feedback.

Diese Rückmeldung haben wir zu unserer Checkliste erhalten:

vollständig	übersichtlich	hilfreich
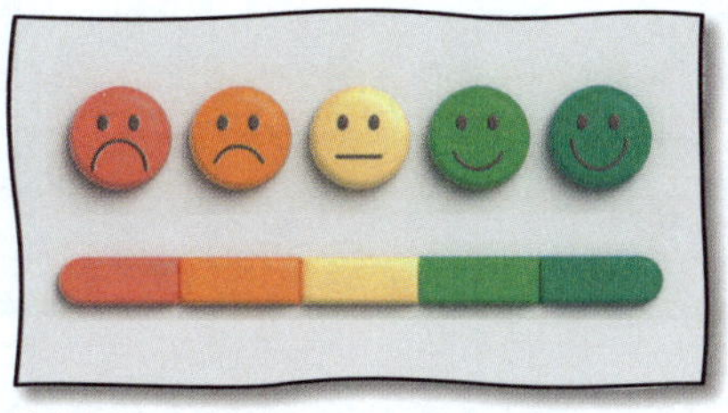	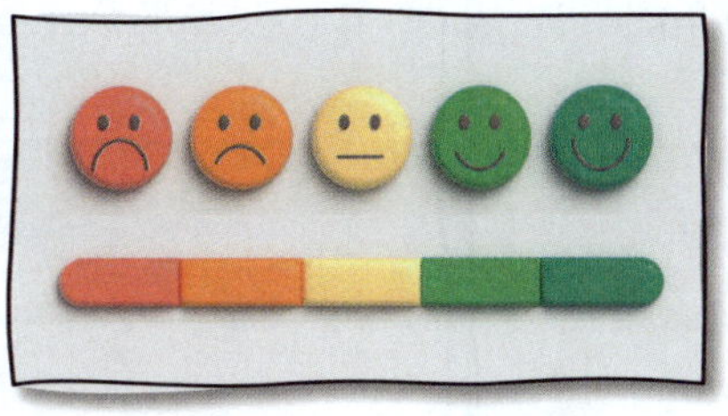	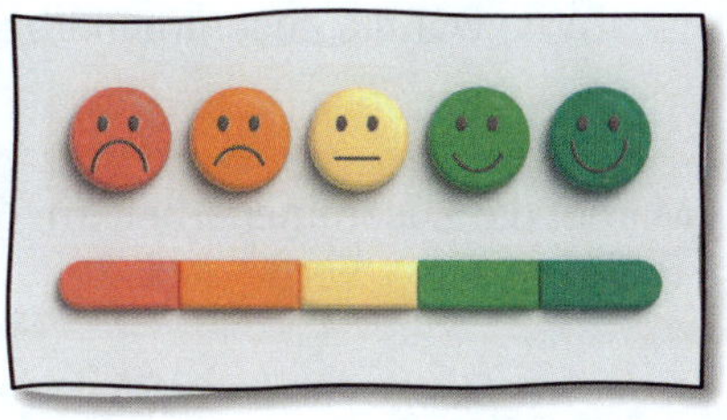

Folgende Veränderungen haben wir an unserer Checkliste vorgenommen:

-
-
-
-
-

Anna kann jetzt mit Hilfe der Checkliste die Entwicklung von Kindern besser einschätzen. Sie bedankt sich bei dir und deinem Team für die Unterstützung.

9 Dein bester Freund hat dir eine WhatsApp Nachricht geschrieben. Er möchte wissen, wie zufrieden du mit der Lernaufgabe und der Zusammenarbeit im Team bist. Beantworte seine Fragen.

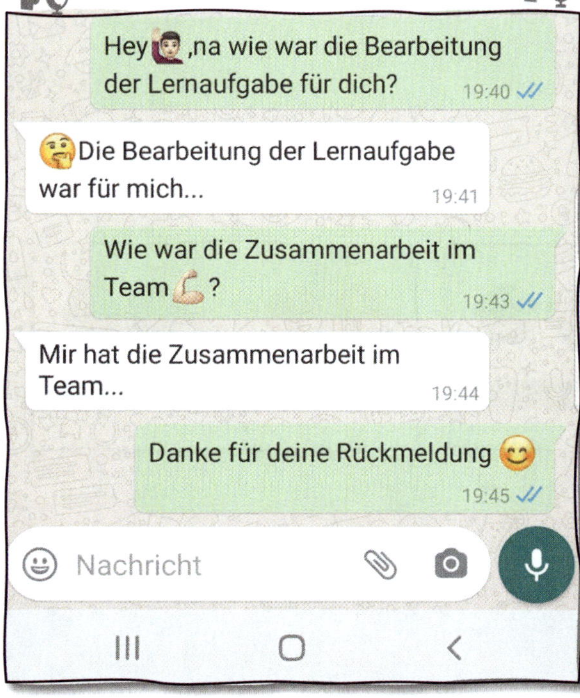
Hey, na wie war die Bearbeitung der Lernaufgabe für dich? 19:40
Die Bearbeitung der Lernaufgabe war für mich... 19:41
Wie war die Zusammenarbeit im Team? 19:43
Mir hat die Zusammenarbeit im Team... 19:44
Danke für deine Rückmeldung 19:45
Nachricht

© Autorenfoto

Schreibe hier deine WhatsApp-Antwort.

Nachricht

Abschluss

Handlungsprodukte	erledigt am:	Unterschrift
Entwicklungstabelle		
Checkliste		
Feedback		
WhatsApp		

An diesem Thema interessiert mich besonders:

Zu diesem Thema habe ich bereits Erfahrungen:

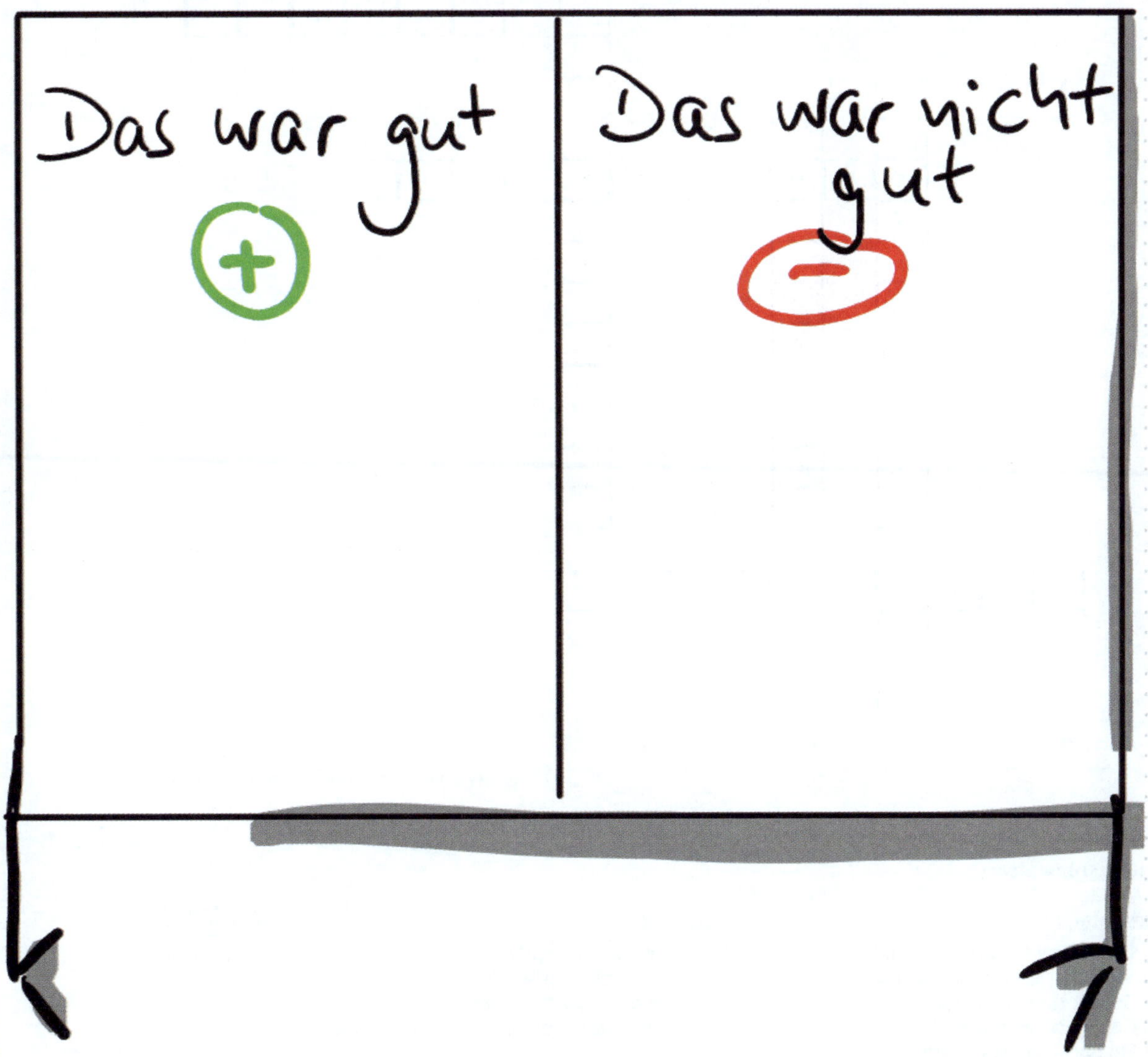

Anna möchte ihr Wissen zur motorischen Entwicklung im Kindesalter überprüfen.

Hilf Anna, das Kreuzworträtsel zur Entwicklung im Kindesalter zu lösen.

Entwicklungsbereiche

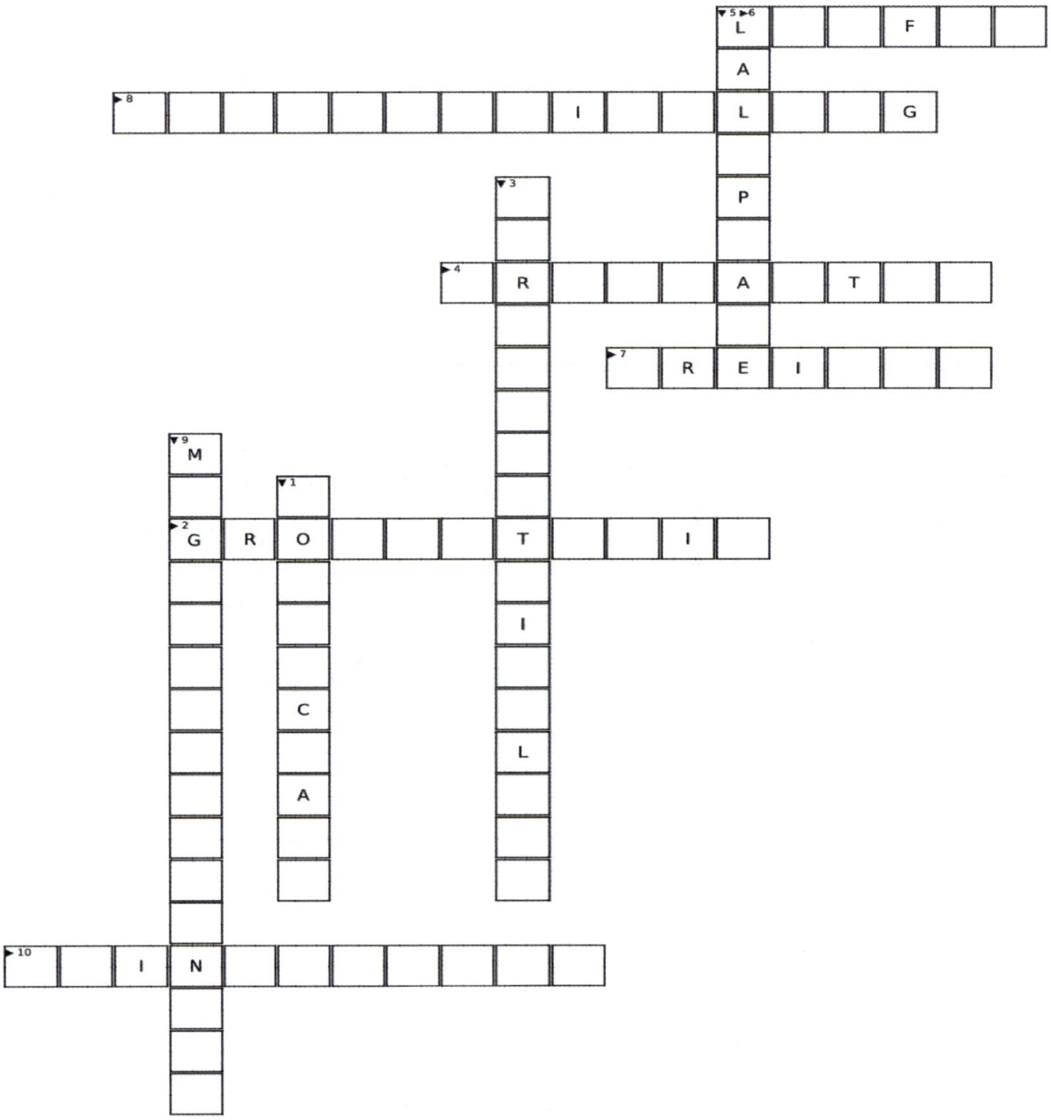

Kostenlos eigene Kreuzworträtsel erstellen auf www.schulraetsel.de

Lösungshinweise:

Horizontal ▸

(2) Große Bewegungen des Körpers
(4) Stufe der Sprachentwicklung
(6) Gehört zur Grobmotorik
(7) Gehört zur Feinmotorik
(8) Ein Entwicklungsbereich
(10) Kleine Bewegungen des Körpers

Vertikal ▾

(1) Wichtig für die Sprachentwicklung
(3) Ein Enrwicklungsbereich
(5) Stufe der Sprachentwicklung
(9) Glaube, dass Stofftiere sprechen können

Anna möchte ihr Wissen zur Entwicklung im Kindesalter überprüfen.

Hilf Anna, die versteckten Wörter zu den Entwicklungsbereichen im Suchsel zu finden.

Entwicklungsbereiche

Y	G	C	H	L	U	T	U	L	V	U	D	Z	D	G	M	E	U	K	O	H	O	L	Q	A
J	H	C	V	C	C	Y	I	M	E	Z	C	F	U	E	X	G	R	E	I	F	E	N	U	L
H	G	H	R	T	E	V	M	X	H	X	N	O	T	J	I	N	A	O	H	H	R	Y	C	R
H	P	W	E	N	L	H	W	N	H	S	G	Y	C	O	E	Y	Z	B	S	S	T	Y	R	J
M	B	C	N	Y	H	E	S	T	U	P	C	L	C	B	C	X	U	K	B	S	D	U	O	V
P	L	V	I	V	I	E	L	F	A	L	T	K	Q	J	P	D	N	X	E	R	E	L	T	U
T	C	I	L	A	U	F	E	N	G	K	K	E	W	E	A	N	P	L	V	K	N	E	N	Z
G	U	N	T	E	R	S	C	H	I	E	D	E	B	K	I	I	G	A	P	M	K	U	Z	W
V	Y	H	H	S	K	U	D	T	H	W	E	T	K	T	L	W	F	L	G	F	E	T	B	D
M	S	Z	P	T	G	G	D	Y	N	L	A	I	G	P	M	O	E	L	M	Q	N	R	G	Q
S	O	M	T	D	J	S	T	U	F	E	N	I	S	E	Q	R	I	P	O	B	N	G	N	S
C	J	N	O	F	F	I	C	Y	I	B	W	I	P	R	M	T	N	H	O	J	J	E	P	P
E	G	O	Z	E	N	T	R	I	S	M	U	S	G	M	R	S	M	A	Q	K	X	R	I	D
S	Y	I	V	S	I	Z	Z	A	Q	M	K	P	F	A	G	C	O	S	S	A	C	M	Q	I
R	B	T	A	H	E	E	A	D	R	W	Y	G	B	N	A	H	T	E	N	M	P	I	S	I
O	C	N	L	N	U	O	I	D	V	H	W	L	G	E	C	A	O	I	T	I	Z	Q	R	X
V	F	B	K	V	P	D	V	T	V	O	R	G	Z	N	K	T	R	V	K	J	S	U	H	K
O	C	V	I	U	N	K	M	X	A	D	I	P	D	Z	Q	Z	I	A	T	D	D	H	I	J
E	V	U	S	P	V	Y	B	D	F	O	U	F	Y	Z	K	J	K	R	X	T	J	U	C	D
I	A	E	R	R	D	S	T	V	B	F	X	A	X	D	K	R	T	D	I	S	L	A	Q	P
V	G	V	L	P	M	U	R	B	N	R	H	K	U	F	J	U	U	R	K	C	F	I	P	Y
H	S	H	F	D	V	L	O	P	W	R	H	I	Y	X	Y	W	A	I	B	I	D	A	F	V
P	I	U	G	R	O	B	M	O	T	O	R	I	K	N	R	C	M	F	A	U	O	S	V	X
U	M	U	M	S	B	F	X	P	B	X	H	C	P	B	F	Z	D	X	X	U	Z	A	U	Q
D	B	D	M	A	Q	L	Z	F	Y	Y	F	S	V	N	A	Z	F	S	T	N	G	U	B	W

Diese Wörter sind versteckt:

GROBMOTORIK OBJEKTPERMANENZ STUFEN LALLPHASE

FEINMOTORIK GREIFEN VIELFALT

EGOZENTRISMUS DENKEN WORTSCHATZ

UNTERSCHIEDE LAUFEN

Leo, 3 Jahre, ist seit einer Woche neu in der KiTa Sonnenschein. Anna möchte mit Hilfe der Checkliste überprüfen, ob seine bisherige Entwicklung altersgemäß verlaufen ist. Sie erhält von Leos Mutter eine Entwicklungstabelle.

Hilf Anna, mit der Checkliste die Entwicklung von Leo zu beurteilen. Trage in die Entwicklungstabelle das Alter von Leo zu den jeweiligen Entwicklungsschritten ein. Kreuze an, ob die Entwicklung normal verläuft.

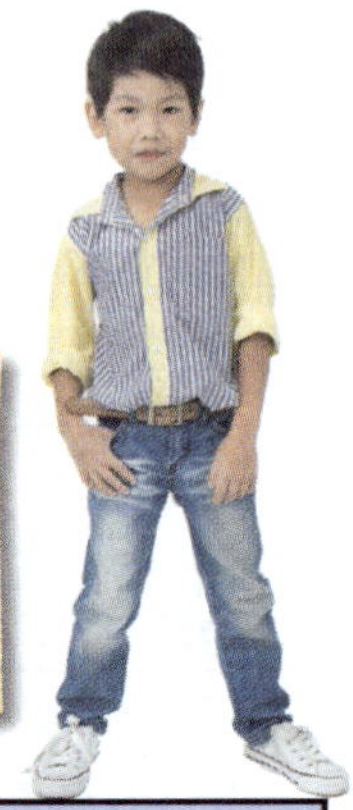

Denk-, Sprach- und motorische Entwicklung für dieses Alter	Leos Entwicklung	Verläuft die Entwicklung von Leo schnell oder langsam?	
		schnell	langsam
	Mit fünf Monaten dreht sich Leo vom Bauch auf den Rücken und zurück.		
	Mit neun Monaten kann sich Leo an Gegenständen hochziehen.		
	Mit elf Monaten trinkt Leo alleine aus seinem Becher.		
	Mit einem Jahr läuft Leo alleine.		
	Mit einem Jahr sagt Leo zum ersten Mal Mama.		
	Mit zwei Jahren benutzt Leo immer noch 10 Wörter.		
	Mit zweieinhalb Jahren freut sich Leo auf den Osterhasen.		

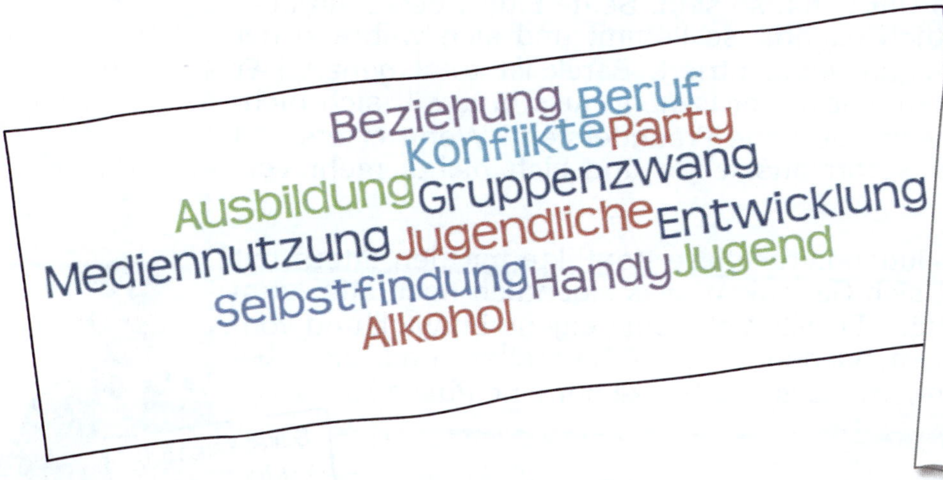

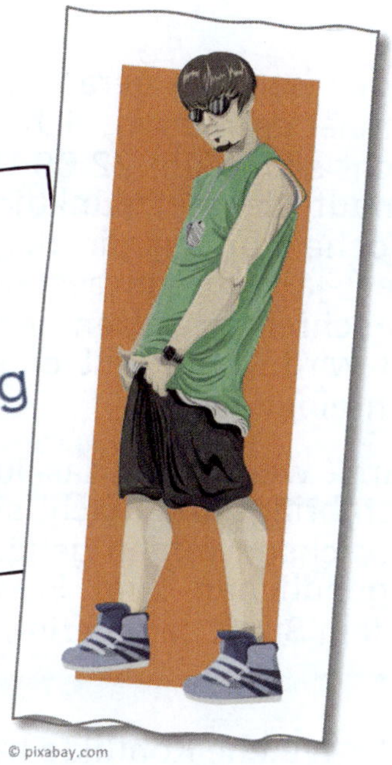

© pixabay.com

Lernfeld 3: **Wahrnehmung, Beobachtung und Berücksichtigung von Bedürfnissen**

Lernaufgabe 3.4: Entwicklung im Jugendalter – Erwachsen werden.

Ich kann ...

- erkennen, dass das Jugendalter viele Konflikte mit sich bringt.
- eigene Konflikte mit meiner Familie beschreiben.
- den Begriff Entwicklungsaufgabe erklären.
- die verschiedenen Entwicklungsaufgaben des Jugendalters nennen.
- nachvollziehen, welche Folgen beim Bewältigen und Nicht-Bewältigen der Aufgaben entstehen.
- Beispiele für die Entwicklungsaufgaben formulieren.
- meine eigene Entwicklung vom Jugendlichen zum Erwachsenen als Bild darstellen.

Zeitumfang:
5 Unterrichtsstunden

Barek hat sich gerade erst wieder total mit seinen Eltern gestritten. Ihm ist es wichtig, sich mit seinen Freunden zu treffen und er möchte nicht schon um 22:00 Uhr zuhause sein. Seine Eltern bestehen aber darauf, dass er pünktlich nachhause kommt und sich während der Woche nur auf die Schule konzentriert. Barek ist total genervt! Er weiß ja wohl am besten, wieviel er lernen muss und will sich nicht vorschreiben lassen, wann er seine Freunde sieht! Wenn er erstmal 18 wird, dann will er sofort ausziehen und sich nichts mehr vorschreiben lassen.

Barek weiß, dass das Jugendalter diese Konflikte mit den Eltern mit sich bringt und macht sich Gedanken, was eigentlich noch alles zum Erwachsenwerden gehört. Er will sich seine eigene Entwicklung vom Jugendlichen zum Erwachsenen bildlich darstellen und sich bei jedem Streit daran erinnern, dass das Ganze nur eine Phase ist.

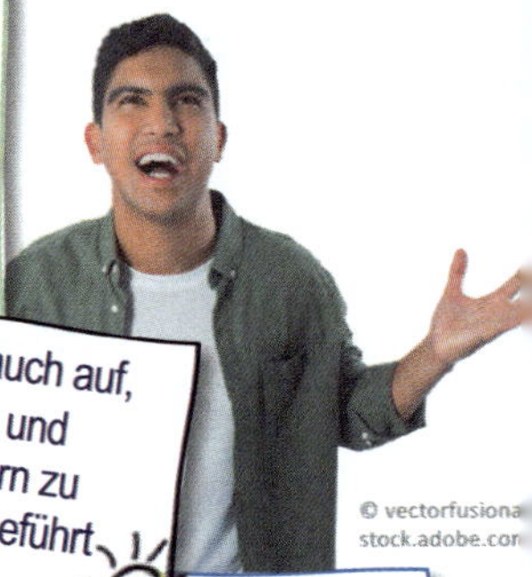

1 Welche Konflikte hat Barek mit seinen Eltern?

Schreibe auch auf, was bei dir und deinen Eltern zu Konflikten geführt hat!

2 Beschreibe den Cartoon. Erinnere dich an ähnliche Situationen, die du mit deinen Eltern erlebt hast und mach dir dazu Notizen.

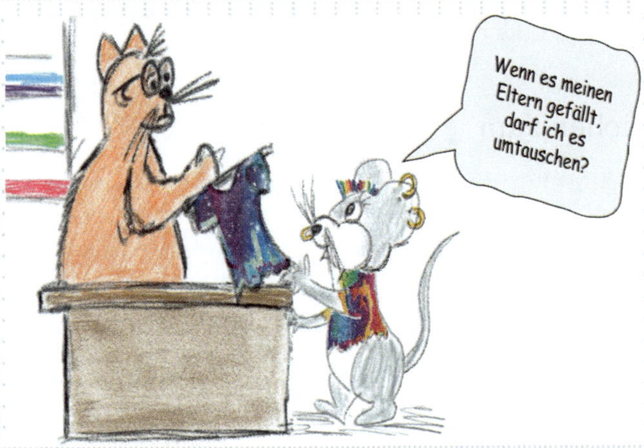

Barek möchte sich zuerst über die Entwicklungsaufgaben im Jugendalter informieren.

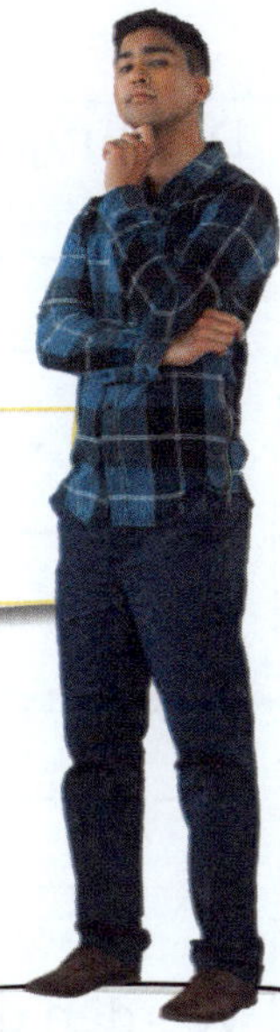

3 Lies dir den folgenden Text durch und ergänze anschließend den Lückentext auf Seite 162.

Entwicklungsaufgaben im Jugendalter

Jeder Jugendliche muss auf dem Weg zum Erwachsenwerden eine ganze Reihe von Aufgaben bewältigen. Diese Aufgaben nennt man Entwicklungsaufgaben. Zu den Entwicklungsaufgaben eines Jugendlichen gehören:

- ✓ Neue und reifere Beziehungen zu Altersgenossen beiderlei Geschlechts aufbauen.
- ✓ Die weibliche oder männliche Geschlechtsrolle übernehmen.
- ✓ Die veränderte körperliche Erscheinung akzeptieren.
- ✓ Sich gefühlsmäßig von den Eltern und anderen Erwachsenen abgrenzen.
- ✓ Sich auf eine Beziehung und Familienleben vorbereiten.
- ✓ Sich auf eine berufliche Karriere vorbereiten.
- ✓ Ein eigenes Wertesystem aufbauen, nach dem sich das eigene Verhalten richtet.
- ✓ Ein sozial verantwortliches Verhalten aufbauen.

Werden diese Aufgaben bewältigt, so kann sich der Jugendliche weiter entwickeln und erwachsen werden. Schafft er es allerdings nicht, diese Aufgaben angemessen anzugehen, findet keine Weiterentwicklung statt und er muss mit Sanktionen seines sozialen Umfeldes rechnen. So wird z. B. über einen Jugendlichen, der keinen Schulabschluss hat oder keine Ausbildung macht, abwertend geredet oder ein Jugendlicher, der Drogen nimmt, wird von der Gesellschaft ausgegrenzt.

Die Aufgaben, die Jugendliche in der Pubertät bewältigen müssen, nennt man

_____________________________ .

Folgende Entwicklungsaufgaben werden unterschieden:

1. ____
2. ____
3. ____
4. ____
5. ____
6. ____

Werden die Entwicklungsaufgaben gut bewältigt, dann findet eine

__________________________ statt. Werden sie nicht entsprechend bewältigt, dann

kommt es zu _______________________ .

Barek hat jetzt einen Überblick über die Aufgaben, die das Jugendalter mit sich bringt, er weiß aber nicht genau, was er darunter verstehen soll.

4 Setze dich mit deinem Banknachbar zusammen und findet zu jeder der Entwicklungsaufgaben zwei Beispiele.

Notierhilfe:

1. Entwicklungsaufgabe: ____-

Beispiel 1:

Beispiel 2:

Barek ist jetzt bereit, seine Entwicklung vom Jugendlichen zum Erwachsenen bildlich darzustellen.

5 Entscheide nun, wie du deine Entwicklung vom Jugendlichen zum Erwachsenen bildlich darstellen willst.

Hier findest du ein paar Beispiele.

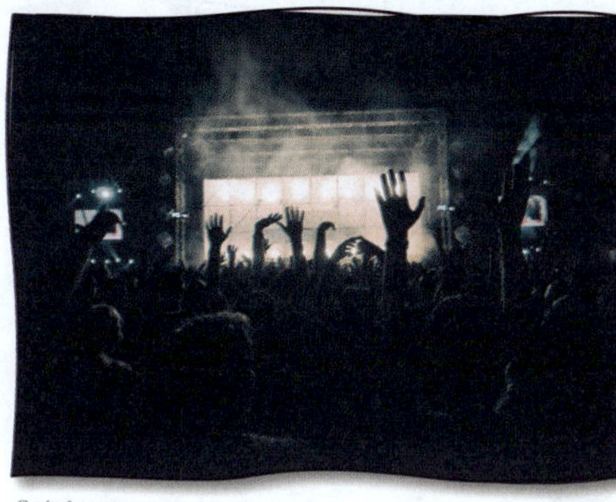

© pixabay.com

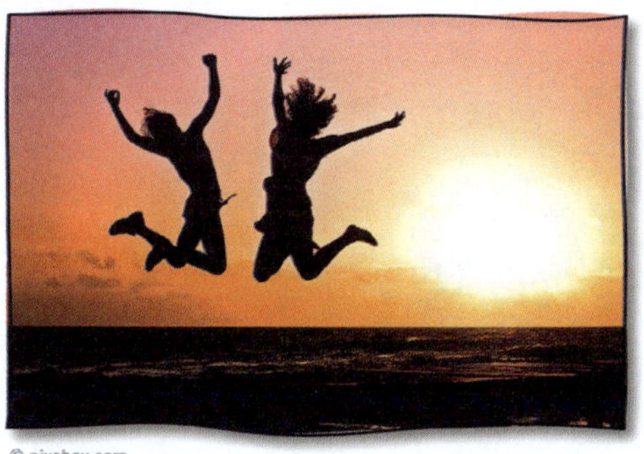

© pixabay.com

Du kannst auch Bilder suchen und eine Collage erstellen.

6 Erstelle nun dein eigenes Bild.

Ihr habt eure Aufgabe erledigt und Barek beim Erstellen des Bildes geholfen.

7 Präsentiert eure Bilder der Klasse und gebt den anderen ein Feedback. Was war top? Welche Tipps gebt ihr eurer Mitschülerin beziehungsweise eurem Mitschüler?

Auf Folgendes achten:
Sauberkeit
guter Gesamteindruck
kreativ

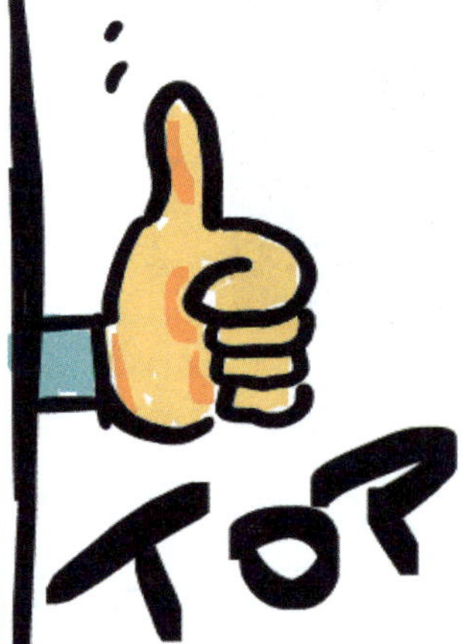

Feedback für:

Von:

Barek hat verschiedene Einblicke durch eure Bilder in das Erwachsenwerden bekommen.

8 Notiere dir für deinen Erfahrungsschatz jeweils zwei Dinge, die gut und welche die weniger gut waren.

Du kannst auch gerne mehrere Inhalte für deinen Erfahrungsschatz aufschreiben.

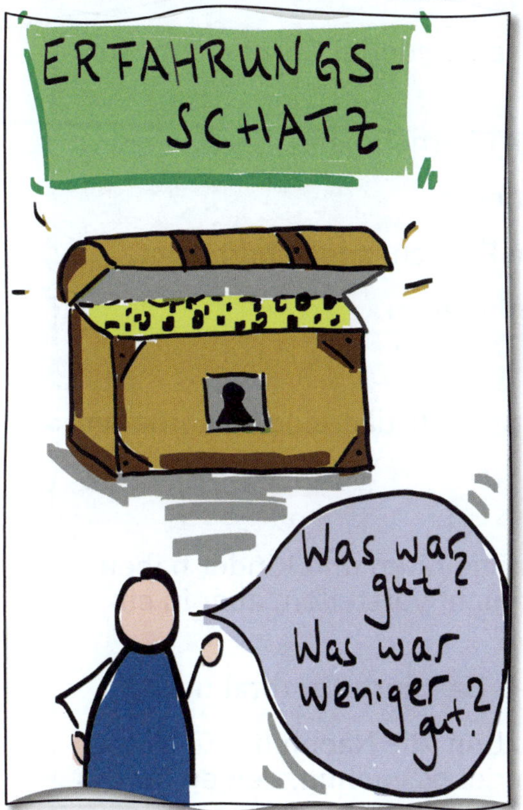

© Autorenfoto

Abschluss

Handlungsprodukte	erledigt am:	Unterschrift
Cartoon		
Lückentext		
Notierhilfe		
Bild		
Feedbackbogen		
Erfahrungsschatz		

Barek möchte sein Wissen zum Erwachsenwerden testen.

Ordne den Entwicklungsaufgaben (1–8) ein passendes Beispiel (a–h) zu:

Scheibe die passende Nummer hinter das Beispiel!

1. Neue und reifere Beziehungen zu Altersgenossen beiderlei Geschlechts aufbauen.
2. Die weibliche oder männliche Geschlechtsrolle übernehmen.
3. Die veränderte körperliche Erscheinung akzeptieren.
4. Sich gefühlsmäßig von den Eltern und anderen Erwachsenen abgrenzen.
5. Sich auf eine Beziehung und Familienleben vorbereiten.
6. Sich auf eine berufliche Karriere vorbereiten.
7. Ein eigenes Wertesystem aufbauen, nach dem sich das eigene Verhalten richtet.
8. Ein sozial verantwortliches Verhalten aufbauen.

a. Barek macht sich Gedanken, ob er irgendwann heiraten und Kinder haben will. Jetzt kann er sich das natürlich noch gar nicht vorstellen, aber in ein paar Jahren, so mit 30, schon.

b. Barek bekommt neuerdings richtig viele Pickel. Das findet er total nervig!

c. Barek hilft oft ehrenamtlich bei einer Organisation, die Nachhilfe für Kinder aus sozial schwachen Familien anbietet. Er findet es wichtig, denjenigen zu helfen, die es im Leben nicht so leicht haben.

d. Barek mag seine Eltern, aber seine Freunde sind ihm auch sehr wichtig. Es macht einfach mehr Spaß, wenn er mit ihnen was unternimmt. Dann ist es ihm auch egal, wenn seine Eltern das nicht so gut finden! Früher war ihm das total wichtig, dass seine Eltern alles gut finden, was er tut, aber jetzt ist das irgendwie anders geworden!

e. Viele von Bareks Freunden rauchen Shisha und trinken Alkohol. Ständig versuchen sie ihn zu überreden mitzurauchen und zu trinken, aber er will es einfach nicht. Ihm ist es wichtiger, seiner Überzeugung treu zu bleiben, statt einfach mitzumachen.

f. Bald hat Barek seinen MBA in der Tasche und kann endlich seine Ausbildung zum Altenpfleger beginnen. Danach will er erstmal arbeiten und Geld verdienen.

g. Barek fühlt sich gut damit, dass er ein Mann ist. Auch wenn er sich oft rasieren muss, fühlt er sich wohl in seiner Haut.

h. Seit einigen Monaten hat Barek eine neue Freundin. Sie verstehen sich richtig gut und er kann sich vorstellen, dass sie noch lange zusammen bleiben.

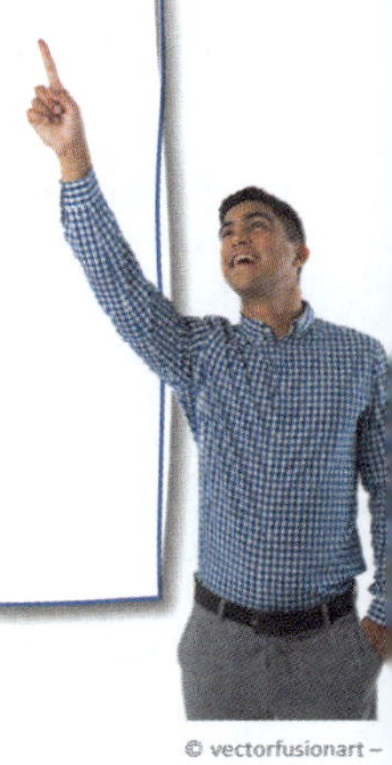

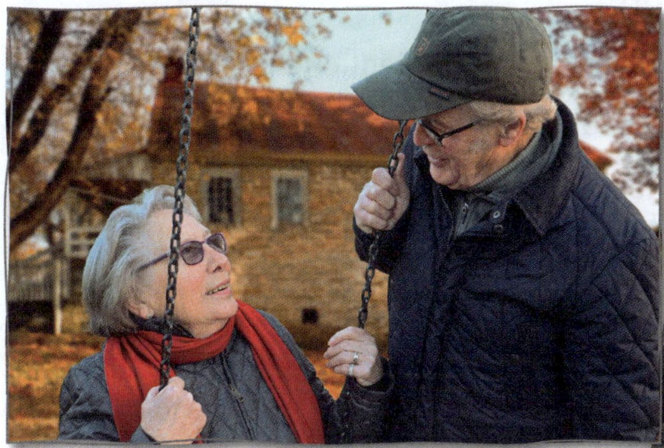

© pixabay.com

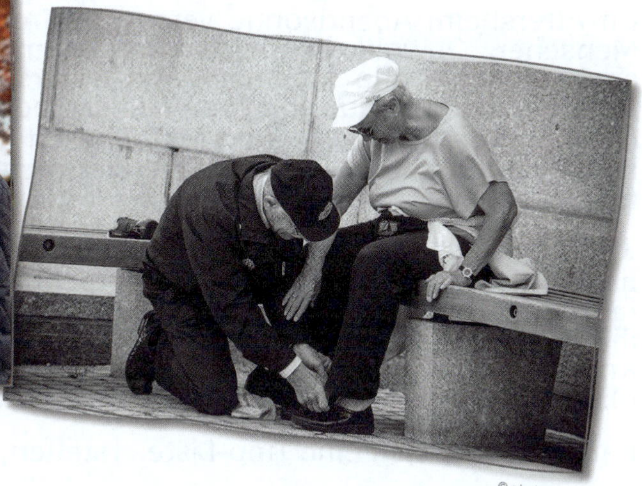

© pixabay.com

Lernfeld 3: Wahrnehmung, Beobachtung und Berücksichtigung von Bedürfnissen

Lernaufgabe 3.5: „Wenn ich einmal alt bin."

Ich kann ...

- erkennen, dass alte Menschen sich mit körperlichen und psychischen Erkrankungen auseinandersetzen müssen.
- körperliche, psychische und soziale Veränderungen erklären.
- verstehen, dass alte Menschen auf ihr bisheriges Leben zurückblicken und Bilanz ziehen.
- nachvollziehen, warum manche alte Menschen nicht mehr für sich alleine sorgen können.
- unterschiedliche Wohnformen beschreiben.
- erkennen, dass der Alterungsprozess bei jedem Menschen anders verläuft.
- Tipps nennen, um im Alter fit zu sein.

Zeitumfang:
4 Unterrichtsstunden

Frau Müller wird 100

Im Altersheim Abendsonne versorgt Barek viele unterschiedliche Menschen. Obwohl die meisten von ihnen schon über 80 Jahre alt sind, sind sie alle in einer ganz unterschiedlichen Verfassung. Manche erzählen nur noch von früher und können sich nicht mehr daran erinnern, was sie zum Mittagessen gegessen haben. Andere sind geistig total fit, können sich aber nicht mehr alleine anziehen und waschen.

Und dann gibt es noch die Bewohner, die nur noch in ihrem Bett liegen können und nicht mehr ansprechbar sind. Eine Bewohnerin fasziniert Barek dabei besonders, denn Frau Müller feiert heute ihren 100. Geburtstag und schlägt ihn immer bei sämtlichen Knobelspielen. Wenn Barek alt wird, dann möchte er wie Frau Müller sein ... aber wie kann er das erreichen?

Barek möchte sich eine Tipp-Liste erstellen, um im Alter fit zu sein.

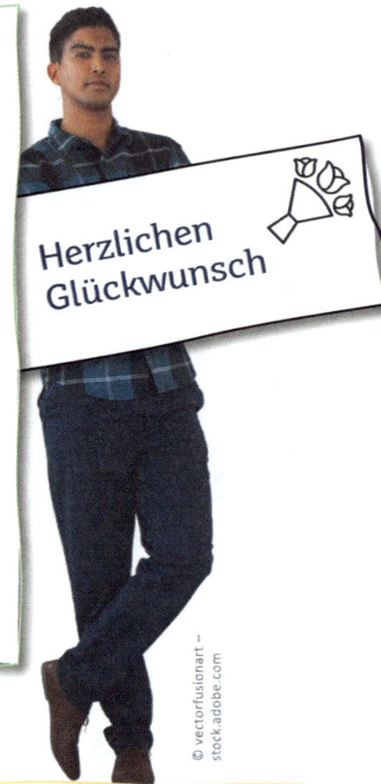

1 Stell dir vor, du wärst 80 Jahre alt. Wie möchtest du in diesem Alter sein? Wie möchtest du nicht sein? Mach dir Notizen.

So möchte ich im Alter sein.	So möchte ich im Alter nicht sein.

Barek hat sich schon oft gefragt, wie es eigentlich dazu kommt, dass jeder Mensch so unterschiedlich altert und im Alter so unterschiedliche Dinge kann.

(2) Lies den nachfolgenden Informationstext, markiere körperliche Veränderungen blau, psychische Veränderungen rot und soziale Veränderungen gelb. Erstelle anschließend eine Mindmap.

Entwicklung im Alter

Unsere Entwicklung beginnt mit der Zeugung und endet mit dem Tod. Das bedeutet, dass wir uns sogar im Alter noch entwickeln und verschiedene Entwicklungsaufgaben, wie z. B. den Umgang mit Krankheit oder den Verlust des Partners, bewältigen müssen. Das Alter bringt viele Veränderungen im körperlichen, geistigen, psychischen und sozialen Bereich mit sich, doch der Alterungsprozess verläuft bei jedem Menschen unterschiedlich. Unterschieden wird dabei in das kalendarische Alter (Anzahl der Lebensjahre), das biologische Alter (die körperliche Verfassung) und das psychologische Alter (das gefühlte Alter).

Mögliche altersbedingte Veränderungen betreffen den körperlichen Bereich, den psychischen Bereich und den sozialen Bereich. Der Körper ist immer schlechter in der Lage etwas auszugleichen und altert. Viele alte Menschen haben Probleme mit dem Gehen, Hören oder Sehen oder erkranken an Diabetes oder anderen altersbedingten Krankheiten. Es gibt allerdings auch Menschen, die bis ins hohe Alter körperlich fit bleiben. Auch im psychischen Bereich gibt es Veränderungen. Ältere Menschen blicken auf ihr bisheriges Leben zurück und sind entweder zufrieden und offen für den neuen Lebensabschnitt oder sie sind mit ihrem bisherigen Leben unzufrieden und reagieren darauf, indem sie sich zurück ziehen. Bei den meisten Menschen kommt es zu einem nur geringen Abbau der geistigen Fähigkeiten. Dies kann durch Übungen und Gedächtnistraining erhalten werden. Einige wenige Menschen werden dement und müssen betreut werden. Die Veränderungen im sozialen Bereich entstehen z. B. dadurch, dass man nicht mehr arbeiten geht und sich von seinem Berufsleben verabschieden muss. Diese veränderte Situation wirkt sich massiv auf die Familie aus, denn nun gibt es einen völlig neuen Tagesablauf, den man irgendwie ausfüllen muss. Auch die finanzielle Situation ist dadurch oft betroffen, denn meistens haben ältere Menschen weniger Geld zur Verfügung und müssen sich plötzlich einschränken. Manchmal müssen sie dadurch auch in eine kleinere Wohnung ziehen und verlieren ihr gewohntes Umfeld.

Zeichne deine Mindmap auf ein extra Blatt.

Benutze unterschiedliche Farben und Formen.

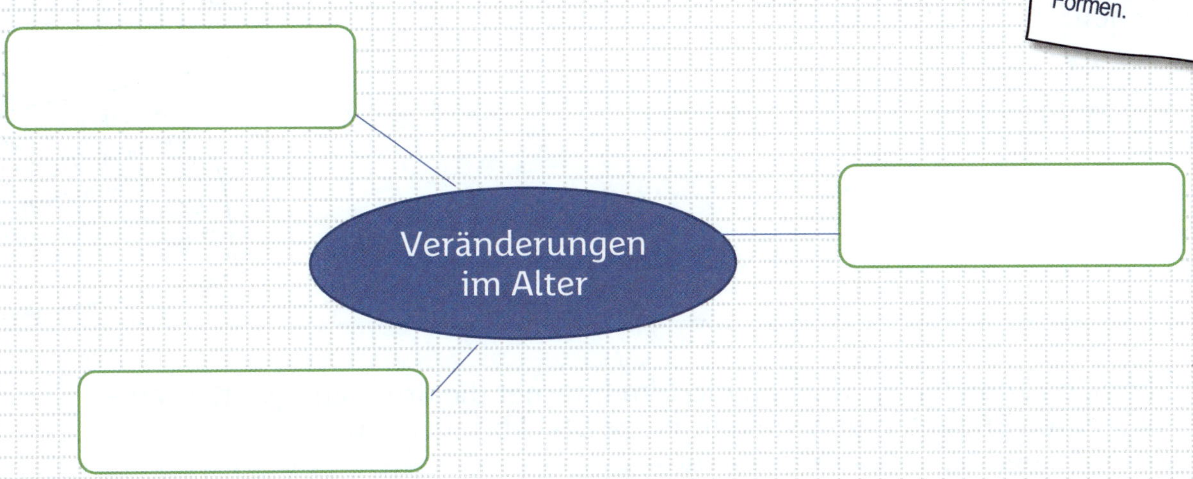

Barek fragt sich, ob unterschiedlichen Wohnformen einen Einfluss auf die Entwicklung im Alter haben.

3 Finde heraus, welche Wohnformen es für alte Menschen gibt. Welche Wohnform ist für welche Menschen geeignet ist?

Recherchiere im Internet oder nutzt Fachbücher, z. B. https://www.wohnen-im-alter.de/einrichtung/wohnformen

Notizzettel:

Diese Wohnformen gibt es für alte Menschen:

1.

2.

3.

4.

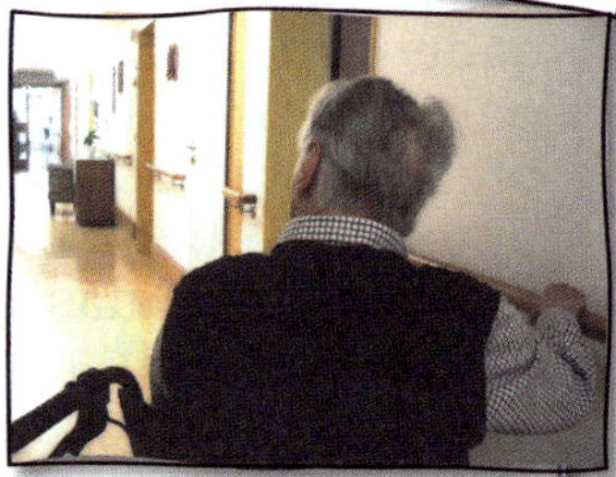

© pixabay.com

Diese Wohnformen sind geeignet für Menschen, die sich noch gut selbst versorgen können:

Diese Wohnformen sind sinnvoll für Menschen, die nur wenig Unterstützung brauchen:

Diese Wohnform ist notwendig für Menschen, die viel Unterstützung/Pflege brauchen:

Folgende Informationen kannst du notieren: Name, Anzeichen, Ursache, Diagnose, Therapie

4 Ihr seid schon fertig? Recherchiert im Internet die drei häufigsten altersbedingten Erkrankungen. Erstellt kurze Steckbriefe dazu.

Barek hat überhaupt keine Vorstellung davon, was es bedeutet, alt und bei alltäglichen Aufgaben und Anforderungen eingeschränkt zu sein. Er möchte deshalb mit älteren Menschen über deren Erfahrungen sprechen, um seine Tipp-Liste zu erstellen.

5 Unterhalte dich im familiären Umfeld mit älteren Menschen. Frage zum Beispiel deine Großeltern oder ältere Bekannte, welche Tätigkeiten ihnen im Alter schwer fallen. Wie halten sie sich fit? Entscheide dich, welche Aussagen für deine Tipp-Liste wichtig sind.

Vielleicht kannst du Fotos oder ähnliche Dinge mitbringen, die deine Beispiele verdeutlichen.

Notizzettel

Ältere Menschen haben Probleme bzw. Schwierigkeiten bei:

-
-
-
-
-
-
-
-

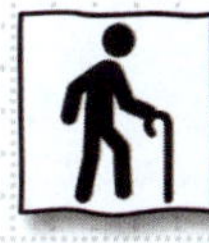
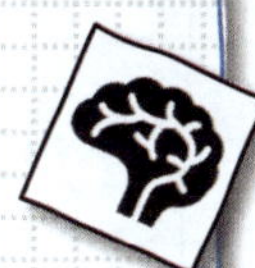
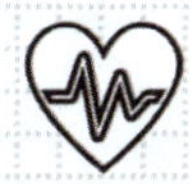
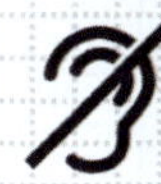

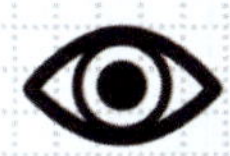

Hier ein paar Gestaltungstipps für deine Tipp-Liste:

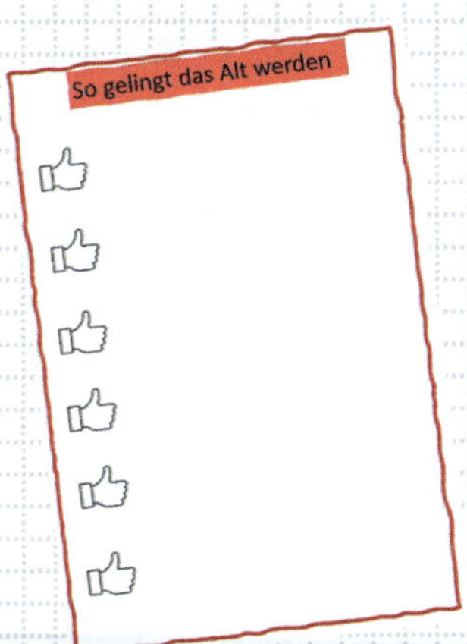

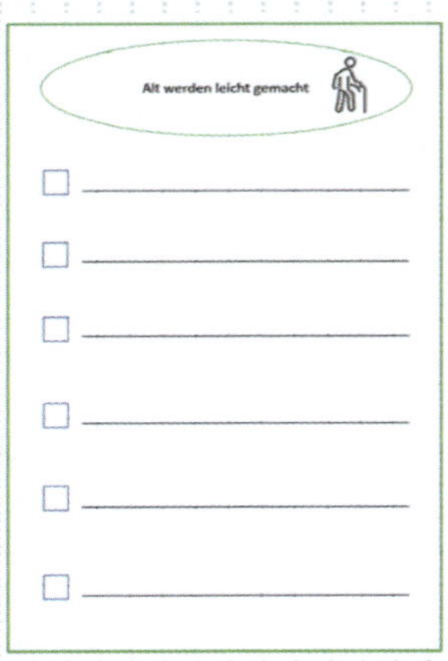

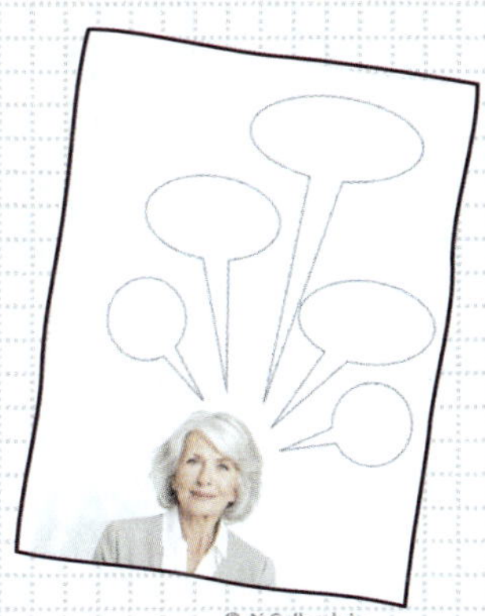

© AI Gallerybd – stock.adobe.com

Barek hat nun einen Eindruck vom unterschiedlichen Alt werden bekommen. Er hat jetzt eine Vorstellung, wie das Altwerden gelingt.

6 Erstelle deine Tipp-Liste.

Ihr habt eure Aufgabe erledigt und Barek beim Erstellen der Tipp-Liste unterstützt.

7 Präsentiert der Klasse eure Ergebnisse und gebt anderen Teams ein Feedback. Achtet dabei auf Mimik, Gestik und Körperhaltung.

Rückmeldung für Team

von

Achtet bei er Präsentation auf Blickkontakt. Sprecht langsam und deutlich.

Verbales Verhalten
Sprechgeschwindigkeit, Lautstärke, Betonung

☺☺	☺	☹	☹☹

Visualisierung
Gestaltung, Kreativität, Beachtung der Schriftregeln

☺☺	☺	☹	☹☹

Nonverbales Verhalten
Blickkontakt, Mimik, Gestik, Körperhaltung

☺☺	☺	☹	☹☹

Zielgerichtetheit
Sachliche Richtigkeit, Verständlichkeit, Vollständigkeit

☺☺	☺	☹	☹☹

Folgende Tipps haben wir nach der Rückmeldung ergänzt:

-
-
-
-

Die Tipp-Liste, um im Alter fit sein zu können, ist erstellt. Barek bedankt sich bei euch für die Unterstützung.

8 Wie zufrieden bist du mit deinem Lernerfolg? Schreibe in die Puzzleteile jeweils zwei positive Aspekte und zwei negative Aspekte.

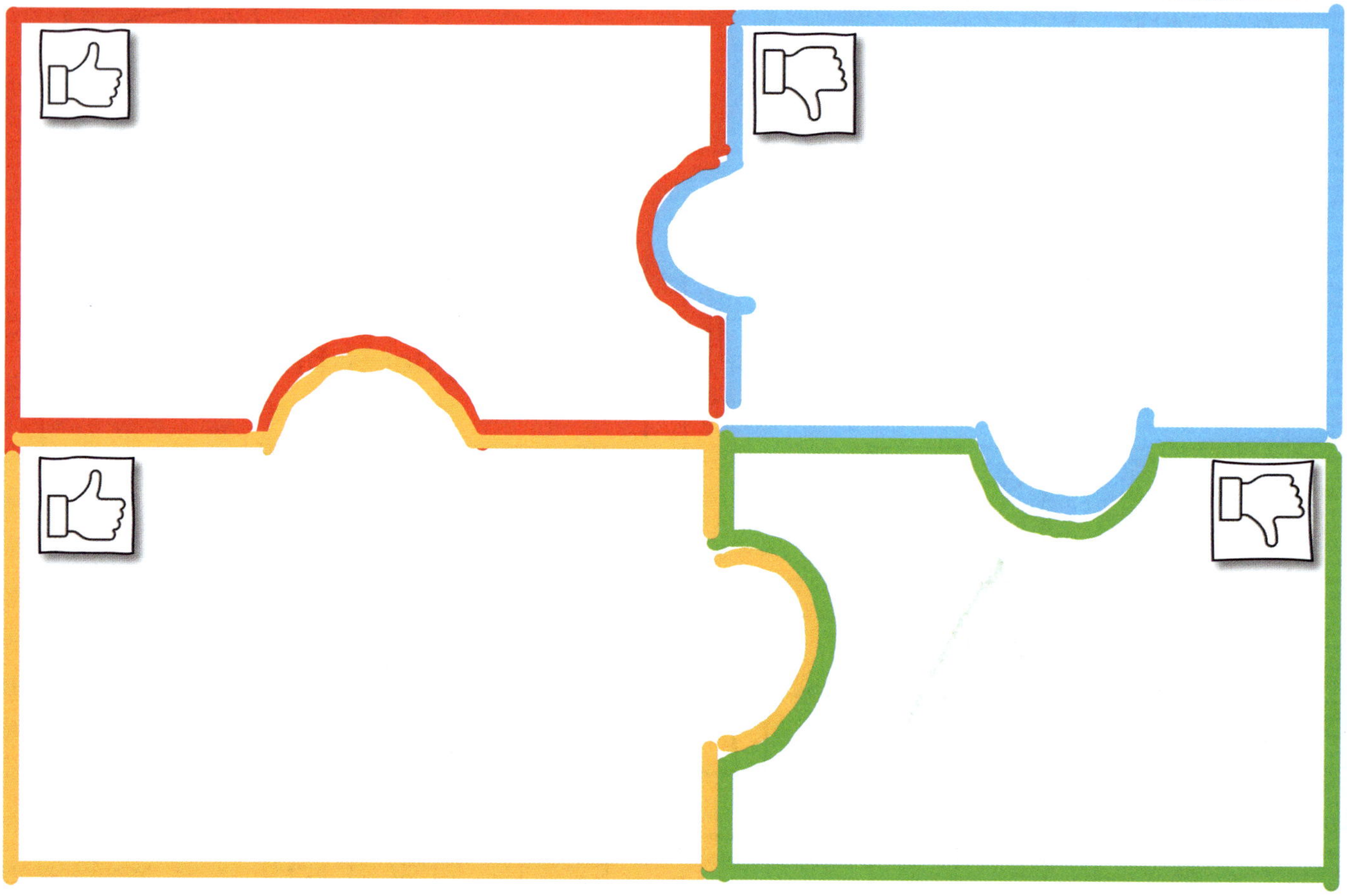

Abschluss

Handlungsprodukte	erledigt am:	Unterschrift
Mindmap		
Notizzettel		
Interview		
Tipp-Liste		
Feedback		
Puzzle		

Du hast die unterschiedlichen Lebensphasen kennengelernt. Nutze das Diagramm, um noch einmal deine wichtigsten Erkenntnisse zu den drei Bereichen, „Kleinkind“, „Jugend“ und „Alter“ zusammenzufassen.
Zu welchen Inhalten brauchst du noch mehr Informationen?

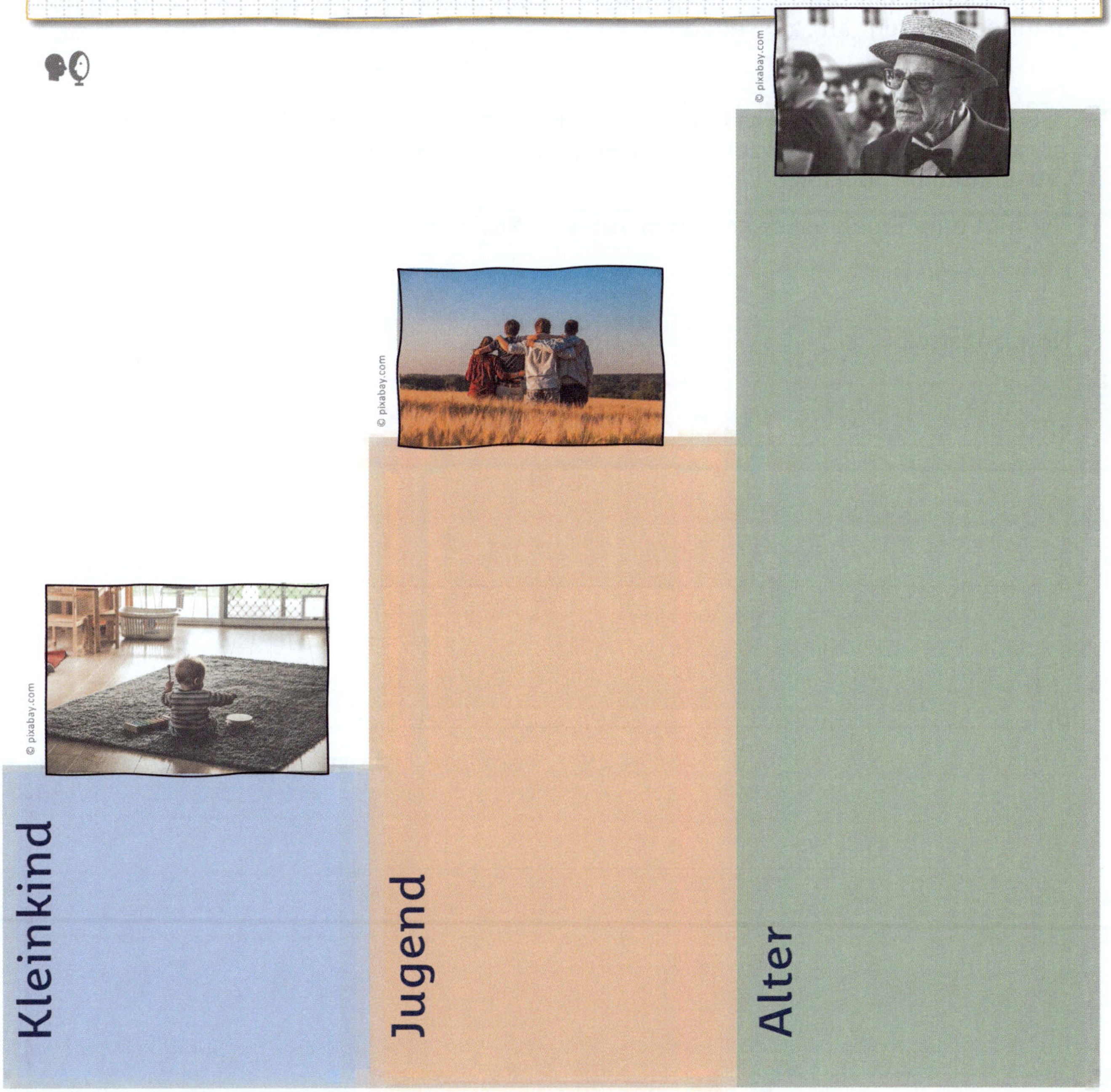

Wie sind die Lernaufgaben für dich gewesen? Kreuze an.

Schreibe noch ein paar Sätze dazu.

Barek weiß nun, dass man unter dem „biologischen Alter" die körperliche Verfassung eines Menschen versteht.

Er kann sich jedoch immer noch nicht erklären, warum einige Menschen trotz ihres fortgeschrittenen Alters „jung geblieben" sind und warum einige Menschen schon in jungen Jahren „alt" aussehen.

9 Überlege dir zusammen mit deinem Banknachbarn/deiner Banknachbarin, welche Ursachen es für eine vorzeitige Alterung des Körpers geben kann und findet ein anschauliches Beispiel.

Notiert eure Ergebnisse schriftlich auf dem Notizenzettel.

Notizenzettel:

1. ____

-

2. ____

-

3. ____

-

4. ____

-

Barek hat von Frau Müller Tipps erhalten, wie man ihrer Meinung nach alt werden kann.

Suche im Rätsel die Tipps von Frau Müller. Kreise die Wörter ein.

So bleibt man fit im Alter

Suche folgende Begriffe:

J	N	W	G	R	L	J	K	E	M	L	I	O	W	X	L	H	S
I	H	S	C	B	E	W	N	H	Q	D	Y	X	N	E	B	X	Y
K	O	Y	V	M	F	O	D	E	O	E	N	I	X	G	X	R	K
X	M	N	M	D	I	E	R	N	U	J	C	W	O	O	O	Y	D
P	M	F	Y	C	I	M	Y	U	A	S	O	C	C	B	E	P	Y
O	V	S	B	E	W	E	G	U	N	G	R	U	J	E	G	H	J
V	C	V	J	U	Y	Y	C	R	S	E	O	Y	V	N	D	R	S
D	Q	S	E	G	Y	U	E	S	I	N	G	E	N	T	L	M	U
L	X	C	R	F	P	P	K	T	O	N	H	K	Q	A	A	T	V
G	E	D	Ä	C	H	T	N	I	S	T	R	A	I	N	I	N	G
U	T	C	B	C	S	B	J	L	R	A	S	G	F	Z	T	P	A
B	B	V	B	O	N	M	U	N	V	A	P	S	T	E	U	W	K
E	T	K	A	T	N	O	K	P	Y	C	F	Q	N	N	I	E	F
X	U	P	B	M	I	B	M	H	D	G	R	R	S	Q	G	E	R
N	R	B	Q	W	H	Y	E	X	U	C	I	B	J	K	V	M	J
S	L	V	E	M	P	G	N	U	R	H	Ä	N	R	E	D	N	R
D	D	X	V	C	L	P	P	R	F	M	B	K	U	U	R	C	N
R	P	Y	D	P	Q	L	Y	Z	L	C	I	K	M	A	T	X	J

Diese Wörter sind versteckt:

1. Bewegung
2. Kontakte
3. Ernährung
4. Gedächtnistraining
5. tanzen
6. singen

Quelle: http://suchsel.bastelmaschine.de

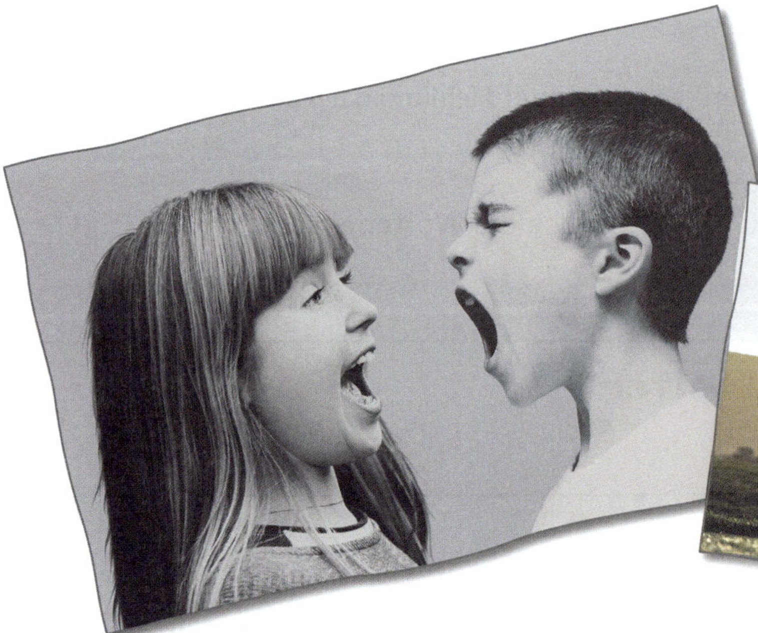

© pixabay.com

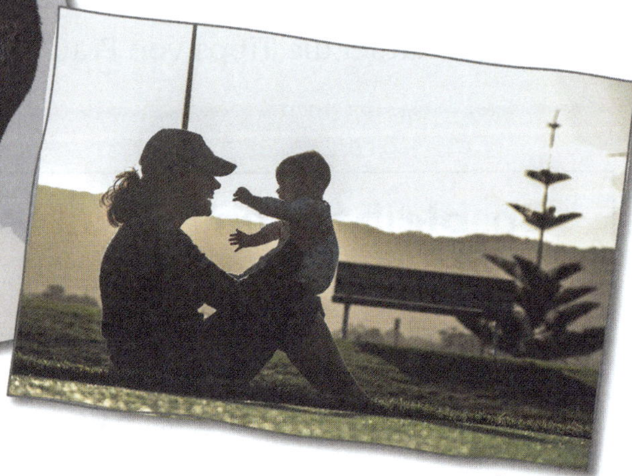

© pixabay.com

Lernfeld 3: Wahrnehmung, Beobachtung und Berücksichtigung von Bedürfnissen

Lernaufgabe 3.6: Erzieherische Grundhaltung

Ich kann ...

- eine Definition von Erziehungsstil angeben.
- die unterschiedlichen Erziehungsstile benennen.
- Merkmale der unterschiedlichen Erziehungsstile beschreiben.
- Folgen der unterschiedlichen Erziehungsstile für die kindliche Entwicklung beschreiben.
- bewerten, welcher Erziehungsstil geeignet ist, die Entwicklung von Kindern positiv zu beeinflussen.
- die Wichtigkeit der erzieherischen Grundhaltung beschreiben.
- ein Quiz mit Fragen und Antworten zu den Erziehungsstilen erstellen.
- einen Erziehungsstil anhand eines Fallbeispiels erkennen.

<u>Zeitumfang:</u>
5 Unterrichtsstunden

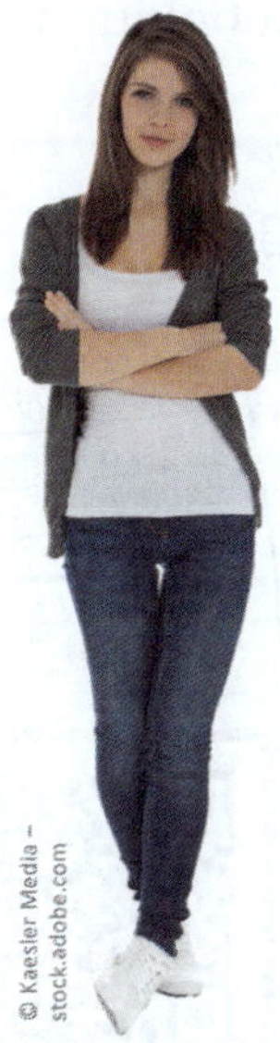

Räumt jetzt sofort auf!

Anna arbeitet nun schon einige Monate mit den verschiedenen Erzieherinnen und Erziehern in der KiTa zusammen und hat festgestellt, dass sie sehr unterschiedlich mit den Kindern umgehen. Die Erzieherin Duygu nimmt sich immer viel Zeit mit den Kindern und erklärt ihnen, weshalb sie jetzt den Gruppenraum aufräumen müssen. Der Erzieher Michael ist dagegen oft sehr ungeduldig und streng und sagt dann nur, dass jetzt sofort aufgeräumt werden muss. Die dritte Erzieherin Helene legt nicht so viel Wert auf Regeln und Ordnung. Bei ihr müssen die Kinder nicht zu bestimmten Zeiten aufräumen und können spielen solange sie wollen.

Anna fragt sich, welche Vorgehensweise bei den Kindern eigentlich am besten ist und ob es bestimmte Dinge gibt, die man bei der Erziehung von Kindern auf jeden Fall beachten muss. Sie beschließt sich über jede erzieherische Vorgehensweise zu informieren und ein Quiz dazu zu erstellen. Einige Freundinnen von ihr machen ihr Praktikum auch in der KiTa und haben bestimmt Spaß daran das Quiz mit ihr auszuprobieren.

1 Welche Erfahrungen hast du selbst schon mit verschiedenen erzieherischen Vorgehensweisen gemacht?
Schreibe die **Erziehungsstile** auf und mache dir Notizen dazu, was daran gut und schlecht war.

Du kannst auch mehr als zwei unterschiedliche Erziehungsstile aufschreiben.

Notizzettel:

Meine Erfahrungen mit unterschiedlichen Erziehungsstilen:

1. Erziehungsstil/Erziehungssituation:

Definition Erziehungsstil:

Im Allgemeinen ist ein Erziehungsstil ein Muster von typischen Verhaltensweisen, die Bezugspersonen (z. B. Eltern oder ErzieherInnen) immer wieder in Interaktionen mit Kindern oder Jugendlichen über viele Erziehungssituationen hinweg zeigen.

Das war gut daran:

Das war schlecht daran:

2. Erziehungsstil/Erziehungssituation:

Das war gut daran:

Das war schlecht daran:

Anna fragt sich, ob sie die Vorgehensweise von Duygue, Michael oder Helene am geeignetsten für die Kinder findet, kann sich aber nicht für eine bestimmte Vorgehensweise entscheiden. Wie kann sie eigentlich zu einer sinnvollen Entscheidung kommen?

2 Lies den folgenden Text zum Erziehungsstilkonzept von Kurt Lewin und ergänze die Tabelle.

Hinweis:
Schaut euch den Film zu seinem Experiment an!
Erziehungsstile nach Kurt Lewin (Pädagogik) - YouTube

SCAN ME

https://www.youtube.com/watch?v=R0vLGL7ebyk

Das typologische Konzept von Kurt Lewin mit der pädagogischen Grundhaltung

Kurt Lewin hat sich intensiv mit den Merkmalen und Folgen von unterschiedlichen erzieherischen Vorgehensweisen beschäftigt und das typologische Erziehungsstilkonzept entwickelt. Er unterscheidet insgesamt drei verschiedene Erziehungsstile.

1. Der autoritäre Erziehungsstil

Der Erzieher ist sehr streng und erklärt dem Kind nicht, weshalb es etwas tun soll. Er bestraft und lobt das Kind entsprechend seiner Laune und ist für das Kind nicht gut einzuschätzen. Das Kind reagiert oft mit Angst oder Aggression und kann keine gute Beziehung zum Erzieher aufbauen.

2. Der demokratische Erziehungsstil

Der Erzieher ist sehr warmherzig gegenüber dem Kind und erklärt alles was er tut. Er unterstützt das Kind bei Problemen und lobt das Kind situationsbezogen. Regeln werden von Erzieher und Kind gemeinsam aufgestellt. Es entsteht meistens eine vertrauensvolle Beziehung und das Kind kann sich angstfrei und selbsttätig entwickeln. In diesem demokratischen Erziehungsstil zeigt sich auch die **pädagogische Grundhaltung nach Rogers bzw. Tausch und Tausch. Diese Grundhaltung** ist **auch** besonders für das pädagogische Arbeiten mit Kindern von Bedeutung. Es ist wichtig, sich den Kindern gegenüber **wertschätzend, empathisch und echt** zu verhalten. Ein wertschätzender Umgang zeigt sich beispielsweise in einem freundlichen, warmen, ermutigenden und anerkennenden Umgang mit den Kindern. Die Kinder werden als Person akzeptiert. Auch ein empathisches, d. h. einfühlsames und verstehendes Verhalten den Kindern gegenüber sind ebenfalls wichtig. Echtheit bedeutet hier, ein natürliches Verhalten zu zeigen, d. h. sich nicht bei der Erziehung zu verstellen. Durch diese Grundhaltung wird das Kind in seiner Entwicklung positiv unterstützt.

3. Der laissez-faire Erziehungsstil

Wörtlich übersetzt bedeutet laissez-faire „lass sie machen". Damit ist allerdings nicht gemeint, dass es dem Erzieher egal ist, was das Kind tut. Er lässt das Kind so lange wie möglich alleine in seinem Tun und schaltet sich nur ein, wenn das Kind danach verlangt oder es gefährlich für das Kind wird. So soll das Kind ein großes Maß an Selbstständigkeit erlernen. Es hat sich gezeigt, dass viele Kinder Probleme haben, sich in einer Gruppe einzufügen oder mit dem großen Maß an Selbstbestimmung überfordert sind und sich nicht gut entwickeln.

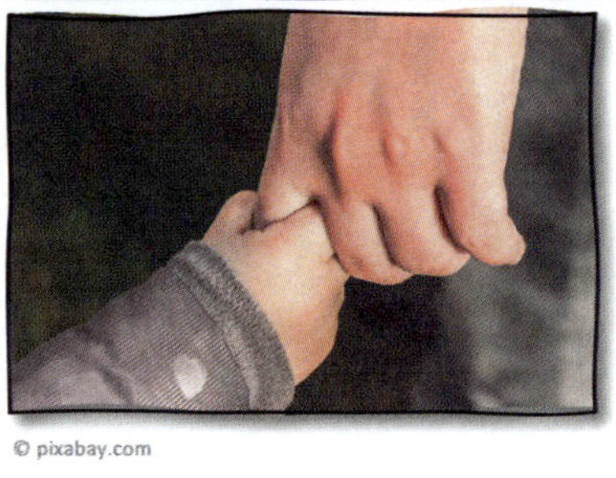

© pixabay.com

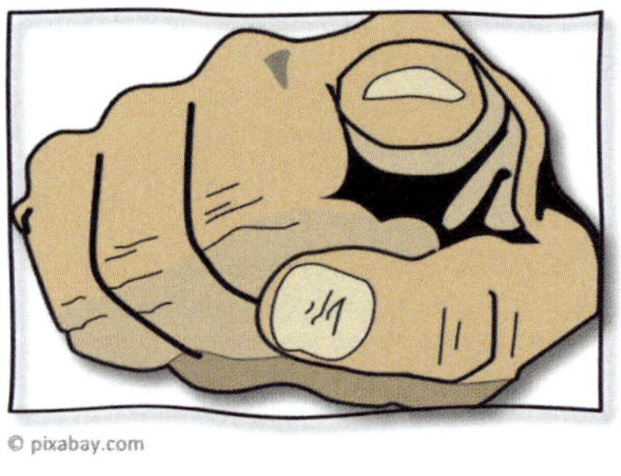

© pixabay.com

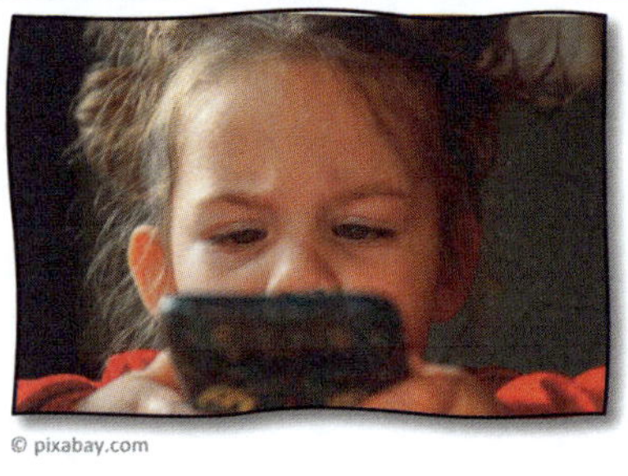

© pixabay.com

Was denkst du? Welches Bild passt zu welchem Erziehungsstil? Schreibe den passenden Erziehungsstil zu dem Bild dazu!

3 Fülle nun die Tabelle mit den Informationen aus dem Text aus.

Name des Erziehungsstils			
Merkmale			
Auswirkungen auf das Kind			

4 Tausche dich mit deinem Banknachbarn aus.
Welchen Erziehungsstil findet ihr für eine gesunde Entwicklung des Kindes am sinnvollsten?

Für mich ist folgender Erziehungsstil am sinnvollsten:

Grund:

Anna ist nun ausreichend über die drei Erziehungsstile informiert. Jetzt überlegt sie, wie ihr Quiz aussehen soll, damit andere ihr Wissen über erzieherische Grundhaltungen testen können.

(5) Entscheide dich, welche Inhalte und Gestaltungsmöglichkeiten am besten für dein Quiz geeignet sind.

Hier siehst du einige Möglichkeiten.

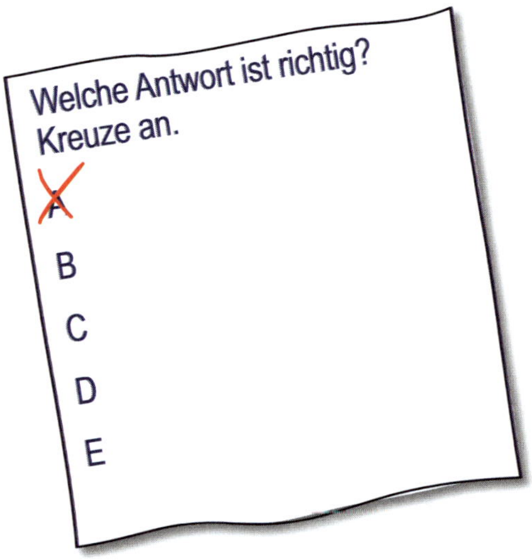

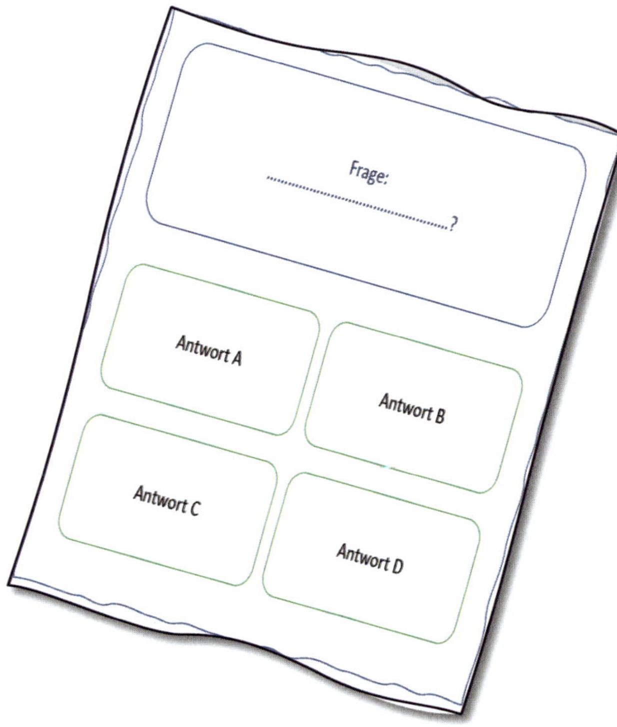

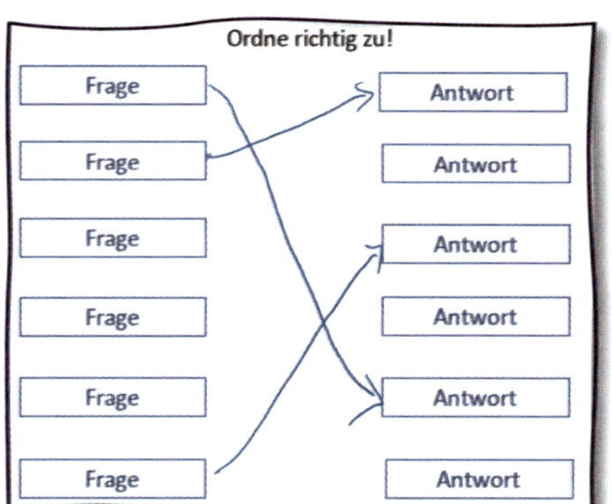

Anna hat sich für die Gestaltung und Inhalte des Quiz entschieden.

6 Erstelle nun dein eigenes Quiz mit deinen Fragen und Antwortmöglichkeiten zu den Erziehungsstilen.

Du kannst dazu auch kostenlose Apps zur Quiz-Erstellung, wie Mentimeter oder Kahoot, nutzen.

Ihr habt eure Aufgabe erledigt und Anna beim Erstellen des Quiz gut unterstützt.

(7) Präsentiert der Klasse eure Ergebnisse und gebt anderen ein Feedback.

Rückmeldung von ____________________

Für ________________________________

Das Quiz ist kreativ gestaltet:

Die Fragen decken den Inhalt ab:

Die Fragen sind verständlich:

Die Antworten sind schwer:

Die Antworten sind einfach:

Das Quiz macht Spaß:

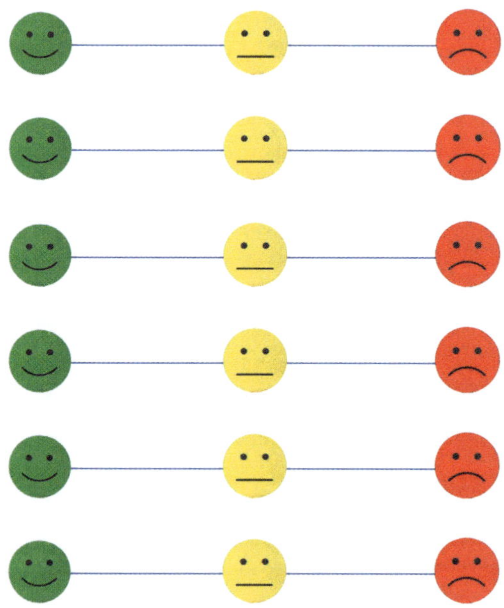

Folgende Änderungen nehme ich an meinem Quiz vor:

____

____

____

____

____

____

____

Anna kann das Quiz in der KiTa zur Verfügung stellen. Sie bedankt sich für eure Unterstützung.

8 Bewerte mit Hilfe der Karten dein Arbeitsverhalten in dieser Woche. Vervollständige die Sätze.

Für das nächste Mal nehme ich mir vor...

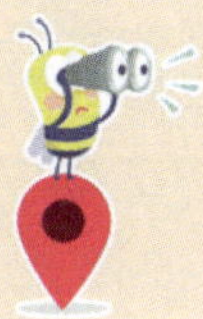

Damit bin ich dieses Mal besonders zufrieden...

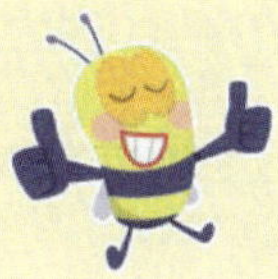

Diese Woche konnte ich jemandem dabei helfen...

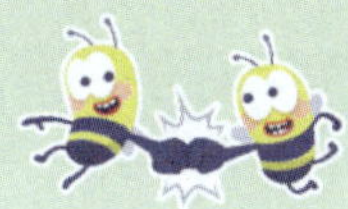

Diese Woche hatte ich Schwierigkeiten...

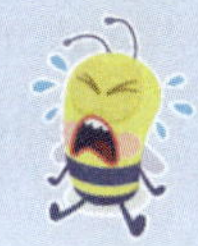

____

____

____

____

____

____

____

____

____

____

Abschluss

Handlungsprodukte	erledigt am:	Unterschrift
Erziehungsstile		
Tabelle		
Quiz		
Feedback		
Bewertung mit Karten		

Entscheide und kreuze an, um welchen der drei Erziehungsstile es sich bei diesen erzieherischen Reaktionen handelt.

Es passt immer nur ein Erziehungsstil.

1. Leon (5 Jahre) hat aus Versehen ein Glas Milch umgeworfen. Seine Mutter sagt zu ihm: „Ist ja klar, dass dir das wieder passiert. Wisch die Sauerei sofort weg!“
   - o demokratisch
   - o autoritär
   - o laissez-faire

2. Lara (13 Jahre) hat eine Fünf in der Mathearbeit, obwohl sie gelernt hat. Ihre Mutter nimmt sie in den Arm und sagt zu ihr: „Wir schauen mal zusammen, wie du Mathe besser verstehen kannst, in Ordnung?“
   - o demokratisch
   - o autoritär
   - o laissez-faire

3. Tom (8 Jahre) soll mithelfen den Tisch zu decken. Er hat keine Lust und sitzt mit seinem Handy in der Küche. Seine Eltern lassen ihn einfach in Ruhe und decken alleine den Tisch.
   - o demokratisch
   - o autoritär
   - o laissez-faire

4. Eva (15 Jahre) lässt aus Versehen die Schachtel mit den Eiern fallen. Viele Eier sind kaputt gegangen und ihre Mutter sagt zu ihr: „Nicht schlimm, ist mir auch schon passiert. Wir sollten die Sauerei zusammen wegwischen.“
   - o demokratisch
   - o autoritär
   - o laissez-faire

5. Johanna (2 Jahre) ist mit ihrer Mutter unterwegs, die es heute sehr eilig hat. Als Johanna stolpert und hinfällt, sagt ihre Mutter zu ihr: „Jetzt pass doch mal auf! Ich komme noch zu spät wegen dir.“
   - o demokratisch
   - o autoritär
   - o laissez-faire

6. Paul (5 Jahre) nimmt Jana auf dem Spielplatz die Schaufel weg. Jana weint und will sie wiederhaben, aber Paul spielt damit weiter. Pauls Mutter sieht dabei zu, greift aber nicht ein, denn sie ist der Meinung, dass die Kinder das alleine regeln sollen.
   - o demokratisch
   - o autoritär
   - o laissez-faire

Feinfühligkeit

© pixabay.com

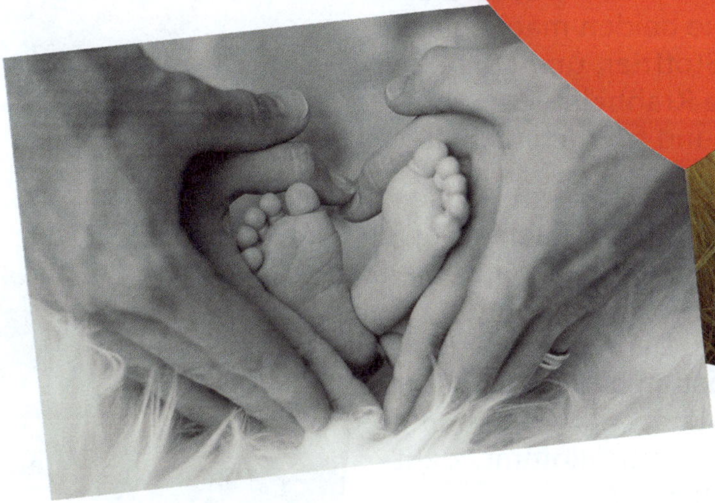

© pixabay.com

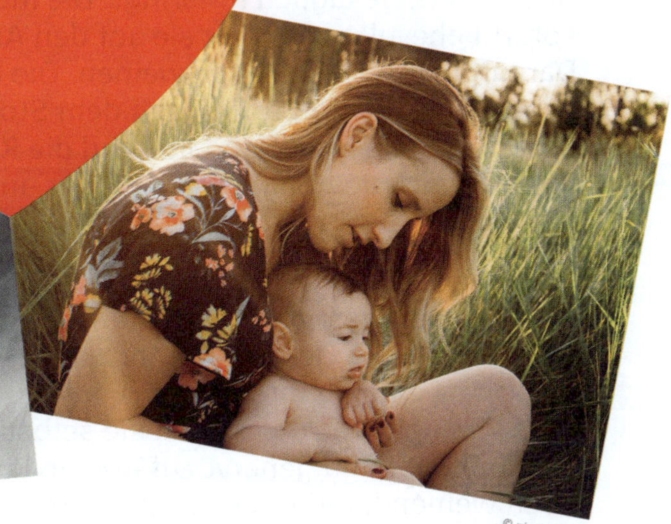

© pixabay.com

Lernfeld 3: Wahrnehmung, Beobachtung und Berücksichtigung von Bedürfnissen

Lernaufgabe 3.7: Was Kinder brauchen!

Ich kann …

- den Begriff „Feinfühligkeit“ beschreiben.
- die vier Komponenten der Feinfühligkeit nennen.
- die vier Komponenten der Feinfühligkeit beschreiben.
- Informationen zur Schweigepflicht geben.
- einen Ratgeber zum Thema Feinfühligkeit für Interessierte erstellen.
- meinen Mitschülerinnen und Mitschülern ein hilfreiches Feedback geben und selbst Feedback annehmen.

Zeitumfang:
7 Unterrichtsstunden

Gestern hat Anna in der Kinderkrippe zwei verschiedene Abholsituationen beobachtet:

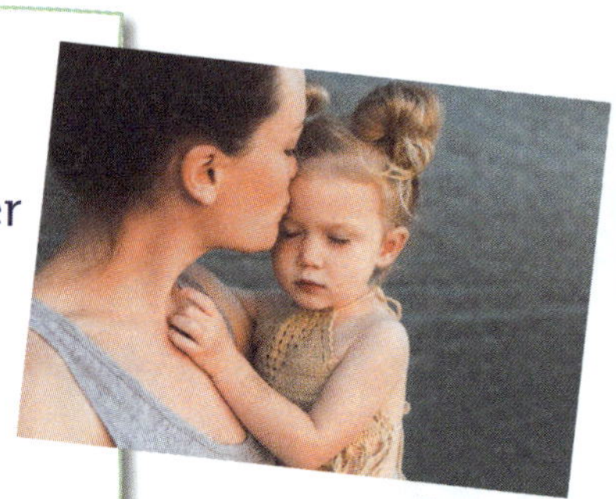
© pixabay.com

Die 3-jährige Jana fängt bitterlich an zu weinen, als ihre Mutter sie am Mittag abholt. Jana kann ihr Lieblingsstofftier nicht finden, das sie täglich mitbringt. Die Mutter wendet sich Jana sofort liebevoll zu, nimmt sie auf den Arm und tröstet sie. Daraufhin hört Jana auf zu weinen. Die beiden machen sich zusammen auf die Suche nach dem Stofftier, und kurze Zeit später verlassen sie Hand in Hand die Krabbelstube, wobei Jana ihren Teddybären eng an sich drückt und fröhlich lächelt.

Maja hingegen bringt oft ihre Kuscheldecke von zu Hause mit. Als Maja von ihrer Mutter abgeholt wird, fängt auch sie an zu weinen, weil sie ihre Decke vergessen hat. Majas Mutter jedoch reagiert völlig anders: Sie schreit Maja an und schimpft, dass Maja ständig ihre Sachen verliere. Dann schickt sie das Kind alleine zurück, während sie selbst an der Eingangstür stehen bleibt und genervt auf und ab läuft. Als Maja, immer noch weinend, mit ihrer Decke im Arm zurückkommt, zieht die Mutter sie ungeduldig Richtung Ausgang.

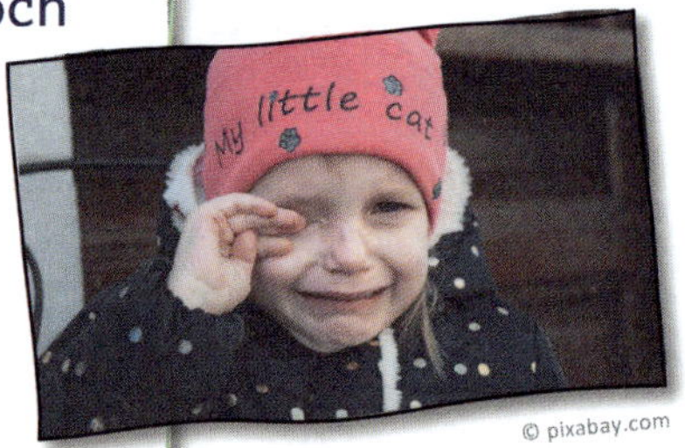

© pixabay.com

Anna ist über die Reaktion von Majas Mutter sehr empört und sie fragt sich noch am Abend, wie sich das Kind in den nachfolgenden Stunden wohl gefühlt hat. Anna muss darüber unbedingt mit ihrer besten Freundin sprechen. Gleichzeitig stellt sie sich die Frage, ob sie ihre Beobachtungen überhaupt mit einem Außenstehenden teilen darf.

Das bringt sie auf die Idee, im Internet zu recherchieren. Wie muss sie mit solchen sensiblen Daten aus dem beruflichen Umfeld umgehen? Darf sie Informationen aus dem Krippenalltag einfach weitererzählen? Und welche Auswirkungen hat vor allem ein liebevoller Umgang mit Kindern? Sie beschließt, einen Ratgeber zu diesen Themen zu erstellen und in der Krippe auszulegen.

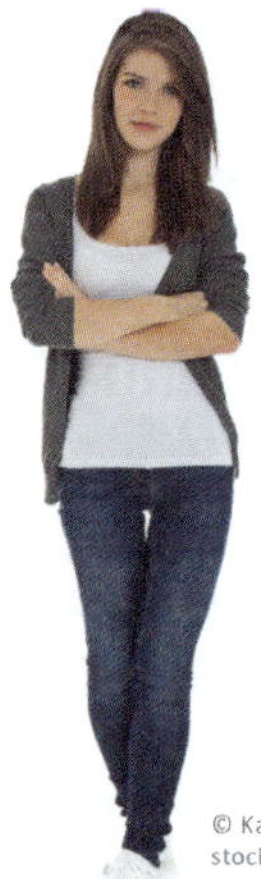
© Kaesler Media – stock.adobe.com

1 Überlege dir, welche Informationen wichtig sein könnten, um einen Ratgeber für Personen zu erstellen, die sich für das Thema „Was Kinder brauchen“ interessieren. Folgende Fragen können dir dabei helfen:

(1) Was brauchen Kinder, um gut aufwachsen zu können?

(2) Wie sollten Erwachsene im günstigsten Fall auf die Bedürfnisse von Kindern reagieren?

(3) Welche Konsequenzen ergeben sich für Kinder, wenn die Bezugsperson(en) diese Bedürfnisse befriedigen?

Recherchiere für Frage (1) im Internet, z. B. die „Sieben Grundbedürfnisse von Kindern“.

Schau für Frage (2) auf den Seiten 189 + 190 nach, bei Frage (3) hilft dir die „Üben“-Seite.

Anna lassen diese beiden Abholsituationen keine Ruhe: Während die erste Mutter sehr liebevoll auf die Bedürfnisse ihres Kindes eingegangen ist, hat die zweite Mutter die Bedürfnisse ihrer Tochter kaum wahrgenommen.

Anna möchte deshalb mehr über die Gestaltung einer guten Eltern-Kind-Beziehung erfahren. Bei ihrer Recherche im Internet wird sie auf das „Konzept der Feinfühligkeit“ aufmerksam.

2 Arbeite mit deiner Banknachbarin oder deinem Banknachbarn zusammen.

Lest euch den nachfolgenden Informationstext aufmerksam durch und fasst die wichtigsten Punkte schriftlich auf dem Notizzettel zusammen.

Erklärt euch danach gegenseitig den Begriff „Feinfühligkeit“.

Vor allem Säuglinge, manchmal aber auch noch Kleinkinder, fühlen sich nur dann **sicher**, wenn sie sich darauf verlassen können, von einem kompetenten Elternteil, z. B. der Mutter und/oder dem Vater, betreut und versorgt zu werden. Die Verfügbarkeit dieser sogenannten **Bezugspersonen** sorgt dafür, dass das Kind eine sichere Basis hat, von der aus es lebenswichtige Dinge erlernen und seine Umwelt sicher erkunden kann.
Übersetzt meint das Wort „Sicherheit“ so viel wie „angstfrei“ oder „ohne Sorge“. In diesem Zusammenhang wurde von der Entwicklungspsychologin Mary Ainsworth (1913–1999) der Begriff der **Feinfühligkeit** geschaffen. Feinfühligkeit beschreibt die Qualität der Reaktion einer Bezugsperson, durch welche die Bindung zwischen Kind und Eltern beeinflusst wird. Untersuchungen haben gezeigt, dass Kinder zu feinfühligen Bezugspersonen die stärksten Bindungen aufbauen.
Feinfühliges Verhalten wirkt sich somit positiv auf die Bindungsqualität zwischen Kind und Elternteil oder einer anderen Bezugsperson aus. Hat ein Kind z. B. eine feinfühlige Mutter, so wird es eine sichere Bindung zu ihr entwickeln.

Notizzettel:

-
-
-
-
-
-
-

Hast du Interesse an mehr Informationen?

Dann scanne den QR-Code und schau dir das Video zum „Fremde-Situations-Test“ und den „sicheren Bindungstypen“ an.

https://www.sichere-bindung.info/fst--fremde-situation-test

Anna weiß nun, was man unter dem Begriff „Feinfühligkeit“ versteht.

Allerdings kann sie die Komponenten, die zum Konzept der Feinfühligkeit gezählt werden, noch nicht zuordnen. Sie schlägt deshalb in einer Fachzeitschrift nach.

3 Lies dir den nachfolgenden Text aufmerksam durch.

Übertrage danach die wesentlichen Punkte der Komponenten in die Tabelle.

Vier Komponenten der Feinfühligkeit:

1. **Wahrnehmung der Signale des Kindes**
   Feinfühligkeit bedeutet die Fähigkeit und Bereitwilligkeit der Mutter, das Verhalten und die Mitteilungen des Säuglings zuerst einmal wahrzunehmen. Die Mutter muss das Kind also aufmerksam im Blick haben. Dabei nimmt sie auch nonverbale Äußerungen des Kindes wahr. Hierzu gehören z. B. Mimik und Verhalten.

2. **Richtige Interpretation der Signale**
   Die Bedürfnisse des Kindes werden erkannt und richtig gedeutet. Damit die Mutter die Signale ihres Babys richtig interpretieren kann, müssen die Wahrnehmung und das Einfühlungsvermögen störungsfrei sein. Die Mutter bleibt dabei in sich zentriert, d.h. sie reagiert immer auf die Bedürfnisse des Babys und handelt nicht nach ihren eigenen Wünschen oder Interessen. Eine Mutter, die unaufmerksam ist, ist meist nicht in der Lage, die Signale ihres Babys richtig zu interpretieren.

3. **Angemessene Antwort**
   Die Mutter muss nun angemessen auf die Signale des Kindes reagieren: Hat das Baby Hunger, wäre ihm nicht geholfen, wenn man mit ihm spielen würde; und wenn das Baby müde ist, braucht es keine Nahrung. Die Reaktion der Mutter muss also in Abhängigkeit des kindlichen Entwicklungsstandes vorhersehbar und auch bezüglich Tempo und Intensität der Interaktion angemessen sein: Bei Langeweile braucht der Säugling Anregung, bei Angst jedoch Beruhigung.

4. **Prompte Reaktion**
   Weiterhin wichtig ist, dass die Mutter prompt, d.h. sofort auf die Signale des Säuglings reagiert, damit das Baby eine Verbindung zwischen der mütterlichen Handlung und seinem eigenen Verhalten herstellen kann. Zur Feinfühligkeit gehört die prompte Reaktion der Mutter auf die ausgestreckten Arme des Babys, auf sein Lächeln oder sein Weinen. Dadurch lernt der Säugling, dass sein Verhalten wirksam ist.

1.	2.
3.	4.

Anna ist sich nicht sicher, ob sie ihrer Freundin von ihren Erlebnissen erzählen darf. Sie fragt deshalb ihre Praxisanleiterin. Hier gibt es einiges zu wissen.

(4) Lies dir den folgenden Text aufmerksam durch und beantworte folgende Fragen:

1. Für wen gilt die Schweigepflicht in der KiTa?
2. Welche Konsequenzen kann es haben, wenn man sich nicht an die Schweigepflicht hält?
3. Welche Ausnahmen von der Schweigepflicht sind möglich?

Für Mitarbeiter in der KiTa gilt die Schweigepflicht. Man darf seine Erlebnisse mit Kindern in der KiTa nicht einfach so Personen außerhalb der KiTa – wie Freunden und Familie – erzählen. Laut Gesetz würde damit nämlich die Privatsphäre des Kindes gestört werden. Und das kann richtigen Ärger bedeuten: Wenn man die Schweigepflicht bricht, kann das eine Geldstrafe oder, in besonders schweren Fällen, eine Freiheitsstrafe nach sich ziehen.

Natürlich kann es trotzdem sein, dass man mit Personen außerhalb der Einrichtung über ein Kind reden muss. Das können zum Beispiel Ärzte, Therapeuten oder Logopäden sein. In diesem Fall muss man sich von den Eltern (oder anderen Erziehungsberechtigten) von der Schweigepflicht entbinden lassen. Das wird meistens über ein Formular geregelt, das von den Erziehungsberechtigen unterschrieben wird.

Eine Ausnahme von der Schweigepflicht kann zum Beispiel sein, wenn eine akute Gefahr für das Kind besteht. Hier sollte man sich jedoch immer zuerst an die Vorgesetzten der Einrichtung wenden.

(5) Diskutiert in der Klasse die Frage, ob Anna ihrer Freundin von ihren Beobachtungen erzählen darf.

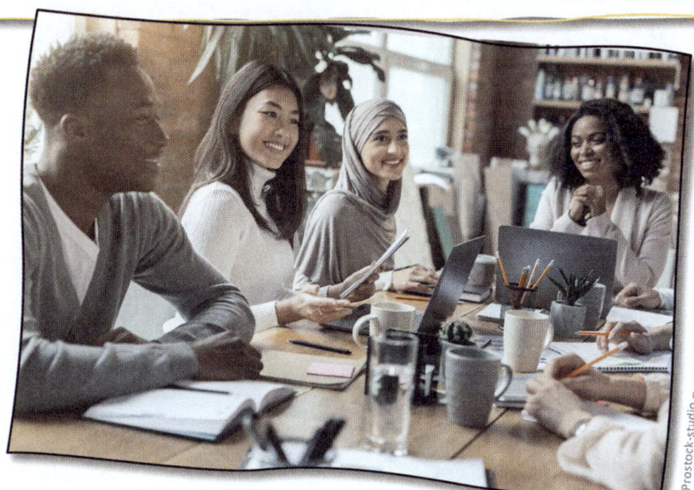

Anna hat jetzt alle wichtigen Informationen zum Konzept der Feinfühligkeit und Schweigepflicht zusammengetragen.

6 Überlege dir, welche Inhalte für den Ratgeber geeignet sind.

Entscheide außerdem, wie du den Ratgeber gestalten möchtest.

Hier findest du ein Beispiel dazu.

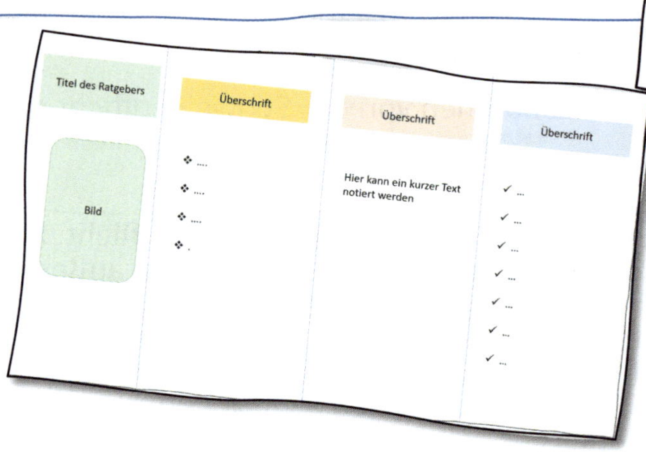

© Autorenfoto

Anna hat sich für die passenden Inhalte und Gestaltungsmöglichkeiten entschieden.

7 Erstelle nun den Ratgeber zum Thema „Was Kinder brauchen!". Beziehe dich dabei auf das Konzept der Feinfühligkeit und die Schweigepflicht. Füge dein Ergebnis unten ein.

Gestalte den Ratgeber anschaulich und übersichtlich. Verwende dafür verschiedene Farben und Gestaltungsmittel, z. B. Pfeile (→), Skizzen oder Verbindungslinien (- - - -).

Nutze außerdem Bilder, Zeichnungen und ähnliches zur besseren Darstellung.

Anna hat den Ratgeber erstellt und ist gespannt, wie die anderen den Ratgeber beurteilen.

8 Vergleiche deinen Ratgeber mit deinen Klassenkameraden.

Gib deinen Klassenkameraden wertschätzend Rückmeldung.

Fordere dir ebenfalls Feedback von deinen Mitschülerinnen und Mitschülern ein.

Die Gestaltung/Struktur deines Ratgebers finde ich:

übersichtlich — unübersichtlich

Den Inhalt deines Ratgebers finde ich:

richtig — fehlerhaft

Die kreative Umsetzung deines Ratgebers finde ich:

gelungen — verbesserungswürdig

Insgesamt hat mir dein Ratgeber gefallen:

 — 

Anna kann jetzt den Ratgeber in der Krippe auslegen. Sie bedankt sich bei dir für die Unterstützung.

9 Wie zufrieden bist du mit der Bearbeitung der Lernaufgabe? Schreibe ein paar Sätze dazu auf.

Das habe ich gelernt/das fand ich interessant:
-
-
-

Dazu habe ich noch Fragen:
-
-
-

Das ist noch unklar/dazu habe ich noch Fragen:
-
-
-

Abschluss

Handlungsprodukte	erledigt am:	Unterschrift
Notizzettel		
Tabelle		
Ratgeber		
Feedback		
Bewertung		

Anna hat nun viel über das Konzept der Feinfühligkeit gelernt und weiß, dass sich feinfühliges Verhalten positiv auf die Bindung zwischen Kindern und Eltern oder anderen Bezugspersonen auswirkt. Sie denkt noch einmal an ihre Beobachtungen zur Abholsituation von Jana und Maja zurück und überlegt sich, welche Auswirkungen ein feinfühliger Umgang für Kinder grundsätzlich haben kann.

Überlege vorab gemeinsam mit deiner Banknachbarin/deinem Banknachbarn, welche positiven Auswirkungen ein feinfühliger Umgang für die seelische Gesundheit eines Kindes haben kann. Macht euch dazu schriftlich Notizen.

Auswirkungen eines feinfühligen Umgangs auf die seelische Gesundheit des Kindes:

-
-
-
-
-

Lies dir nachfolgenden Text aufmerksam durch. Korrigiere – wenn nötig – deine Notizen zu den Auswirkungen eines feinfühligen Umgangs auf die kindliche Gesundheit.

Wenn ein Kind eine feinfühlige Mutter hat, dann wird es eine sichere Bindung zu ihr entwickeln. Eine sichere Bindung zur Bezugsperson stellt einen zentralen Schutzfaktor für die seelische Gesundheit eines Kindes dar.
Sicher gebundene Kinder besitzen ein stabiles und ausgeprägtes Selbstbewusstsein. Zudem zeigen sie hohe soziale und emotionale Kompetenzen. Diese Kinder sind gut gerüstet für den Umgang mit Gleichaltrigen und ihre Freundschaften sind stabil. Auch spätere Partnerschaften können positiv gestaltet werden. Sicher gebundene Kinder sind in der Lage, schwierige Lebensumstände gut zu meistern, weil sie gelernt haben, dass sie bei Problemen auf vertrauensvolle Beziehungen zurückgreifen können. Sie wissen, dass sie aus ihrem sozialen Umfeld jederzeit Unterstützung erhalten. Darüber hinaus fördert eine sichere Bindung die kognitive Entwicklung eines Kindes und hat somit auch positive Auswirkungen auf Schulerfolg und Bildung. Insgesamt betrachtet wirkt sich eine sichere Bindung positiv auf das gesamte weitere Leben aus.

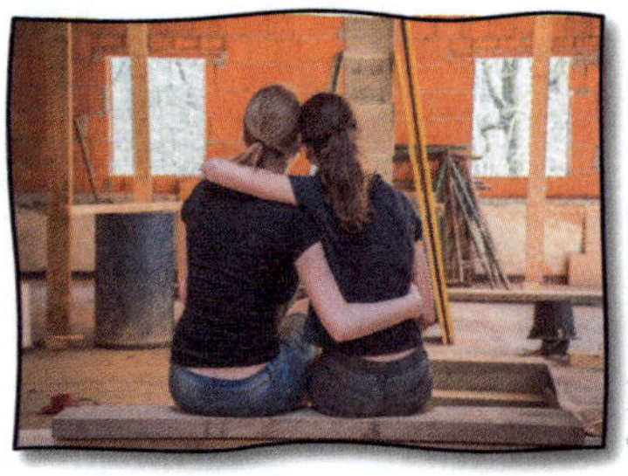
© pixabay.com

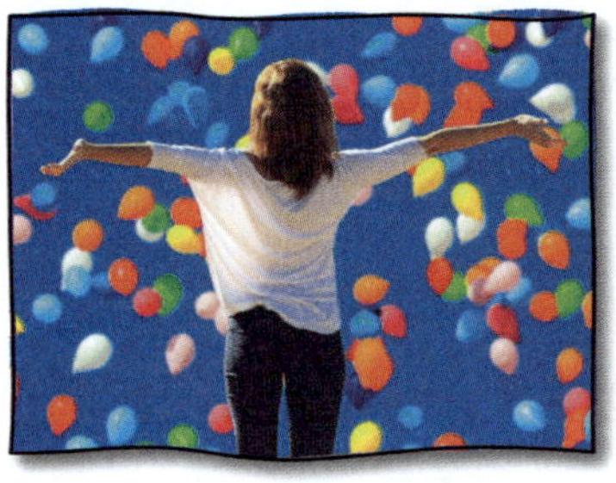
© pixabay.com

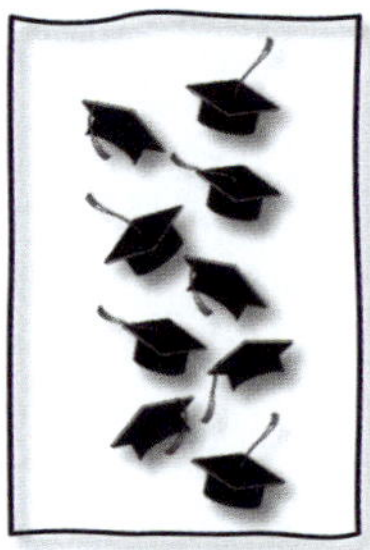
© pixabay.com

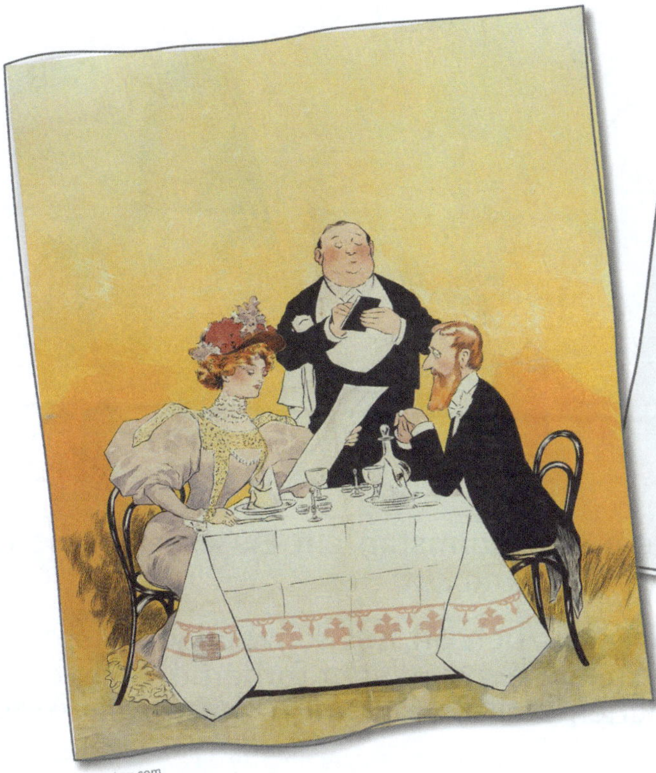

© pixabay.com

Ja bitte, was darfs sein?

Lernfeld 3:	Wahrnehmung, Beobachtung und Berücksichtigung von Bedürfnissen
Lernaufgabe 3.8:	Kunden- und Gasttypen

Ich kann ...

- die Maslowsche Bedürfnispyramide erläutern.
- verschiedene Kunden- und Gasttypen beschreiben.
- Handlungsalternativen für den Umgang mit verschiedenen Kunden- und Gasttypen aufzeigen.
- Handlungsalternativen anwenden.
- die Bedeutung wertschätzender Kommunikation mit Kunden & Gästen erkennen und anwenden.
- ein Rollenspiel durchführen.

Zeitumfang:
4 Unterrichtsstunden

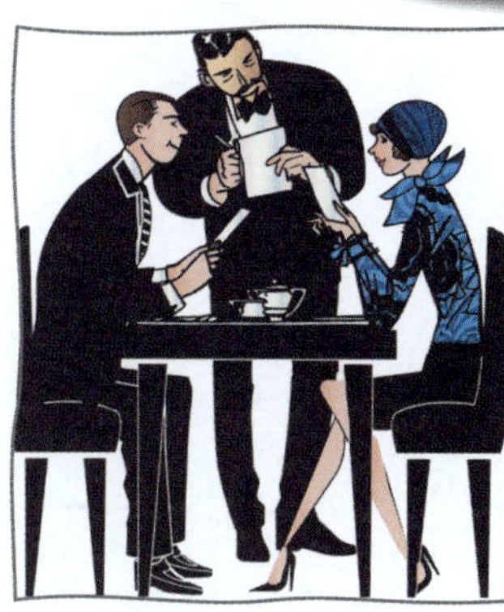

© pixabay.com

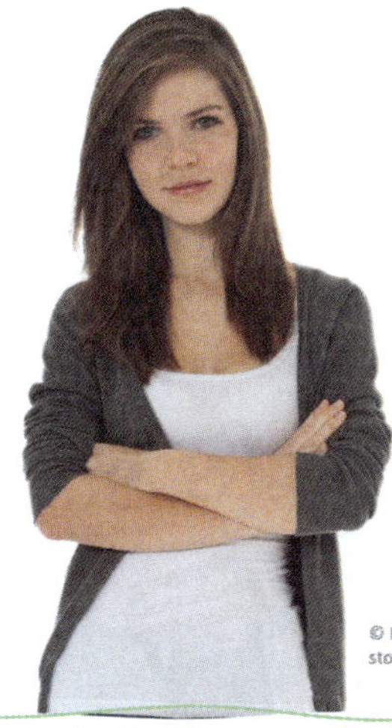

© Kaesler Media – stock.adobe.com

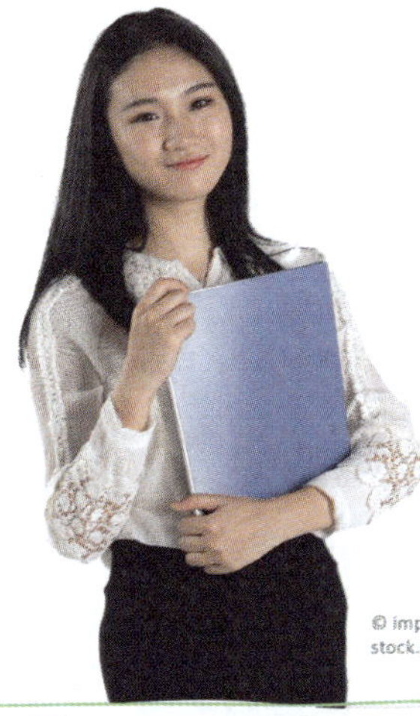

© imphillip – stock.adobe.com

Anna und Celina gehen nach ihrem Praktikumstag ein Eis essen. Dort fällt ihnen eine unfreundliche Kundin am Eisstand auf.

Celina sagt: „Wir haben in der Bäckerei auch oft mit schwierigen Kunden zu tun. Manche Kunden sind freundlich, andere sind sehr fordernd. Ich weiß gar nicht, wie man es allen recht machen soll. Es fällt mir schwer, die Kunden richtig einzuschätzen."

Anna sagt: „Sollte man nicht am besten alle gleich behandeln? Am einfachsten wäre es für uns, wenn wir eine Übersicht hätten, welche Unterschiede es bei Kunden gibt und wie man richtig mit ihnen umgeht. Lass uns die Situationen mal in einem Rollenspiel nachspielen, damit wir in Zukunft besser mit den unterschiedlichen Kunden- und Gasttypen umgehen können."

1 Welche Informationen sind für Anna und Celina wichtig? W-Fragen können dir helfen, Informationen zu erhalten. Gestalte dazu eine Mindmap.

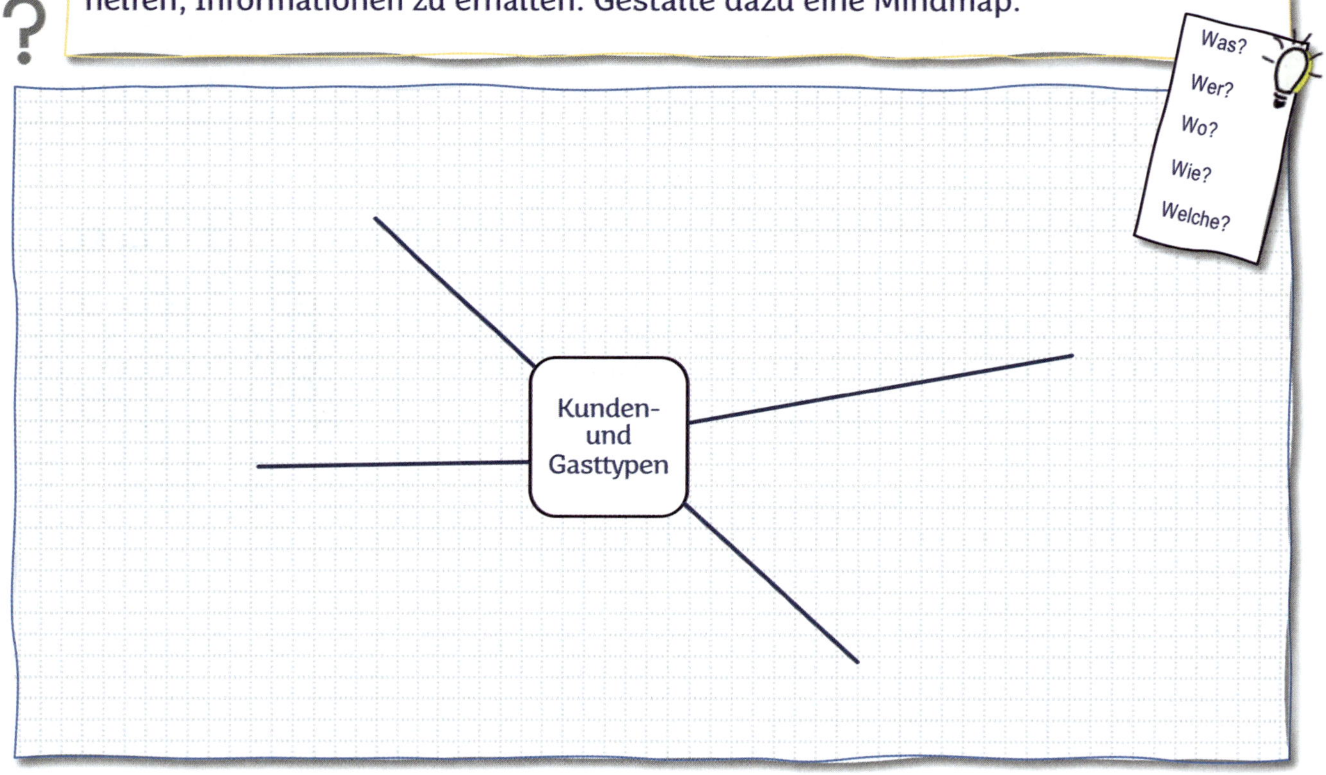

Um zu verstehen, wieso Kunden sich unterschiedlich verhalten, müssen Anna und Celina erst einmal erkennen, dass Menschen abhängig von ihren Bedürfnissen handeln.

2 Schau dir die folgende Bedürfnispyramide genau an. Ordne die folgenden Bedürfnisse (Sportlicher Erfolg – Freundschaft – ein festes Einkommen – Schlaf – ein Musikinstrument spielen lernen) zunächst nach ihrer Wichtigkeit und finde im nächsten Schritt die passende Stufe auf der Bedürfnispyramide. Notiere dein Ergebnis auf dem Notizzettel.

Maslowsche Bedürfnispyramide

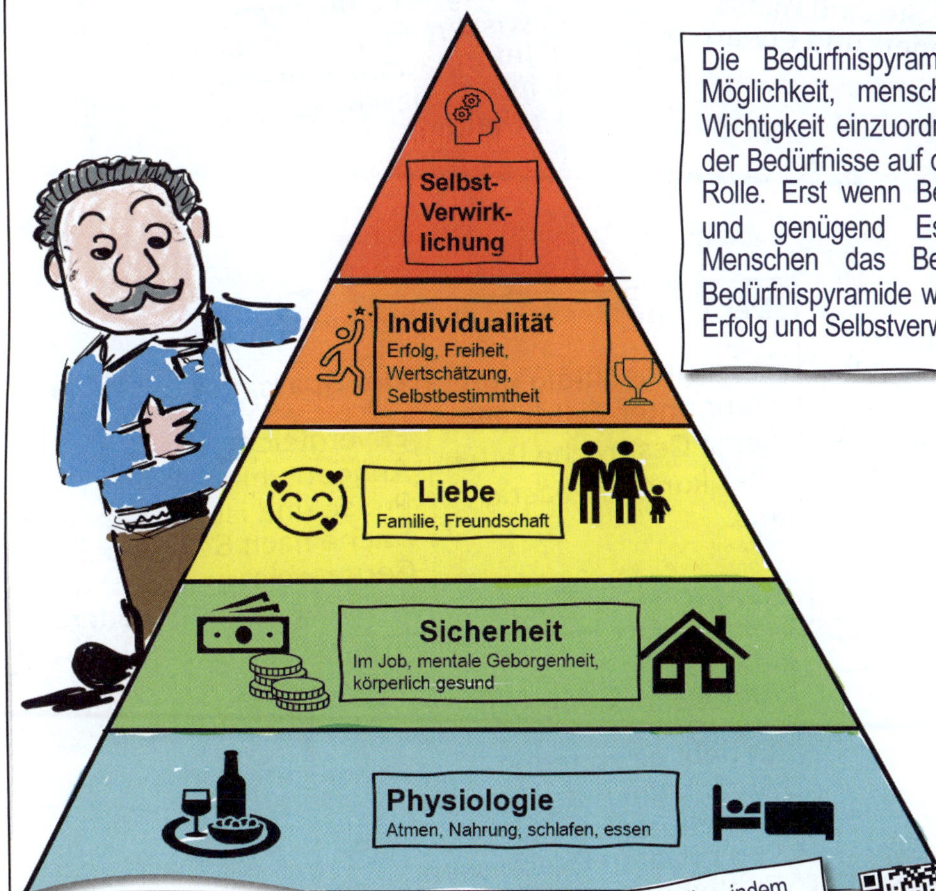

Die Bedürfnispyramide nach Maslow bietet die Möglichkeit, menschliche Bedürfnisse nach ihrer Wichtigkeit einzuordnen. Dabei spielt die Sicherung der Bedürfnisse auf der untersten Stufe eine wichtige Rolle. Erst wenn Bedürfnisse wie schlafen, atmen und genügend Essen befriedigt sind, haben Menschen das Bestreben, höhere Stufen der Bedürfnispyramide wie mentale Gesundheit, Familie, Erfolg und Selbstverwirklichung zu erreichen.

Hier erhältst du noch mehr Informationen zur Bedürfnispyramide. Schau dir das Video an.

https://www.bing.com/videos/search?q=maslow+pyramide+video&docid=607986705926914393&mid=48D3F747B94E4C2417F548D3F747B94E4C2417F5&view=detail&FORM=VIRE

SCAN ME

Übe online, indem du diesen QR-Code scannst...

https://www.wirtschaftundschule.de/unterrichtsmaterialien/haushalt-und-geld/arbeitsblaetter/arbeitsblatt-die-beduerfnispyramide-nach-maslow/

Notizzettel:

Anna und Celina haben verstanden, dass Menschen nach ihren Bedürfnissen handeln. Nun informieren sie sich über verschiedene Kunden- und Gasttypen.

3 Lies dir die Steckbriefe zu den verschiedenen Kunden- und Gasttypen durch.

Der Entschlossene

Diese Kunden wissen was sie wollen ihre ganze Körperhaltung drückt Entschlossenheit aus. Sie sind meist gut über Waren informiert und erwarten kompetente Verkäufer.

Der Fragensteller

Er ist interessiert und neugierig, will alles genau wissen. Er besteht darauf, Informationen, die ihn interessieren, auch zu erhalten.

Der Besserwisser

Er glänzt mit seinem eigenen Wissen, stellt aber auch viele Fragen. Er unterbricht sein Gegenüber mitunter, um mit den eigenen Ergänzungen zu glänzen.

Der Eilige

Er ist ungeduldig und steht unter Zeitdruck. Seine Gespräche fallen eher kurz und hastig aus.

Der Sparsame

Er vergleicht jedes Angebot, hinterfragt Preise und ist auf der Suche nach Schnäppchen. Gerne weist er darauf hin, dass das ein oder andere zu teuer ist.

Der Gesprächige

Er liebt es zu reden. Auch beim Aufgeben der Bestellung berichtet er gerne von privaten Erlebnissen. Er bleibt ungern beim selben Thema.

Der Unentschlossene

Entscheidungen fallen ihm schwer. Er zeigt dies durch seine Körperhaltung, indem er sich öfter ans Gesicht fasst. Manchmal äußert er seine Unentschlossenheit auch direkt. Er erwartet Beratung und ist empfänglich für Vorschläge.

Der Unsichere

Er ist nicht sehr gesprächig, verweilt meist zögernd und hält sich eher zurück. Sein Verhalten wirkt unsicher und unbeholfen.

Anna und Celina haben verstanden, dass Menschen nach ihren Bedürfnissen handeln. Nun informieren sie sich über verschiedene Kunden- und Gasttypen.

4 Ordne die Empfehlungen den jeweiligen Gasttypen zu.

Nutze für die Zuordnung die Steckbriefe auf Seite 200.

Empfehlung für

....:

Bleibe bei diesem Kunden gelassen. Bestärke ihn. Auch wenn die Aussagen des Kunden nicht alle korrekt sind, belehre ihn nicht.

Empfehlung für

....:

Berate ruhig und freundlich. Empfiehl nur eine begrenzte Auswahl an Produkten. Dränge den Kunden nicht, lass ihm Zeit zur Entscheidung.

Empfehlung für

....:

Lass den Kunden ausreden. Nutze eine Satzpause, um ihn zielstrebig zu beraten. Bleibe freundlich und zeige dich interessiert am Gespräch.

Empfehlung für

....:

Bleibe freundlich. Gib kurze Informationen und bediene zielorientiert. Versuche nicht den Kunden vom Gegenteil zu überzeugen.

Empfehlung für

....:

Informiere den Kunden ausführlich. Bei Unsicherheiten frag lieber nach. Nimm das Misstrauen ernst. Lege Wert auf positive Formulierungen.

Empfehlung für

....:

Gib dem Kunden das Gefühl von Sicherheit. Stelle keine persönlichen Fragen und bleibe sachlich.

Empfehlung für

....:

Nimm es ernst, dass der Kunde wenig Zeit hat. Zögere Gespräch nicht unnötig heraus. Gib kurze Antworten und bediene zügig.

Empfehlung für

....:

Beantworte höflich die Fragen zu den unterschiedlichen Preiskategorien. Akzeptiere, dass der Kunde sparsam ist und auf günstigere Angebote zurückgreift.

Nachdem Anna und Celina alle Informationen zu den jeweiligen Kunden- und Gasttypen erhalten haben, bereiten sie nun das Drehbuch für das Rollenspiel vor.

5 Bildet Dreier-Gruppen (eine Person Gastrolle, eine Person Verkäuferin/Bedienung, eine Person Beobachterrolle). Schreibt zu einem Gasttyp das entsprechende Drehbuch für ein Verkaufsgespräch.

Wo bleibt die Bedienung?

Ich hätte gerne ...

Verwenden Sie auch nur Bioprodukte?

Ach, habe ich Ihnen schon erzählt, dass ich in zwei Wochen in Urlaub fliege?

Ich nehme das heutige Angebot.

Also das Brötchen ist viel zu trocken, das können Sie mir glauben!

Oh je, bei so einer großen Auswahl weiß ich gar nicht was ich nehmen soll ...

Das Drehbuch für das Rollenspiel ist geschrieben. Nun können Anna und Celina das Rollenspiel durchführen.

⑥ Führt euer Rollenspiel durch. Zwei Personen sind Verkäufer/in und Gast. Die dritte Person dokumentiert deren Verhalten mit Hilfe des Beobachtungsbogens.

Wechselt anschließend die Rollen, so dass jeder in eurer Gruppe Verkäufer/in, Gast und Beobachter ist.

Natürlich könnt ihr euer Rollenspiel auch vor der Klasse präsentieren.

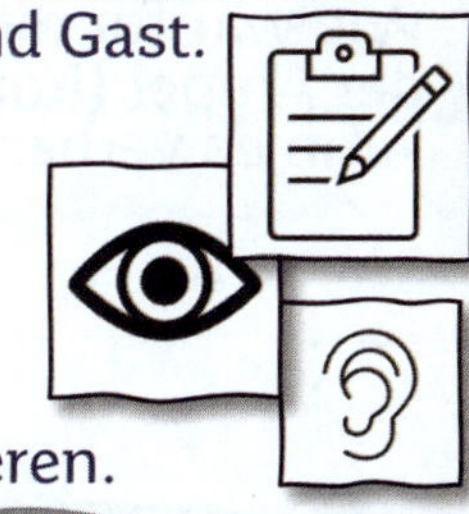

1 Geht die Verkäuferin professionell mit dem Gast um?

JA, weil...

NEIN, weil...

2 Welche Fragen waren von der Verkäuferin besonders gut gestellt?

3 Welche Fragen hätte die Verkäuferin noch stellen können?

4 Das möchte ich noch rückmelden:

Anna und Celina sind jetzt für den nächsten Kundenkontakt vorbereitet und wissen, wie sie mit den verschiedenen Kunden- und Gasttypen umgehen sollen.

7 Wie war für dich die Bearbeitung der Lernaufgabe? Bewerte deine Arbeit mit Hilfe der Ampel (Rot: das hat mir überhaupt nicht gefallen, Gelb: das war ok, aber man kann es verbessern, indem..., Grün: das hat mir heute sehr gut gefallen).

Ampel-Reflexion

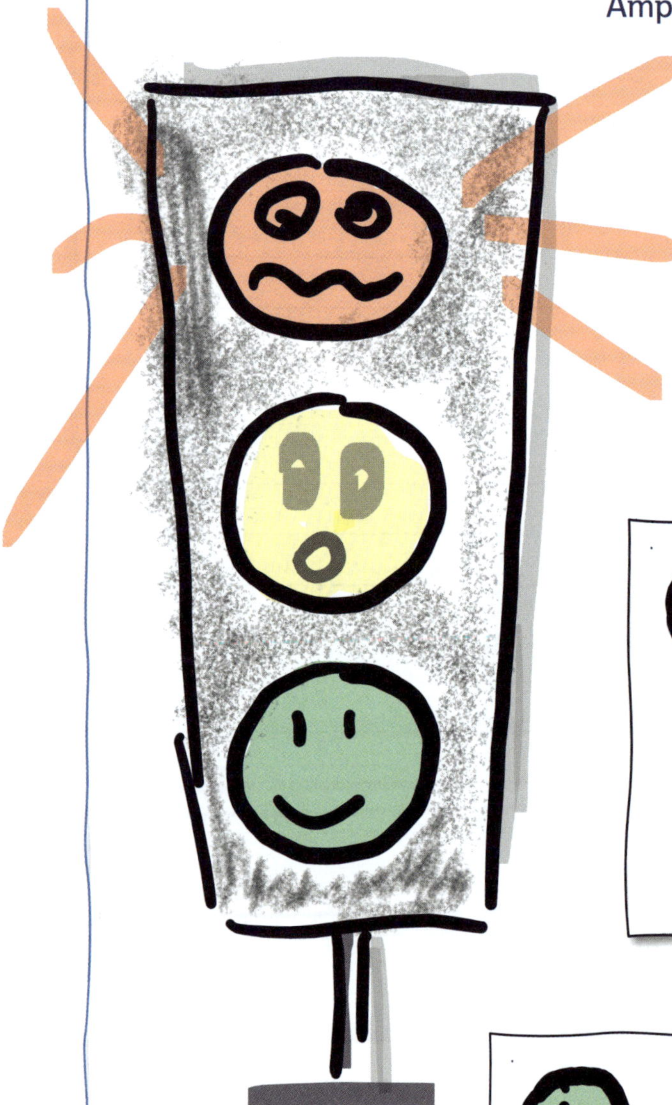

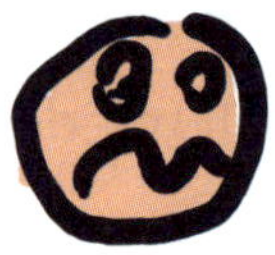

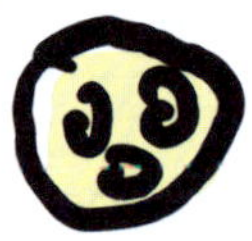

8 Hast du alle Aufgaben erledigt? Lass die Tabelle von deinem Lehrer oder deiner Lehrerin unterschreiben.

Handlungsprodukt	erledigt am:	Unterschrift
Übungsblatt zu Kundentypen		
Drehbuch Rollenspiel		
Beobachtungsbogen		
Ampel-Reflexion		

Zielvereinbarungen:

Nicht nur Celina, sondern auch Anna und Barek müssen in ihrem Praktikum richtig mit den unterschiedlichen Personengruppen zurechtkommen und sich angemessen verhalten.

Formuliere passende Antworten zu den unterschiedlichen Aussagen. Wie würdest du in dieser Situation reagieren.

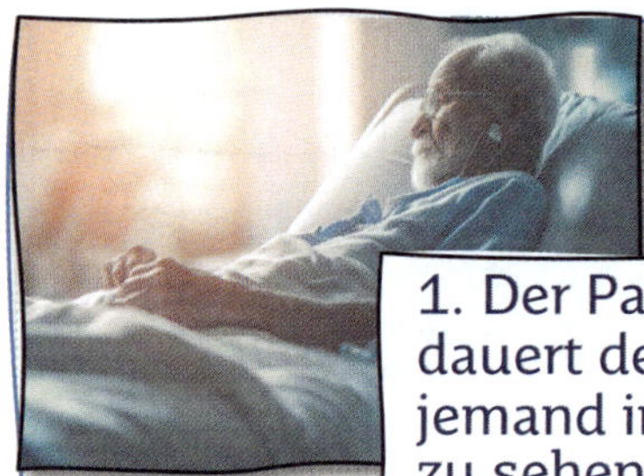

© masyastadnikova – stock.adobe.com

1. Der Patient Herr Müller sagt: „Wieso dauert denn das so lange bis endlich mal jemand ins Zimmer kommt, um nach mir zu sehen? Ich habe schon vor fünf Minuten geklingelt, weil ich zur Toilette muss."

4. Frau Meier sagt. „Ich weiß gar nicht was ich machen soll. Ich habe solche Angst vor der morgigen Untersuchung."

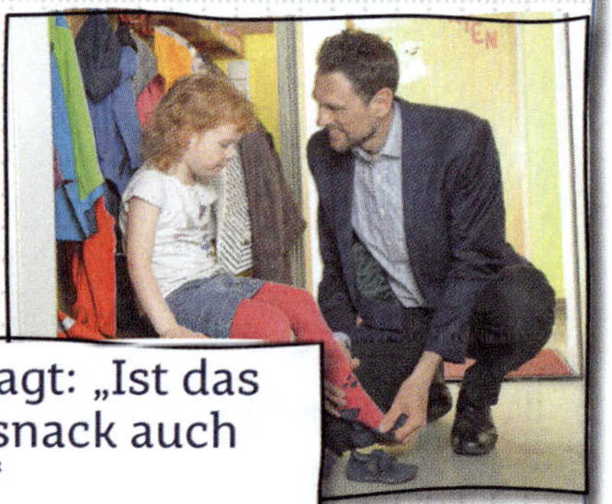

© RioPatuca Images – stock.adobe.com

2. Die Mutter von Leo sagt: „Ist das Obst für den Zwischensnack auch regional und saisonal?"

3. Der Papa von Lars sagt: „Wieso ist die Hose so schmutzig? Können Sie nicht besser aufpassen? Wir können nicht ständig neue Sachen kaufen."

Notiere selbst eine schwierige Situation im Umgang mit Kunden oder Gästen, die du erlebt hast.

In Lernfeld 3 habe ich Lernaufgaben zur Wahrnehmung, Beobachtung und Berücksichtigung von Bedürfnissen bearbeitet.

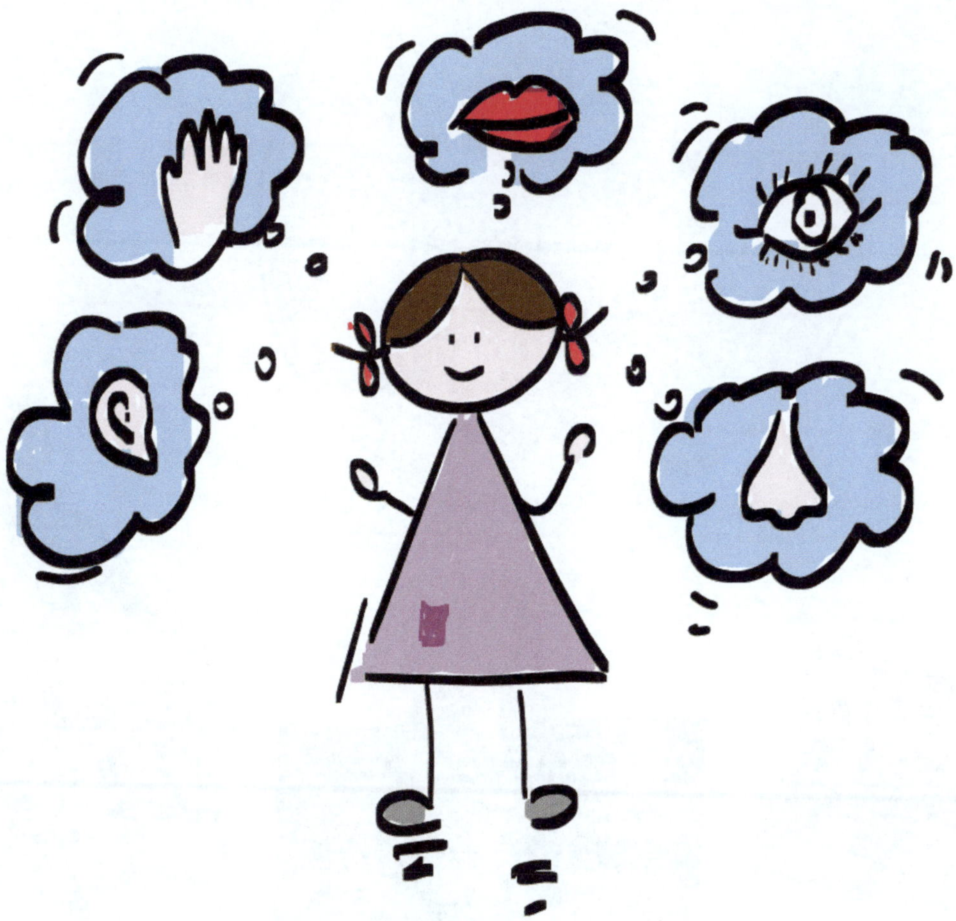

Berufsfachschule - Fachstufe I

BERUFLICHE KOMPETENZ

Fachrichtung Gesundheit und Soziales

LERNFELD 4

Gestaltung und Erhaltung von Arbeits-, Gast-, Wohn- und Funktionsbereichen

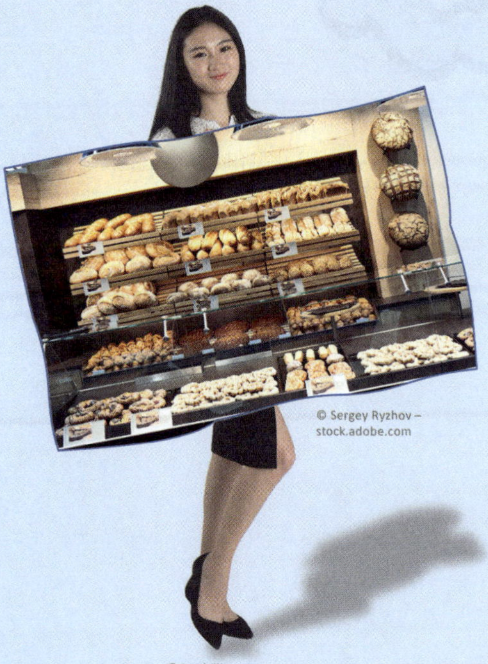

© Sergey Ryzhov – stock.adobe.com

© imphillip – stock.adobe.com

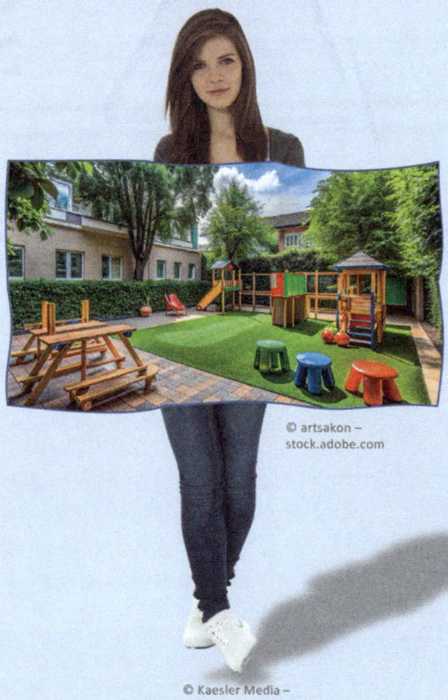

© artsakon – stock.adobe.com

© Kaesler Media – stock.adobe.com

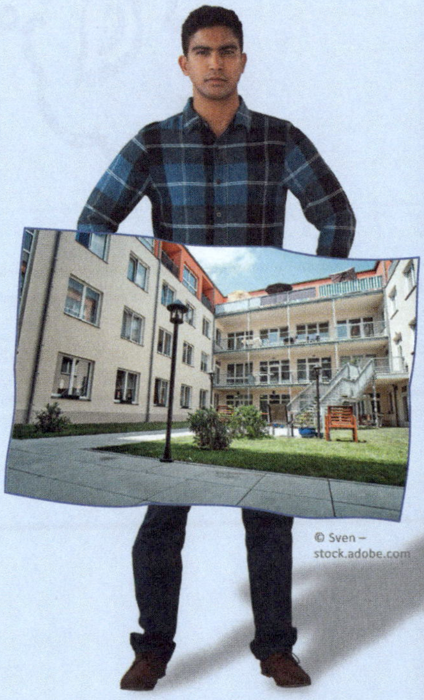

© Sven – stock.adobe.com

© vectorfusionart – stock.adobe.com

Lernaufgaben

Diese Lernaufgaben erwarten dich in Lernfeld 4

Lernfeld 4
Gestaltung und Erhaltung von Arbeits-, Gast-, Wohn- und Funktionsbereichen

4.1 Einrichtung hauswirtschaftlicher Räume
7 Stunden
Arbeitsbereich Küche, Hauswirtschaftsraum
Raumskizze

4.2 Neuer Anstrich für die Löwengruppe
Farb- und Fußbodengestaltung, Spielmaterialien, Einrichtungsgegenstände
14 Stunden
Modell in der Mehrwegbox

4.3 Zuhause im Pflegeheim
7 Stunden
Zimmergestaltung im Pflegeheim, Bedürfnisse
Grundriss Pflegezimmer

4.4 Reinigung
14 Stunden
Reinigungsarten, Reinigungsverfahren, Reinigungsmittel, Vier-Farbensystem
Reinigungs- und Desinfektionsplan

4.5 Überleben im Alltag
7 Stunden
Unfallgefahren
Flussdiagramm

Lernfeld 5
Ernährung von Personengruppen

Anna, Barek und Celina

Anna, Barek und Celina haben sich gut über mögliche Praktikumsbetriebe informiert. Da sie super vorbereitet waren, konnten sie im Bewerbungsgespräch überzeugen und sich ihren Wunsch-Praktikumsplatz sichern.

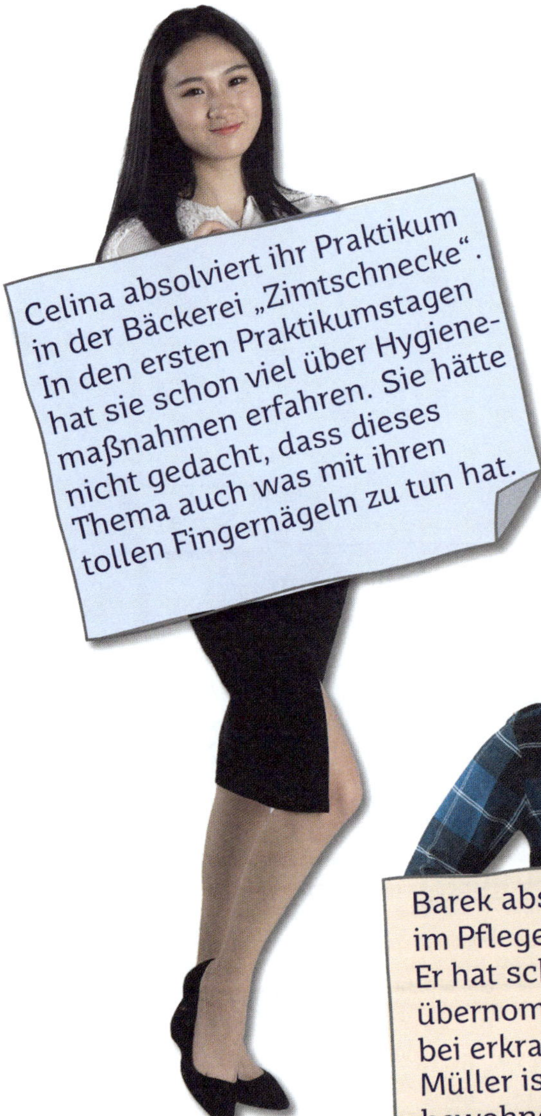

Celina absolviert ihr Praktikum in der Bäckerei „Zimtschnecke". In den ersten Praktikumstagen hat sie schon viel über Hygienemaßnahmen erfahren. Sie hätte nicht gedacht, dass dieses Thema auch was mit ihren tollen Fingernägeln zu tun hat.

© imphillip – stock.adobe.com

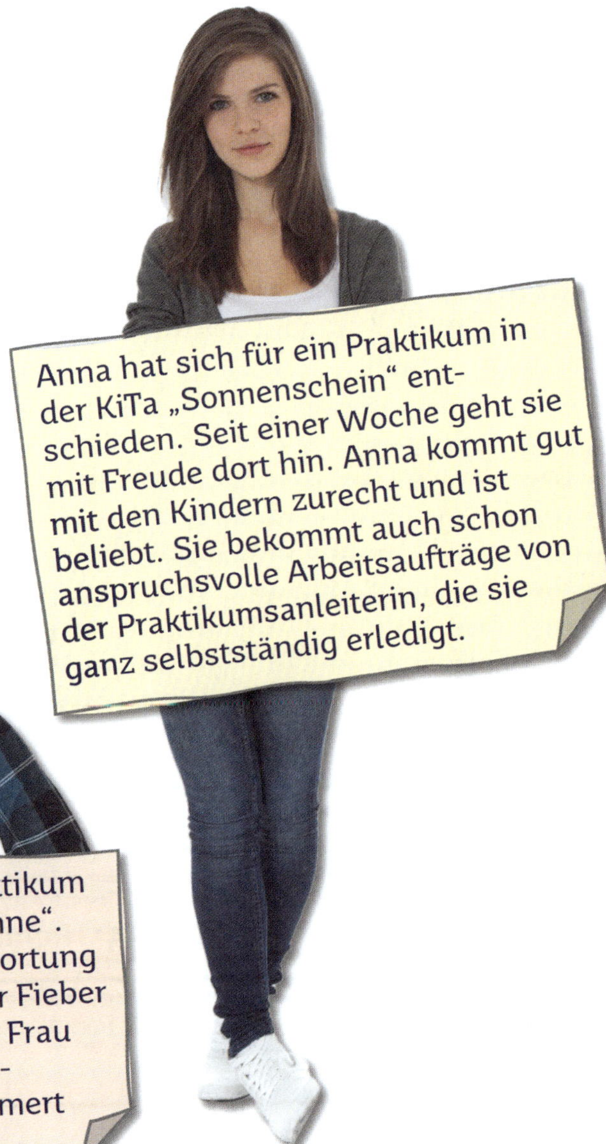

Anna hat sich für ein Praktikum in der KiTa „Sonnenschein" entschieden. Seit einer Woche geht sie mit Freude dort hin. Anna kommt gut mit den Kindern zurecht und ist beliebt. Sie bekommt auch schon anspruchsvolle Arbeitsaufträge von der Praktikumsanleiterin, die sie ganz selbstständig erledigt.

© Kaesler Media – stock.adobe.com

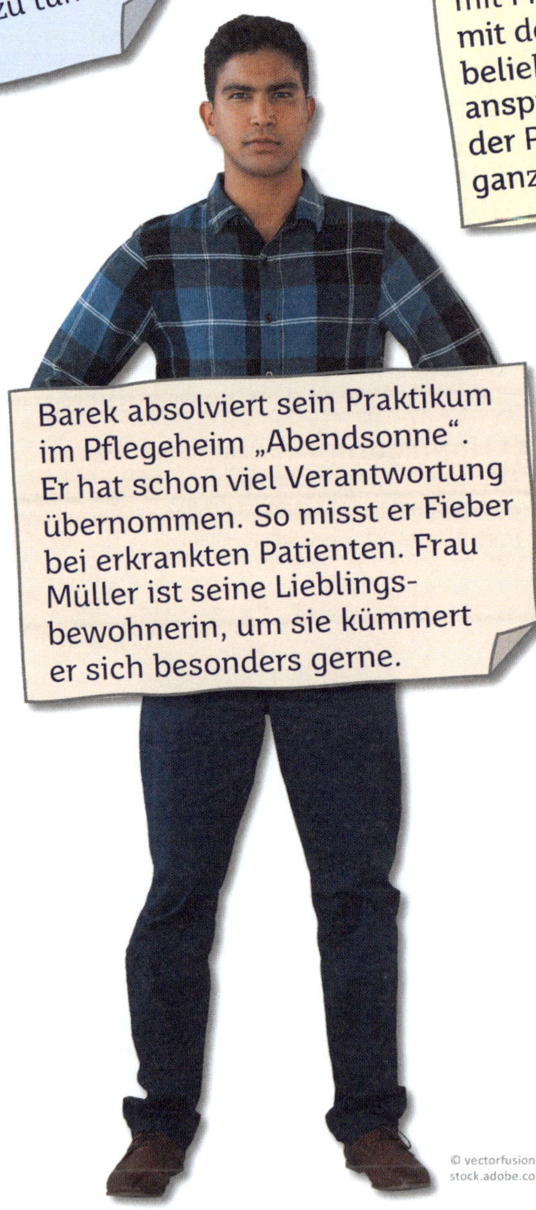

Barek absolviert sein Praktikum im Pflegeheim „Abendsonne". Er hat schon viel Verantwortung übernommen. So misst er Fieber bei erkrankten Patienten. Frau Müller ist seine Lieblingsbewohnerin, um sie kümmert er sich besonders gerne.

© vectorfusionart – stock.adobe.com

In den Lernaufgaben löst du berufliche Aufgabenstellungen nach dem Prinzip der „vollständigen Handlung".

Um Arbeitsaufträge und Problemstellungen zu bewältigen, brauchst du Strategien! Damit du dir gute Strategien aneignen kannst, bearbeitest du Lernaufgaben nach dem Prinzip der „vollständigen Handlung".
Idealerweise geht man so in einem Beruf vor, um Arbeitsaufträge erfolgreich zu meistern.
Wenn du in den kommenden Lernfeldern immer wieder Aufträge und Problemstellungen in der vollständigen Handlung löst, wirst du viele Kompetenzen aufbauen.
Du wirst schließlich viel wissen und viel können! Aber du musst auch wollen!

⇨ Dann bist du kompetent und kannst herausfordernde Probleme lösen.

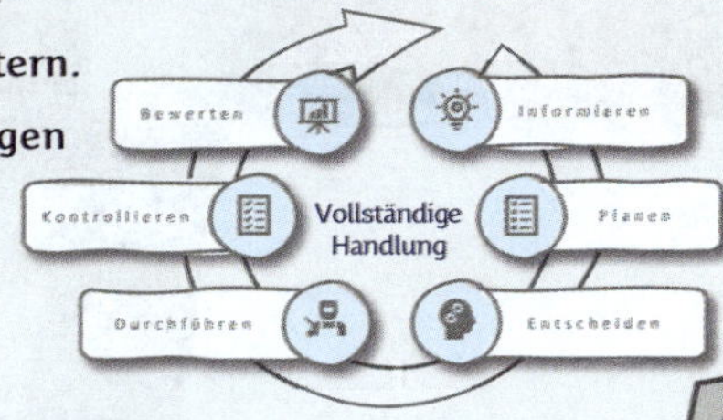

Was willst du?
Ich nehme mir im Lernfeld 4 „Gestaltung und Erhaltung von Arbeits-, Gast-, Wohn- und Funktionsbereichen" das Folgende vor:

____

____

____

____

____

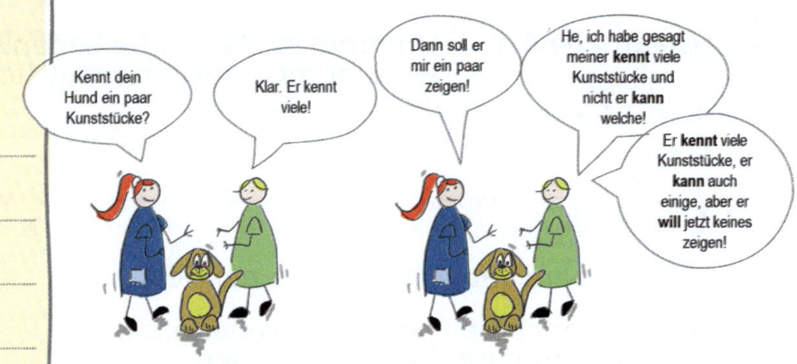

kompetent = ich **weiß** + ich **kann** + ich **will**

In Anlehnung an Pirmin Stadler

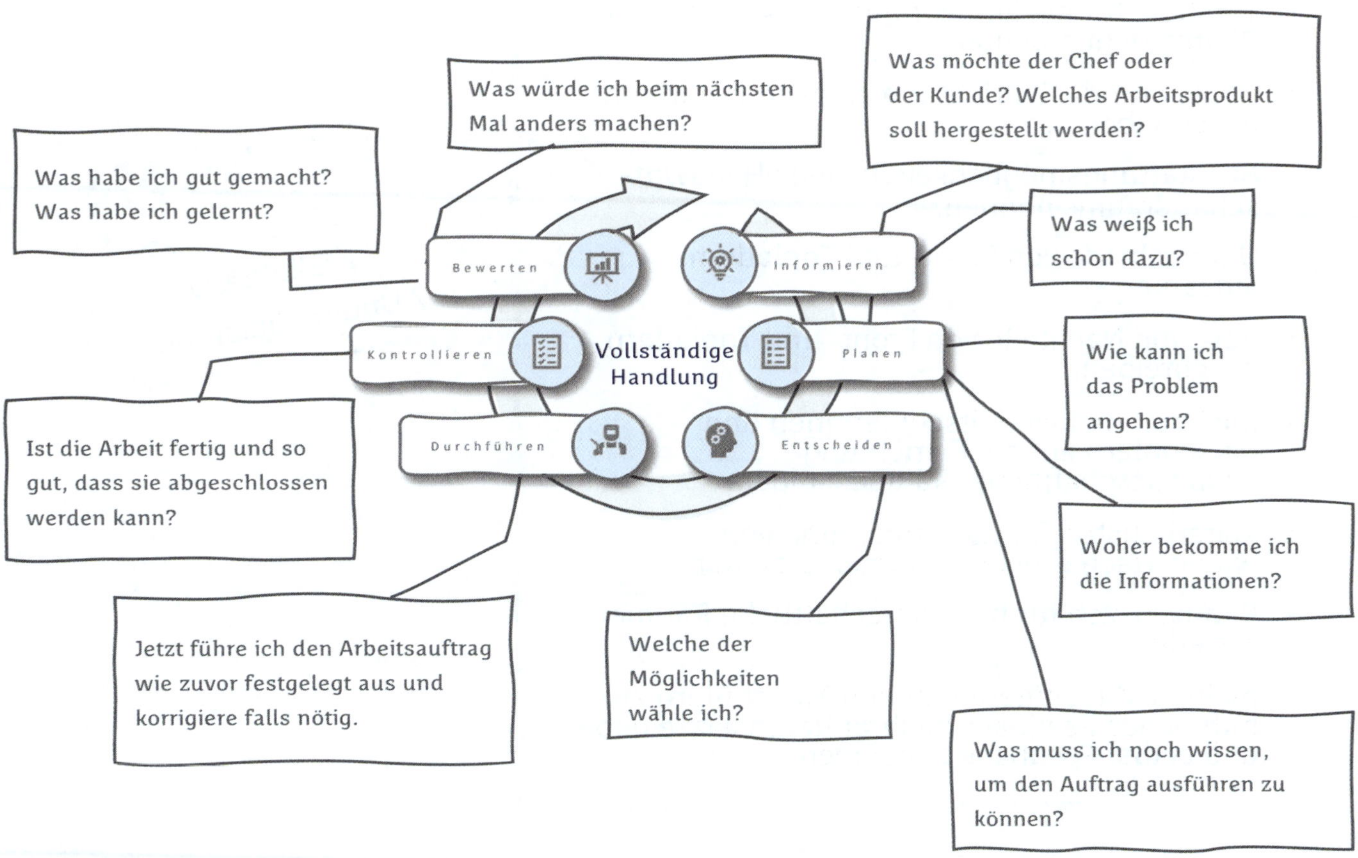

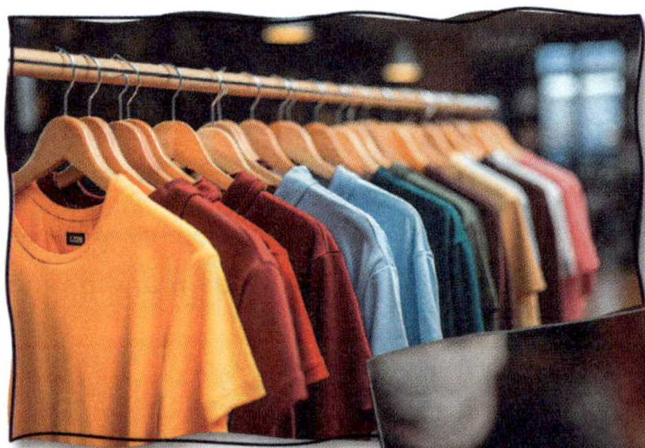

© akkash jpg – stock.adobe.com

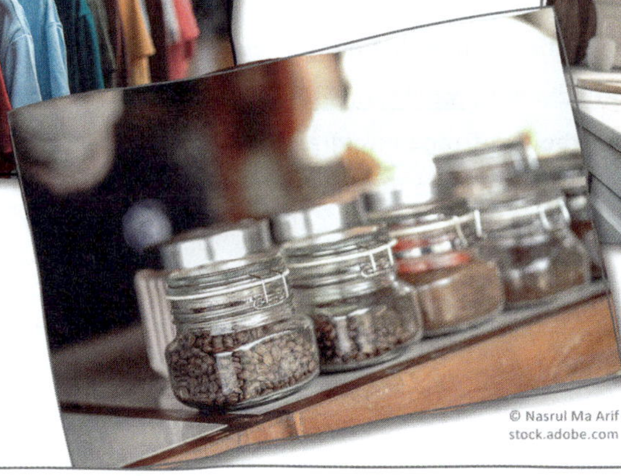

© Nasrul Ma Arif – stock.adobe.com

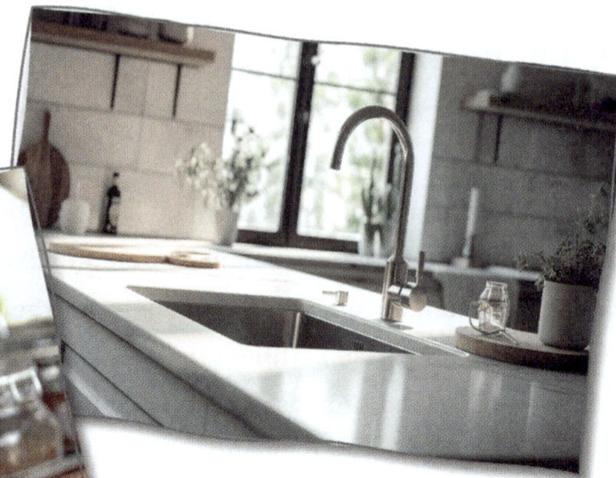

© Melipo-Art – stock.adobe.com

Lernfeld 4: Gestaltung und Erhaltung von Arbeits-, Gast-, Wohn- und Funktionsbereichen

Lernaufgabe 4.1: Ordnung ist das halbe Leben! Einrichtung hauswirtschaftlicher Räume

Ich kann ...

- Arbeitsbereiche in der Küche nennen.
- den Arbeitsbereichen die dazugehörige Ausstattung und Geräte zuordnen.
- Regeln für die richtige Anordnung der Arbeitsbereiche in der Küche formulieren.
- Symbole für die Einrichtung hauswirtschaftlicher Räume richtig deuten.
- Regeln für die Einrichtung eines Vorratsraums beschreiben.
- Ausstattungsmöglichkeiten eines Hauswirtschaftsraums nennen.
- Unterschiede von Front- und Topladern aufzählen.
- Vor- und Nachteile von Front- und Topladern beschreiben.
- mich mit meinen Mitschülerinnen und Mitschülern auf die Einrichtung hauswirtschaftlicher Räume einigen.
- Materiallisten für die Einrichtung von hauswirtschaftlichen Räumen erstellen.
- Raumskizzen für hauswirtschaftliche Räume erstellen.
- meinen Mitschülerinnen und Mitschülern ein hilfreiches Feedback zu ihrer Raumskizze geben und selbst Feedback annehmen.

Zeitumfang:
7 Unterrichtsstunden

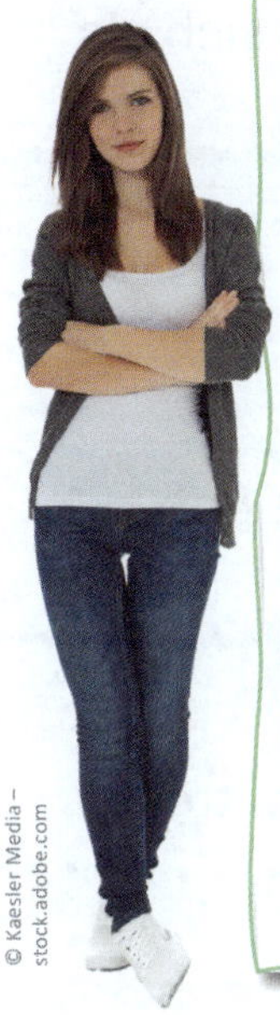

© Kaesler Media – stock.adobe.com

In der KiTa, in der Anna ihr Praktikum absolviert, steht ein großer Umbau an! Unter anderem wurde beschlossen, das Mittagessen für die Kinder nicht mehr von einem Caterer bringen zu lassen, sondern das Essen in Zukunft selbst zu kochen.

Die KiTa-Leiterin ruft das Team zusammen und erklärt: „Wir haben drei Räume zur Auswahl, in denen wir eine Küche, einen Vorratsraum und einen Hauswirtschaftsraum einrichten können. Glücklicherweise dürfen wir selbst entscheiden, wie wir die Räume einrichten. Mir ist es wichtig, dass ihr alle dabei mitwirkt. Bitte schreibt mir zu jedem Raum eine Checkliste mit den wichtigsten Punkten, damit wir nichts falsch machen! Außerdem benötige ich eine Materialliste mit allem, was ihr für die Einrichtung braucht. Um eure Ideen miteinander vergleichen zu können, erstellt ihr bitte eine Raumskizze der drei Räume, auf der man erkennen kann, wie die Räume eingerichtet werden sollen."

1 Fasse den Arbeitsauftrag an Anna und das KiTa-Team in Stichworten zusammen.

?

-
-
-

2 Welche Informationen sind für Anna noch wichtig? Was weiß sie bestimmt schon?
Versetze dich in ihre Lage und schreibe Fragen und wichtige Stichworte auf. Sammle gemeinsam mit deinem Team erste Ideen.

?

Diese Informationen brauche ich noch:

Das weiß ich schon:

Unsere Ideen-Sammlung:

Anna möchte mit der Planung der Küche beginnen. Deshalb informiert sie sich als erstes über die Arbeitsbereiche einer Küche.

3 Benenne mithilfe der Wortbausteine die verschiedenen Arbeitsbereiche einer Küche. Ergänze das Wort in der richtigen Groß- und Kleinschreibung.
Ordne die Arbeitsbereiche der abgebildeten Küche und den Geräten in der Tabelle zu.

VOR - REINI - ZUBER – BEREI - AUFBE - GUNGS - TUNGS - WAH – VOR – RUNGS – EITUNGS – RATS

Arbeitsbereich	Beschreibung
____________________- Bereich	Zerkleinern und Anrichten von Lebensmitteln
____________________- Bereich	Zubereitung von Lebensmitteln
____________________- Bereich	Säuberung von Lebensmitteln und Geschirr
____________________- Bereich	Lagerung von Lebensmitteln
____________________- Bereich	Lagerung von Geschirr und Arbeitsgeräten

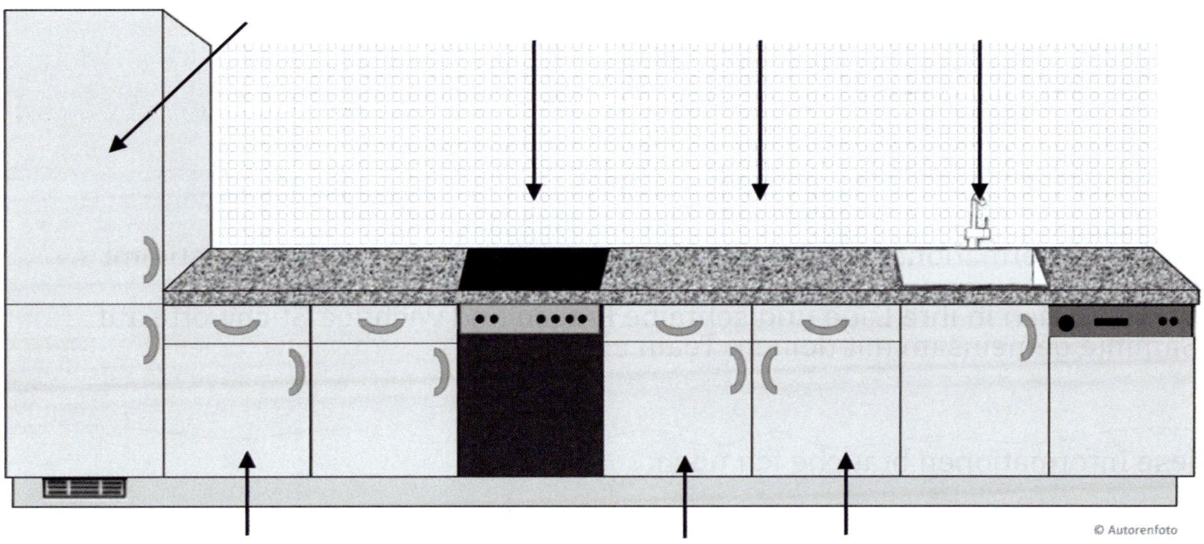

© Autorenfoto

Arbeitsbereich	Ausstattung und Geräte
	Schränke und Schubladen mit Geschirr, Besteck und Arbeitsgeräten
	Kühlschrank, Gefrierschrank
	Spüle mit Abtropffläche, Spülmaschine
	Herd, Backofen, Dunstabzugshaube
	Arbeitsplatte

Anna kennt nun die verschiedenen Arbeitsbereiche in einer Küche. Nun stellt sie sich die Frage: Ist es egal, wie man die Arbeitsbereiche anordnet? Oder gibt es Regeln, die man beachten muss?

4 Schau dir die Abbildungen der beiden Küchen an. Stimmt die Anordnung der Geräte und Arbeitsbereiche? Oder wurden Fehler begangen? Begründe kurz deine Meinung.

Küche 1:

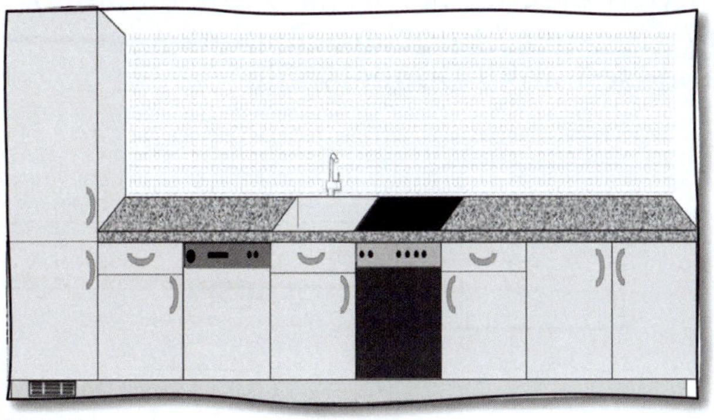

© Autorenfoto

____

____

____

____

____

Küche 2:

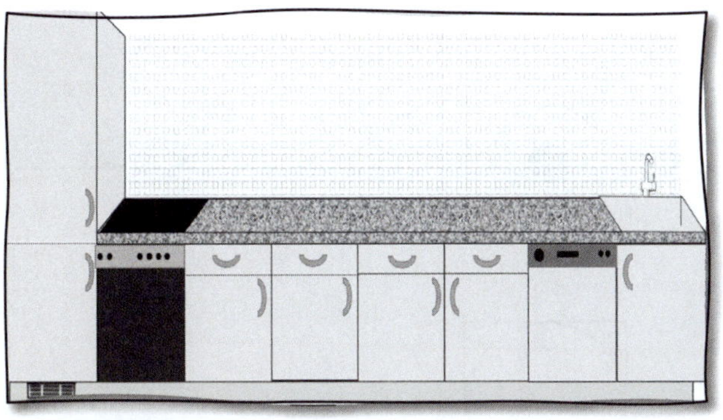

© Autorenfoto

____

____

____

____

____

5 Ergänze die folgende Checkliste mit Regeln zur richtigen Anordnung der Geräte und Arbeitsbereiche in der Küche.

Checkliste: Regeln für die Einrichtung einer Küche

✓ Zwischen _________ und _________ mindestens 80 cm Platz zur Vorbereitung der Speisen lassen.

✓ __________ und __________________ wegen der Wärmeentwicklung nicht neben dem ______________________ platzieren.

✓ ______________________ und _____________________ nicht direkt an der Wand platzieren.

✓ ________________ und ___________________ so platzieren, dass man alle Türen und Schubladen gut öffnen kann.

✓ _________________bereich, _________________bereich und _______________bereich sollten möglichst ein Dreieck bilden.

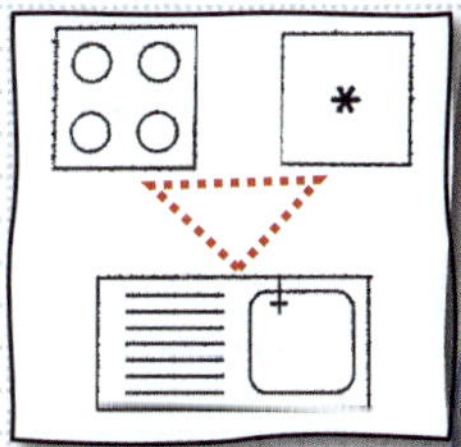

© Autorenfoto

Anna hat sich im Internet Skizzen von hauswirtschaftlichen Räumen angeschaut. Doch leider versteht sie die ganzen Symbole für die Einrichtung nicht. Anna braucht dringend eure Hilfe.

6 Ordne den abgebildeten Symbolen für die Einrichtung von hauswirtschaftlichen Räumen den passenden Begriff zu.

Waschmaschine / Spülmaschine / Schrank / Gefrierschrank / Regal / Einzelspüle / Arbeitsfläche mit Hängeschrank / Backofen / Trockner / Bügelarbeitsplatz / Kühlschrank / Herd / Arbeitsfläche ohne Hängeschrank / Doppelspüle

 ____________________

 ____________________ ____________________

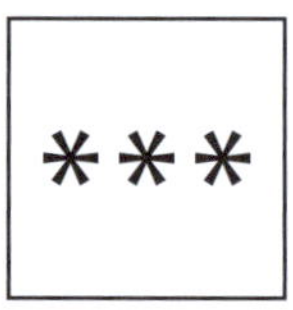 ____________________

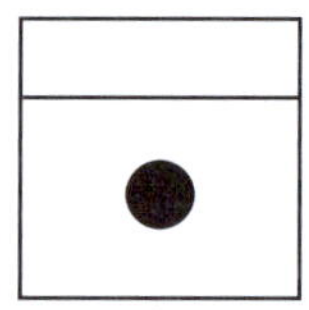 ____________________ ____________________

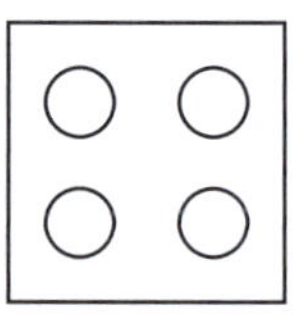 ____________________

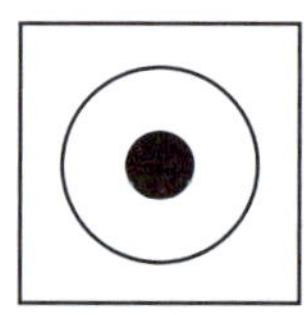 ____________________

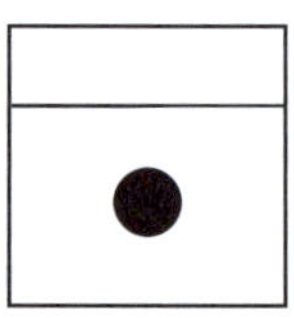 ____________________

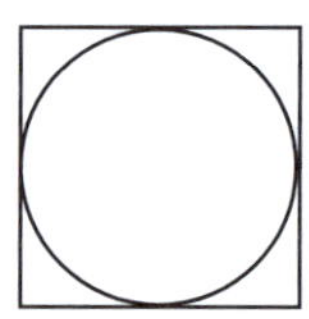 ____________________

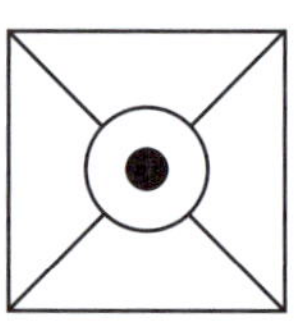 ____________________

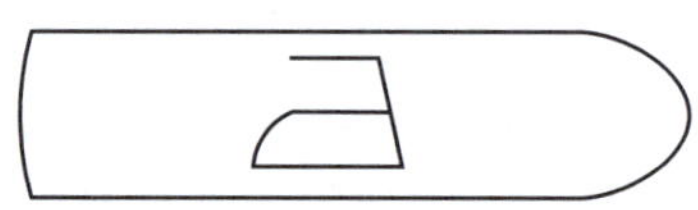 ____________

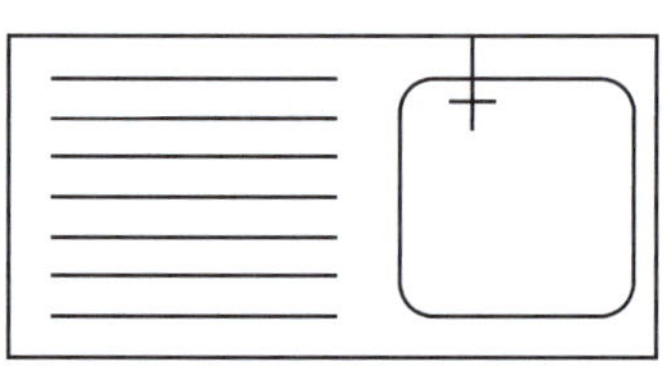 ____________ ____________

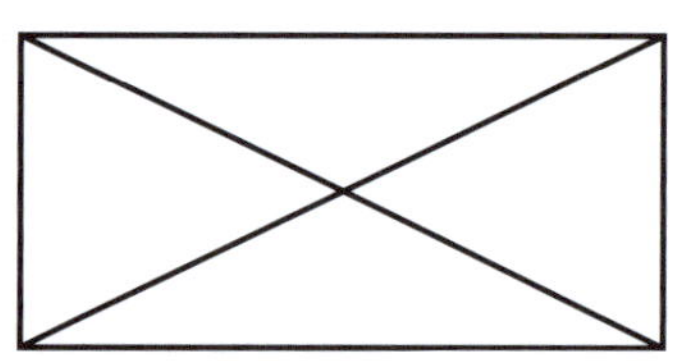 ____________

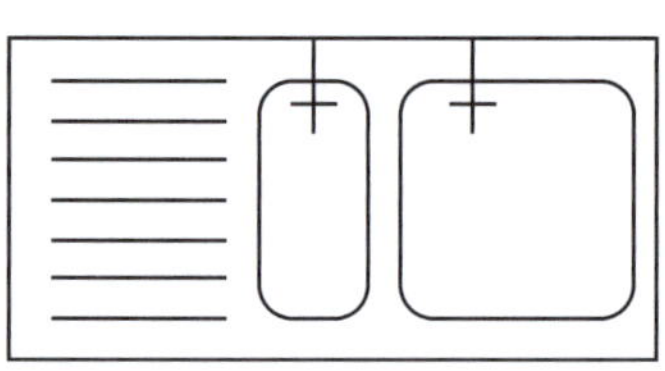 ____________

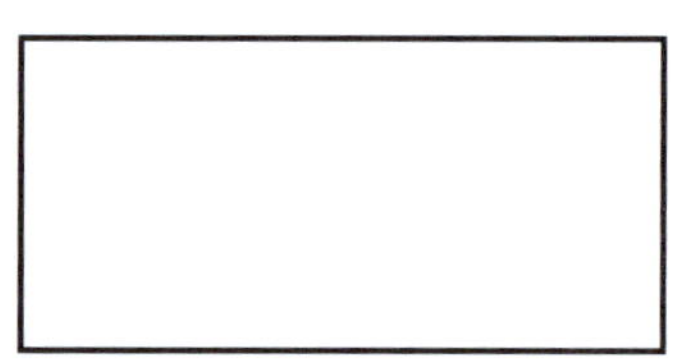 ____________

Über die richtige Einrichtung einer Küche ist Anna nun bestens informiert. Doch was ist bei dem Vorratsraum zu beachten? Anna sucht sich Hilfe in einem Hauswirtschafts-Forum im Internet.

7 Lies die Beiträge des Internetforums aufmerksam durch. Unterstreiche wichtige Punkte, die bei der Einrichtung des Vorratsraumes zu beachten sind. Liste sie anschließend auf.

Anna Mitglied seit 17.10. 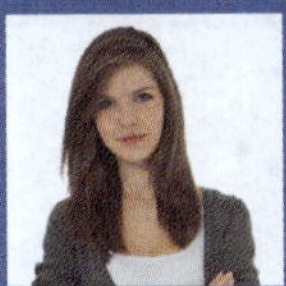	Hallo zusammen! Die KiTa, in der ich gerade ein Praktikum mache, soll umgebaut werden. Die Leitung will neben einer neuen Küche auch einen neuen Vorratsraum einrichten. Ich soll mich nun darüber informieren. Hat jemand vielleicht ein paar Tipps, was man bei der Einrichtung eines Vorratsraums beachten muss?
Michelle Mitglied seit 31.03. 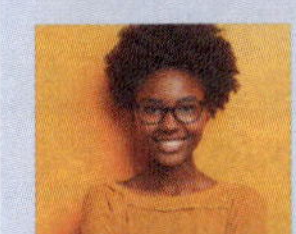	Hallo Anna! Eine Vorratskammer braucht vor allem eins: Regale und/oder Schränke! Dabei sollten die Regalfächer unterschiedlich hoch sein, damit man z. B. auch Küchengeräte darin verstauen kann. Was du oft brauchst, solltest du in den Regalen auf Augenhöhe lagern, schwere und selten verwendete Geräte unten. Am wichtigsten es, die Regale richtig einzuräumen! Lebensmittel sortiert man nach Gruppen: Obst und Gemüse gehören zusammen, ebenso Getreideprodukte, Milchprodukte, Konserven und Marmelade sowie Getränke. Außerdem brauchst du unbedingt viele Gläser oder Dosen zur Aufbewahrung der Lebensmittel. Denn Reis, Getreide, Nudeln, Müsli, Mehl und Zucker müssen in luftdicht verschlossene Gläser oder Dosen umgefüllt werden, damit kein Ungeziefer wie Mehlmotten an sie gelangt. Obst, Gemüse und Kartoffeln sollten in offenen Kisten gelagert werden, damit sie nicht verschimmeln. Neu gekaufte Lebensmittel werden nach hinten gestellt, damit die alten zuerst verbraucht werden. Willst du auch Reinigungsmittel im Vorratsraum aufbewahren, musst du sie auf jeden Fall von den Lebensmitteln trennen. Ich hoffe, ich konnte dir helfen...
Bernd Mitglied seit 05.05. 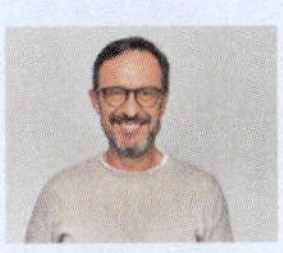	Hallo Anna, der Vorratsraum sollte unbedingt neben der Küche liegen, damit man beim Kochen nicht zu weit laufen muss. Wenn der Raum keine Fenster hat, musst du auf jeden Fall für ausreichend Licht sorgen! Um an die oberen Fächer zu kommen, sollte man eine Trittleiter oder einen Hocker haben. Viele Grüße, Bernd

Checkliste: Das ist bei der Einrichtung eines Vorratsraums zu beachten

✓

✓

✓

✓

✓

Die Planung der Küche und des Vorratsraums sind abgeschlossen. Nun steht nur noch der Hauswirtschaftsraum an. Da Anna sich nicht sicher ist, wie dieser sinnvoll eingerichtet werden könnte, sucht sie sich wieder Hilfe im Hauswirtschafts-Forum.

8 Lies die Beiträge des Internetforums aufmerksam durch. Unterstreiche die Ausstattung des Hauswirtschaftsraums. Liste sie anschließend auf.

Anna
Mitglied seit 17.10.

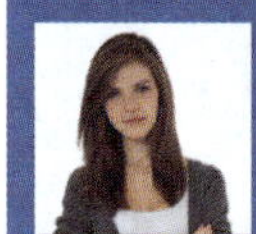

Hallo zusammen!
Da ich in diesem Forum so tolle Tipps zur Einrichtung des Vorratsraums bekommen habe, frage ich euch heute wieder um Rat. Die Leitung der KiTa, in der ich ein Praktikum mache, will auch einen Hauswirtschaftsraum einrichten. Hat jemand ein paar Tipps zur Gestaltung/Einrichtung?

Michelle
Mitglied seit 31.03.

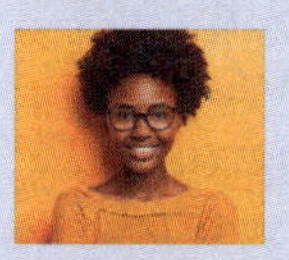

Hallo Anna,
in vielen Einrichtungen werden Tätigkeiten zur Wäschepflege in unterschiedlichen Räumen ausgeführt, sofern kein eigener Raum zur Verfügung steht. Ein Arbeitsplatz zur Wäschepflege benötigt Flächen für Bügeln, Nähen und Ausbesserungsarbeiten. Sofern die Bügelmaschine nicht auf Rollen oder zusammenklappbar ist, benötigt sie einen festen Standort. Es sollte Platz für Wäschekörbe und Ständer für Wäscheablage vorhanden sein. Notwendig ist außerdem eine ausreichend große Arbeitsfläche und Aufbewahrungsplatz für Werkzeuge und Zubehör. Ich hoffe, dies hilft dir etwas weiter!

Bernd
Mitglied seit 05.05.

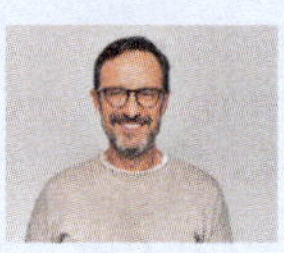

Hallo Anna!
Verfügen die Betreuungseinrichtungen über ein entsprechendes Raumangebot, ist es sinnvoll, einen eigenen Raum einzurichten. Hier können typische hauswirtschaftliche Tätigkeiten wie Waschen oder Bügeln, aber auch Büroarbeiten erledigt werden. Bei der Gestaltung des Hausarbeitsraums müssen ergonomische und sichere Aspekte beachtet werden, z. B.:

- Die elektrische Ausstattung muss für Feuchträume ausgelegt werden, da mit Wasser gearbeitet wird.
- Arbeitsflächen sollten auch unter Fenstern eingerichtet werden, so dass mit Chemikalien direkt am geöffneten Fenster gearbeitet werden kann. Fenster sorgen so auch für eine ausreichende Belüftungen.
- Nähmaschine und Bügelgeräte sollten so aufgestellt werden, dass das Licht von links oben einfällt. Generell ist eine ausreichende Beleuchtung nötig.
- Der Fußbodenbelag und die Möbel müssen aus feuchtigkeitsunempfindlichen und rutschfesten Materialien sein.

Viel Spaß beim Planen!

Checkliste: Das gehört zur Ausstattung eines Hauswirtschaftsraums

✓

✓

✓

✓

✓

Nach dem regen Austausch im Forum, wurde Annas Interesse geweckt: Sie schaut sich nun auch Fotos von Hauswirtschaftsräumen im Internet an. Sie ist erstaunt, über die unterschiedlichen Geräte, die hier Einsatz finden. Besonders bei den Waschmaschinen ist ihr ein Modell eher unbekannt ...

9 Ergänze die Tabelle zum Front- und Toplader mithilfe des Informationstextes.

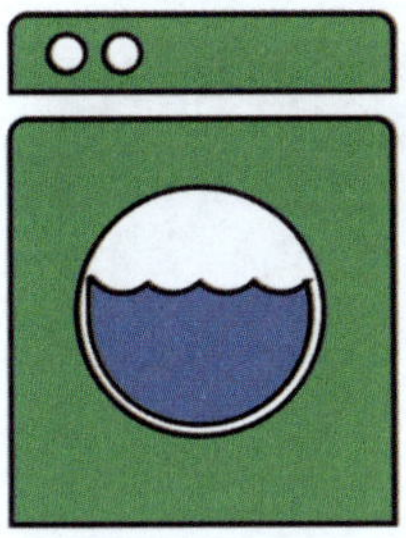

© pixabay.com

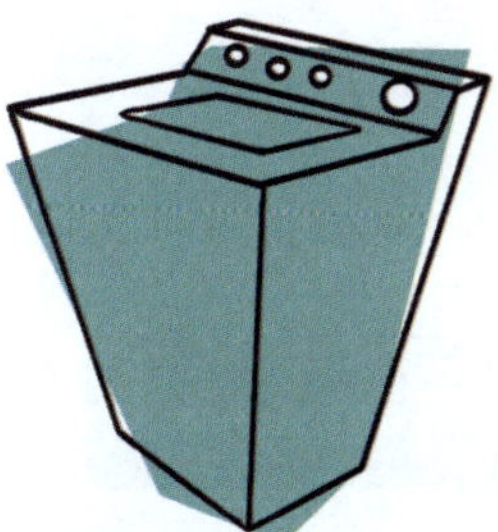

© pixabay.com

Frontlader oder Toplader?

Typisch für den Frontlader ist das runde Bullauge, das sich nach vorne öffnet. Toplader dagegen haben eine Klappe, die sich nach oben öffnet. Dadurch sind diese Waschmaschinen nicht unterbaubar bzw. unterschiebbar. Frontlader eignen sich dagegen gut für den Unterbau. Neben der Position der Wäschetrommel ist die Breite der Waschmaschine ein weiterer Unterschied: Frontlader sind meistens 60 cm breit, Toplader dagegen nur 40 cm. Die geringere Breite des Topladers hat daher auch zur Folge, dass er in der Regel ein geringeres Fassungsvermögen (ca. 5 bis 7 kg) als Frontlader (ca. 6 bis 9 kg) hat. Frontlader bieten nicht nur die deutlich gängigere Bauart, sie besitzen meistens auch mehr Programme, Optionen und Funktionen. Ihr Angebot ist daher deutlich größer. Der Funktionsumfang sowie das Sortiment der Toplader ist wesentlich begrenzter.

Die Unterschiede zwischen Frontlader und Toplader auf einen Blick:

	Frontlader	Toplader
Position der Trommelöffnung		
Tür(form)		
Ein-/Unterbau		
Breite (cm)		
Fassungs-Vermögen (kg)		
Funktionsumfang		
Modellvielfalt		

Anna fragt sich, welche Waschmaschine für den Hauswirtschaftsraum in der KiTa geeignet wäre.

(10) Treffen die genannten Vor- und Nachteile auf den Front- oder den Toplader zu? Kreise den entsprechenden Buchstaben ein.

Vorteil	Frontlader	Toplader
Die Öffnung ermöglicht viele Aufstellvarianten.	R	L
Der Programm- und Funktionsumfang ist sehr groß.	A	I
Mit der geringeren Breite passt er auch in kleinste Nischen.	E	U
Die Oberseite kann als Arbeits- bzw. Abstellfläche genutzt werden.	M	F
Die Breite ermöglicht große Fassungsvermögen.	G	E

Nachteil	Frontlader	Toplader
Durch die Breite passt er unter Umständen nicht in sehr kleine Räume.	R	T
Durch die Öffnung ist er nicht unterbaufähig.	U	Ö
Der Programm- und Funktionsumfang ist eher klein.	M	S
Durch die geringe Breite besitzt er eher kleine Fassungsvermögen.	F	S
Aufgrund der komplizierten Konstruktion sind Reparaturen meist schwierig und teuer.	A	E

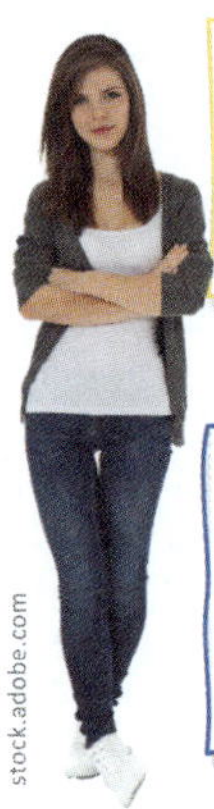

Frontlader oder Toplader? Für welche Waschmaschine sollte sich die KiTa nun entscheiden? Wenn Du die Vor- und Nachteile richtig zugeordnet hast, gibt es einen Hinweis.

Ob der Front- oder Toplader für die KiTa geeignet ist, hängt vor allem von der vorhandenen ____ ab.

Anna hat alle notwendigen Informationen über die Einrichtung einer Küche, eines Vorratsraumes und eines Hauswirtschaftsraumes erhalten. Nun beginnt sie mit der genauen Planung der Räume und überlegt, wie sie die Räume einrichten möchte.

11 Schaut euch den Grundriss auf der folgenden Seite an.
Entscheidet im Team, welcher Raum in welches Zimmer kommt und mit welchen Möbel und Elektrogeräten ihr die Räume einrichten wollt.
Haltet eure Ergebnisse in der Materialliste fest.

Planung Küche

- Die Küche kommt in den folgenden Raum:
- An Elektrogeräten brauchen wir:
- Wir richten die Küche mit den folgenden Küchenmöbeln ein:
- Unsere Küche soll mit den folgenden weiteren Möbeln eingerichtet werden:

Planung Vorratsraum:

- Der Vorratsraum kommt in den folgenden Raum:
- In unseren Vorratsraum kommen:

Planung Hauswirtschaftsraum:

- Der Hauswirtschaftsraum kommt in den folgenden Raum:
- In unseren Hauswirtschaftsraum kommen:

Anna hat sich nun mit eurer Hilfe für die Einrichtung der Räume entschieden.
Nun kann sie endlich die Raumskizze erstellen.

12 Richtet die Küche, den Vorratsraum und den Hauswirtschaftsraum in der folgenden Raumskizze ein. Nutzt dazu die Symbole aus den Materialbogen im Anhang. Beschriftet Regale und Schränke, so dass zu erkennen ist, was ihn ihnen gelagert wird. Zeichnet mit Bleistift.

Raumskizze von Küche, Vorratsraum und Hauswirtschaftsraum

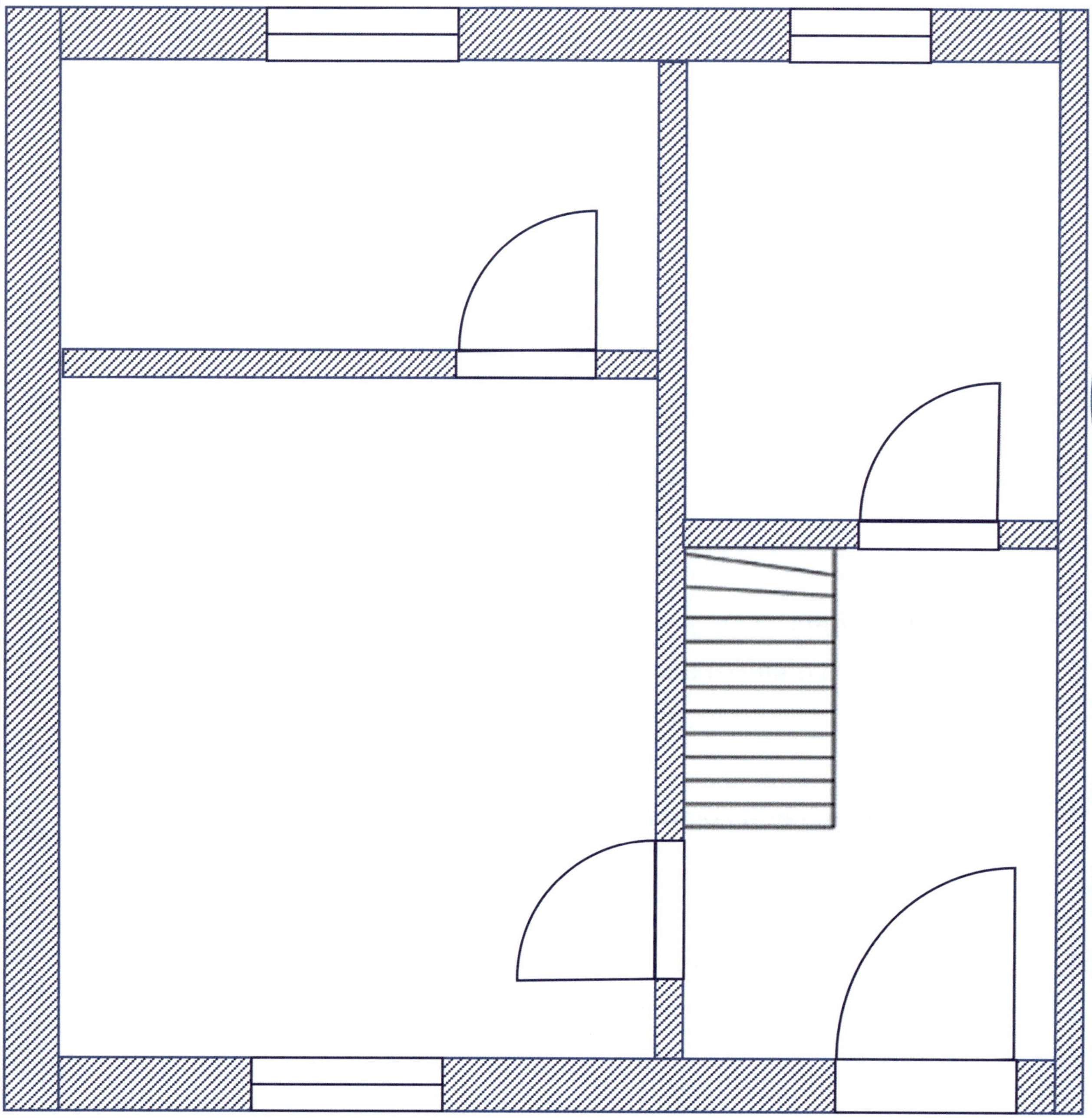

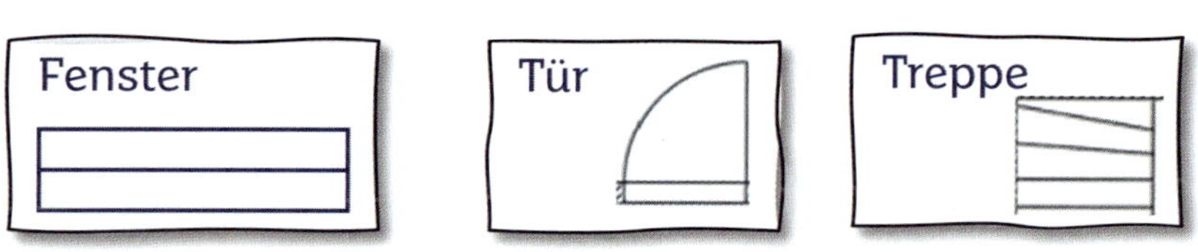

Ihr habt Eure Aufgabe erledigt und Anna bei der Planung und Gestaltung der hauswirtschaftliche Räume in der KiTa gut unterstützt.

(13) Vergleicht eure Raumskizze mit der einer anderen Gruppe und gebt euch gegenseitig ein Feedback.

Die Materialliste ist vollständig.

____

Küche, Vorratsraum und Hauswirtschaftsraum befinden sich im passenden Zimmer.

____

Die Arbeitsbereiche in der Küche sind richtig angeordnet.

____

Die Regale im Vorratsraum sind sinnvoll eingeräumt.

____

Der Hauswirtschaftsraum ist vollständig ausgestattet.

____

Beim Erstellen der Raumskizze wurde ordentlich gearbeitet.

____

Anna hat von der Leiterin der KiTa viel Lob für ihre Raumskizzen bekommen und bedankt sich für die Unterstützung durch euer Team.

14 Bewerte mit dem Feedback-Burger dein eignes Arbeitsverhalten und das eurer Gruppe.

Feedback-Burger

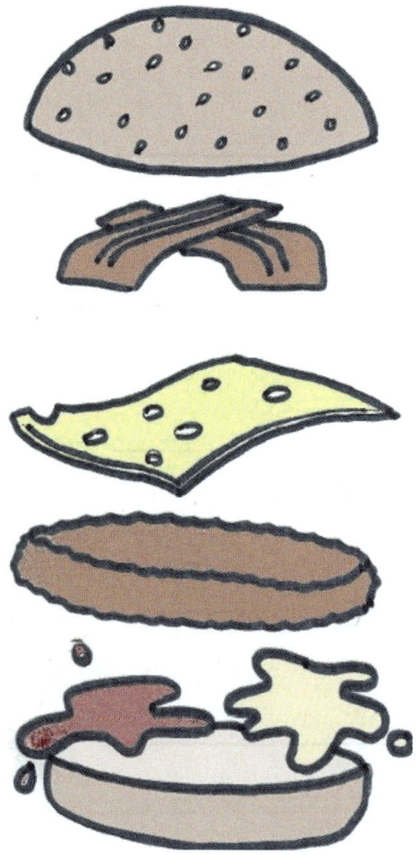

Ich finde bei mir gut...

Mir ist aufgefallen...

Mich stört....

Ich mag nicht...

Ich wünsche mir von meiner Gruppe...

An meiner Gruppe finde ich super...

© Autorenfoto

Abschluss

Handlungsprodukte	erledigt am:	Unterschrift
Arbeitsbereiche in der Küche		
Checkliste Arbeitsbereiche in der Küche		
Symbole für die Einrichtung von Räumen		
Checkliste Vorratsraum		
Checkliste Hauswirtschaftsraum		
Frontlader oder Toplader? (2 Seiten)		
Materialliste		
Raumskizze		

Das wusste ich zu dem Thema schon vorher:

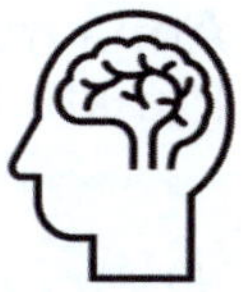

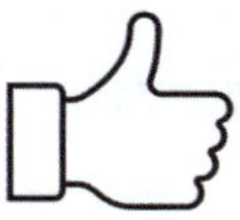

Das hat mich an dem Thema besonders interessiert:

Bewerte deinen Lernstand am Ende der Lernaufgabe.

Ich kann...		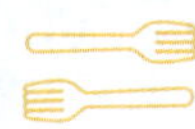	
Arbeitsbereiche in der Küche nennen und die passenden Geräte zuordnen.			
Regeln für die richtige Anordnung der Arbeitsbereiche und Geräte in der Küche formulieren.			
Symbole für die Einrichtung hauswirtschaftlicher Räume richtig deuten.			
Regeln für die Einrichtung eines Vorratsraums beschreiben.			
Ausstattungsmöglichkeiten eines Hauswirtschaftsraums nennen.			
Unterschiede von Front- und Toplader aufzählen.			
Vor- und Nachteile von Front- und Toplader beschreiben.			
Materiallisten für die Einrichtung von hauswirtschaftlichen Räumen erstellen.			
Raumskizzen für hauswirtschaftliche Räume erstellen.			

Meine drei wichtigsten Erkenntnisse aus dieser Lernaufgabe sind:

1.

2.

3.

Zum Abschluss noch ein Feedback von der Lehrkraft an dich.

Anna möchte ihr Wissen noch einmal überprüfen. Was sind nochmal die wichtigsten Punkte bei der Einrichtung hauswirtschaftlicher Räume?

Entscheide, ob die Fragen zu Küche, Vorratsraum und Hauswirtschaftsraum mit „ja“ oder „nein“ zu beantworten sind.
Beantwortest du eine Frage mit „ja“, folge im Irrgarten dem durchgezogenen Pfeil. ⟶
Beantwortest du eine Frage mit „nein“, folge dem gestrichelten Pfeil. - - ➔
Wenn du alle Entscheidungen richtig getroffen hast, bekommst du den Lösungssatz.

Küche:

1. In einer Küche gibt es 6 Arbeitsbereiche.
2. Im Reinigungsbereich wird gespült.
3. Im Vorratsbereich befinden sich Kühl- und Gefrierschrank.
4. Herd, Backofen und Kühlschrank können nebeneinander stehen.
5. Reinigungs-, Vorrats- und Zubereitungsbereich sollten ein Dreieck bilden.

Vorratsraum:

6. Lebensmittel einer Gruppe können in unterschiedlichen Regalen gelagert werden.
7. Mehl, Nudeln, Reis, Müsli, ... werden in fest verschlossene Gläser umgefüllt.
8. Obst und Gemüse sollen in offenen Kisten gelagert werden.
9. Neu gekaufte Lebensmittel stellt man hinten ins Regal.
10. Der Vorratsraum sollte neben der Küche liegen.

Hauswirtschaftsraum:

11. Man braucht Platz zum Bügeln, Nähen und Ausbessern von Kleidung.
12. Man benötigt nur wenige Arbeitsflächen.
13. Das Licht soll von rechts oben auf Bügelbrett und Nähmaschine fallen.
14. Der Fußboden soll aus rutschfestem Material sein.
15. In einen Frontlader passt mehr Wäsche.
16. Dafür hat man bei einem Toplader mehr Programme zur Auswahl.

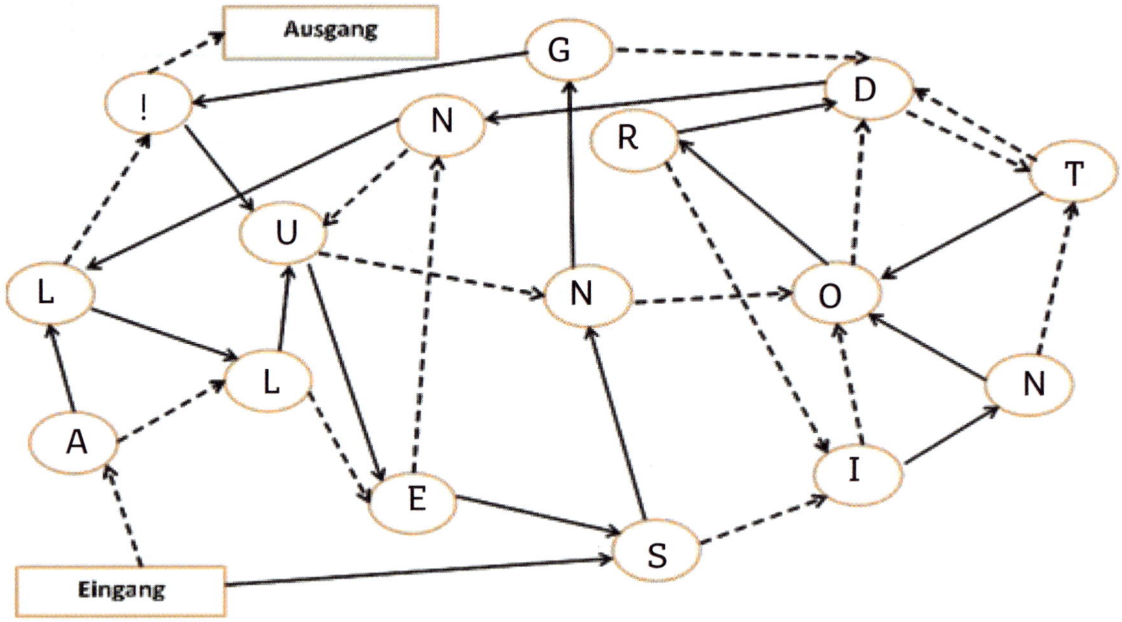

Lösungssatz: _ _ _ _ _   _ _   _ _ _ _ _ _ _ _ _

Anna war für die KiTa einkaufen und fragt sich nun, wo sie die Lebensmittel am besten lagern soll.

Räume die von Anna eingekauften Lebensmittel richtig ein!
Schreibe sie an die richtige Stelle im Kühlschrank, Gefrierschrank oder Vorratsschrank.
Achte beim Kühlschrank auf das richtige Fach!

Recherchiere hierzu im Internet, z. B. auf der Seite: www.wirf-mich-nicht-weg.de (Suchbegriff „Kühlschrank einräumen“)

Annas Einkauf:

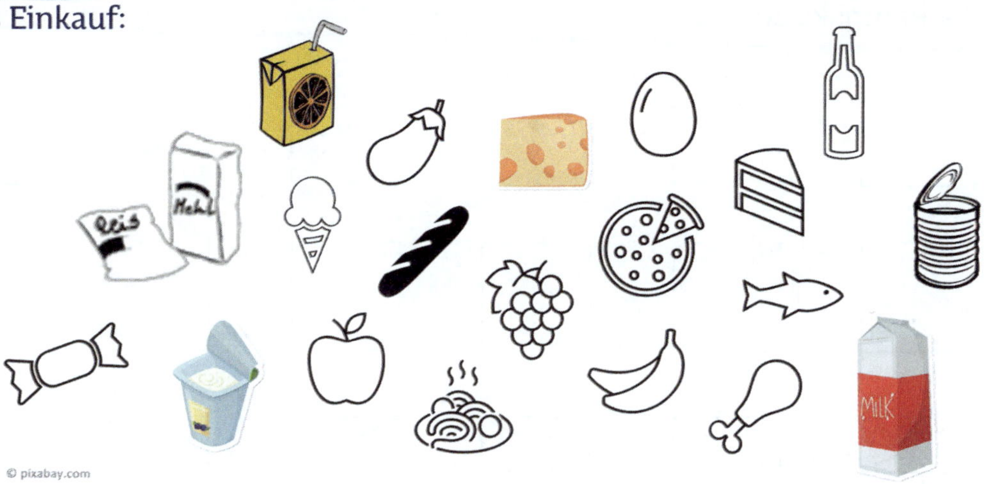

Kühl- und Gefrierschrank

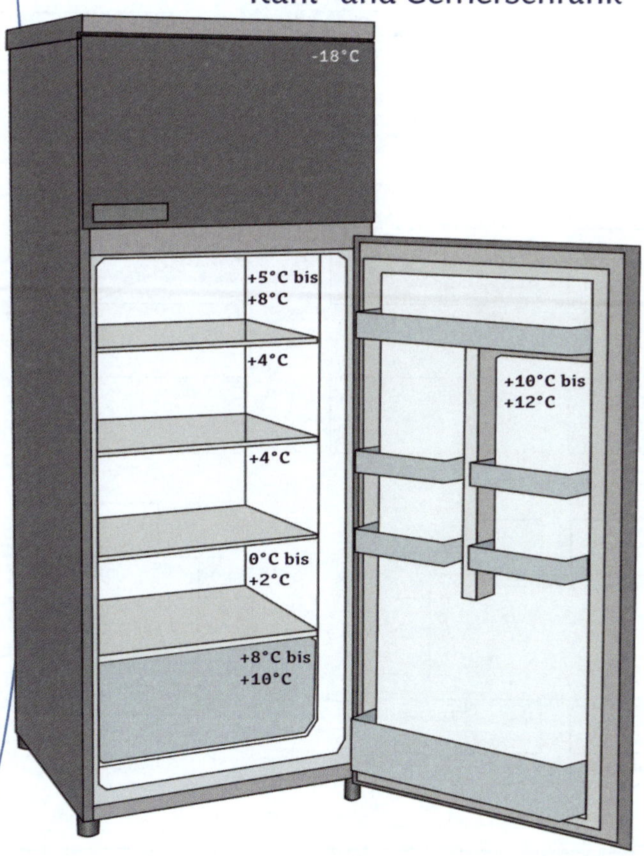

Vorratsschrank

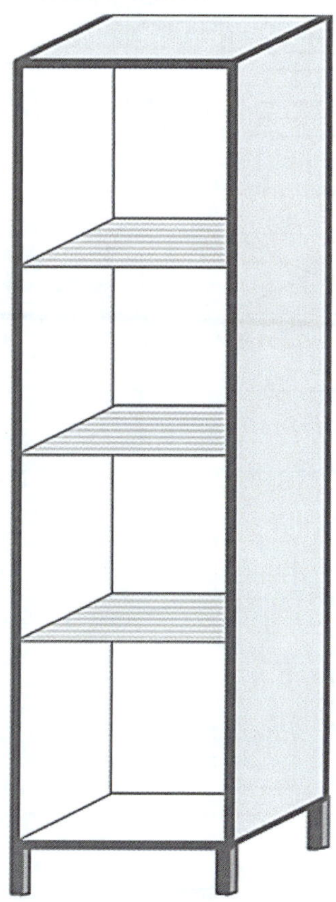

Zur Einrichtung der hauswirtschaftlichen Räume braucht Anna die Symbole von den Geräten und Möbeln, mit denen sie die drei Räume ausstatten will.

Nutze die folgenden Symbole für die Raumskizze der hauswirtschaftlichen Räume.
Schneide die Symbole aus und klebe sie in die Raumskizze ein.
Fehlende Geräte oder Möbel kannst du gerne selbst durch Zeichnen ergänzen.
Die Größe der Symbole ist an die Raumskizze auf S. 222 angepasst.

Symbole für die Raumskizze

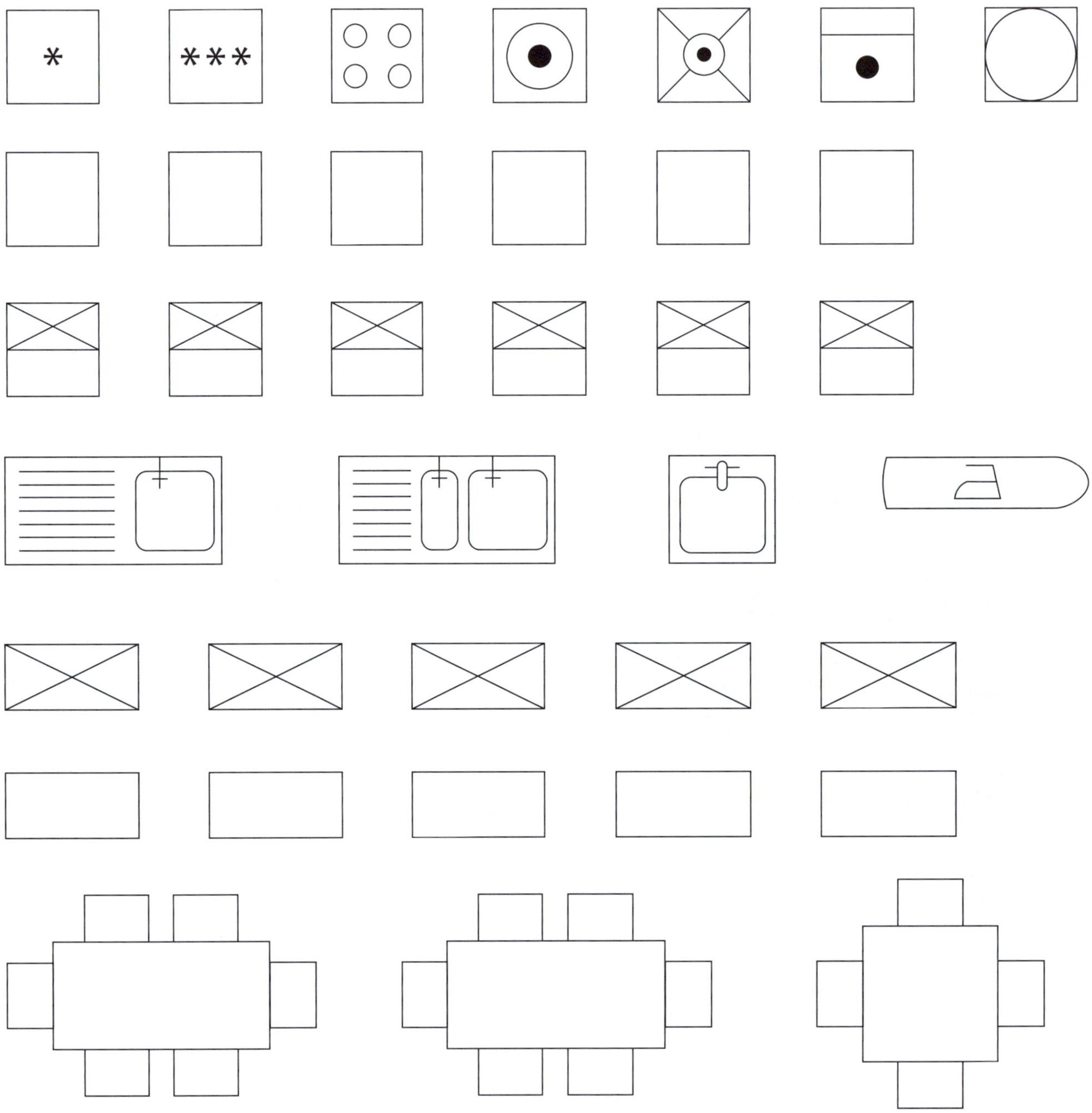

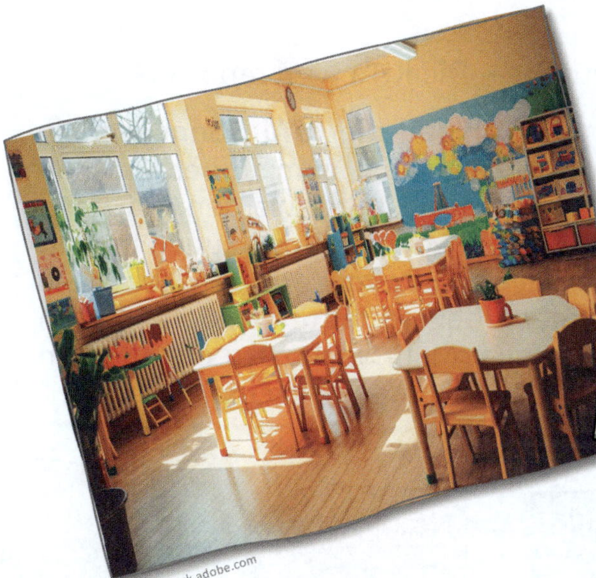

© tota – stock.adobe.com

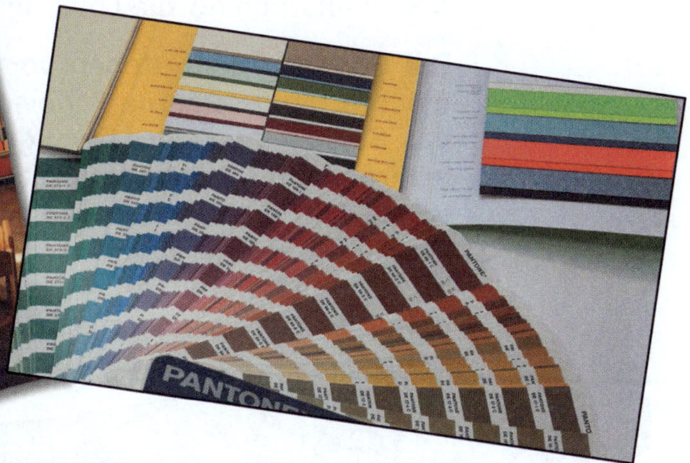

© pixabay.com

Lernfeld 4: Gestaltung und Erhaltung von Arbeits-, Gast-, Wohn- und Funktionsbereichen

Lernaufgabe 4.2: Neuer Anstrich für die Löwengruppe – Die KiTa wird renoviert

Ich kann ...

- verschiedene Farben und ihre Wirkung in Bezug auf ein Spielzimmer und einen Ruheraum beschreiben.
- geeignete Möbel für eine KiTa angeben.
- mich für eine sinnvolle Beleuchtung entscheiden.
- verschiedene Böden und ihre Eigenschaften erläutern.
- einige Möglichkeiten der Fußbodengestaltung nennen.
- geeignete Spielsachen/Einrichtungsgegenstände für verschiedene Räume begründen.
- einen Spickzettel mit allen wichtigen Notizen erstellen.
- eine Mindmap entwerfen.
- eine Skizze anfertigen.
- Meinungen meiner Mitschülerinnen und Mitschüler respektieren und mich auf ein gemeinsames Vorgehen einigen.
- meinen Mitschülerinnen Mitschülern ein hilfreiches Feedback geben und selbst Rückmeldung annehmen.

<u>Zeitumfang:</u>
14 Unterrichtsstunden

Neuer Anstrich für die Löwengruppe – Die KiTa wird renoviert

Die Sommerferien stehen vor der Tür und die KiTa Sonnenschein möchte einige Räume renovieren. Zusätzlich zum Ruheraum soll das Spielzimmer der Löwengruppe neu gestaltet werden. Da Anna während ihrer Praktikumszeit meist der Löwengruppe zugeteilt war, ist sie sehr interessiert, wie sich der alte Raum verändern wird. Sie schlägt ihrer Chefin vor, sich vorab über Gestaltungsmöglichkeiten zu informieren und ein Modell in einer Mehrwegbox zu erstellen, in dem sie das Spielzimmer oder den Ruheraum exemplarisch einrichtet.

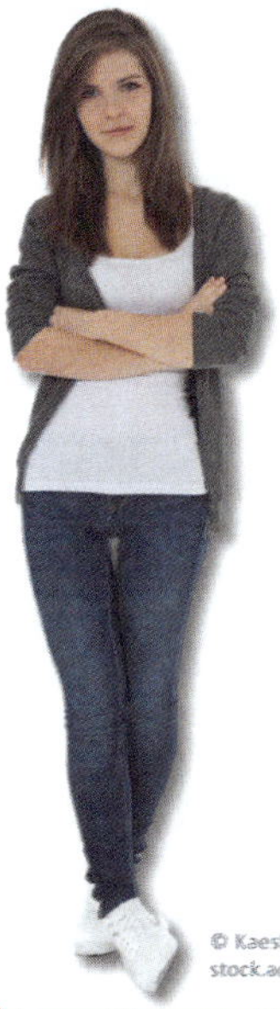
© Kaesler Media – stock.adobe.com

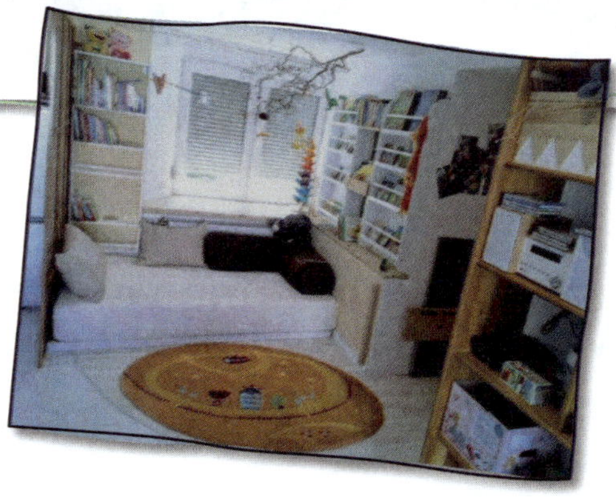

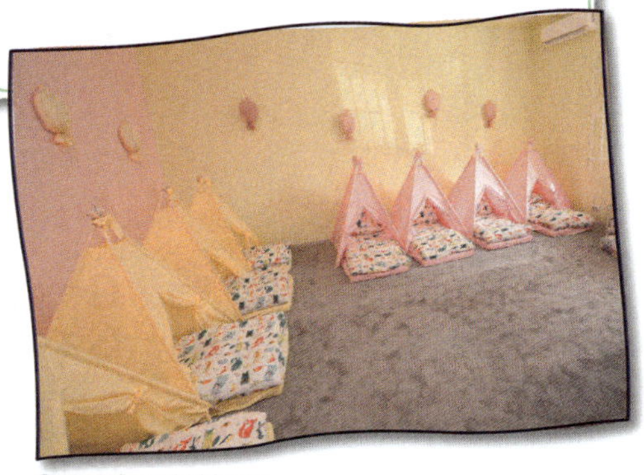
© Niko_Dali – stock.adobe.com

1 Fasse die wichtigsten Informationen des Textes zusammen.

Wichtigste Informationen:

Damit Anna später ihr Modell richtig einrichten kann, möchte sie einen Spickzettel für den Schlafraum und das Spielzimmer erstellen, auf dem alle wichtigen Informationen zu Farbgebung, Einrichtung, Beleuchtung und Bodenbeschaffenheit gesammelt sind.

2 Erstelle mit den Informationen auf den folgenden Seiten einen Spickzettel zur Raumgestaltung für den Ruheraum und das Spielzimmer. Verwende dazu untenstehende Tabelle.

Spickzettel

	Ruheraum	Spielzimmer
Farbe		
Einrichtung		
Licht		
Boden		
Spielsachen		

Da die Räume einen neuen Anstrich bekommen sollen, möchte sich Anna zunächst einmal über Farben und deren Wirkung informieren.

1010
1010

3 Sieh dir die untere Tabelle zum Thema Farben und deren Wirkung an.

Weitere Informationen findest du auf Seite 12 der Broschüre, zu der dich der folgende QR-Code bringt:

Notiere dir geeignete Farben für die beiden Zimmer auf deinem Spickzettel.

https://alpina-farben.de/fileadmin/InterfaceAssets/advertising/AF190238_919404_BRO_FFR_Alpina_Farbenfreunde_Broschuere.pdf

Farben	Wirkung/ Eigenschaften
	aktivierend, Stoffwechsel anregend/ Farbe des Lebens (Blut), Liebe, Wärme
	appetitanregend, steigert Kreativität/ Heiterkeit, Lebensfreude, Kommunikation
	stimmungsaufhellend, konzentrationsfördernd/ Licht, Offenheit, Neugier
	nervenberuhigend, entspannend, stärkt Immunsystem/ Gesundheit, Harmonie, Gleichgewicht
	kühlend, beruhigend/ Ruhe, Stille, Entspannung
	warm, wohnlich, erdend, beruhigend/ Sicherheit, Wohlbefinden und Behaglichkeit
	beruhigend, unaufdringlich, besänftigend, ausgleichend/ Zuneigung, Sanftheit, Zurückhaltung
	beruhigend, strukturierend/ Licht, Sauberkeit, Genauigkeit

4 Außer einem Anstrich gibt es zusätzlich die Möglichkeit die Wände mit selbst gemalten Bildern zu verzieren.

Überlege dir ein schönes Wandmotiv und skizziere es.

Skizze:

Nachdem Anna sich Notizen zu den verschiedenen Farben und deren Einsatzmöglichkeiten gemacht hat, möchte sie als nächstes die Einrichtung planen.

5 Lies den Informationstext zum Thema Einrichtung verschiedener KiTa-Räume und notiere dir auf deinem Spickzettel wichtige Punkte zu Spiel- und Schlafraum, die dir bei der Erstellung deines Modells helfen.

Einrichtungsmöglichkeiten in der KiTa

Die Innenausstattung der einzelnen Räume in einer KiTa sollte die Selbstständigkeit von Kindern fördern, aber auch den ergonomischen (an den menschlichen Körper optimal angepassten) Anforderungen entsprechen. Bei Spielräumen für aktive Kleinkinder erreicht man dies z. B. durch den Einsatz von Stufen, Rutschen, Wippen etc.

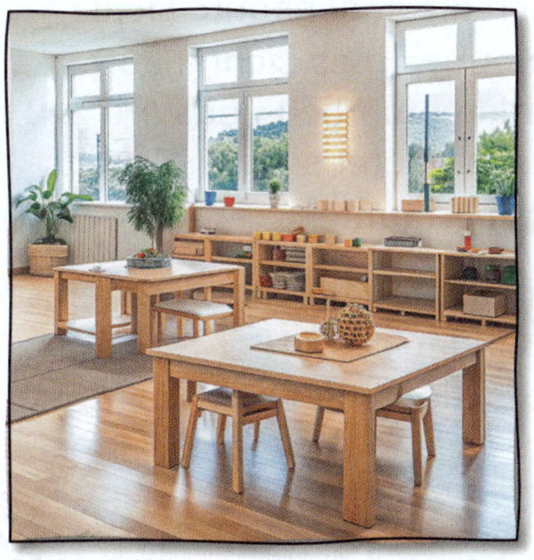

© Sujid – stock.adobe.com

Tische und Stühle gehören zur Grundausstattung in jedem Kindergarten und jeder Kindertagesstätte. Kaum ein Möbel im Kindergarten wird so viel benutzt und ist für das tägliche Beisammensein so wichtig wie Stühle und Tische. Sie müssen im Alltag besonderen Anforderungen standhalten. Deshalb sind solide Materialien und eine gute Verarbeitung sehr wichtig. Ebenso sollten die Tische und Stühle handlich und einfach zusammenstellbar sein. Ob Stapelstühle in verschiedenen Sitzhöhen mit oder ohne Armlehnen, Hochstühle für die kleinsten Kinder, Ergo-Stühle für einen geraden Sitz oder spezielle Erzieherstühle mit Rollen.

Auch Tische für Kinder gibt es in verschiedenen Höhen, Maßen und Ausführungen. Tische mit runden oder eckigen Tischplatten, XXL-Tische, Dreieck-Tische, mobile Klapptische oder auch Spieltische.

Für eine gesunde Entwicklung brauchen Kinder Schlaf. Je nach Alter und Entwicklung kann das Schlafbedürfnis sehr unterschiedlich sein. Daher ist ein gemütlicher Ruhe- oder Schlafraum sehr wichtig. Dieser sollte neben Aufbewahrungsmöglichkeiten für Kuscheltiere, Schlafsäcke und Decken auch Liegeflächen für mehrere Kinder nebeneinander aufweisen. Weiterhin sollten Schlafgelegenheiten mit „Umrandungen", z. B. Körbchen für die Kleinsten oder Stillschlangen, zur Begrenzung vorhanden sein. Liegeflächen sollten so gestaltet sein, dass die Kinder sich selbstständig Hinlegen und Aufstehen können. Eventuell sollte geeignetes Mobiliar (Sessel, Schaukelstuhl...) die Möglichkeit bieten, dass die Betreuer die Kinder im Schlaf begleiten können.

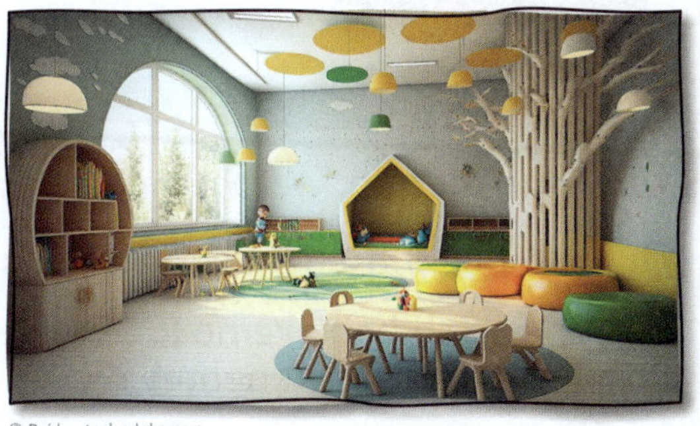

© Dvid – stock.adobe.com

Du suchst noch mehr Informationen zu Raumkonzepten für KiTas und Ausstattungen? Recherchiere im Internet mit dem Suchbegriff „Raumkonzept KiTa".

Außer Einrichtungsgegenständen und Farbe benötigen die Räume noch Beleuchtung und geeignete Böden. Anna beschäftigt sich im Folgenden mit diesen beiden Themen.

6 Lies den Informationstext zum Thema Beleuchtung verschiedener KiTa-Räume. Notiere dir die Möglichkeiten der Beleuchtung in der KiTa auf deinem Spickzettel.

Die wichtigste Beleuchtung in den Räumen einer KiTa ist das Tageslicht. Daher sollte z B. das Spielzimmer in einem Raum mit großen Fenstern sein. Zusätzlich zum Tageslicht braucht man aber in allen Zimmern künstliches Licht, vor allem im Winter, wenn es draußen oft dunkel ist.

Bei künstlichem Licht sollte man neben der Helligkeit auch die sogenannte Lichtfarbe beachten. Bei den Lichtfarben unterscheidet man warmweißes Licht, neutralweißes Licht und kaltweißes Licht. Warmweißes Licht wirkt gemütlich und wird z. B. für Wohn- und Schlafräume empfohlen. Neutralweißes Licht bietet sich für Arbeitsräume, Küche und Badezimmer an, kaltweißes Licht für Lagerräume.

Während im Spielzimmer als künstliche Licht oft Deckenleuchten gewählt werden, sollten im Ruheraum mehrere verschiedene Lampen vorhanden sein. Hier empfehlen sich dimmbare Leuchten und Nachtlichter, falls die Kinder nicht gerne im Dunkeln schlafen.

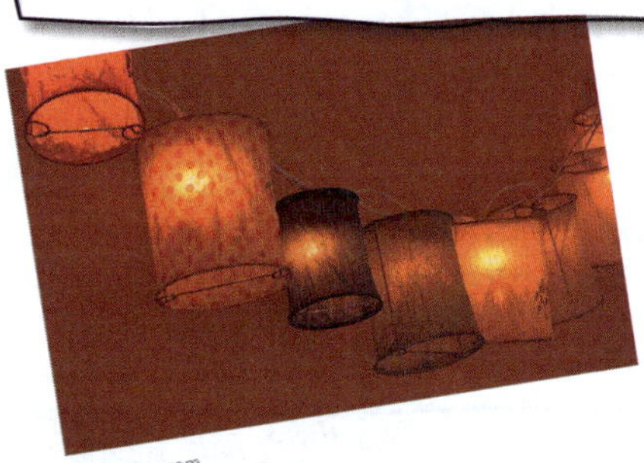

© pixabay.com

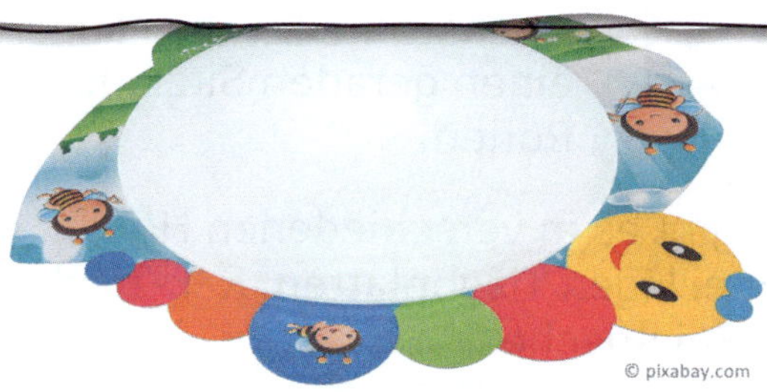

© pixabay.com

Im Internet findest du Bilder zu den Lichtfarben. Gib dazu einfach die Begriffe „warmweiß, neutralweiß, kaltweiß" in die Suchfunktion ein.

Überlege dir nun, welche Anforderungen ein Fußboden in der KiTa erfüllen muss.

Du hast hierzu folgende Möglichkeiten:

- ○ Ich habe keine Ideen, welche Anforderungen ein Fußboden in der KiTa haben sollte. Ich nehme die Hilfe und gehe zu Planen Ⓐ.
- ○ Ich habe einige Ideen zu den Anforderungen und versuche selbst eine Mindmap zu erstellen und gehe zu Planen Ⓑ.

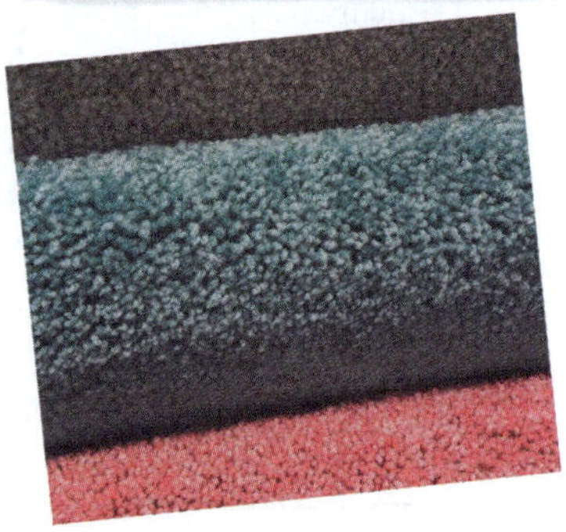

© pixabay.com

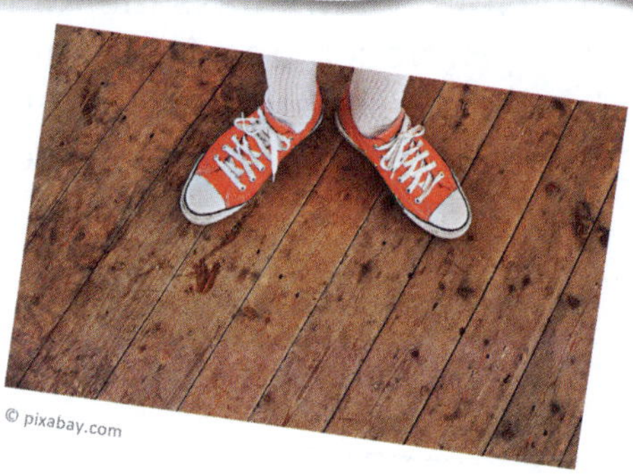

© pixabay.com

Anna hat von ihrer Chefin eine Zusammenfassung über die Anforderungen an einen KiTa-Fußboden bekommen.

7 Sieh dir die Mindmap an und lies außerdem den Infotext zu den verschiedenen Fußbodenbelägen.

Überlege, welches Material am geeignetsten für einen KiTa-Fußboden ist. Notiere deine Entscheidung in das untere Feld und begründe sie.

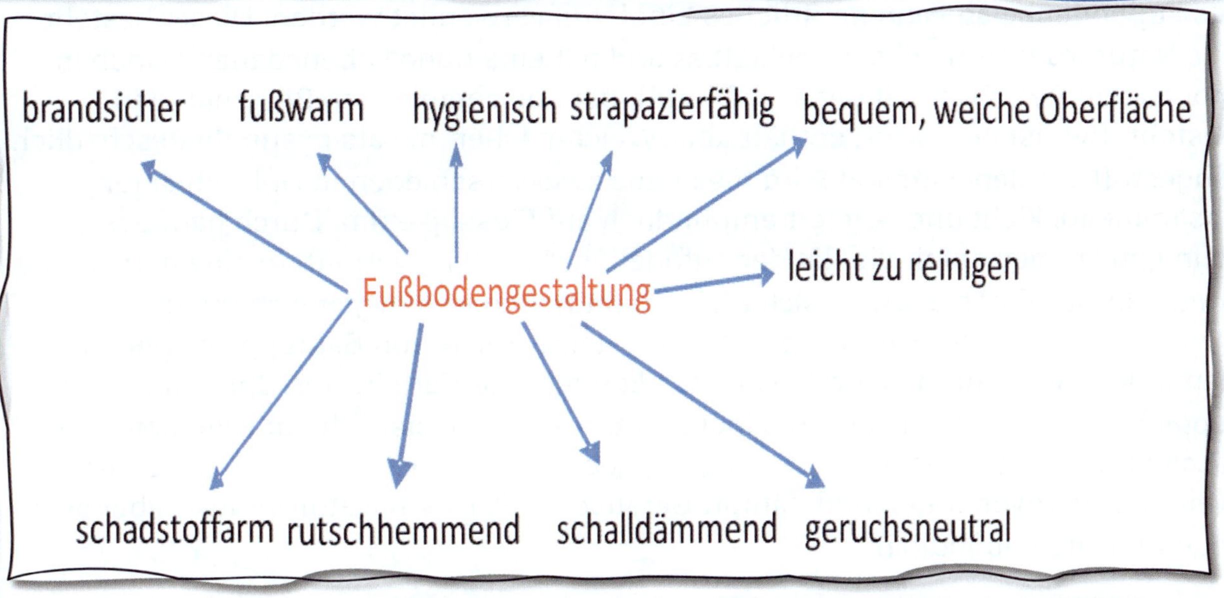

Als Fußbodenbelag kann natürliches **Linoleum** verwendet werden. Dieser besteht aus Naturprodukten, ist sehr belastbar und hat eine hohe Lebensdauer. Daneben gibt es den **PVC-Boden** (Polyvinylchlorid), der aus chemischen Bestandteilen besteht. PVC ist preiswert, enthält aber Weichmacher, die als gesundheitsschädlich eingestuft werden. **Laminat** wird meist aus zwei verschiedenen Holzschichten zusammengeklebt und reagiert empfindlich auf Flüssigkeiten. Durch häufiges Reinigen können somit die Ränder aufquellen. **Teppiche** vermitteln eine gemütliche Atmosphäre, aber sie lassen sich nicht so gründlich und hygienisch reinigen. Dennoch sollte es in den Gruppenräumen kleine Spiel- und Bauteppiche geben, damit die Kinder auf dem Boden spielen können. Die Vorteile von Spiel- und Bauteppichen sind, dass man sie flexibel umräumen kann, sie sich gut transportieren lassen und regelmäßig in eine Reinigung geben werden können. **Korkboden** ist weich, isoliert von unten und dämpft Geräusche. Es ist ein Naturprodukt, aber sehr feuchtigkeitsempfindlich.

Der beste Fußboden für eine KiTa ist ______________________________

weil ____

Anna hat von ihrer Chefin eine Zusammenfassung über die Anforderungen an einen KiTa-Fußboden bekommen.

8 Lies den Infotext zu den verschiedenen Fußbodenbelägen. Erstelle anschließend eine Mindmap zu den Eigenschaften der verschiedenen Fußböden.

Überlege, welches Material am geeignetsten für einen KiTa-Fußboden ist. Notiere deine Entscheidung in das untere Feld und begründe sie.

Als Fußbodenbelag kann natürliches **Linoleum** verwendet werden. Dieser besteht aus Naturprodukten, ist sehr belastbar und hat eine hohe Lebensdauer. Daneben gibt es den **PVC-Boden** (Polyvinylchlorid), der aus chemischen Bestandteilen besteht. PVC ist preiswert, enthält aber Weichmacher, die als gesundheitsschädlich eingestuft werden. **Laminat** wird meist aus zwei verschiedenen Holzschichten zusammengeklebt und reagiert empfindlich auf Flüssigkeiten. Durch häufiges Reinigen können somit die Ränder aufquellen. **Teppiche** vermitteln eine gemütliche Atmosphäre, aber sie lassen sich nicht so gründlich und hygienisch reinigen. Dennoch sollte es in den Gruppenräumen kleine Spiel- und Bauteppiche geben, damit die Kinder auf dem Boden spielen können. Die Vorteile von Spiel- und Bauteppichen sind, dass man sie flexibel umräumen kann, sie sich gut transportieren lassen und regelmäßig in eine Reinigung geben werden können. **Korkboden** ist weich, isoliert von unten und dämpft Geräusche. Es ist ein Naturprodukt, aber sehr feuchtigkeitsempfindlich.

Fußboden

Der beste Fußboden für eine KiTa ist ______________________________

weil ____

Außer der Einrichtung dürfen natürlich auch Spielsachen in den Zimmern nicht fehlen. Nachdem sich Anna mit den räumlichen Voraussetzungen beschäftigt hat, möchte sie natürlich auch wissen, welches Spielzeug sich für die beiden Räume eignet.

9 Lies den unteren Text und notiere die wichtigsten Infos auf deinem Spickzettel.

Überlege dir Spielzeugmöglichkeiten für den Spielraum und den Ruheraum und notiere sie ebenfalls auf dem Spickzettel.

Spielzeug für die KiTa

Bei der Auswahl geeigneter Spielsachen in der KiTa müssen der individuelle Entwicklungsstand der Kinder und die Eigenschaften des Spielzeugs berücksichtigt werden. Auch die Vorstellungswelt der Kinder wird durch die Auswahl und Gestaltung des Spielzeugs beeinflusst.

Spielzeug sollte vielseitig zu verwenden oder ausbaufähig sein (Baumaterial, Handwagen, Spielmöbel). Sinnvoll ist es auch, wenn es über lange Zeit benutzt werden kann (Puppe, Stofftier, Schaukel) oder vorhandenes Spielzeug ergänzt und dadurch neue Spielmöglichkeiten schafft (Puppenzubehör, Fahrzeuganhänger, Ringe und Trapez zur Schaukel).

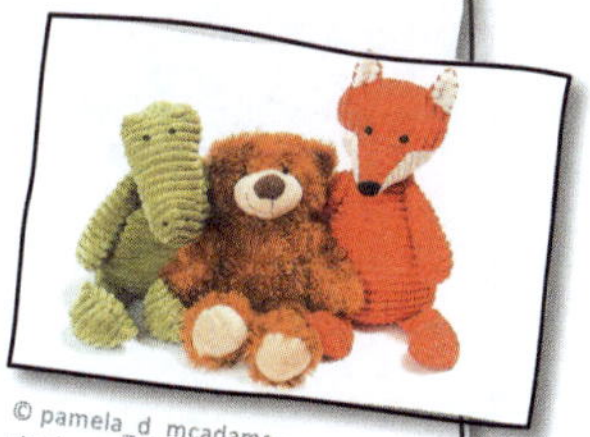

© pamela_d_mcadams – stock.adobe.com

Spielzeug wird aus unterschiedlichen Materialien hergestellt: Holz, Kunststoff, Metall, Papier, Textilien.
Kinder sollten mit verschiedenen Materialien umgehen. Je jünger ein Kind ist, umso wichtiger sind weiche Spielsachen, die einen angenehmen Eindruck von der Welt vermitteln.
Besonders wichtig ist die Qualität des Spielzeugs. Man sollte darauf achten, dass in der KiTa nur geprüftes und zertifiziertes Spielzeug vorhanden ist.
Die Europäischen Sicherheitsnormen verlangen z. B. von Holz, dass es glatt ist und sich keine Holzsplitter ablösen. Farben und Lacke dürfen sich nicht lösen, wenn das Kind das Spielzeug in den Mund nimmt (man nennt diese Eigenschaft „speichelfest" oder „speichelecht") oder in seinen verschwitzen Händen hält (hier spricht man von „schweißfest" oder „schweißecht"). Kunststoffspielzeug darf nur ohne scharfe Kanten in den Handel gelangen.

Das Material sollte zum Spielzeug und seiner Benutzung passen (z. B. Eisenbahn aus Holz, Kuscheltier aus Plüsch). Auch Kunststoffe eignen sich hervorragend für manche Spielsachen. Die Qualität des Kunststoffs und seine Verarbeitung sind besonders wichtige Voraussetzungen für die Lebensdauer des Spielzeugs und damit zugleich für die Vermeidung von umweltfeindlichem Kunststoffmüll.

Die richtige Größe des Spielzeugs hängt vom Spielzweck und vom Alter der Kinder ab. Solange sie noch ungeschickt sind, brauchen sie Spielzeug, bei dem sie gut zupacken können: größere Bausteine, eine große Holzeisenbahn, einen großen Ball, den sie mit beiden Armen auffangen können.

Unkompliziert, sichtbar und verständlich müssen Konstruktion und Mechanik des Spielzeugs für Kleinkinder sein.

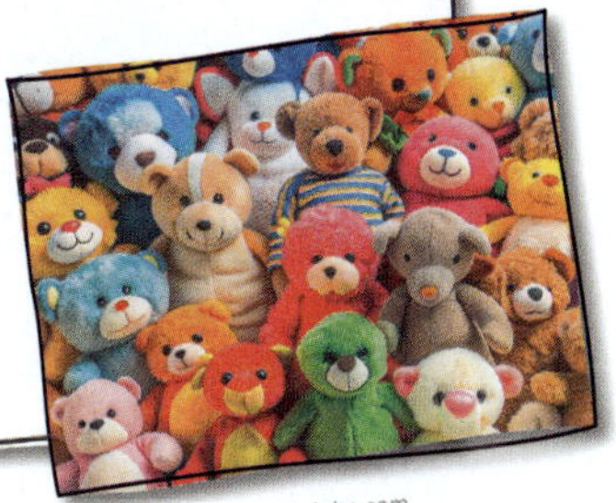

© tammanoon – stock.adobe.com

Anna hat nun einen Überblick über beide Räume erhalten. Sie hat sich über die Einrichtung informiert und auf ihrem Spickzettel alle wichtigen Infos gesammelt.

10 Bildet eine Dreiergruppe. Entscheidet euch in eurer Gruppe für ein Zimmer, das ihr als Modell in einer Mehrwegbox darstellen möchtet und notiert eure Entscheidung in untenstehendes Feld.

Wir entscheiden uns für:

____

11 Fertigt eine Skizze eures gewählten Zimmers als Überblick an.

Skizze: Ein Zimmer in der Mehrwegbox

12 Sucht zu Hause nach brauchbaren Materialien, die ihr für euer Zimmer verwenden könnt.

Gestaltet in eurer Gruppe ein KiTa-Zimmer in der Mehrwegbox. Berücksichtigt die Vorgaben auf eurem Spickzettel.

13 Bringt das gesammelte Material von zu Hause mit und kleidet das Zimmer in der Mehrwegbox aus. Zusätzlich stehen euch weitere Materialien zur Verfügung.

Das KiTa-Zimmer könnte so aussehen:

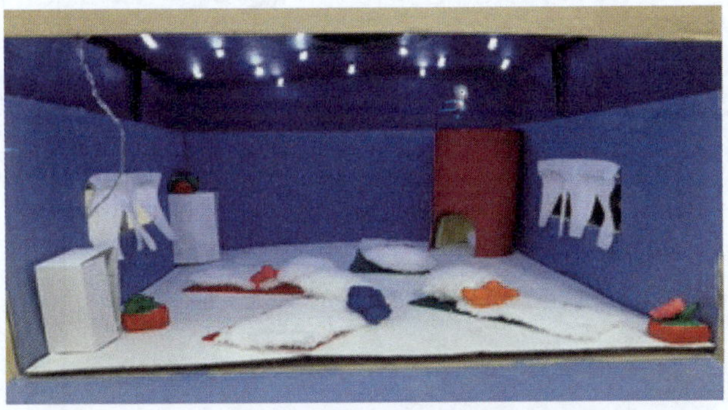

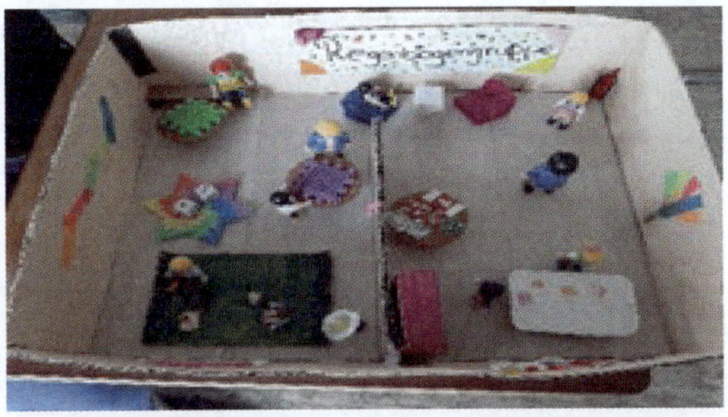

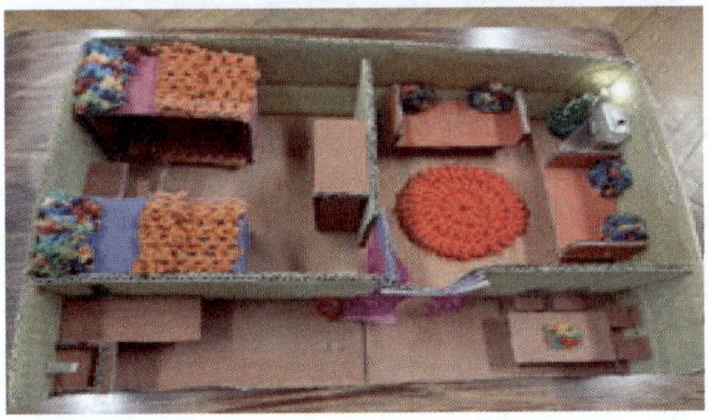

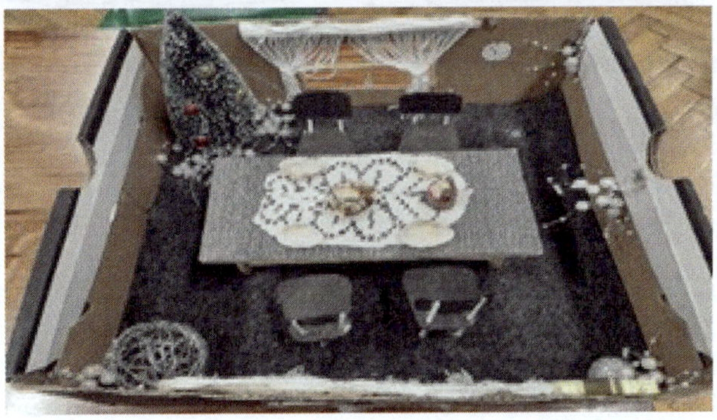

Unser KiTa-Raum sieht so aus (hier ist Platz für euer Foto):

14 Betrachtet die Mehrwegboxen der anderen Gruppen und gebt ihnen eine Rückmeldung.

Notiert das Feedback für eure Mehrwegbox in die Tabelle:

Feedback

Unser Raum	👍	👇	👎
anschaulich			
kreativ			
vollständig			

15 Gib nun abschließend eine persönliche Bewertung zur Bearbeitung der Lernaufgabe ab.

Das konnte ich sehr gut: ______________________________

Das war ok: ______________________________

Das konnte ich gar nicht: ______________________________

Das hat in der Gruppe prima geklappt: ______________________________

Das war ganz gut: ______________________________

Das war in unserer Gruppe nicht einfach: ______________________________

Die Arbeitsaufträge waren: ______________________________

Abschluss

Handlungsprodukte	erledigt am:	Unterschrift
Spickzettel		
Skizze		
Mehrwegbox		

Das wusste ich zu dem Thema schon vorher:

Das hat mich an dem Thema besonders interessiert:

Bewerte deinen Lernstand am Ende der Lernaufgabe und male dazu die Enten aus

(kann ich richtig gut) ~ (kann ich) (kann ich nicht gut)

Ich kann…	Bewertung
verschiedene Farben und ihre Wirkung in Bezug auf ein Spielzimmer und einen Ruheraum beschreiben.	
verschiedene Böden und ihre Eigenschaften erläutern.	
einige Möglichkeiten der Fußbodengestaltung nennen.	
eine Mindmap entwerfen.	
geeignete Möbel für eine KiTa angeben.	
geeignete Spielsachen/Einrichtungsgegenstände für verschiedene Räume begründen.	

Meine drei wichtigsten Erkenntnisse aus dieser Lernaufgabe sind:

1.

2.

3.

Das möchte ich noch sagen:

Zum Abschluss noch ein Feedback von der Lehrkraft an dich.

Ihr habt einen schönen KiTa-Raum in einer Mehrwegbox gestaltet. Vielleicht hab ihr auch schon Spielsachen in euren Raum gestellt.

Schaut euch die Informationen zu Spielsachen in der KiTa und euren Spickzettel erneut an.

Überlegt euch, welches Spielzeug ihr selbst bauen könntet und fragt zu Hause/ in der Schule nach geeigneten Materialen.

Fertigt eine Modellskizze an.

Bastelt ein Spielzeug selbst.

Mein Spielzeug:

Materialien:

Skizze :

Ihr habt einen schönen KiTa-Raum in einer Mehrwegbox gestaltet.

Es fehlen jedoch noch weitere Räume wie z. B. die Küche, das Esszimmer, der Badbereich etc.

Informiert euch über die Einrichtungsmöglichkeiten eines weiteren Raumes und erstellt einen Spickzettel mit den wichtigsten Informationen.

Fertigt eine Skizze an.

Mein Zimmer:

Spickzettel: Zimmer

Skizze Zimmer:

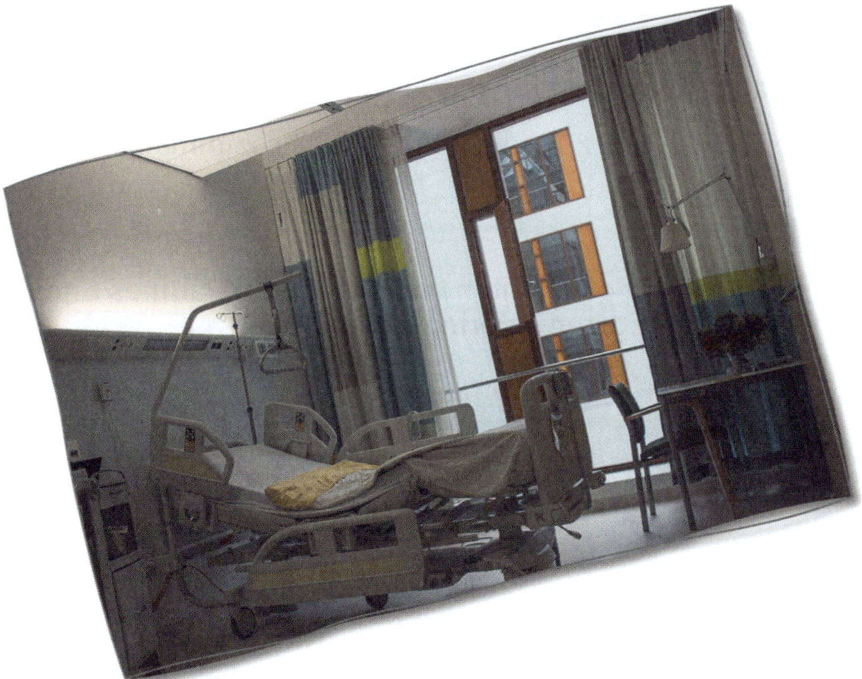

© pixabay.com

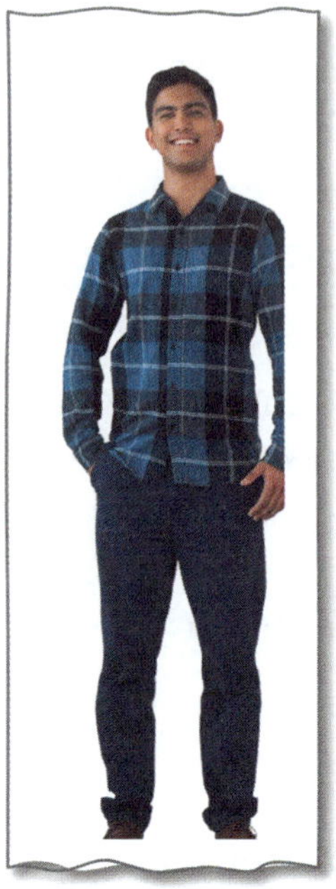

© vectorfusionart – stock.adobe.com

Lernfeld 4: **Gestaltung und Erhaltung von Arbeits-, Gast-, Wohn- und Funktionsbereichen**

Lernaufgabe 4.3: Zuhause im Pflegeheim

Ich kann ...

- Eigenschaften eines Zimmers im Pflegeheim nennen.
- die Bedürfnisse einer zu pflegenden Person ermitteln.
- das Pflegebett im Zimmer günstig ausrichten.
- das Licht optimal einsetzen.
- einen Grundriss eines Krankenzimmers/ Pflegezimmers erstellen.
- die Vorteile eines Krankenbettes nennen.

<u>Zeitumfang:</u>
7 Unterrichtsstunden

In dem Pflegeheim, in dem Barek sein Praktikum ableistet, muss ein Zimmer für die neue Bewohnerin, Frau Müller, eingerichtet werden. Von seiner Praktikumsbetreuerin Lisa erhält Barek den Auftrag, zuvor einen Grundriss des Zimmers mit den notwendigen Möbeln zu erstellen.

Lisa erklärt Barek, dass es beim Einrichten eines Zimmers im Pflegeheim vieles zu beachten gibt: Zum einen gilt es zu beachten, dass dieses Zimmer ein kleines Zuhause für Frau Müller werden soll. Es soll ein persönlicher Wohlfühlraum für Frau Müller werden, schließlich wird sie von nun an in diesem Zimmer leben.

Zum anderen ist es bei der Planung und Einrichtung des Zimmers wichtig, darauf zu achten, dass das Pflegepersonal sicher und gut seine Arbeit in dem Zimmer verrichten kann.

1 Welche Informationen sind wichtig? Notiere sie dir.

?

Was soll Barek tun?

Welche Informationen sind für die Planung des Zimmers wichtig?

2 Barek überlegt, was für ihn selbst wichtig wäre, wenn er von nun an die meiste Zeit seines Tages in nur einem Zimmer verbringen müsste. Versetze dich in seine Lage und notiere deine Gedanken und Wünsche.

?

3 Alles klar? Starte durch mit Planen.

Barek unterhält sich mit Frau Müller und dann mit seiner Betreuerin Lisa über das neue Zimmer. Gar nicht so schwierig, findet er hinterher, als er seine Notizen betrachtet. Nur die Sache mit dem Teppich, den sich Frau Müller wünscht, macht ihm noch Kopfzerbrechen ....

4 Lies dir die beiden Sprechblasen durch und markiere die Bedürfnisse von Frau Müller grün, die Kriterien von der Pflegefachkraft Lisa rot. Fasse diese verschiedenen Sichtweisen jeweils stichwortartig zusammen.

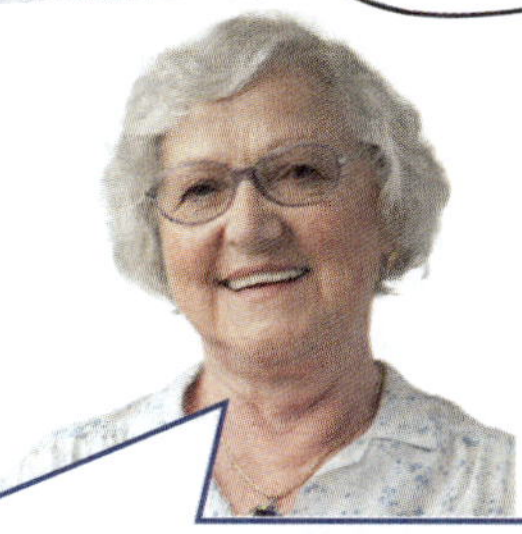

© Rido – stock.adobe.com

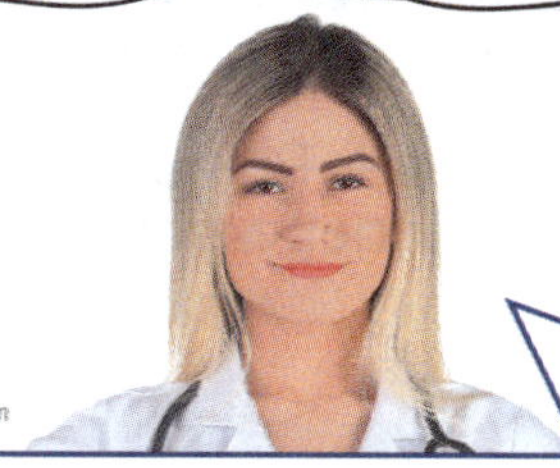

© pixabay.com

Ich habe doch einige Bedenken bei diesem Umzug. Ich brauche mein Telefon und den Fernseher – hoffentlich klappt das alles! Ich muss eine ruhige Ecke für mein Bett haben, ich bin ja nicht im Kranken-haus. Ich möchte meine Privatsphäre behalten! Meine Pflanzen nehme ich auf jeden Fall mit, die brauchen genügend Licht, so wie ich auch. Hoffentlich ist das Zimmer auch hell genug. Auch ein paar Bilder von meiner Familie dürfen nicht fehlen, die muss jemand aufhängen. Ich würde gerne meinen schönen Teppich mitbringen. Schließlich möchte ich mich auf meine alten Tage doch auch noch wohlfühlen.

Ich liebe meinen Beruf sehr! Aber ich muss auch auf meine Gesundheit achten. Eine Hilfe ist das Pflegebett. Die Höhe wird so eingestellt, dass ich rückenschonend arbeiten kann. Manche Hilfsmittel müssen bei den Bewohnern gelagert werden, sonst muss ich zu vieles immer wieder holen gehen. Dafür braucht das Pflegezimmer einen extra Schrank. Viele Bewohner sind außerdem schlecht zu Fuß. Da ist es hilfreich, wenn eine Toilette und ein kleiner Waschplatz im Zimmer vorhanden sind. Ich bin kein Fan von Teppichböden. Sie sind zwar gemütlich, aber auch gefährliche Stolperfallen. Mit Linoleum ist es auch schön fußwarm, außerdem lässt er sich gut sauber halten. Ich achte immer darauf, dass ich die Handdesinfektion in den Bewohnerzimmern benutze, denn die Gesundheit der Bewohner liegt mir sehr am Herzen.

Frau Müller wünscht sich:

- ❑ ________________________________
- ❑ ________________________________
- ❑ ________________________________
- ❑ ________________________________
- ❑ ________________________________

Pflegekraft Lisa braucht für eine gute und sichere Arbeit:

- ❑ ________________________________
- ❑ ________________________________
- ❑ ________________________________
- ❑ ________________________________
- ❑ ________________________________

Welchen Vorschlag hast du als Alternative für den Teppich von Frau Müller?

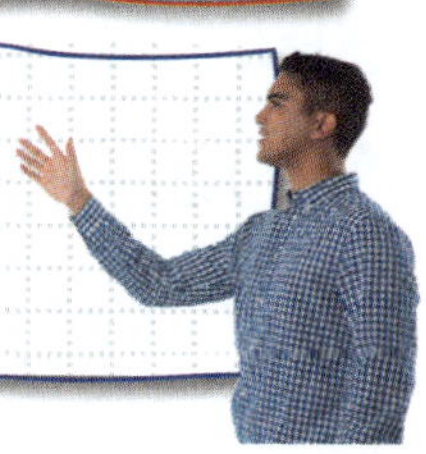

© vectorfusionart – stock.adobe.com

Barek weiß nun, was Frau Müller und die Pflegekraft Lisa sich von dem Zimmer wünschen. Um die richtige Auswahl an Möbeln für Frau Müller zu treffen, macht er sich eine Liste mit allen benötigten Einrichtungsgegenständen. Diese Liste hilft ihm später bei der Erstellung seines Grundrisses.

5 Entscheide, welche Gegenstände später Teil deines Grundrisses des Pflegezimmers/Krankenzimmers werden sollen. Die folgende Liste kann dir als Entscheidungsgrundlage helfen.

Kreuze an.

Pflegebett	☐	Nachttisch	☐
Kühlschrank	☐	Fernseher	☐
Kamin	☐	Zimmerpflanze	☐
Couch	☐	Sessel	☐
Regal	☐	Mikrowelle	☐
Kommode	☐	Stuhl	☐
Badewanne	☐	Kleiderschrank	☐
Aquarium	☐	Tisch	☐

Erstelle nun einen Grundriss für Frau Müllers Zimmer im Pflegeheim. Das Zimmer ist 4 m x 5 m groß. Erstelle den Grundriss im Maßstab 1:25. Beachte, dass der Maßstab nicht nur für das Zimmer, sondern auch für die Einrichtungsgegenstände gilt.

Brauchst du Hilfe? Deine Lehrkraft hilft dir gerne weiter.

6 Füge dein Ergebnis unten ein.

Maßstab 1:25 bedeutet, dass 1 cm deiner Skizze in Wirklichkeit 25 cm sind. Deine Skizze ist also 25-mal kleiner als der Raum beziehungsweise die Einrichtungsgegenstände in Wirklichkeit.

Ihr habt eure Aufgabe erledigt und Barek konnte die Einrichtung von Frau Müllers Pflegezimmer, ihrem neuen Zuhause, planen.

7 Veranstaltet einen „Galeriegang“: Stellt eure Entwürfe aus und geht dann in kleinen Gruppen zu den einzelnen Vorschlägen eurer Klassenkameraden. Nutzt das Feedback-Blatt, um die Entwürfe der anderen zu bewerten.

Feedback

Wie steht das Bett im Raum?			
Gibt es Stauraum für Frau Müllers Kleidung?			
Gibt es einen Schrank für das Pflegematerial?			
Kann Frau Müller gemütlich fernsehnen?			
Haben ihre Zimmerpflanzen genügend Licht?			
Kann Frau Müller in wenigen Schritten zu einer Toilette/Waschgelegenheit gelangen?			

Das will ich nach der Rückmeldung noch ändern:

Barek konnte seinen Entwurf seiner Praktikumsbetreuerin geben und bedankt sich für eure Mithilfe

8 Schätze dein Arbeitsverhalten mit dieser Zielscheibe ein. Je näher du dein Kreuz an die Mitte setzt umso zufriedener bist du mit deinem Lernerfolg.

Zielscheibe

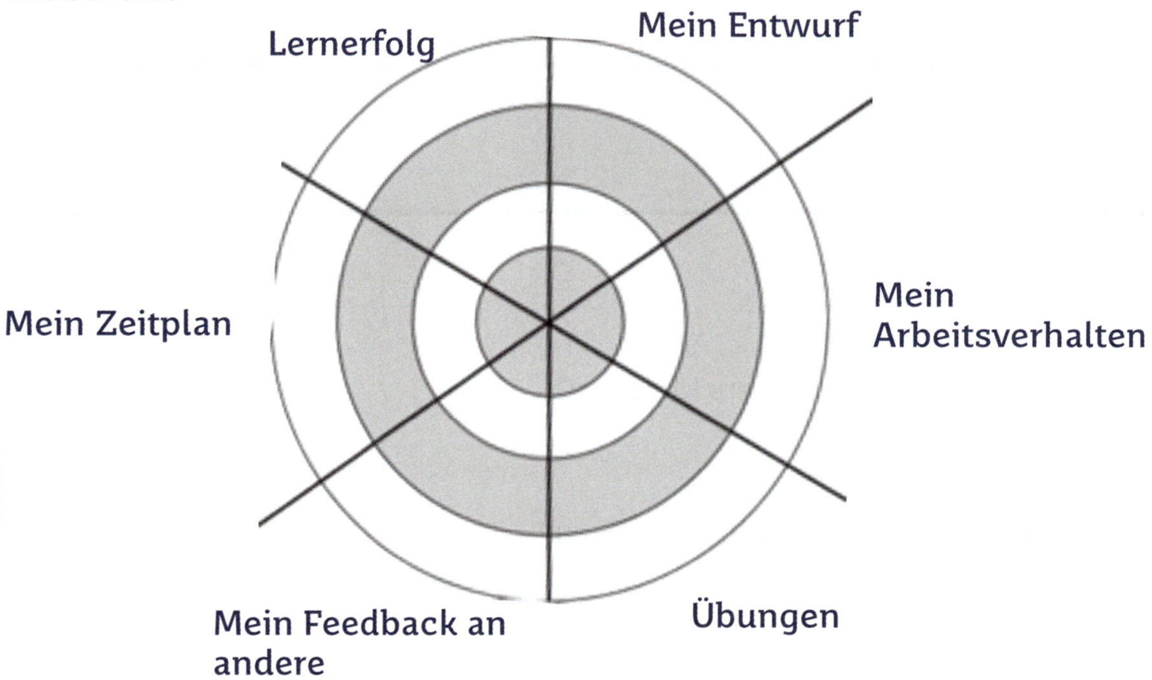

Abschluss

Handlungsprodukte	erledigt am:	Unterschrift
Notiz		
Wünsche/Kriterien der Pflege		
Entscheidung über Einrichtung		
Lückentext		
Grundriss & Einrichtung gestalten		

Barek erinnert sich gut an seinen ersten Arbeitstag. Er wurde mit zwei Flaschen Mineralwasser zu Frau Koch geschickt. Die ältere Dame war noch sehr rüstig und hatte sich gefreut, ein neues Gesicht zu sehen. Barek fiel direkt das Bett auf.

Es sah aus wie im Krankenhaus, der restliche Raum war sehr gemütlich. Frau Koch hat ihm dann erklärt, dass sie dieses Bett sehr praktisch findet. Es ist sehr stabil. Das ist gut, wenn die Physiotherapeutin vorbeikommt. Die Höhe lässt sich verstellen. „So passt das Bett genau zu meiner Größe", freut sich Frau Koch. Barek bemerkt, dass sich auch der Lattenrost und damit die Matratze verstellen lässt. „Gar nicht schlecht", denkt sich Barek und überlegt, dass dieses Bett doch sehr praktisch sein kann, wenn man mal im Bett essen möchte.

Markiere die Merkmale eines Pflegebetts im Text. Notiere die Vorteile eines Pflegebetts jeweils zu der passenden Abbildung.

Die Vorteile eines Pflegebetts:

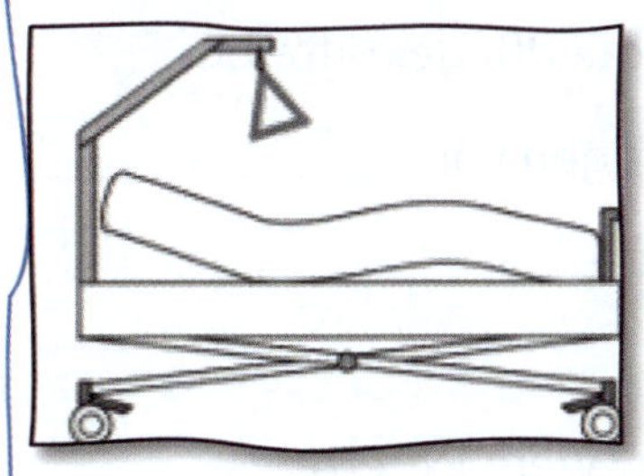

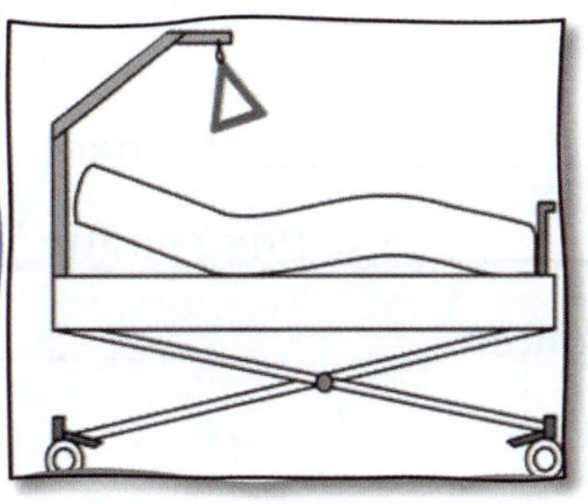

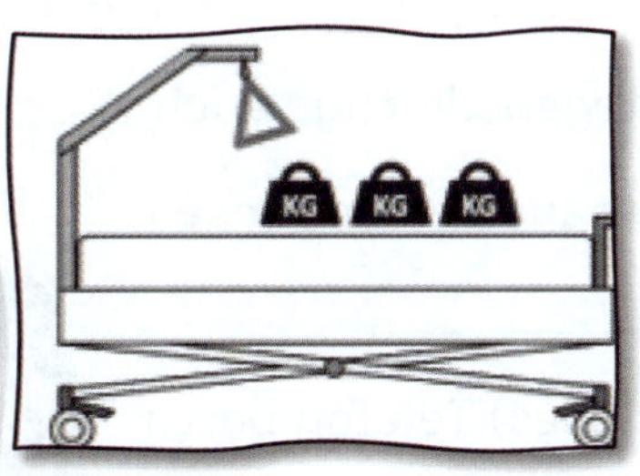

Bilder selbst erstellt

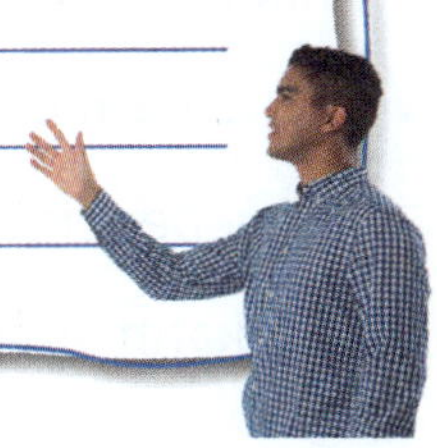

© vectorfusionart – stock.adobe.com

Beim Erstellen des Entwurfes gibt es noch einige offene Fragen für Barek. Unterstützt Barek, indem ihr die Lücken im Text für ihn ausfüllt.

Schafft ihr es ohne Hilfe?
Wenn ja, legt direkt los!
Wenn nein, lasst euch von eurer Lehrkraft die Liste mit den fehlenden Wörtern geben.

Fülle die Lücken sinnvoll aus.

Manchmal ist die Welt eines Pflegebedürftigen nur noch so groß wie sein Zimmer.
Es sollte dann umso gemütlicher sein – aber auch zweckmäßig für die eigentliche Pflege.
Wie gelingt das?

Wenn ihr das Zimmer für den Pflegebedürftigen plant, solltet ihr auf folgendes achten:

Es sollte ruhig, aber nicht völlig ________________________ sein. Der Pflegebedürftige kann durchaus etwas vom "normalen"___________________ mitbekommen. Auch für die Pflegekräfte werden die Wege dann ___________________ .

Verwendet __________________, ________________________ Farben für die Wände - kein klinisches Weiß, keine starken Kontraste.

Wenn möglich, sollte man vom Bett aus durch ein _______________ nach draußen schauen können. Dieses sollte wenn möglich _________________ haben, die die Pflegekräfte bei Pflegeverrichtungen im Bett zuziehen können, um den Pflegebedürftigen vor _______________ von außen schützen zu können. Gleichzeitig ist es angenehm für den ____________________, vom Bett aus die Tür im Blick zu haben. Bei Bedarf hilft ein Spiegel.

Stellt das Bett so, dass es von mindestens zwei Seiten erreichbar ist. Viele Experten empfehlen Linoleum als idealen _______________________. Er ist leicht zu ____________ und ____________________, aber dennoch _________________.

Einige _________________ Möbel, Bilder sowie lieb gewonnene ________________ machen das Zimmer gemütlich. Stellt das Zimmer allerdings nicht zu ____________. Die Pflegekräfte brauchen _____________________Platz für die Pflege. Alle Möbel sollten _________________ und ____________________ sein.

Verschiedene _______________________sind wichtig: Ein heller ___________________ sorgt für die Grundbeleuchtung. Eine ______________________ beim Bett erleichtert das Lesen und Hantieren im Bett. Mit einem ___________________ kann sich der Pflegebedürftige auch nachts orientieren. Wenn möglich, sollten alle Lichtquellen vom Bett aus bedienbar sein.

Direkt am Bett stehen _____________________oder ________________________, gegebenenfalls das ____________________________und ein (schnurloses) Telefon bereit. So kann sich der Pflegebedürftige im Bedarfsfall direkt melden.

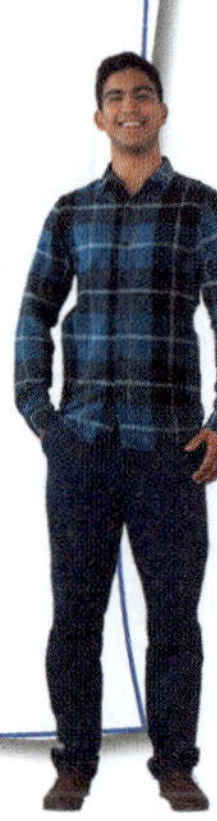

Differenzierungshilfe zum Erstellen eines Grundrisses.

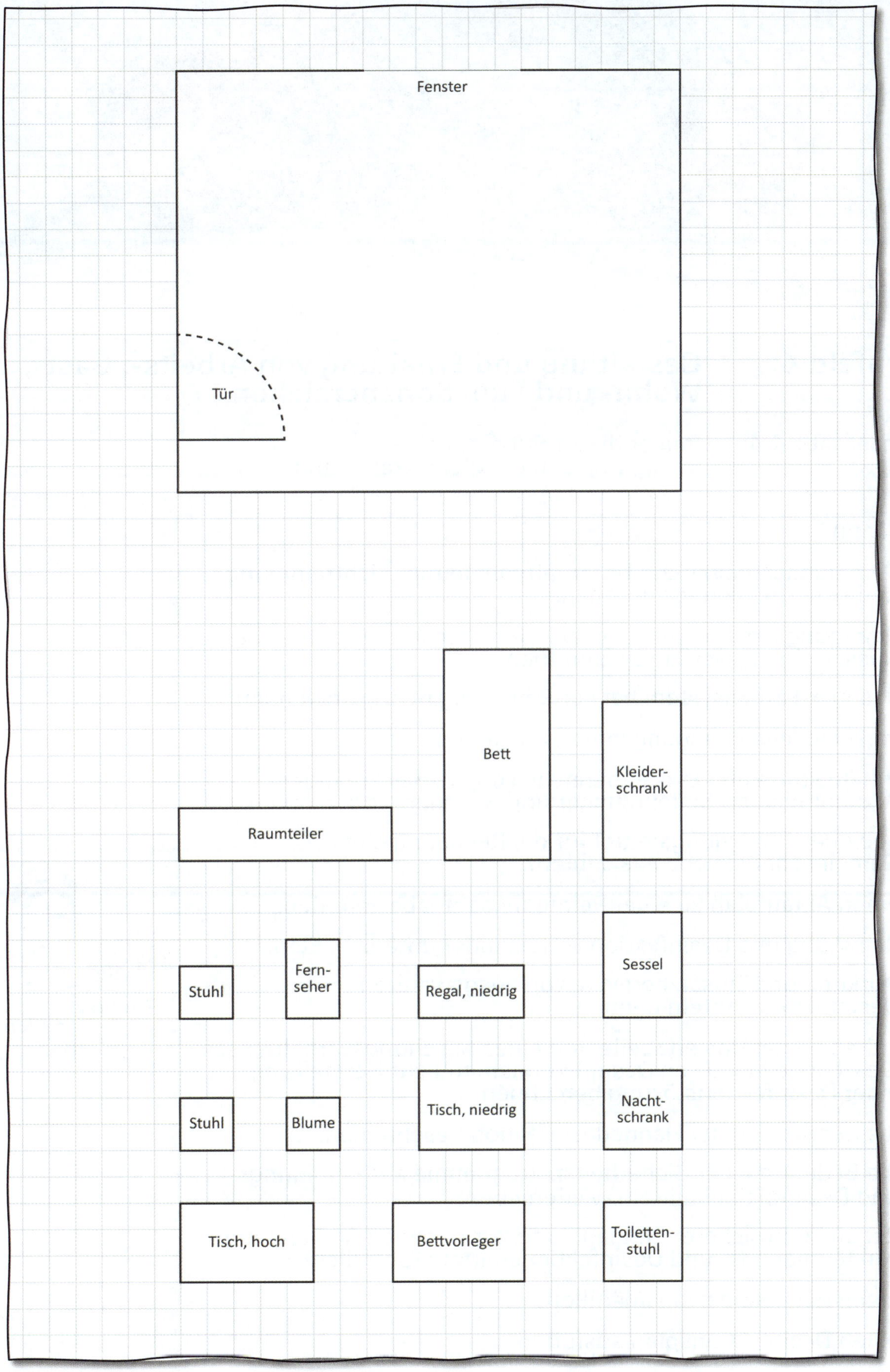

© Autorenfoto

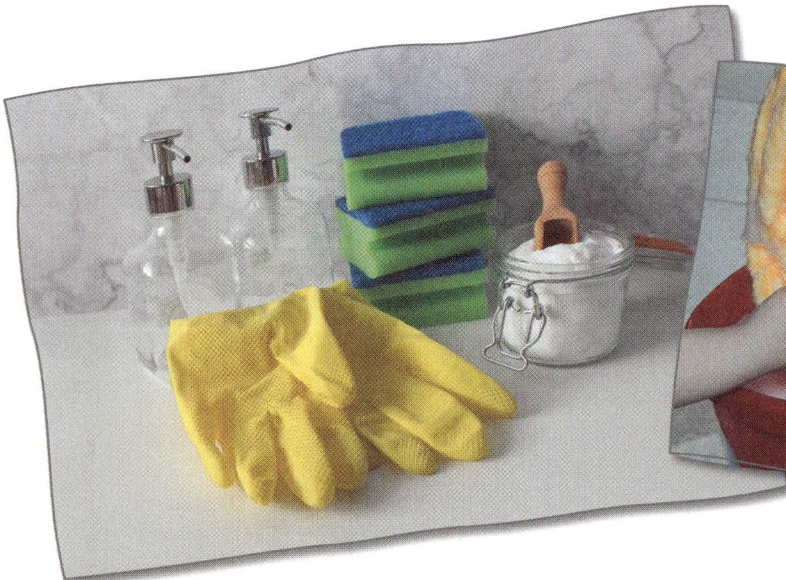

© pixabay.com

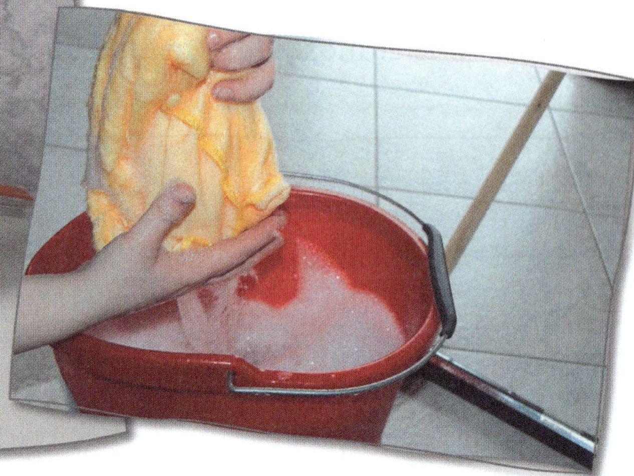

© pixabay.com

Lernfeld 4: Gestaltung und Erhaltung von Arbeits-, Gast-, Wohn- und Funktionsbereichen

Lernaufgabe 4.4: Immer dieser Putzfimmel! – Reinigung ist nicht gleich Reinigung

Ich kann ...

- Reinigungsarbeiten der Unterhaltsreinigung, Sichtreinigung und Grundreinigung zuordnen.
- Reinigungsarbeiten und -geräte dem Trocken-, Feucht- und Nassreinigungsverfahren zuordnen.
- das Vier-Farbensystem bei der Reinigung richtig anwenden.
- verschiedene Reinigungsmittel aufzählen.
- Inhaltsstoffe und Einsatzbereiche von Allzweckreiniger, Alkoholreiniger, Seifenreiniger und Scheuermittel nennen.
- geeignete Reinigungsmittel für die Reinigung einer Gemeinschaftsküche auswählen.
- einen Ablaufplan zu einer Reinigungsaufgabe erstellen.
- Reinigung und Desinfektion voneinander unterscheiden.
- Wirkung und Einsatzbereiche von ausgewählten Desinfektionsmitteln nennen.
- anhand einer Dosiertabelle und eines Mischungsverhältnisses die richtige Menge an Desinfektionsmittel zur Herstellung einer Desinfektionslösung berechnen.
- die Schritte bei der Händedesinfektion beschreiben.
- die Bedeutung der Sicherheitspiktogramme auf Reinigungs- und Desinfektionsmitteln wiedergeben.
- Regeln zum sicheren Umgang und zur richtigen Anwendung von Reinigungs- und Desinfektionsmitteln formulieren.
- einen Reinigungsplan ausfüllen.
- einen Desinfektionsplan ausfüllen.

Zeitumfang:
14 Unterrichtsstunden

Nachdem Barek die ersten Wochen seines Praktikums in der Pflege gearbeitet hat, wird er nun in der Hauswirtschaft eingesetzt. Die Leiterin der Hauswirtschaft, Frau Müller, erklärt ihm: „Ein wichtiger Bereich der Hauswirtschaft ist die Reinigung. Da wir ein kleines Haus sind, führen wir die meisten Reinigungsarbeiten in der Sicht- und Unterhaltsreinigung selbst durch, nur die Grundreinigung wird von einer Reinigungsfirma übernommen. Es ist wichtig, dass du dich mit den verschiedenen Reinigungsarten, Reinigungsverfahren und Reinigungsmitteln auskennst. Zur Vermeidung von Krankheiten ist eine regelmäßige Desinfektion wichtig, so dass du dich auch hier über die Durchführung und Mittel informieren solltest. Mit deiner Schule habe ich abgesprochen, dass du als Praktikumsaufgabe einen Reinigungsplan und einen Desinfektionsplan erstellst.

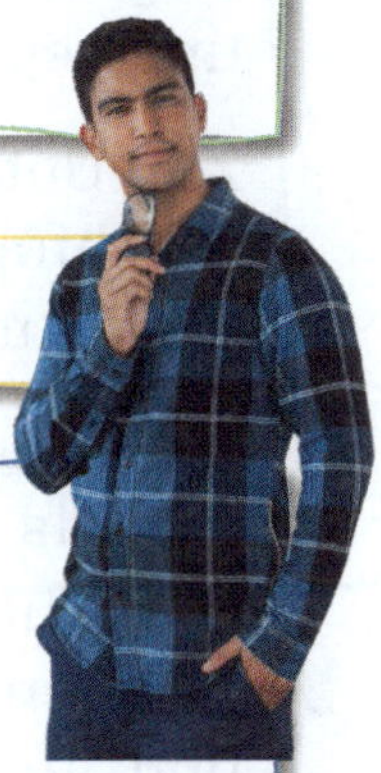

© vectorfusionart – stock.adobe.com

1 Welche Informationen sind für Barek wichtig? Schreibe sie hier auf:

?

Worüber muss Barek sich informieren?

Wie lautet der Arbeitsauftrag an Barek?

Was muss Barek noch wissen?

2 Aus deinem Praktikum kennst du bestimmt schon viele Reinigungsarbeiten und Reinigungsmittel. Schreibe sie hier auf:

Diese Reinigungs<u>arbeiten</u> mache ich in meinem Praktikum:	Dazu benutze ich die folgenden Reinigungs<u>mittel</u>:

Barek hat erfahren, dass die Mitarbeiterinnen und Mitarbeiter der Hauswirtschaft im Pflegeheim die Sicht- und Unterhaltsreinigung selbst durchführen und dass die Grundreinigung von einer Reinigungsfirma übernommen wird. Doch was versteht man darunter?

3. Lies dir den Informationstext zu den Reinigungsarten durch.
Kennzeichne die darunter aufgeführten Reinigungsarbeiten, die zur Unterhaltsreinigung gehören, mit einem „U“, die zur Sichtreinigung mit einem „S“ und die zur Grundreinigung mit einem „G“.

Mit Unterhaltsreinigung sind alle Reinigungsarbeiten gemeint, die regelmäßig (täglich oder wöchentlich) durchgeführt werden. Ziel ist es, die Wohnung sauber und gepflegt zu halten.

Zur Unterhaltsreinigung gehört auch die Sichtreinigung. Sie stellt eine schnell durchführbare und oberflächliche Reinigung dar und wird durchgeführt, wenn grober und sichtbarer Schmutz vorhanden sind.

Die Grundreinigung ergänzt die Unterhaltsreinigung. In Familienhaushalten wird sie (als sogenannter „Frühjahrsputz“) ein- bis zweimal im Jahr durchgeführt, in Pflegeheimen und Krankenhäusern häufiger, z.B. nach dem Wechsel eines Bewohners bzw. Patienten. Wie der Name sagt, wird hierbei sehr gründlich geputzt und auch schwer zugängliche Stellen werden gereinigt.

Reinigungsarbeiten

- ◯ Staubsaugen + Staubwischen
- ◯ aufräumen
- ◯ Gardinen waschen
- ◯ Geschirrspülen
- ◯ Fenster innen und außen putzen
- ◯ Mülleimer leeren und Abfall in die Mülltonne bringen
- ◯ Waschbecken, Dusche, Badewanne und Toilette reinigen
- ◯ Papierkorb leeren
- ◯ Arbeitsfläche in der Küche + Spüle reinigen
- ◯ Bettenmachen
- ◯ Geschirrspüler ein- und ausräumen
- ◯ Schränke innen und außen reinigen
- ◯ Heizkörper und Türen putzen
- ◯ Flecken auf Tischen und an Türen entfernen
- ◯ Kleidung wegräumen
- ◯ Kühl- und Gefrierschrank innen reinigen
- ◯ Bezüge von Sofas und Sesseln gründlich reinigen
- ◯ Fußboden wischen

Nachdem Barek sich über die <u>Reinigungsarten</u> informiert hat, will er nun wissen, welche <u>Reinigungsverfahren</u> es gibt und was man darunter versteht.

(4) Informiere dich mithilfe der Tabelle über die drei Reinigungsverfahren. Bearbeite anschließend den Arbeitsauftrag auf der nächsten Seite.

Trockenreinigungsverfahren	Feuchtreinigungsverfahren	Nassreinigungsverfahren
Mit diesem Verfahren wird lose aufliegender Grob- und Feinschmutz wie Essensreste entfernt.	Dieses Verfahren dient der Beseitigung von feinem leicht anhaftendem Schmutz. Dabei kommt wenig Wasser zum Einsatz.	Mit diesem Verfahren kann grober, nasser und fest anhaftender Schmutz wie eingetrocknete Getränke- und Speiseflecken entfernt werden.
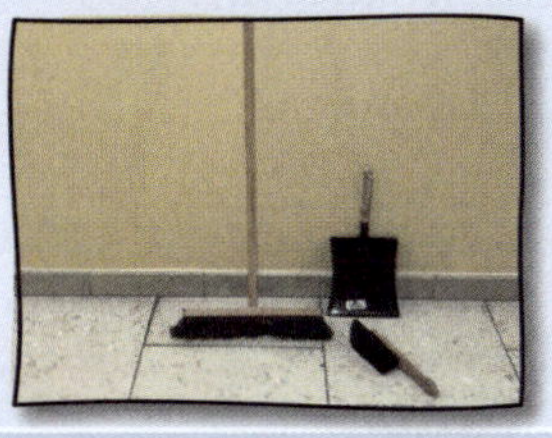	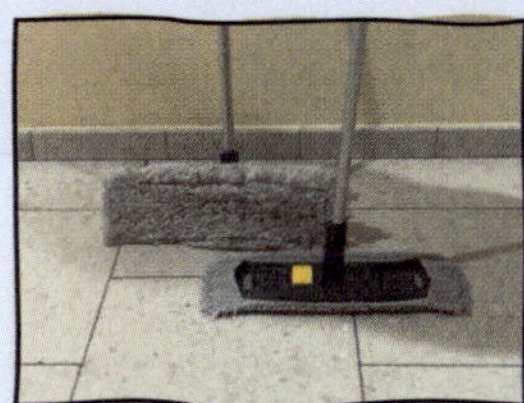	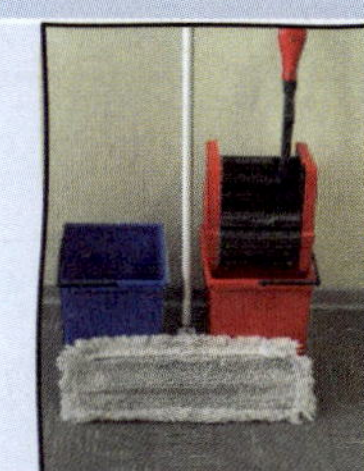
Arbeitsgeräte: Besen, Handfeger, Schaufel, Staubsauger	Arbeitsgeräte: Wischtücher, Wischgerät, Eimer	Arbeitsgeräte: Wischgerät, Schrubber, Wischtücher, Schwamm, Eimer
Beim Kehren mit dem Besen ist darauf zu achten, dass in Bahnen zur Tür hin gereinigt wird.	Mit leicht angefeuchteten Wischtüchern wird zuerst die Außenkanten der Fläche gereinigt und dann in schlangenförmigen Bewegungen die Mitte des Raumes in Richtung Tür gewischt.	Zuerst werden grobe Verschmutzungen trocken entfernt. Danach wird die zu reinigende Fläche nass gewischt und das überschüssige Wasser mit einem trockenen Tuch aufgenommen.
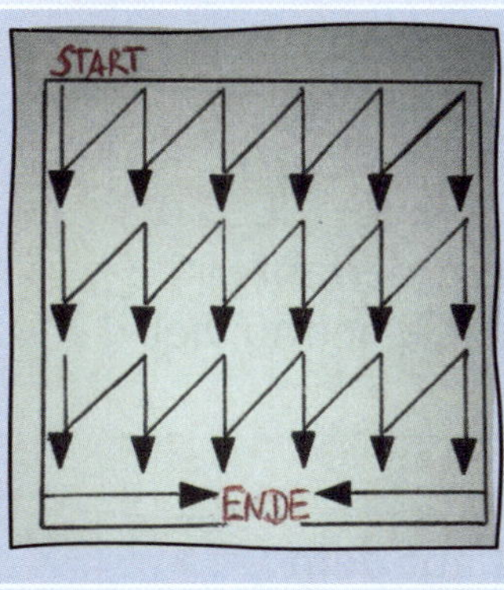	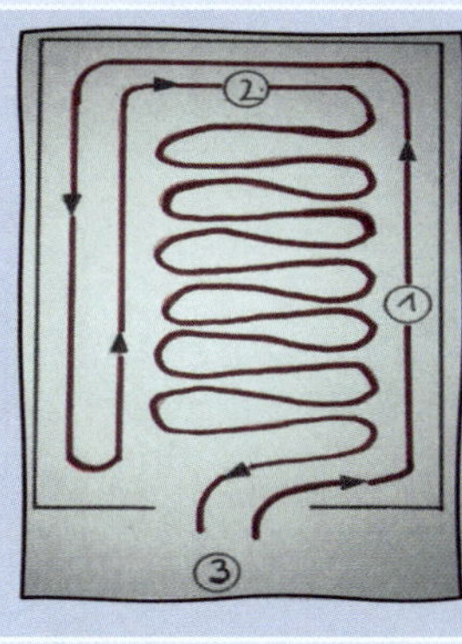	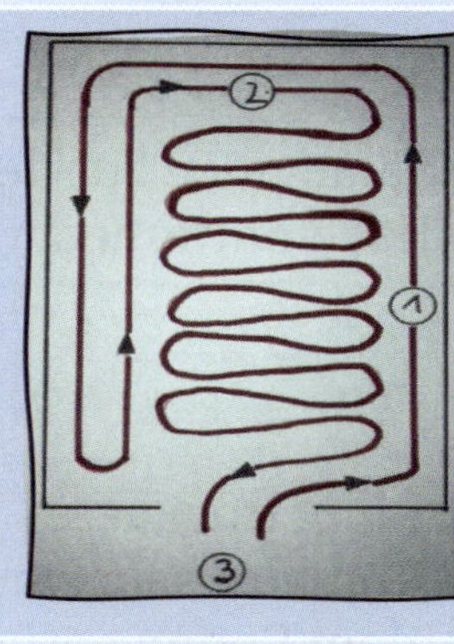

Beachte:
- ✓ Oberflächen können durch Kratzer beschädigt werden und bei Verwendung von zu viel Wasser aufquellen.
- ✓ Keimverschleppung muss vermieden werden. Aus diesem Grund werden je nach Anwendungsbereich verschiedenfarbige Reinigungstücher benutzt.
- ✓ Faltest du ein Tuch zweimal, so ergeben sich 8 saubere Flächen.

Barek hat nun Informationen über die verschiedenen Reinigungsverfahren erhalten.

5 Ordne den Aussagen das richtige Reinigungsverfahren zu.
Schreibe in die Kreise: „F“ für Feuchtreinigung, „N“ für Nassreinigung und „T“ für Trockenreinigung.

Reinigungsverfahren

- ◯ Staub auf der Fensterbank entfernen
- ◯ Bei diesem Verfahren kann man einen Staubsauger benutzen.
- ◯ Der Lappen darf nur feucht sein.
- ◯ ungeeignet bei wasserempfindlichen Materialien
- ◯ Hier verwendet man einen Wischmopp.
- ◯ Man benutzt einen Schrubber.
- ◯ Dient der Beseitigung grober Verschmutzungen.
- ◯ Schmutz wird im Abfalleimer entsorgt
- ◯ verschütteten Kaffee auf dem Tisch entfernen
- ◯ Es kann zur Staubaufwirbelung kommen.
- ◯ geringer Verbrauch von Reinigungsmitteln
- ◯ wirbelt keinen Staub auf, beseitigt aber keine hartnäckigen Verschmutzungen
- ◯ Salatsauce auf dem Tisch entfernen
- ◯ Bei diesem Verfahren benötige ich richtig viel Wasser.
- ◯ eingetrocknete Tomatensauce auf dem Boden entfernen
- ◯ Krümel auf dem Boden entfernen

Während Bareks Recherche zu den Reinigungsarten und –verfahren ist ihm aufgefallen, dass die Reinigungstücher und Utensilien verschiedenfarbig sind. Er fragt sich, was es wohl damit auf sich hat…

6 Lies dir die Informationen zum 4-Farbensystem durch. Ordne anschließend die Beispiele der jeweiligen Farbe zu.

Um die Hygiene bei der Reinigung zu gewährleisten wurde ein **Farbensystem** für die zu reinigenden Bereiche eingeführt:

Gelb steht für den Sanitärbereich wie Waschbecken, Fliesen, Ablagen, Armaturen, Duschkabine und Badewanne.

Rot steht für die Grundreinigung von WC, Urinal und die Fliesen im umgebenden Bereich.

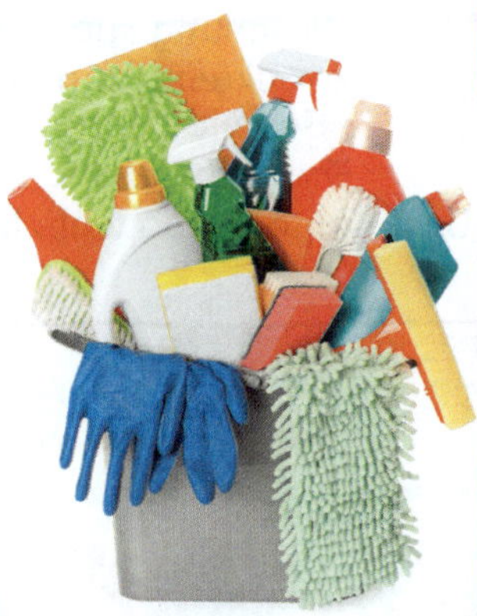

© New Africa – stock.adobe.com

Blau steht für Einrichtungsgegenstände, wie Spiegel, Schreibtisch, Schränke, Stühle, Regale, Heizkörper, Türen usw.

Grün steht für die übrigen Bereiche wie z. B. Küche, Glas, Bodenbeläge und allgemeine Reinigungsarbeiten.

Beispiel	gelb	rot	blau	grün
Armaturen				
Fliesen um die Toilette				
Halterung WC-Papier				
Handtuchhalter				
Heizkörper				
Kleiderschrank				
Küchenschränke				
Küchenzeile				
Schreibtisch				
Seifenspender				
Spiegel				
Stuhl				
Waschbecken				

Barek entdeckt im Spülschrank der Gemeinschaftsküche verschiedene Reinigungsmittel. Er wirkt sichtlich überfordert: „Ich muss nicht nur das geeignete Reinigungsmittel auswählen, sondern auch den Gesundheits- und Unfallschutz beachten." Er sieht sich die Reiniger daher einmal genauer an.

7 Informiere dich mithilfe der Etikettenlabels über die unterschiedlichen Reinigungsmittel. Ergänze anschließend den Lückentext.

Allzweckreiniger
Inhaltsstoffe:
Tenside, Wasser, Komplexbildner, Farb- und Duftstoffe
Einsatz:
Alle wasserbeständigen Materialien/Oberflächen

Seifenreiniger
Inhaltsstoffe:
Mischung aus Allzweckreiniger und Schmierseife
Einsatzbereiche:
Bestimmte Fußbodenbeläge

Alkoholreiniger
Inhaltsstoffe:
Tenside, Komplexbildner, Alkohol
Einsatz:
wasserbeständige, glänzende Oberflächen

Scheuerpulver
Inhaltsstoffe:
Tenside, Quarzmehle, Bleichmittel
Einsatz:
offenporige Oberflächen

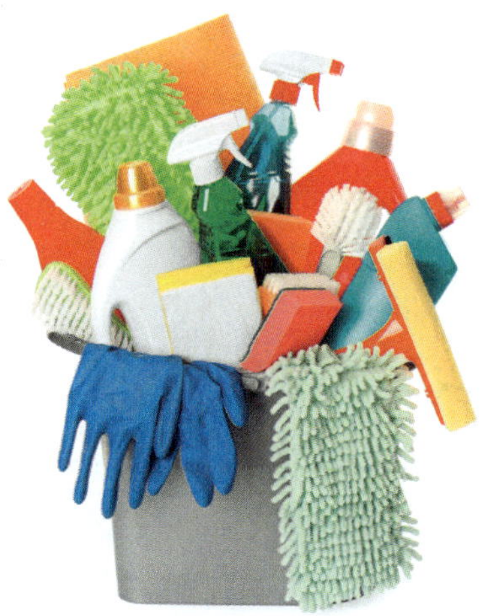
© New Africa – stock.adobe.com

Scheuermilch
Inhaltsstoffe:
Tenside, fein gemahlenes Marmormehl
Einsatz:
kratzfeste Oberflächen

Schmierseife
Inhaltsstoffe:
natürliche Tenside
Einsatz:
offenporige Steinfußbodenbeläge

Allzweckreiniger enthalten vor allem ______________________, Wasser, ____________________ und Farb- und Duftstoffe und sind für alle Werkstoffe mit ___________________________ Oberflächen (wie z. B. Kunststoffe, Glas oder Keramik) geeignet. Dieser Reiniger entfernt sowohl Fett als auch Schmutz sehr gut. Allzweckreiniger sind gering umweltbelastend und aufgrund ihrer Inhaltsstoffe gesundheitlich unbedenklich.

<u>Alkoholreiniger</u> eignen sich für Werkstoffe mit ______________________ Oberfläche wie Glas oder Fliesen. Der ______________________ im Reiniger bewirkt, dass die Feuchtigkeit schneller verdunstet und die bearbeitete Fläche streifenfrei trocknet. <u>Seifenreiniger</u> sind Mischungen aus ______________________ und ______________________ und eignen sich für die Reinigung ausgewählter ______________________. Sie gelten als umweltschonend, haut- und materialschonend. <u>Scheuermittel</u> gibt es in fester (= ______________________) und flüssiger (= ______________________) Form. Sie werden zur Entfernung hartnäckiger Verschmutzungen in der Küche oder im Sanitärbereich verwendet. Vor dem Einsatz empfiehlt es sich jedoch, den zu reinigenden Werkstoff auf seine Kratzfestigkeit zu prüfen.

Beim Mittagessen ist Frau Müller ein Missgeschick passiert. Sie ist aus Versehen mit ihrem Tablet an den Speisewagen gestoßen. Dabei ist das ganze Mittagessen auf den Boden gefallen. Barek hat im Speisesaal Dienst und bekommt den Auftrag, das Unglück zu beseitigen.

8 *Versetze dich in Bareks Lage. Wie muss Barek bei der Reinigung vorgehen? Schreibe einen Ablaufplan.*

Beachte die Reinigungsverfahren, Reinigungsmittel und Reinigungsgeräte

Ablaufplan Reinigung

1. Vorbereitung:

- Ich wende an: ◯ Trocken- ◯ Feucht- ◯ Nassreinigung
- Ich brauche die folgenden Reinigungsgeräte:
- Die Reinigungsgeräte haben die Farbe: __________
- Ich verwende für den Boden das folgende Reinigungsmittel:

2. Durchführung *(Schritte in die richtige Reihenfolge bringen und Sätze ergänzen!)*

( ) Nicht aufgehobene Essensreste mit dem ____________________ aufwischen.
( ) __________________ ins Wischwasser tunken, gründlich ______________ .
( ) Den ______________ feucht (nicht nass) damit wischen.
( ) Neues ____________________ ins Wischwasser tunken, gründlich _____________ .
( ) Essen mit einem ____________________________ aufheben.
( ) Vorgang nochmal wiederholen.
( ) Essen + Scherben in den __________________________ werfen.
( ) Scherben ______________________.

3. Nachbereitung *(was muss Barek tun, wenn er alles aufgewischt hat?)*

-
-
-
-
-

Barek hat schon viel über die Reinigung gelernt. Nun möchte er sich über die Desinfektion informieren.

(9) Vergleiche mithilfe des Textes und der Tabelle die Reinigung und die Desinfektion.
Unterstreiche im Text die gesuchten Informationen zur Reinigung blau und die zur Desinfektion rot. Fülle anschließend die Tabelle aus.
Hinweis: Auf den Bildern siehst du Bakterien auf einem Nährboden

Ziel der Reinigung ist es, sichtbaren Schmutz von Oberflächen, Gegenständen und auch den Händen zu entfernen. So werden sie gepflegt, ihr Aussehen wird verbessert und man verhindert, dass sich im Schmutz Mikroorganismen vermehren. Das Ziel der Desinfektion ist das Abtöten bzw. Unschädlichmachen von Krankheitserregern. So sollen Infektionskrankheiten beim Menschen verhindert werden. Durch Reinigung werden, je nach Gründlichkeit, 10–90 % der Mikroorganismen entfernt, bei der Desinfektion über 99,9 %. Bei der Reinigung gibt es viele Einsatzbereiche. Neben Oberflächen in Wohn-, Arbeits- und Sanitärräumen werden auch Geschirr, Wäsche und natürlich der menschliche Körper regelmäßig gereinigt. Bei der Desinfektion unterscheidet man drei Einsatzbereiche: die Flächendesinfektion (z. B. von Tischen, Türgriffen), die Hände-/Hautdesinfektion und die Desinfektion von Instrumenten (vor allem medizinischen). Sie wird immer angewendet, wenn man möglichst viele Krankheitserreger beseitigen möchte und wenn Verschmutzung oder Kontakt mit infektiösem Material (z. B. Blut, Ausscheidungen) besteht.

Vergleich von Reinigung und Desinfektion

	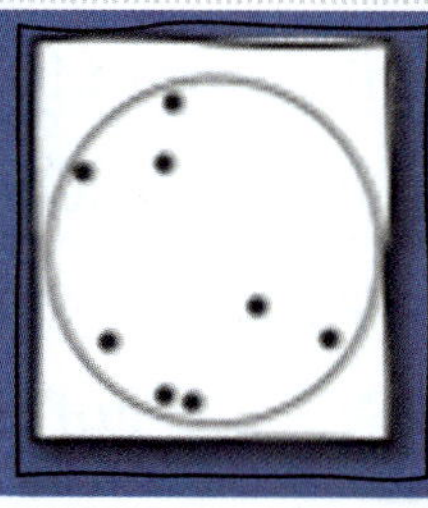	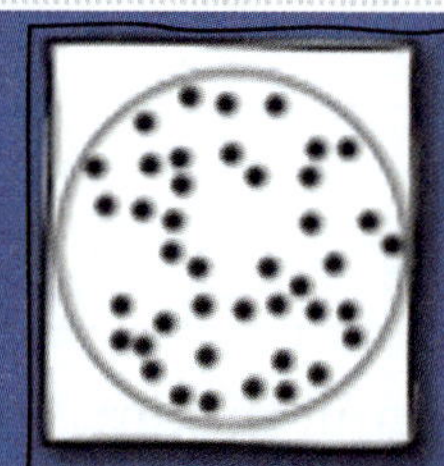
Maßnahme		
Ziel		
Entfernung von Mikroorganismen		
Einsatzbereiche		

Fotos selbst erstellt

Mit den Reinigungsmitteln kennt Barek sich inzwischen gut aus. Doch er weiß, dass zur Desinfektion andere Mittel eingesetzt werden, über die er ebenfalls noch einiges lernen muss.

10 Lies dir die Informationen zu den Desinfektionsmitteln durch. Ergänze anschließend den Lückentext.

Bei der Desinfektion unterscheidet man zwei Desinfektionsmethoden:
Bei der *physikalischen Desinfektion* werden die Erreger z. B. durch Hitze unschädlich gemacht. Diese Methode findet beim Waschen bei 60 °C Anwendung.
Bei der *chemischen Desinfektion* werden besondere Desinfektionsmittel eingesetzt, wie z. B. Alkohol, Formaldehyd, Wasserstoffperoxid oder andere Wirkstoffe:

Alkohole
Wirkung:
gegen Bakterien, Pilze, teilweise gegen Viren
Einsatz:
Hände-, Haut-, Flächen- und Instrumentendesinfektion
Hinweis:
gesundheitlich unbedenklich und schnell wirksam

Aldehyde
Wirkung:
gegen Bakterien, Pilze und Viren
Einsatz:
Flächen- und Instrumentendesinfektion
Hinweis:
erhöhtes Gesundheitsrisiko und stechender Geruch

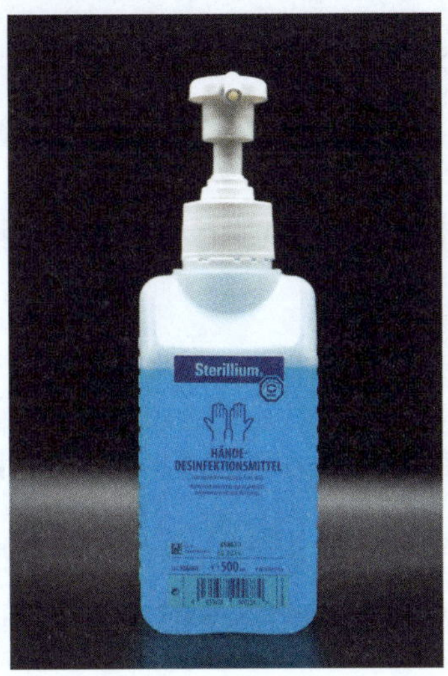

© pixabay.com

Sauerstoffabspalter
Wirkung:
gegen Bakterien, Pilze und Viren
Einsatz:
Hände-, Haut-, Flächen-, Raum- und Instrumentendesinfektion
Hinweis:
Peressigsäure in hoher Dosierung explosiv

Povidon-Iod
Wirkung:
gegen Bakterien, Pilze, teilweise gegen Viren
Einsatz:
Hände-, Haut- und Wunddesinfektion
Hinweis:
behandelte Stellen brennen und werden braun verfärbt

Alkohole wirken gegen ______________, ____________ und teilweise auch gegen _________. Sie werden vielfältig eingesetzt, z. B. bei der __________- und ____________________________. Sie sind gesundheitlich __________________ und ____________ wirksam. ________________________________ wirken gegen Bakterien, Pilze und Viren. Auch sie werden sehr vielfältig eingesetzt, z. B. bei der __________-, __________-, __________-, __________- und ____________________________. Wegen des erhöhten Gesundheitsrisikos werden ____________ kaum noch als Desinfektionsmittel verwendet. Sie werden nur noch selten bei der __________- und ________________________________ angewendet. Für die Hände-, Haut- und Wunddesinfektion wird häufig ______________________ genutzt. Es wirkt gegen ______________, ____________ und teilweise auch gegen _________. Beim Anwenden ___________ dieses Mittel und hinterlässt ______________ Verfärbungen.

Im Eingangsbereich und im Sanitärbereich des Seniorenheims „Abendsonne“ sind Spender mit Desinfektionsmitteln zur Handdesinfektion angebracht. Diese Handdesinfektionsmittel sind schon gebrauchsfertig und leicht anzuwenden. Andere Produkte sind Konzentrate und müssen verdünnt werden, um eine gebrauchsfertige Desinfektionslösung zu erhalten.

11 Auf einigen Flaschen mit Desinfektionsmitteln findet Barek Dosiertabellen. Er braucht 5 Liter 1%ige gebrauchsfertige Desinfektionslösung. Wieviel ml der konzentrierten Desinfektionslösung benötigt er dafür?

Dosiertabelle:

Gebrauchs-fertige Lösung	0,5 %	1 %	1,5 %	2 %	5 %
1 Liter	5 ml	10 ml	15 ml	20 ml	50 ml
5 Liter	25 ml	50 ml	75 ml	100 ml	250 ml
10 Liter	50 ml	100 ml	150 ml	200 ml	500 ml

→ Barek muss _____ ml Desinfektionslösung verwenden und diese mit _________ ml Wasser mischen.

12 Auf anderen Flaschen steht, dass man das Desinfektionsmittel im Verhältnis 1:4 mischen soll.
Barek braucht 5 Liter gebrauchsfertige Desinfektionslösung. Wieviel ml der konzentrierten Desinfektionslösung benötigt er dafür?

Rechenbeispiel:

Mischungsverhältnis 1:5 bei einer gebrauchsfertigen Lösung von 3 Litern.

→ Zusammen sind das ___ Anteile

→ 1 Teil Desinfektionsmittel entspricht ______ ml, denn 3000 ml : 6 = _______

→ Um auf 3 Liter zu kommen, braucht Barek noch _____ ml Wasser, denn 3000 ml gebrauchsfertige Lösung - _____ ml Desinfektionsmittel = _______ ml

Berechnung für 5 Liter im Mischungsverhältnis 1:4:

→ Barek muss _________ ml Desinfektionslösung verwenden und diese mit _________ ml Wasser mischen

Im Eingangsbereich der „Abendsonne“ sind 2 Spender mit Desinfektionslösung angebracht. Barek hat festgestellt, dass viele Besucher sich die Hände nicht richtig desinfizieren.

13 *Informiere dich mithilfe des Videos über die sechs Schritte der Händedesinfektion. Beschreibe anschließend die einzelnen Schritte bei der Händedesinfektion.*

https://www.youtube.com/watch?v=0uJQnrdAbQ4

Händedesinfektion – Schritt für Schritt

1. Schritt:

2. Schritt:

3. Schritt:

4. Schritt:

5. Schritt:

6. Schritt:

Dauer der Händedesinfektion: mindestens ____ Sekunden

Dabei besonders auf die ______________________ und __________ achten, da sie oft vergessen werden.

Führe nun die Händedesinfektion selbst durch!

Barek entdeckt auf den Flaschen der Reinigungs- und Desinfektionsmittel kleine Bilder, die er nicht kennt. Er fragt sich, was diese zu bedeuten haben.

Hier findest du ein Video zu den Sicherheitspiktogrammen:

https://www.youtube.com/watch?v=QNqvJeC-vDF&feature=emb_title

(14) Ordne dem jeweiligen Sicherheitspiktogramm die entsprechende Bedeutung zu.

Die folgenden acht europaweit einheitlichen **Sicherheitspiktogramme** geben wichtige Tipps zum sicheren Umgang:

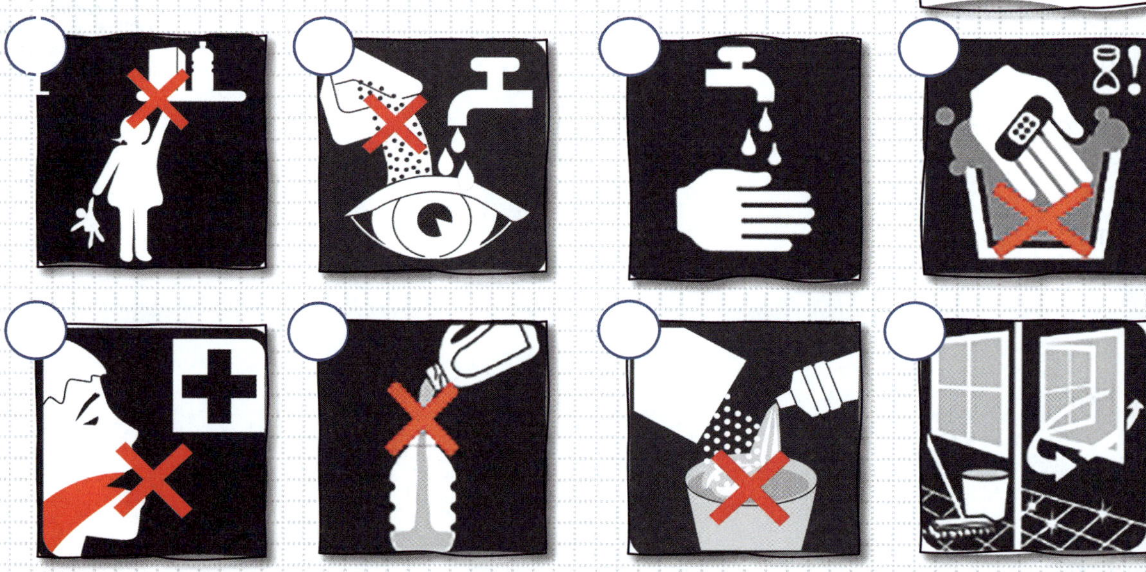

© pixabay.com

Nicht verschlucken. Wenn das Produkt verschluckt worden ist, Arzt aufsuchen!	Nicht in andere Gefäße umfüllen	Außer Reichweite von Kindern aufbewahren.
Nach Gebrauch Hände waschen und trocknen.	Nach Anwendung Raum lüften.	Bei empfindlicher oder vorgeschädigter Haut längeren Kontakt mit dem Produkt vermeiden.
Nicht mit anderen Produkten mischen.	Augenkontakt vermeiden. Falls das Produkt in die Augen gelangt, diese gründlich mit Wasser ausspülen.	

Zusätzlich ist ein Kennzeichnungssymbol anzubringen, das auf mögliche Gefahr hinweist, die vom Reinigungsmittel ausgehen kann, z. B.

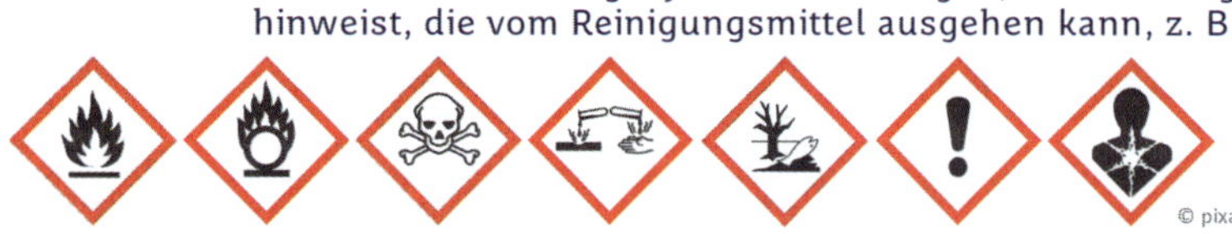

© pixabay.com

Hier findest du ein Video zu den Gefahrenpiktogrammen:

https://www.youtube.com/watch?v=Qin0go81xYQ

Bei der Verwendung von Reinigungs- und Desinfektionsmitteln muss Barek einige Regeln beachten.

15 Formuliere mithilfe der Wortgeländer Regeln zum sicheren Umgang und zur richtigen Anwendung von Reinigungs- und Desinfektionsmitteln.

Hinweis: Wörter wie „die“, „der“, „das“, „und", „ein“, ... musst du selbst ergänzen.

Regeln zum sicheren Umgang und zur richtigen Anwendung von Reinigungs- und Desinfektionsmitteln:

✓ lesen - Anwendung – Reinigungs- und Desinfektionsmittels – vor- Gebrauchsanweisung

____

✓ Dosierung – Reinigungsergebnis – Voraussetzung – optimales – für - richtige – Reinigungsmitteln - von – ist

____

____

✓ zu - Überdosierung - gesundheitlichen - führen – z. B. Hautallergien - kann - Reinigungsmitteln – Schäden - von

____

____

✓ müssen - Sicherheitspiktogramme – werden - beachtet

____

✓ lassen - nicht – sicher - Reinigungs- und Desinfektionsmittel – offen – herumstehen – aufbewahren

____

____

✓ Umwelt – richtige – schont – Dosierung

____

✓ jeweiligen – sein – für – geeignet - Desinfektionsmittel - müssen – Zweck

____

✓ Desinfektionsmittels – werden - Konzentration – beachtet - Einwirkzeit – müssen

____

✓ Anwendung – resistenter - verhindert – Keime - Desinfektionsmitteln – korrekte – Entstehung – von

____

____

✓ auftragen - Wasser – trockene - nicht – Handdesinfektionsmittel - Hände - abspülen

____

Barek hat alle notwenigen Informationen über Reinigung und Desinfektion erhalten. Nun überlegt er sich, für welche Reinigungsarbeiten und welche Desinfektionsverfahren er den Reinigungs- und den Desinfektionsplan erstellen soll.

16 Schließe dich mit deinem Banknachbarn zusammen.

Erstellt einen Reinigungsplan für sechs Reinigungsarbeiten. Wählt dabei die Reinigungsarbeiten aus einem der folgenden Bereiche aus: Wohnbereich (Bewohnerzimmer, Aufenthaltsraum) oder Küche.

Erstellt einen Desinfektionsplan für die Hände, drei Objekte des Sanitärbereichs und zwei Instrumente.

Reinigungsplan

✓ Wir erstellen einen Reinigungsplan für den folgenden Bereich (bitte ankreuzen):

◯ Wohnbereich ◯ Küche

✓ Dabei reinigen wir die folgenden Objekte:

-
-
-
-
-
-

Desinfektionsplan:

✓ Im Sanitärbereich desinfizieren wir die folgenden Objekte:

-
-
-

✓ Wir desinfizieren die folgenden Instrumente:

-
-

Ihr braucht Hilfe? Hier findet ihr Reinigungs- und Desinfektionspläne aus dem pflegerischen und medizinischen Bereich:

https://www.yumpu.com/de/document/read/1337296/desinfektionsplan-fur-alten-und-pflegeheime-noweda

https://www.yumpu.com/de/document/read/32967278/desinfektionsplan-altenpflegeheim

https://www.teramed.de/files/file/191-reinigungsplan-arztpraxis/

Barek hat sich entschieden, für welchen Bereich und für welche Reinigungsarbeiten er einen Reinigungsplan erstellen will. Er macht sich direkt an die Arbeit.

(17) Ergänze den betriebseigenen Reinigungsplan des Pflegeheims „Abendsonne“.

Reinigungsplan des Pflegeheims „Abendsonne“

Bereich: ____

Objekt	Reinigungs-art/ Häufigkeit	Reinigungs-geräte	Reinigungs-mittel	Reinigungs-verfahren	Farbsystem

Welches Reinigungs-mittel?

Wie soll gereinigt werden?

Wie oft soll gereinigt werden?

Auch für den Desinfektionsplan hat Barek die nötigen Entscheidungen mit eurer Hilfe getroffen und kann nun den Plan erstellen.

(18) Ergänze den betriebseigenen Desinfektionsplan des Pflegeheims „Abendsonne“.

Desinfektionsplan des Pflegeheims "Abendsonne"

Objekt	Häufigkeit	Desinfektions mittel	Anwendung	Hinweise
Hände				
Sanitär:				
Sanitär:				
Sanitär:				
Instrument:				
Instrument:				

Welches Desinfektions mittel?

Wie soll desinfiziert werden?

Wie oft soll desinfiziert werden?

Ihr habt Eure Aufgabe erledigt und Barek bei der Erstellung eines Reinigungs- und eines Desinfektionsplans für das Pflegeheim „Abendsonne“ gut unterstützt.

19 Vergleicht euren Reinigungsplan mit der einer anderen Gruppe und gebt euch gegenseitig ein Feedback.

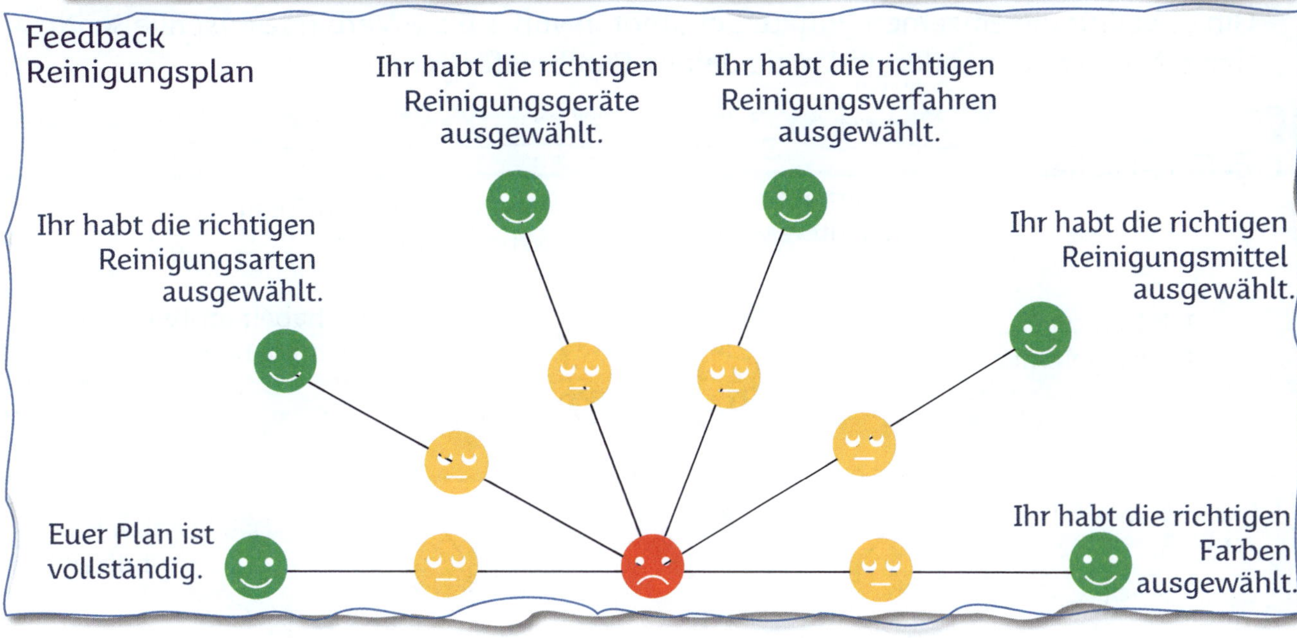

20 Vergleicht euren Desinfektionsplan mit der einer anderen Gruppe und gebt euch gegenseitig ein Feedback.

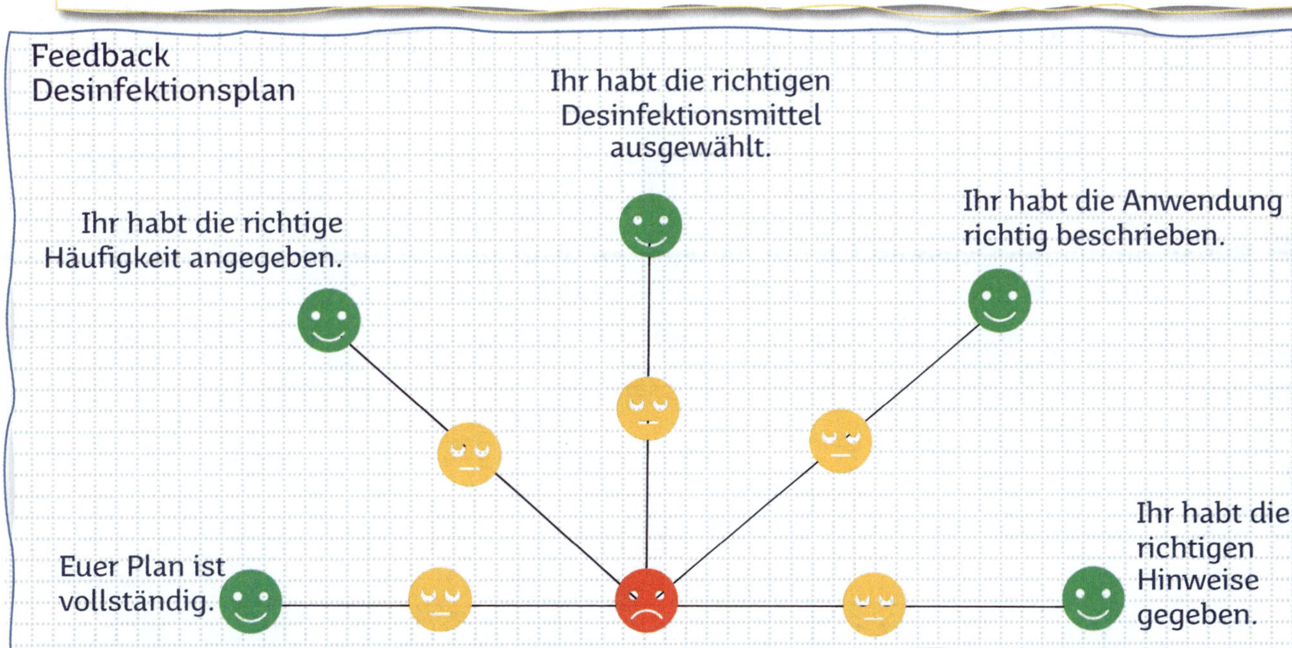

Das wollen wir noch mitteilen:

Barek hat von der Leiterin der Hauswirtschaft und seiner Lehrerin viel Lob für seinen Reinigungsplan und seinen Desinfektionsplan bekommen und bedankt sich für die Unterstützung durch euer Team.

21 Bewerte nun dein eigenes Arbeitsverhalten in der Lernaufgabe und die Zusammenarbeit in eurer Gruppe mit dem Ergebnis-Fächer.
Gib dabei für die einzelnen Punkte Schulnoten von 1 bis 6.Verbinde anschließend deine Noten miteinander und male deinen Ergebnisfächer aus.

Ergebnis-Fächer

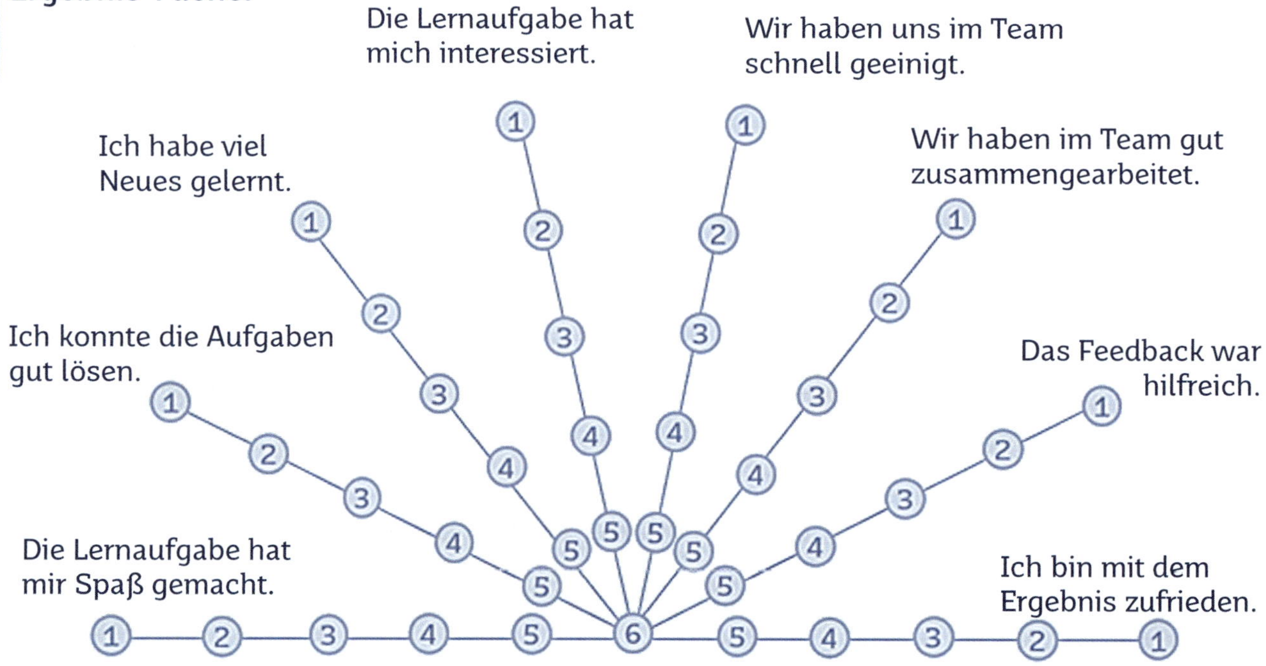

© Autorenfoto

22 Schau dir deinen Ergebnis-Fächer genauer an. Wie sieht er aus?
Ist er groß oder klein? Hat er viele Zacken? Was bedeutet das?

Mein Ergebnisfächer ist/hat: ______________________________

Das bedeutet, dass ______________________________

____

____

Barek ist stolz auf sich. Er hat alle Aufgaben, die er von seiner Schule und der Leiterin der Hauswirtschaft bekommen hat, erledigt.

Überprüfe, ob auch du alle Aufgaben bearbeitet hast.

Bewerte dabei auch deinen Lernstand am Ende der Lernaufgabe. Verwende folgende Zeichen:

+ (kann ich richtig gut) ~~+/– (kann ich) – (kann ich nicht gut)

Handlungsprodukte	erledigt am:	Bewertung	Unter-schrift:
Reinigungsarten			
Reinigungsverfahren			
4-Farben-System bei der Reinigung			
Reinigungsmittel			
Ablaufplan Reinigung			
Vergleich Reinigung und Desinfektion			
Desinfektionsmittel			
Mischungsverhältnis bei Desinfektionsmitteln			
Händedesinfektion - Schritt für Schritt			
Sicherheitspiktogramme			
Regeln zum Umgang und zur Anwendung von Reinigungs- und Desinfektionsmitteln			
Reinigungsplan des Pflegeheims „Abendsonne"			
Desinfektionsplan des Pflegeheims „Abendsonne"			
Feedback-Bogen			
Ergebnis-Fächer			

Meine 3 wichtigsten Erkenntnisse aus dieser Lernaufgabe sind:

-

-

-

Hier kann ich überprüfen, was ich in dieser Lernaufgabe gelernt habe:

Spiegel im Badezimmer putzen

Reinigung oder Desinfektion?

Art:

Verfahren:

Geräte:

Farbe im 4-Farbensystem:

Mittel:

Hinweis:

© pixabay.com

Nachttisch nach Verunreinigung durch Blut säubern

Reinigung oder Desinfektion?

Anwendungsbereich:

Mittel:

Hinweis:

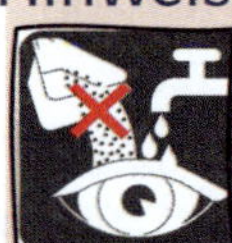

© pixabay.com

Regel zur Anwendung:

Zum Abschluss noch ein Feedback von der Lehrkraft an dich.

Barek erzählt Anna in der Schule, was er diese Woche im Praktikum machen musste. Anna berichtet ihm, dass sie auch schon bei der Reinigung in der KITA helfen musste. Von Desinfektion jedoch hat sie noch nicht so viel gehört. Er erklärt ihr, was es damit auf sich hat.

Stellt in Partnerarbeit alle Informationen zur Reinigung und zur Desinfektion in je einer Mindmap übersichtlich dar. Überlegt euch, wer welchen Bereich übernehmen möchte. Stellt euch eure Ergebnisse anschließend vor. Ergänzt bei Bedarf.

Mindmap Reinigung

Reinigung

Mindmap Desinfektion

Desinfektion

Barek sitzt an seinem Praktikumsbericht. Er möchte im Monatsbericht den Unterschied zwischen Reinigung und Desinfektion darstellen. Er überlegt daher noch einmal, was er alles gelernt hat.

Löse das Kreuzworträtsel. Schlage bei Bedarf in den entsprechenden Unterlagen noch einmal nach.

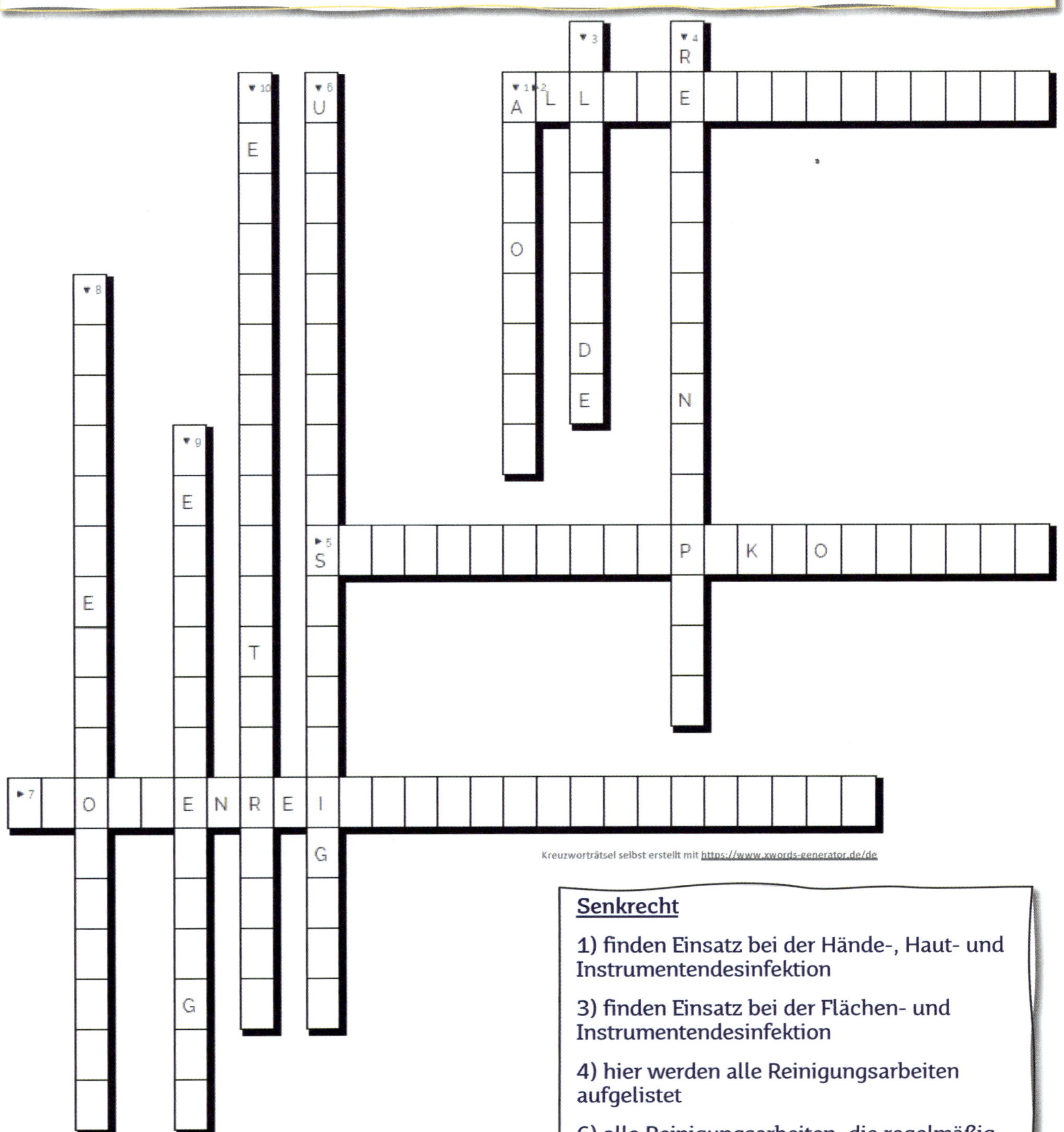

Kreuzworträtsel selbst erstellt mit https://www.xwords-generator.de/de

Waagerecht

2) Reiniger für alle wasserbeständigen Materialien/Oberflächen

5) geben wichtige Tipps zum sicheren Umgang mit Reinigungs- und Desinfektionsmitteln

7) mit diesem Verfahren wird lose aufliegender Grob- und Feinschmutz entfernt

Senkrecht

1) finden Einsatz bei der Hände-, Haut- und Instrumentendesinfektion

3) finden Einsatz bei der Flächen- und Instrumentendesinfektion

4) hier werden alle Reinigungsarbeiten aufgelistet

6) alle Reinigungsarbeiten, die regelmäßig durchgeführt werden

8) hier werden alle Desinfektionsverfahren aufgelistet

9) Mischung aus Allzweckreiniger und Schmierseife

10) Kennzeichnungssymbole, die auf mögliche Gefahren hinweisen

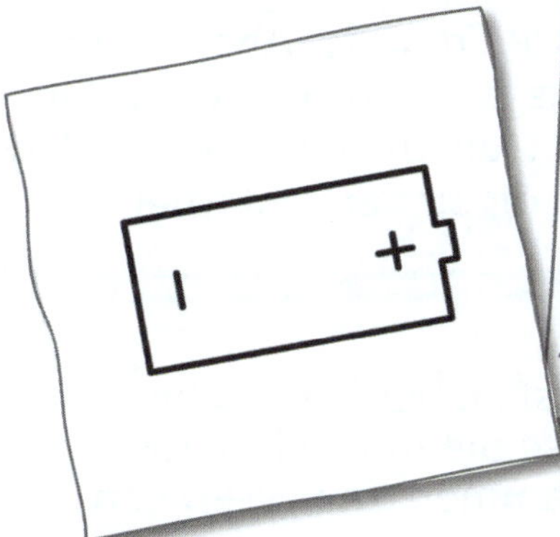

Lernfeld 4: Gestaltung und Erhaltung von Arbeits-, Gast-, Wohn- und Funktionsbereichen

Lernaufgabe 4.5: Überleben im Alltag

Ich kann ...

- Prüfzeichen von elektronischen Geräten erkennen.
- den Unterschied zwischen einem CE- und einem GS-Zeichen erklären.
- beschreiben, was ein VDE-Zeichen aussagt.
- Elektrogeräte nach Prüfzeichen beurteilen.
- Elektrounfälle vermeiden.
- Unfallgefahren in der Einrichtung und zu Hause erkennen.
- ein Flussdiagramm erstellen.

Zeitumfang:
7 Unterrichtsstunden

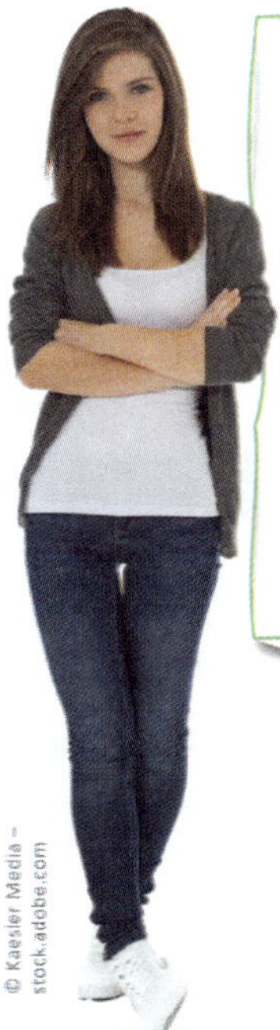

Barek und Celina treffen sich bei Anna zu Hause. Stolz hält sie ein Glätteisen hoch: „Guckt mal, was ich auf dem Flohmarkt gefunden habe!" Celina sieht direkt den kaputten Stecker: „Funktioniert das noch?" Barek meint: „Hiermit wird die Haarpflege ja mal richtig spannend – echt Anna! Das Ding kannst du doch so nicht benutzen!"

Anna ist sehr enttäuscht von den Reaktionen ihrer Freunde. Aber die raten ihr dringend ab, das Gerät so zu benutzen. „Was passiert, wenn du einen Stromschlag bekommst?" meint Celina und hat einen guten Vorschlag: „Mein Onkel Hans-Peter ist Elektriker – der kann dir sicher weiterhelfen!"

1 Der Alltag birgt so manche Gefahr. Du hast sicher auch schon einige Erfahrungen machen müssen. Fasse die möglichen Gefahren im Umgang mit elektrischen Geräten zusammen. Die W-Fragen können dir dabei helfen.

Hast du auch schon Erfahrungen mit kaputten Geräten gemacht?

Welche Gefahr hat Anna unterschätzt?

Wie würdest du auf Annas Flohmarktfund reagieren?

Wann würdest du ein elektrisches Gerät gebraucht kaufen?

Celinas Onkel Hans-Peter ist froh, dass Anna ihr Glätteisen zu ihm bringt. Der Elektriker schüttelt den Kopf: „Das kannst du nicht benutzen, bitte entsorge das Ding! Den Stecker könnte ich für dich reparieren, aber hier fehlen alle wichtigen Prüfzeichen! Im schlimmsten Fall bekommst du einen Stromschlag! Tut mir leid, aber ich kann dir hier nicht helfen." Hans-Peter erklärt den drei Freunden, worauf sie bei elektrischen Geräten immer achten müssen. Anna ist zwar etwas enttäuscht, aber auch froh, jetzt Bescheid zu wissen.

2 Der folgende Text fasst die wichtigsten Informationen von Hans-Peter zum Thema Sicherheit von elektrischen Geräten und der Gefährlichkeit von Strom im Alltag zusammen. Lies ihn durch und markiere mit Gelb die Gefahren und mit Blau die Bezeichnung der Zeichen auf einem sicheren Gerät.

Hans-Peter berichtet: „Die häufigsten Ursachen für Stromunfälle sind defekte Kabel, die Verbindungen zwischen Kabel und Gerät sowie defekte Stecker. Die Kabel müssen immer isoliert sein. Oft sind vor allem Geräte zum Schnäppchenpreis schon beim Kauf am Gehäuse oder am Kabel beschädigt. Fachleute bezeichnen diese daher auch als „Neuschrott". Sie sind so schlecht verarbeitet, dass es schnell gefährlich werden kann. Natürlich will jeder sparen, wo's nur geht. Aber doch nicht um jeden Preis! Wenn's an die Sicherheit geht, hört das Sparen auf.

Um Stromunfälle zu vermeiden, sollten deswegen nur hochwertige Geräte gekauft werden. Auch wichtig: alle Geräte, die in Europa verkauft werden, müssen ein CE-Zeichen haben. Das CE-Kennzeichen ist aber kein Prüfsiegel. Finger weg von Geräten, die kein CE-Kennzeichen besitzen!

Ein zusätzliches GS-Zeichen steht für „Geprüfte Sicherheit". Das GS-Zeichen ist für den Hersteller freiwillig. Er weist damit aber die Sicherheit seines Gerätes nach. Für den Gerätekauf ist es also ein gutes Argument. Das Gleiche gilt für das VDE-Prüfzeichen. Ein freiwilliges Prüfzeichen der Hersteller, das aber für Sicherheit garantiert. Auf diese Zeichen musst du bei deinem nächsten Elektro-Kauf achten, liebe Anna. Oder du kommst einfach direkt bei mir vorbei!"

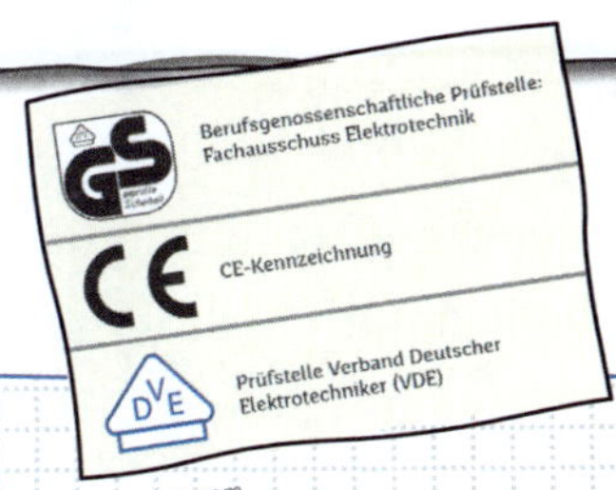

© pixabay.com

3 Beantworte nun die folgenden Fragen zum Text.

Was sind die häufigsten Ursachen für Stromunfälle?

Welche Kennzeichen und Prüfzeichen sollte ein gutes Gerät besitzen?

Anna ist nun heilfroh, dass sie von ihren Freunden auf ihren Fehlkauf hingewiesen wurde und Celinas Onkel ihr erklärt hat, was beim Kauf eines sicheren Elektrogeräts wichtig ist. So ein Fehlkauf soll ihr nicht mehr passieren.

4 Formuliere **sieben** Fragen, die jeder sich vor dem Kauf eines Elektrogeräts stellen sollte, um die Sicherheit ausreichend zu berücksichtigen.

Mögliche Frage: Ist das Kabel unbeschädigt?

1.

2.

3.

4.

5.

6.

7.

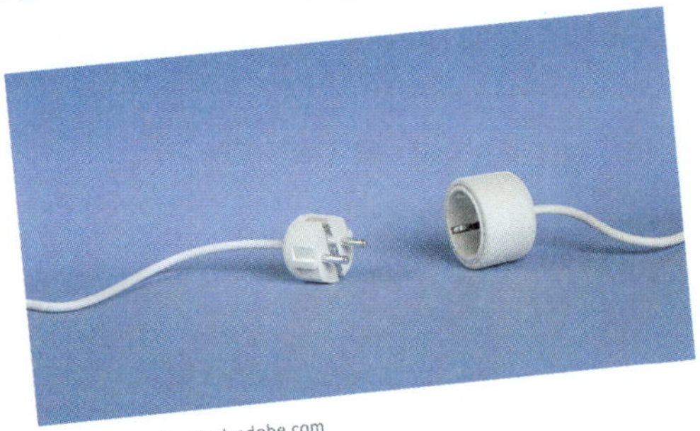

© Andreas Prott – stock.adobe.com

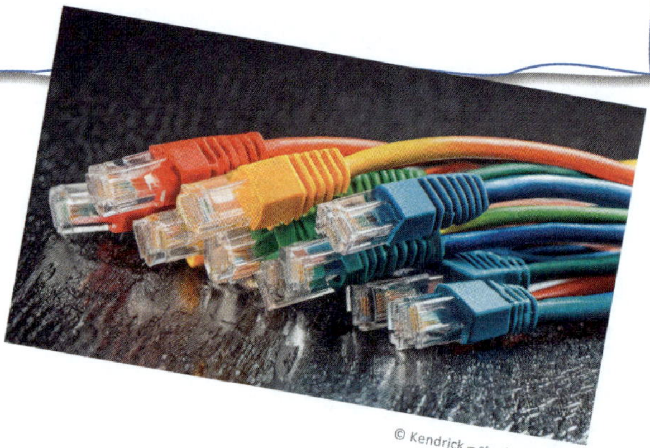

© Kendrick – stock.adobe.com

Anna denkt an ihre beste Freundin Jacqueline, die immer auf der Suche nach Schnäppchen ist. Um ihr zukünftig bei den elektronischen Schnäppchen eine Kauf-Hilfe zur Verfügung zu stellen, möchte sie für Jacqueline ein Entscheidungsdiagramm erstellen.

5 Entscheide dich, welche Schritte für ein gelungenes Entscheidungsdiagramm beim Kauf eines sicheren Elektrogeräts notwendig sind. Überlege, mit welchen Symbolen oder Bildern du dein Entscheidungsdiagramm anschaulich gestalten kannst.

Brauchst du zusätzliche Ideen? Hier sind ein paar Entscheidungsdiagramme zur Anregung.

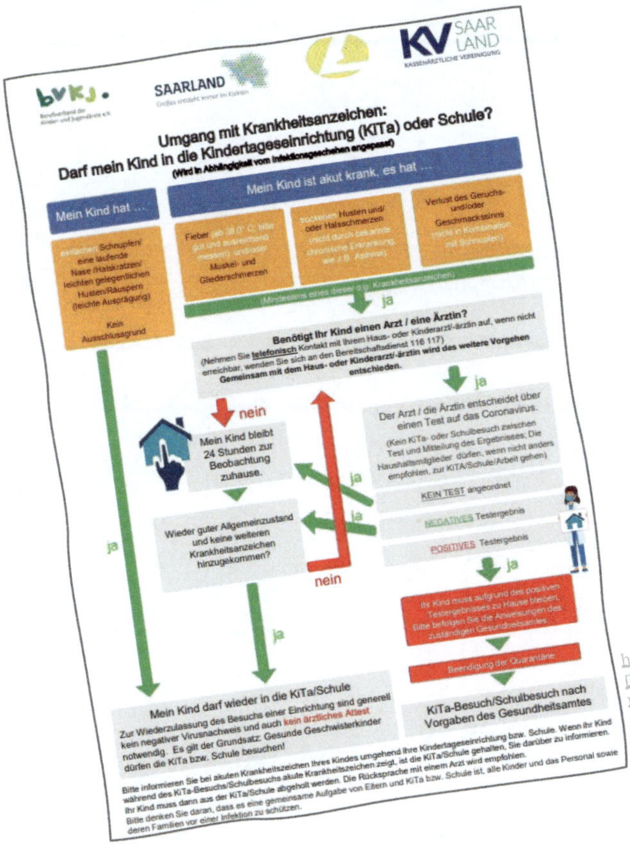

https://www.saarland.de/SharedDocs/Downloads/DE/msgff/tp_landesjugendamt/download_landesjugendamt/dld_schnupfenpapier_landesjugendamt.pdf?__blob=publicationFile&v=4

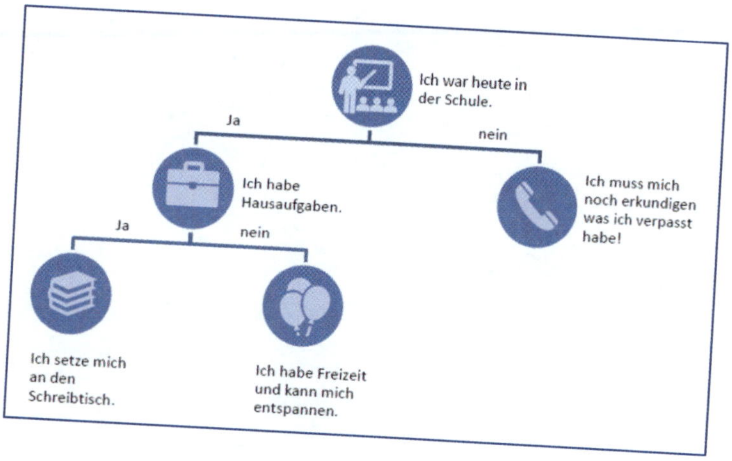

Anna hat nun alle wichtigen Informationen erhalten, die zum Kauf von sicheren Elektrogeräten notwendig sind. Sie kann mit der Erstellung des Entscheidungsbaumes beginnen.

6 Füge dein Ergebnis hier ein.

Anna hat das Entscheidungsdiagramm erstellt und ist gespannt, was die anderen zu ihrem Ergebnis sagen.

7 Präsentiere deine Ergebnisse deinen Klassenkameraden. Kontrolliere selbst mithilfe der folgenden Bewertungstabelle, ob das Ergebnis deiner Kameraden gelungen ist. Gebt euch auf diese Art und Weise gegenseitig Feedback.

Bewertung von: ___________________________ für __________________

	1	2	3	4	5
Das Diagramm ist ansprechend gestaltet.					
Das Diagramm ist gut lesbar.					
Das Diagramm ist sinnvoll aufgebaut.					
Alle Sicherheitsmerkmale wurden erwähnt.					
Summe der Punkte					

<u>Auswertung der Punkte:</u>

15-20: Du hast ein tolles Lernprodukt erstellt! Super!

10-14: Gut! Ein paar Kleinigkeiten musst du beim nächsten Mal verbessern.

5-9: Hier gibt es noch Verbesserungsbedarf! Überarbeite dein Diagramm.

0-4: Ups, hier ist was schief gelaufen. Das solltest du noch mal neu machen.

8 Du hast nun Rückmeldungen von deinen Klassenkameraden bekommen. Was könntest du beim nächsten Mal besser oder anders machen?

Beim nächsten Mal würde ich ...

9 Bewerte dein Arbeitsverhalten. Notiere hierfür drei Dinge, die gut waren und drei Dinge, die du beim nächsten Mal verbessern möchtest.

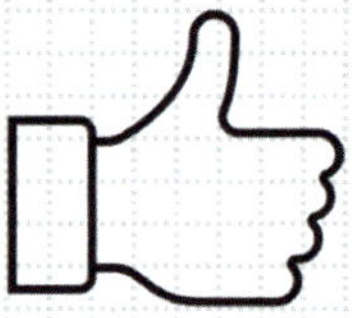

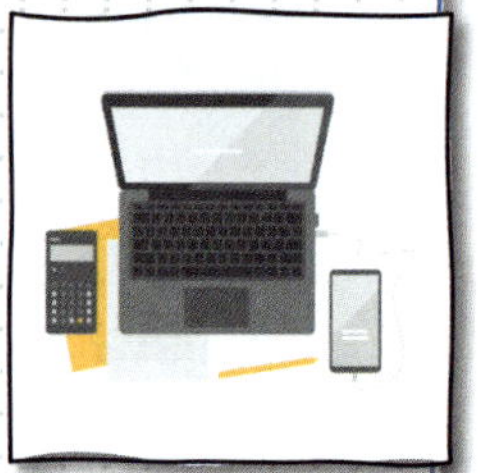

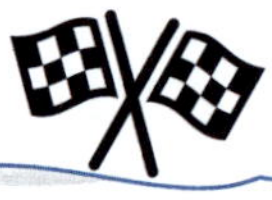

10 Alles erledigt?

	erledigt am:	Unterschrift
Meine Notizen zur Geschichte „Glätteisen“		
Informationen zu Unfallgefahr mit elektrischen Geräten		
Sieben Fragen vor dem Gerätekauf		
Entscheidungsdiagramm		
Feedback erhalten		
Anmerkungen		

Diese Unterrichtsinhalte waren neu für mich:

Ich kann ...	Das kann ich sicher	Das kann ich ziemlich sicher	Das muss ich noch üben
... Prüfzeichen erkennen.			
... den Unterschied zwischen einem CE- und einem GS-Zeichen erklären.			
... beschreiben, was ein VDE-Zeichen aussagt.			
... Elektrogeräte nach Prüfzeichen beurteilen.			
... Elektrounfälle vermeiden.			
... Unfallgefahren in der Einrichtung und zu Hause erkennen und beheben.			

Wie fandest du dieses Thema?

Barek kommt nach dem Praktikum nach Hause. Schon in der Tür kommt ihm seine kleine Schwester entgegen gerannt. „Ich muss schnell zum Handball-Training, guck mal in die Küche, Mama hat uns Essen auf den Herd gestellt. Ich bin nicht sicher, ob ich den Herd ausgemacht habe...!" Als Barek in die Küche kommt, ist der Herd aus, aber er muss noch einiges in Ordnung bringen.

Sieh dir die Situation an der Küchenspüle genau an. Beschreibe die sichtbaren Gefahren A–G.

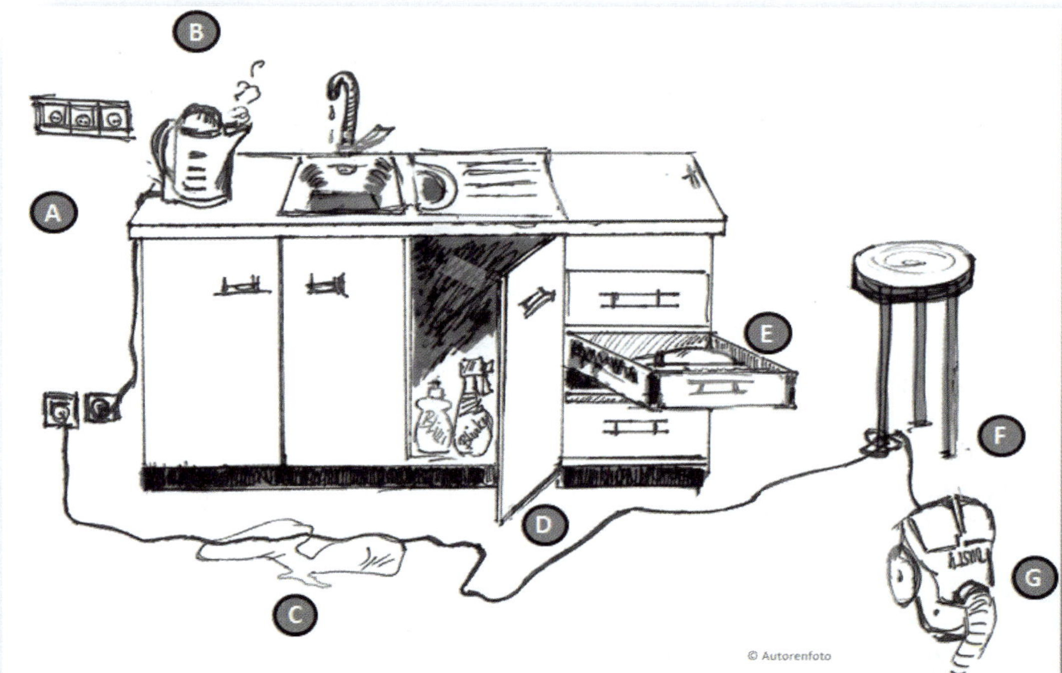

Gefahren im Haushalt:

A. ____________________

B. ____________________

C. ____________________

D. ____________________

E. ____________________

F. ____________________

G. ____________________

Das ist mir zusätzlich noch aufgefallen:

In Lernfeld 4 habe ich Lernaufgaben zur Gestaltung und Erhaltung von Arbeits-, Gast-, Wohn- und Funktionsbereichen bearbeitet.

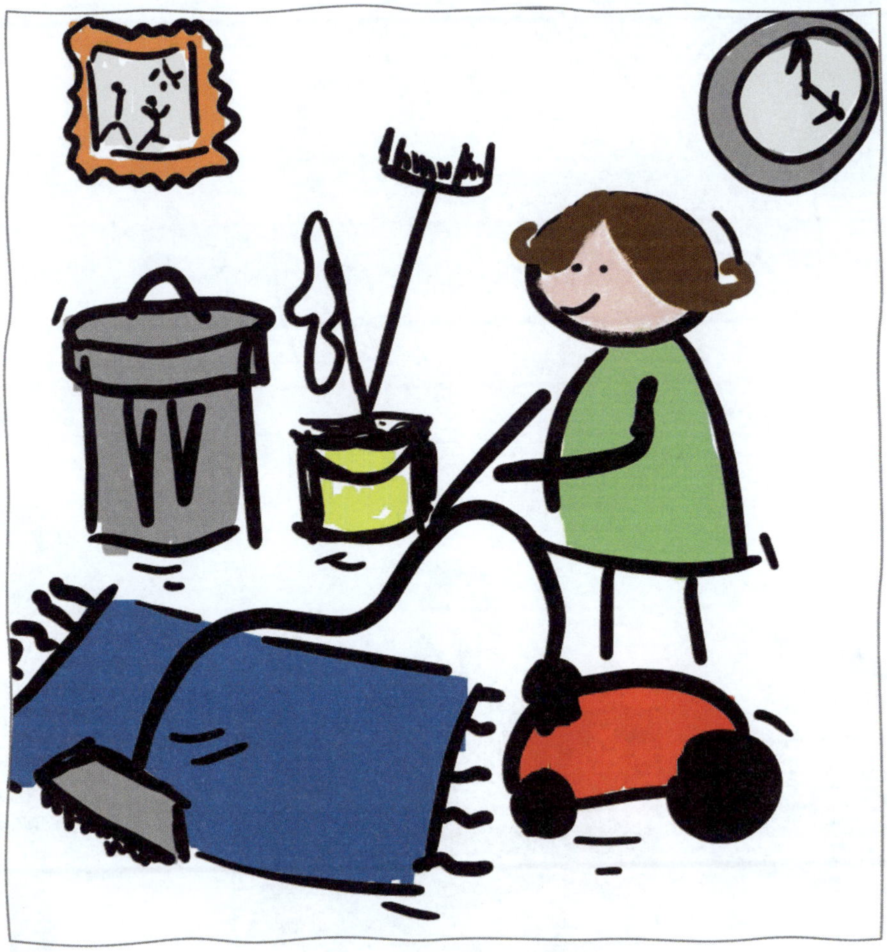

Berufsfachschule - Fachstufe I

Berufliche Kompetenz

Fachrichtung
Gesundheit und Soziales

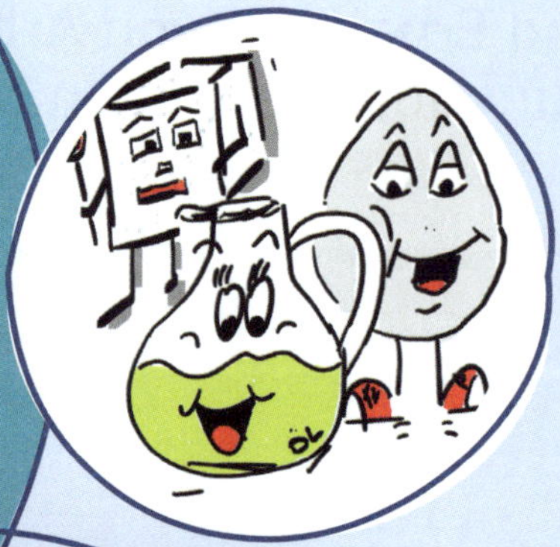

LERNFELD 5

Ernährung von
Personengruppen

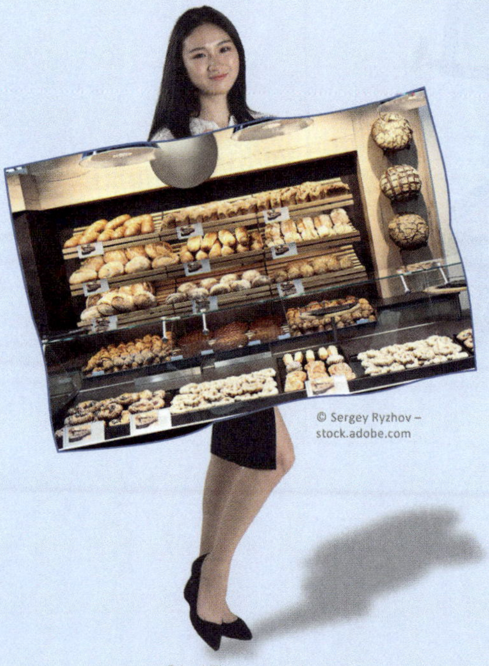

© Sergey Ryzhov – stock.adobe.com

© imphillip – stock.adobe.com

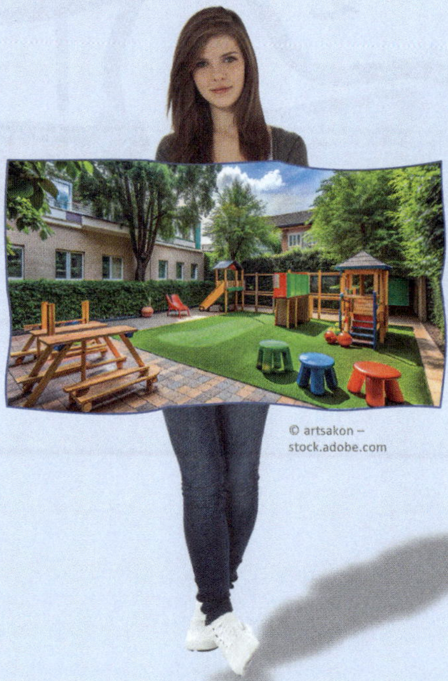

© artsakon – stock.adobe.com

© Kaesler Media – stock.adobe.com

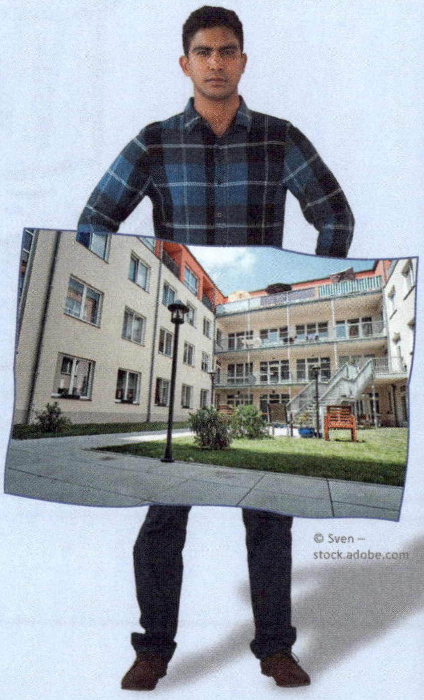

© Sven – stock.adobe.com

© vectorfusionart – stock.adobe.com

Lernaufgaben

Diese Lernaufgaben erwarten dich in Lernfeld 5

Lernfeld 5
Ernährung von Personengruppen

5.1 In unserer Bäckerei sind unsere Produkte wertvoll
4 Stunden
Auswahlkriterien für Lebensmittel
Übersichtslandkarte

5.2 Gesunde Ernährung in der KiTa – Das steckt in unserem Essen
Aufbau und Aufgaben von Nährstoffen, Wasser, Energiegehalt
Nährstoffmappe
17 Stunden

5.3 Eine Reise durch den Verdauungstrakt – das passiert nach einem gesunden Frühstück
10 Stunden
Verdauungsorgane, Zerkleinerung der Nährstoffe
Ablaufschema

5.4 Die Ernährungspyramide – einfach gesund ernähren
7 Stunden
Aufbau Ernährungspyramide, Lebensmittelgruppen
Checkliste

5.5 Die Löwengruppe ernährt sich gesund
4 Stunden
Ernährung in unterschiedlichen Lebensphasen
Modell Ernährungspyramide

5.6 So lernen wir für‘s Leben
10 Stunden
Lerntheorien
Erklärvideo

5.7 Ernährungsbedingte Erkrankungen – du bist was du isst!
14 Stunden
Lebensmittelunverträglichkeiten, Lebensmittelallergien, Diabetes mellitus Typ 2, Überernährung
Plakate

5.8 Die Löwengruppe hat vegetarische Woche
7 Stunden
Vegetarismus
Wochenspeiseplan

Lernfeld 6
Umsetzung hauswirtschaftlicher Prinzipien

Anna, Barek und Celina

Anna, Barek und Celina haben sich gut über mögliche Praktikumsbetriebe informiert. Da sie super vorbereitet waren, konnten sie im Bewerbungsgespräch überzeugen und sich ihren Wunsch-Praktikumsplatz sichern.

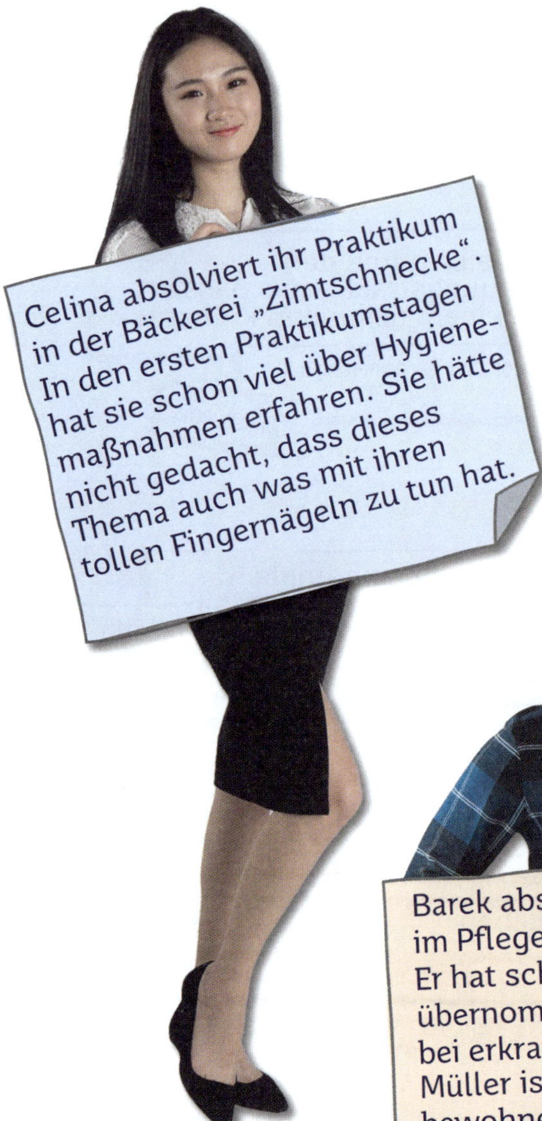

© imphillip – stock.adobe.com

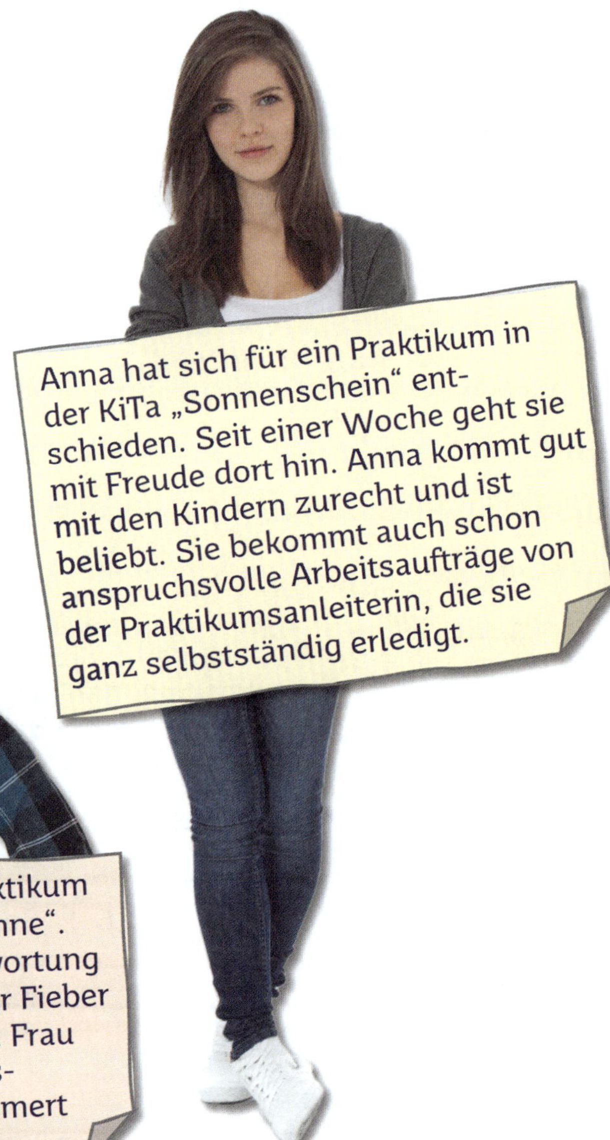

© Kaesler Media – stock.adobe.com

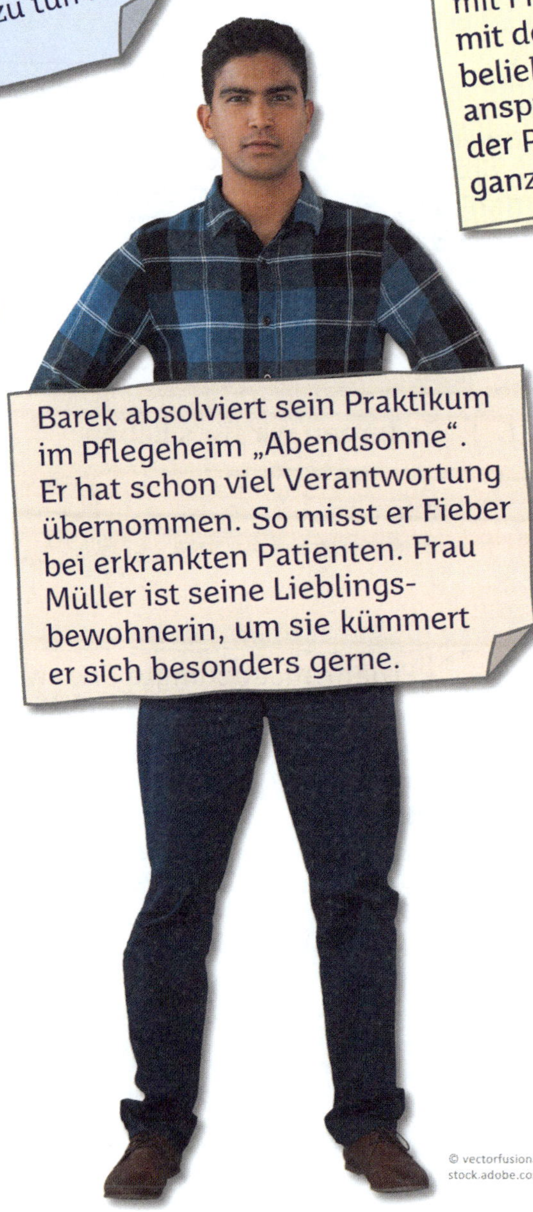

© vectorfusionart – stock.adobe.com

In den Lernaufgaben löst du berufliche Aufgabenstellungen nach dem Prinzip der „vollständigen Handlung“.

Um Arbeitsaufträge und Problemstellungen zu bewältigen, brauchst du Strategien! Damit du dir gute Strategien aneignen kannst, bearbeitest du Lernaufgaben nach dem Prinzip der „vollständigen Handlung“.
Idealerweise geht man so in einem Beruf vor, um Arbeitsaufträge erfolgreich zu meistern.
Wenn du in den kommenden Lernfeldern immer wieder Aufträge und Problemstellungen in der vollständigen Handlung löst, wirst du viele Kompetenzen aufbauen.
Du wirst schließlich viel wissen und viel können! Aber du musst auch wollen!

⇨ Dann bist du kompetent und kannst herausfordernde Probleme lösen.

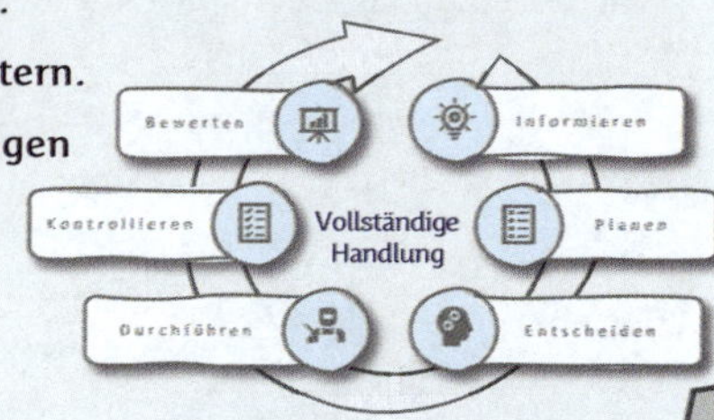

Was willst du?
Ich nehme mir im Lernfeld 5 „Ernährung von Personengruppen“ das Folgende vor:

____

____

____

____

____

____

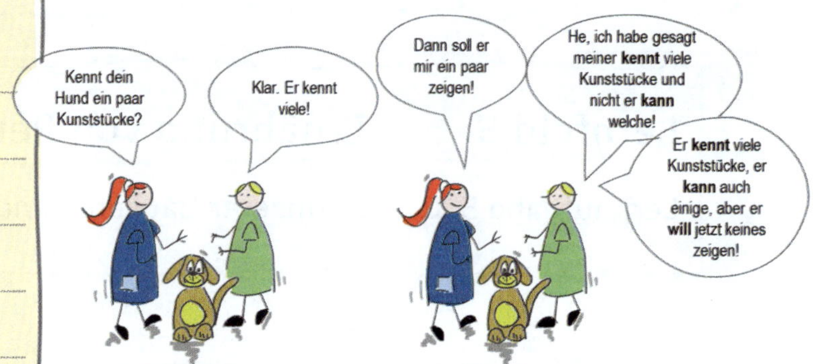

kompetent = ich **weiß** + ich **kann** + ich **will**

In Anlehnung an Pirmin Stadler

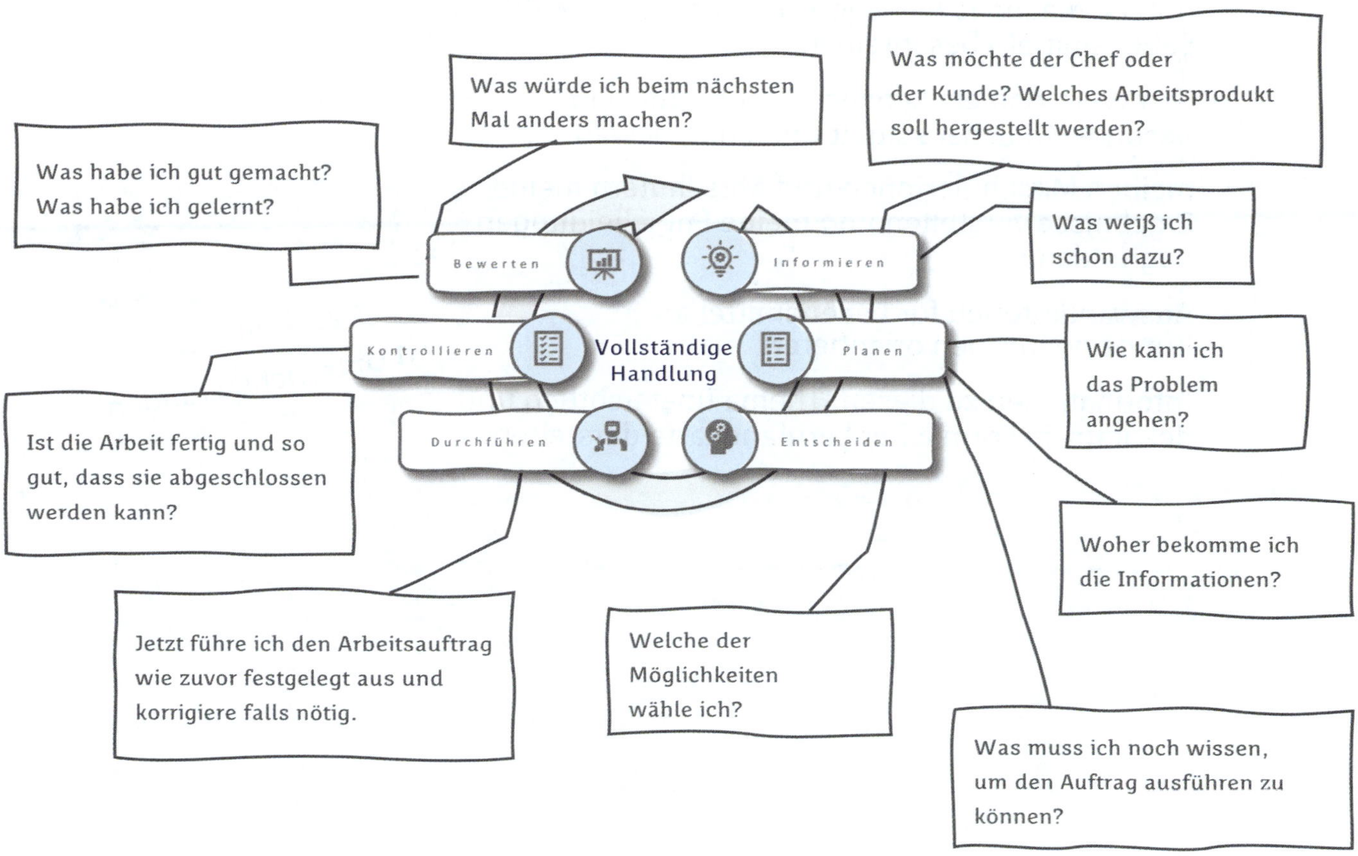

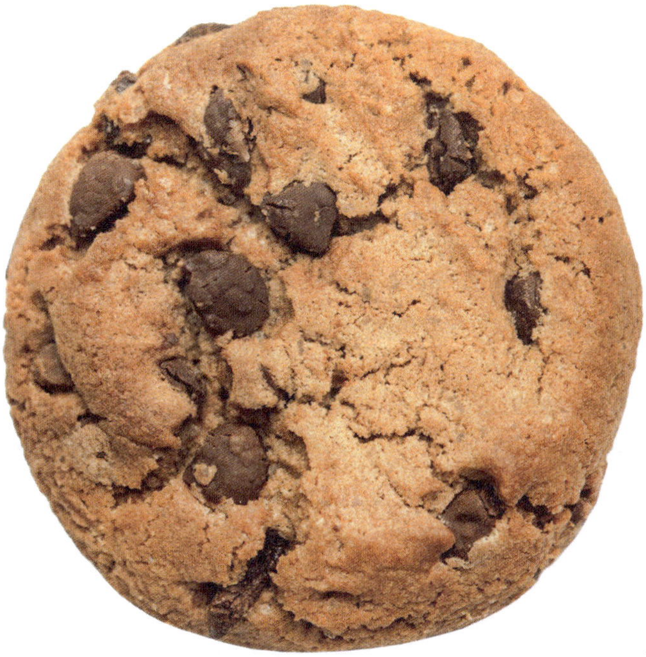

© sergio37_120 – stock.adobe.com

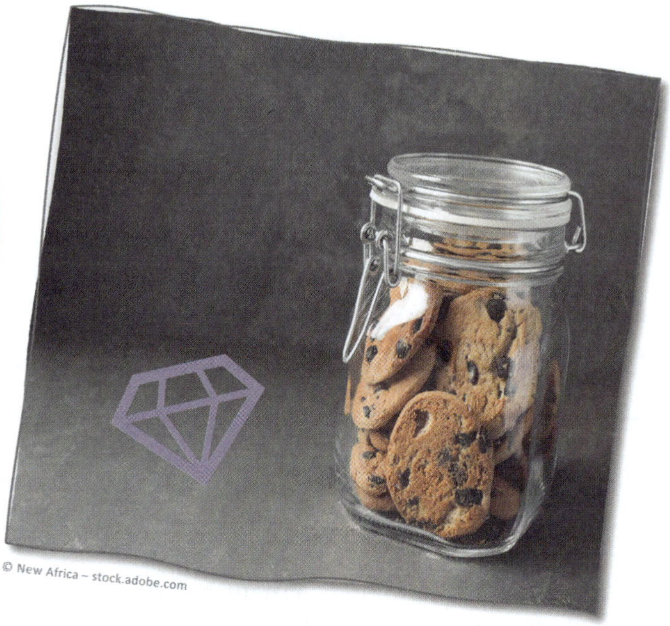

© New Africa – stock.adobe.com

Lernfeld 5: Ernährung von Personengruppen

Lernaufgabe 5.1: In unserer Bäckerei sind die Produkte wertvoll

Ich kann ...

- unterschiedliche Beweggründe für die Auswahl von Lebensmitteln beschreiben.
- den Wert, den ein Lebensmittel für mich in besonderen Lebenssituationen hat, bewerten.
- meinen Mitschülerinnen und Mitschülern meine Ergebnisse vorstellen und meine Entscheidungen begründen.
- Auswahlkriterien für Lebensmittel an Kundenwünschen orientieren.
- Informationen zu diesem Thema übersichtlich und dekorativ in Form einer Lernlandkarte darstellen.

Zeitumfang:
4 Unterrichtsstunden

Celina absolviert mit großer Freude ihr Betriebspraktikum in der Bäckerei, das Handwerk fasziniert sie. Sie darf bei vielen Arbeiten sogar schon mit anpacken, z. B. gestern bei der Herstellung von kleinen Snacks. Nach der Herstellung durfte Celina die Snacks in die Verkaufstheke einräumen und beim Verkauf mithelfen.

Im Verkaufsraum beobachtet Celina, dass die verschiedenen Kunden aus ganz unterschiedlich Gründen Backwaren und Snacks kaufen. Eine Kundin sagt, dass sie die Snacks kauft, da sie ohne großen Aufwand servierfertig sind, denn sie hat wenig Zeit. Eine andere Kundin freut sich, dass sie nach langer Zeit mal wieder in ihrer Lieblingsbäckerei im Saarland ist und endlich das typische Baguette wieder essen kann. Ein Kunde fragt, ob die Snacks heute im Angebot sind, er kauft sie nur dann. Die Verkäuferin bestätigt Celinas Vermutung, dass Lebensmittel in bestimmten Lebenssituationen unterschiedlichen Wert haben.

Celina berichtet am nächsten Schultag in der Schule von ihren Beobachtungen. Da sich hierfür auch die Mitschüler sehr interessiert zeigen, schlägt Celinas Lehrerin vor eine Übersichtslandkarte, z. B. in Form einer Mindmap, zu den möglichen Auswahlkriterien von Kunden im Nahrungsgewerbe, mit entsprechenden Lebensmittelbeispielen, zu gestalten und diese in der Klasse auszuhängen.

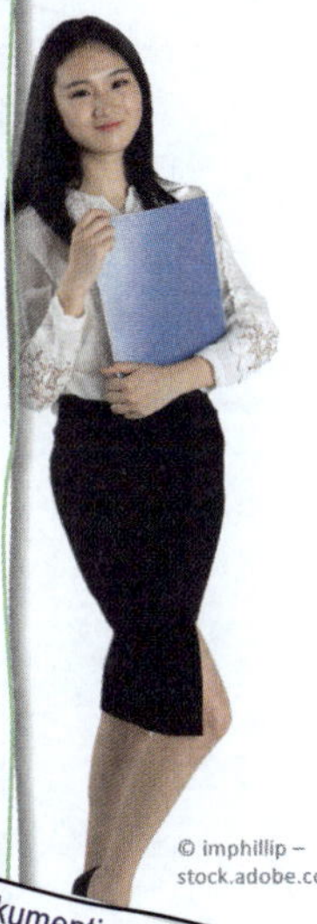

Dokumentiere von Beginn an deinen Lernweg in der Tabelle, siehe Seite 299.

1 Welche Informationen sind wichtig? W-Fragen können dir bei der Analyse helfen.

Was ist hier passiert?

Was? Wo? Wann? Warum? ...

Welche Beobachtung macht Celina?

Welchen Arbeitsauftrag erhält Celina?

Was sind Snacks?

2 Stelle dir vor du wärst in Celinas Lage. Welche Informationen könnten noch wichtig für dich sein?

Alle beschließen, zunächst viele Kriterien bzw. „Werte“ zu sammeln, die für eine Auswahl von Lebensmitteln relevant sein können.
Celina freut sich sehr über so viel Unterstützung innerhalb ihrer Klasse.

3

Bildet Zweierteams und setzt euch gegenüber an einen Tisch.

(1) Entscheidet euch: Wer ist Partner A und wer ist Partner B?

(2) Weiter geht es auf der nächsten Seite: Lies die beschriebenen Kriterien eines Lebensmittels durch und finde dazu passende Lebensmittel/Gerichte.

(3) Es erfolgt nun ein Partnerinterview, bei dem jeder Partner seinem Gegenüber die möglichen Gründe für die Lebensmittelauswahl darstellt. Begründet eurem Partner eure Auswahl.

(4) Findet gemeinsam weitere Auswahlkriterien, die noch nicht berücksichtigt wurden. Ergänzt eure Ideen in den freien Kästchen unten.

Weitere mögliche Auswahlkriterien...

Beispiel:

Beispiel:

Partner A

Genusswert

Speisen und Getränke machen nicht nur satt oder liefern Energie, sie schmecken auch gut und sehen oft besonders reizend aus. Im Sommer genießen wir kalte Getränke oder geeiste Lebensmittel, im Winter dagegen warme Suppen und heiße Getränke.
Nehmen wir den Duft eines leckeren Kuchens wahr, kann uns das Wasser im Mund zusammenlaufen und wir schmachten schon nach dem Genuss des Kuchens. Der Geruch ungeliebter Gerichte kann uns den Genuss verderben.

Beispiel:

Ökonomischer Wert

Beim Einkauf von Lebensmitteln werden Preise verglichen, das monatliche Einkommen muss reichen. Teure Speisen sind nicht zwingend besser. Saisonale Lebensmittel aus der Region sind oft günstig, gesund und lecker.

Beispiel:

Ökologischer Wert

Umweltbewusstsein und nachhaltiges Denken wird vielen Menschen immer wichtiger. Lebensmittel aus biologischem Anbau sind zwar teurer, da die Erträge geringer sind und der Arbeitsaufwand meist höher, jedoch zahlen wir mit der Umweltzerstörung am Ende einen höheren Preis. Werden Lebensmittel unter fairen Bedingungen hergestellt, erhalten Erzeuger gerechte Löhne und Kinderarbeit spielt keine Rolle.

Beispiel:

Partner B

Gesundheitswert

Gesunde Lebensmittel enthalten viele Vitamine und Ballaststoffe, sie sind zucker- und fettarm. Wenn Fett, dann beinhalten sie vorwiegend gesunde, ungesättigte Fettsäuren. Diese Lebensmittel machen satt, ohne den Körper zu belasten oder gar zu schädigen. Es werden wenige Zusatzstoffe bei der Herstellung oder Zubereitung verwendet, sie bleiben so natürlich wie möglich.

Beispiel:

Eignungswert

Lebensmittel werden häufig gekauft, weil sie sich für die aktuelle Lebenssituation besonders eignen. Bei Zeitmangel werden Lebensmittel bevorzugt, die schnell zu verzehren sind bzw. mit wenig Aufwand zubereitet. Ist häufiges oder mehrmaliges Einkaufen pro Woche nicht möglich, beeinflusst die Haltbarkeit eines Lebensmittels die Kaufentscheidung, z. B. eignet sich H-Milch dann besser als Frischmilch, TK-Erbsen besser als Frischware usw.

Beispiel:

Kultureller Wert

Essgewohnheiten werden durch die Gesellschaft bestimmt. Engländer trinken zum Frühstück Tee, Franzosen schätzen eher den Kaffee. Moslems lehnen Schweinefleisch ab. Kulturen prägen Essverhalten und den Wert bestimmter Lebensmittel.

Beispiel:

Celina kann nun unterschiedliche Gründe für die Auswahl von Lebensmitteln nachvollziehen. Sie beobachtet in ihrem Praktikumsbetrieb ganz genau, welche Gründe die Kunden bewegen, bestimmte Lebensmittel auszuwählen. Sie schreibt alles genau zusammen für die Ausarbeitungen in der Schule.

4

(1) Lies dir die folgenden Situationen in der Bäckerei durch.

(2) Ordne die dir bekannten Gründe für die Lebensmittelauswahl zu, d. h. welcher Wert oder welche Werte (es können mehrere Werte in einer Situation relevant sein) sind hier für die Kaufentscheidung ausschlaggebend.

(3) Schreibe jeweils 2 Beispiellebensmittel auf, die in den Situationen gekauft werden.

A

Ein Ehepaar in der Bäckerei
Wir haben heute Freunde zum Abendessen eingeladen. Wir wollen bei dem tollen Wetter unseren Freunden und uns im Garten einen besonderen Abend bereiten bei einem tollen und leckeren Essen.

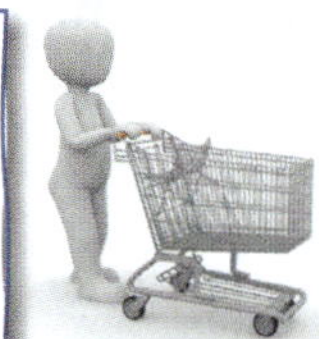

Grund für die Auswahl: ____

Passende Lebensmittel: ____

B

Ein junger Mann in der Bäckerei
Ich suche ein Produkt, das die Umwelt möglichst wenig belastet. Darüber hinaus wäre ich beruhigt, wenn die verarbeiteten Zutaten aus kleinen Biobetrieben der Region stammen würden, konventioneller Getreideanbau kommt für mich nicht in Frage.

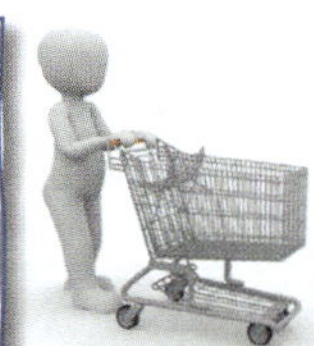

Grund für die Auswahl: ____

Passende Lebensmittel: ____

C

Eine Dame in der Bäckerei
Ich bin berufstätig und viel unterwegs, manchmal bis spät abends auch noch im Büro. Ich lebe alleine und kann mit Vollkornbroten nichts anfangen, außerdem liebe ich die saarländischen Baguettes ganz besonders.

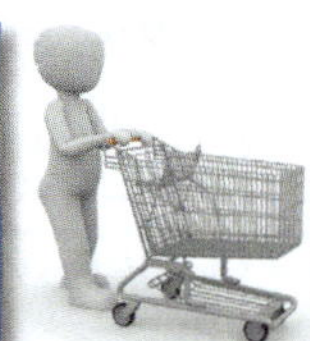

Grund für die Auswahl: ____

Passende Lebensmittel: ____

D

Ein älterer Herr in der Bäckerei
Ich achte bei der Brotauswahl darauf, dass das volle Korn verarbeitet wurde. Ich bin Vegetarier und möchte heute meine Familie mit einem leckeren Frühstück verwöhnen. Besonders meine Enkelkinder benötigen gesundes Brot zum Wachsen.

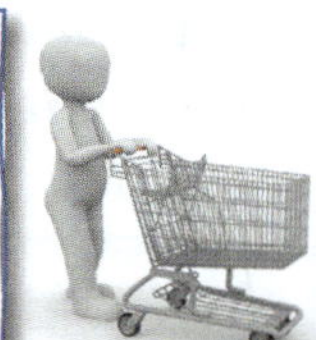

Grund für die Auswahl: ____

Passende Lebensmittel: ____

Entscheiden

Celina und ihre Mitschüler haben jetzt viele Informationen und Beispiele gesammelt. Nun muss jeder für sich entschieden, wie seine Übersichtslandkarte genau aussehen soll und wie die Inhalte angeordnet werden. Die Übersicht soll schließlich gut informieren.

5

Wähle nun:

1. die Inhalte für die Übersichtslandkarte.
2. die dekorative Gestaltung der Übersichtslandkarte. Tausche mit deinen Mitschülerinnen und Mitschülern eventuell Ideen aus.
3. Bereiche der Übersicht, wo Fotos oder Skizzen sinnvoll eingefügt werden könnten.

Mache dir Notizen.

Beispiele für thematische Übersichtslandkarten

Orientiere dich an diesen Beispielen oder gestalte deine eigene Übersicht.

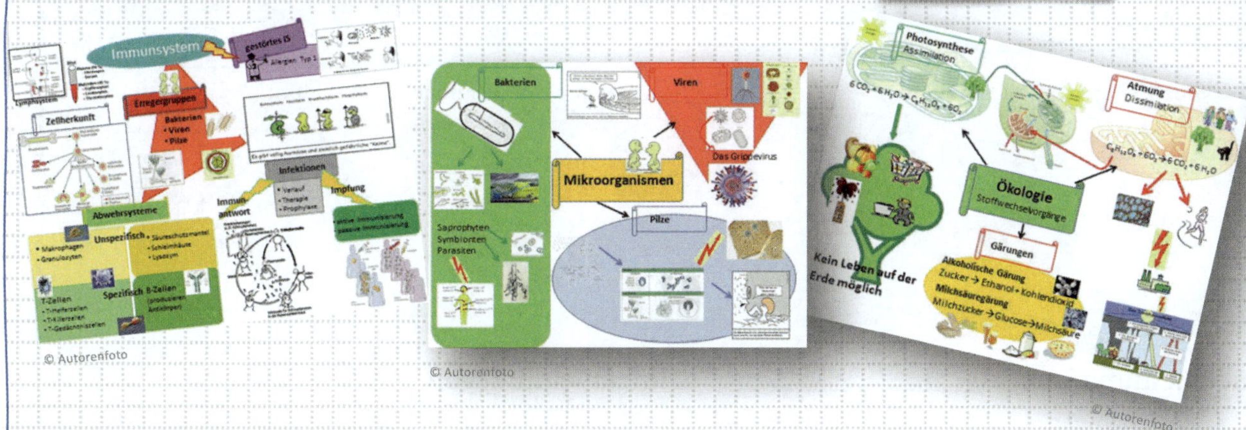

Durchführen

6

Gestalte deine dekorative und informative Übersichtslandkarte.
Nutze dazu ein DIN-A3-Plakat in einer hellen Farbe deiner Wahl.

Du hast Celina sehr unterstützt bei der Gestaltung der Übersichtslandkarte zu den unterschiedlichen Werten eines Lebensmittels. Nun ist die Übersicht fertig für die Veröffentlichung.

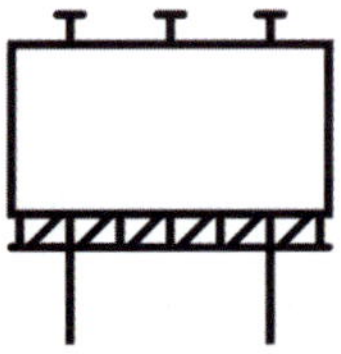

7 Hänge deine Übersichtslandkarte in der Klasse aus. Zwei Mitschülerinnen und Mitschüler werden dir eine Rückmeldung schreiben.

Schau dir die Übersichten deiner Mitschülerinnen und Mitschüler an und gib zwei anderen ein Feedback.

Diese Rückmeldungen habe ich zu meiner Übersichtslandkarte erhalten.

Kriterien	☺	😐	☹
verständlich			
vollständig			
dekorativ gestaltet			
Das möchte ich noch rückmelden:			

Rückmeldung von:____________________

Kriterien	☺	😐	☹
verständlich			
vollständig			
dekorativ gestaltet			
Das möchte ich noch rückmelden:			

Rückmeldung von: ____________________

Folgende Veränderungen habe ich nach der Rückmeldung an meiner Übersicht noch vorgenommen:

-

-

-

Celina kann ihre Übersichtslandkarte nun auch in ihrem Praktikumsbetrieb vorstellen und die Kolleginnen und Kollegen an diesen Ausarbeitungen teilhaben lassen.

Darauf ist sie zurecht sehr stolz und wird auch sehr gelobt.

Bist du zufrieden mit deinem Lernerfolg?

8

Bewerte deinen Lernerfolg mithilfe dieser Zielscheibe.

Je näher du deine Kreuze in der Mitte der Zielscheibe setzt, umso zufriedener bist du mit deinem Lernerfolg, mit der Zusammenarbeit mit deinem Teampartner und mit deinem Ergebnis, heißt, mit deiner Übersichtslandkarte.

Zielscheibe

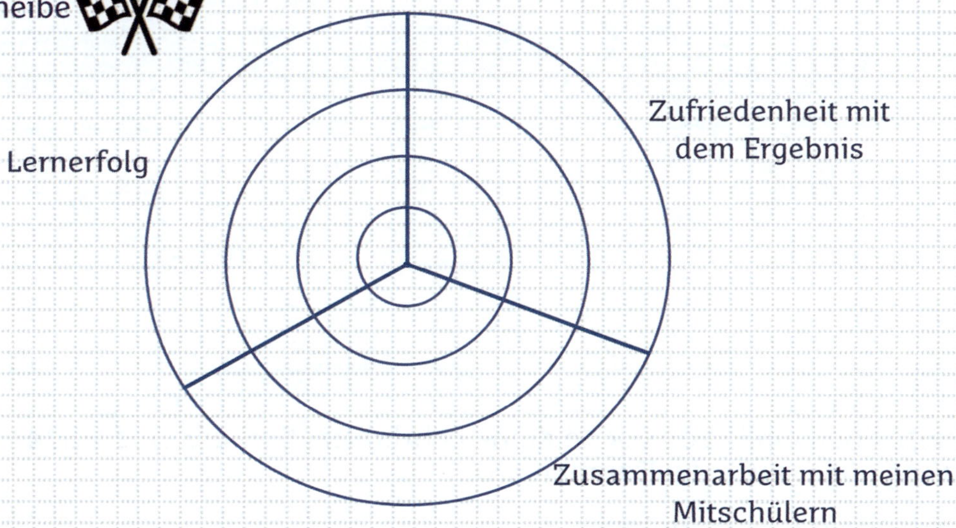

Führe diese Tabelle immer parallel zu den Lernschritten …

Nr.	Handlungsprodukt	erledigt am:	Lehrreich?	
			ja	nein
1, 2	Notizzettel			
3	Gründe für Lebensmittelauswahl			
4	Auswahlkriterien beim Einkauf			
5	Notizen zur Übersicht			
6	Übersichtslandkarte, DIN A3			
7	Feedbackbogen			
8	Zielscheibe			

An diesem Thema interessiert mich besonders:

Meine drei wichtigsten Erkenntnisse sind:

1.

2.

3.

Und nun bitte noch ein Feedback an deine Lehrkräfte. Schreib eine kurze Rückmeldung und kreuze die Daumen an.

War die Lernaufgabe verständlich?

Hat dir die Lernaufgabe Freude gemacht?

Vielen Dank für dein Feedback!

Abschluss

Zum Abschluss noch ein Feedback von der Lehrkraft an dich.

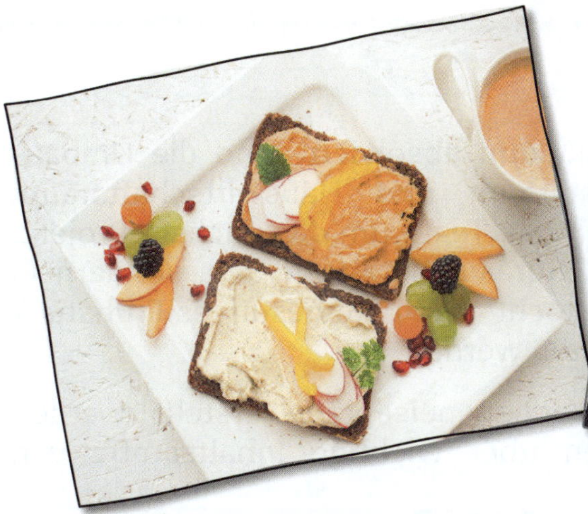

© pixabay.com

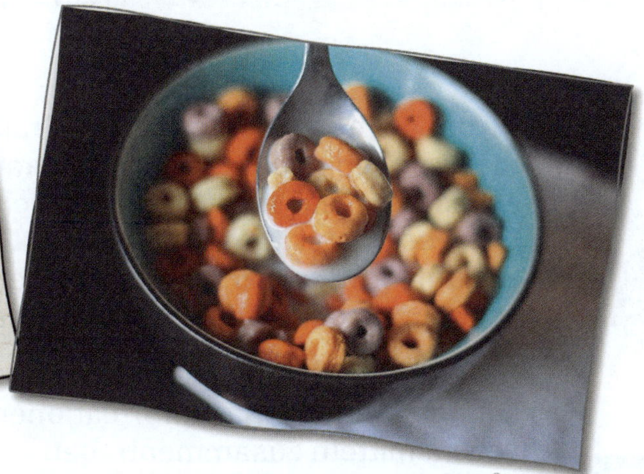

© pixabay.com

Lernfeld 5: Ernährung von Personengruppen

Lernaufgabe 5.2: Die KiTa Sonnenschein organisiert ein Projekt: „Gesunde Ernährung in der KiTa" – das steckt in unserem Essen

Ich kann ...

- die energieliefernden Nährstoffe nennen.
- Lebensmittel nennen, die reich an Kohlenhydraten, Fetten und Eiweiß sind.
- den strukturellen Aufbau von Kohlenhydraten, Fetten und Eiweißen darstellen.
- die Aufgaben von Kohlenhydraten, Fetten und Eiweißen im Körper nennen.
- den Energiegehalt der einzelnen energieliefernden Nährstoffe nennen.
- Vitamine und Mineralstoffe in Gruppen einteilen.
- die Aufgaben ausgewählter Vitamine und Mineralstoffe nennen.
- die Aufgaben von Wasser im menschlichen Körper nennen.
- die Wasserbilanz eines Tages anhand von Wasseraufnahme und Wasserausscheidung erklären.
- die Wirkung von Ballaststoffen beschreiben.
- ballaststoffreiche Lebensmittel nennen.
- die für meinen Arbeitsauftrag wichtigen Informationen aus einem Fachtext entnehmen.
- diese Informationen strukturiert in einer Nährstoffmappe wiedergeben.
- meinen Mitschülerinnen und Mitschülern ein konstruktives Feedback zu ihrer Nährstoffmappe geben.

Zeitumfang:
17 Unterrichtsstunden

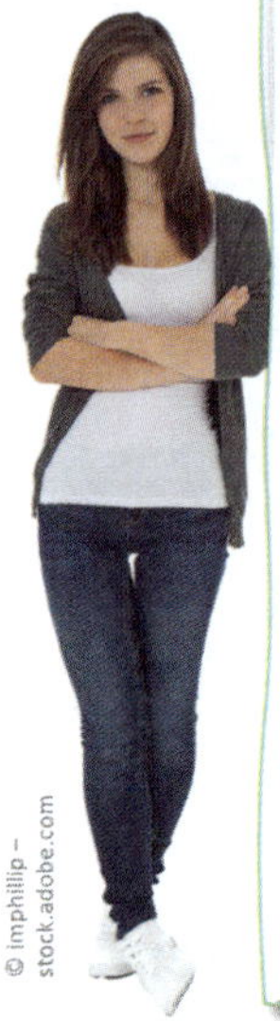

© imphillip – stock.adobe.com

In der KiTa, in der Anna ihr Praktikum absolviert, sind die Umbaumaßnahmen von Küche, Vorratsraum und Hauswirtschaftsraum abgeschlossen. Jetzt kümmert sich das Team um das nächste Projekt. Das Essen soll nicht mehr vom Caterer geliefert werden, sondern in Zukunft wird in der KiTa selbst gekocht. Auch ein gesundes Frühstück soll den Kindern jeden Tag angeboten werden.

Bevor vom Team die ersten Wochenspeisepläne erstellt werden können, soll Anna Informationen über wichtige Inhaltsstoffe von Lebensmitteln zusammentragen.

Die KiTa-Leiterin erteilt ihr deshalb den Auftrag, sich über die Hauptnährstoffe zu informieren. Da auch Trinken für die Kinder sehr wichtig ist, soll Anna sich außerdem mit dem Thema „Wasser“ beschäftigen. Mit all ihren Informationen soll Anna eine Infomappe erstellen, um diese dann dem Team zu präsentieren.

1 Welche Informationen sind wichtig? W-Fragen können dir dabei weiterhelfen, wichtige Informationen herauszufinden.

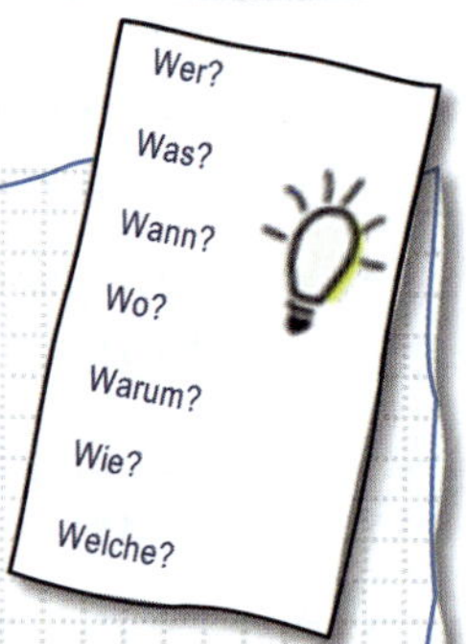

Welches Projekt steht in Annas KiTa an?

Wie ergeht es Anna gerade?

Welche Information bekommt Anna von der KiTa-Leiterin?

Wie lautet der Auftrag, den Anna von der KiTa-Leiterin erhält?

Anna möchte erstmal wissen, welche Nährstoffe in Lebensmitteln enthalten sind und in welchen Lebensmitteln diese Nährstoffe überhaupt zu finden sind. Hilf ihr.

2 Schau dir hier den Film „Welche Nährstoffe braucht unser Körper?" an (alpha Lernen, Dauer des Films: 4 Min.).

Mach dir währenddessen Notizen!

https://www.br.de/alphalernen/faecher/biologie/2-verdauung-bestandteile-nahrung-100.html

Notizen zum Film:

- Welche Nährstoffe liefern Energie?

-

-

-

- Welche Lebensmittel sind reich an diesen Nährstoffen?

3 Welche weiteren Nährstoffe sind noch in unserem Essen enthalten? Notiere sie auf den Notizzettel.
Tipp: Die gesuchten Nährstoffe sind auch wichtig für uns, liefern aber keine Energie.

Notizzettel

-

-

-

-

Die energieliefernden Nährstoffe kann Anna jetzt benennen. Sie fragt sich aber, wozu diese Energie benötigt wird und wie man den Energiegehalt der Nährstoffe messen kann.

4 Lies das Informationsmaterial in Einzelarbeit aufmerksam durch und fülle anschließend den Lückentext aus.

In den Lebensmitteln, die wir täglich zu uns nehmen, sind viele lebenswichtige Nährstoffe enthalten. Zu den Nährstoffen, die unserem Körper Energie liefern, gehören Kohlenhydrate, Fette und Eiweiße (= Hauptnährstoffe). Vitamine, Mineralstoffe, Wasser und Ballaststoffe zählen zu den nicht energieliefernden Nährstoffen.

Die Energie, die in Lebensmitteln enthalten ist, wird von unserem Körper für viele Aufgaben benötigt, wie z. B. zur Aufrechterhaltung der Körpertemperatur, für die Arbeit unserer Muskel- und Nervenzellen oder zum Aufbau wichtiger körpereigener Stoffe. Nehmen wir täglich mehr energiereiche Stoffe zu uns, als unser Körper benötigt, so wird diese überschüssige Energie in Form von Fett gespeichert.

Der Energiegehalt von Lebensmitteln wird in Kilojoule (kJ) oder der veralteten Einheit Kilokalorie (kcal) gemessen. (1 kcal = 4,2 kJ bzw. 1 kJ = 0,239 kcal). Dieser Energiegehalt macht aber keine Angabe über die Wertigkeit der Lebensmittel.

Die tägliche Menge an energiereichen Nährstoffen sollte in einem ausgewogenen Verhältnis stehen.

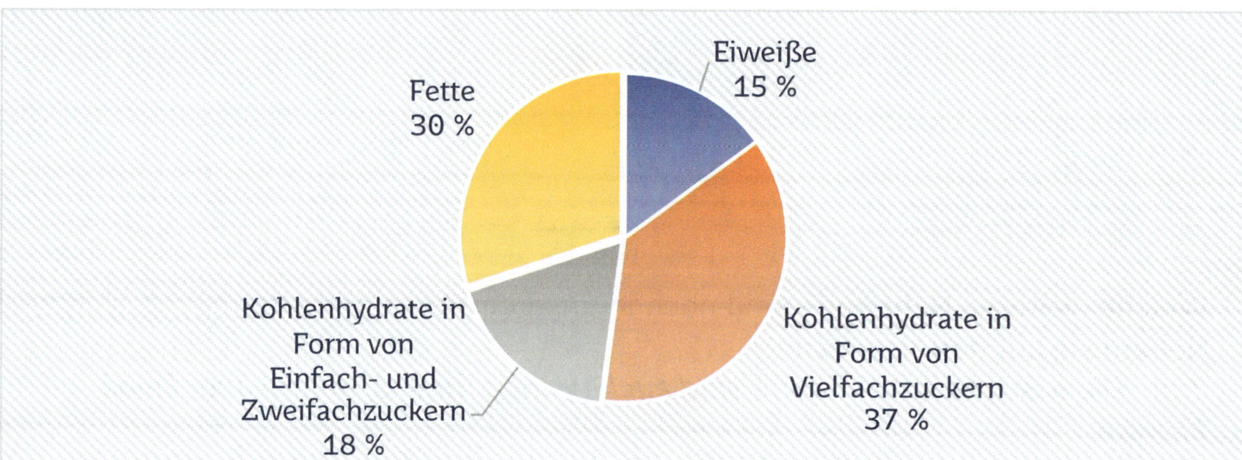

Zu den energieliefernden Nährstoffen gehören ____________________, __________ und ________________. Die darin enthaltene Energie braucht unser Körper z. B. für den Erhalt der ___________________________, die Arbeit von ________________ und ________________________ und zum Aufbau von _______________________ Stoffen.

Überschüssige Energie wird in Form von ___________ gespeichert.

Der Energiegehalt eines Lebensmittels wird in ____________________ (____) gemessen. Der wichtigste Nährstoff für den Menschen sind die ____________________.

Anna möchte sich nun die drei energieliefernden Nährstoffe genauer anschauen. Sie ist noch nicht über deren Aufbau, Energiegehalt und ihre weiteren Aufgaben informiert.

(5) Lies dir den Informationstext durch und markiere dir die wichtigsten Punkte zum Aufbau, dem Vorkommen in Lebensmitteln, dem Energiegehalt und den Aufgaben der Kohlenhydrate im Text.

Kohlenhydrate:

Vor allem pflanzliche Lebensmittel enthalten viele Kohlenhydrate, da grüne Pflanzen mit Hilfe der Fotosynthese Traubenzucker (Glukose) aufbauen. Traubenzucker kann von den Pflanzen in andere Kohlenhydrate, aber auch in Fette oder Eiweiße umgewandelt werden.

Die Kohlenhydrate werden in drei Gruppen unterteilt:
- Einfachzucker = Monosaccharide
- Zweifachzucker (oder Doppelzucker) = Disaccharide
- Vielfachzucker = Polysaccharide

Ist dein Interesse geweckt?! Im Übungsteil (S. 325) findest du eine Sinnesschulung zum Thema Kohlenhydrate. Viel Spaß beim Experimentieren!

Einfachzucker (Monosaccharide)

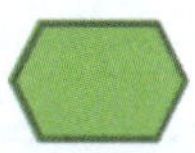

Die Einfachzucker sind die kleinsten Bausteine der Kohlenhydrate. Zu den Einfachzuckern zählen Traubenzucker (Glukose), Fruchtzucker (Fruktose) und Schleimzucker (Galaktose).

Zweifachzucker (Disaccharide)

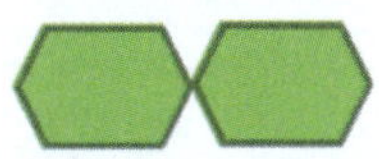

Sie bestehen aus zwei Einfachzuckern, die unterschiedlich kombiniert werden. Der normale Haushaltszucker, auch Rüben- oder Rohrzucker genannt (Saccharose), Malzzucker (Maltose) und Milchzucker (Laktose) gehören zu dieser Gruppe.

Vielfachzucker (Polysaccharide)

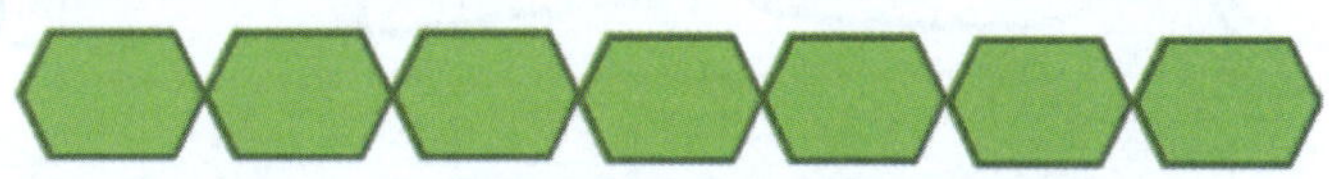

Nährstoffsymbole selbst erstellt

Vielfachzucker entstehen, indem viele Traubenzuckermoleküle miteinander verbunden werden. Zu den Vielfachzuckern gehören Stärke, Glykogen und Cellulose.

Kohlenhydrate erfüllen im Stoffwechsel wichtige Aufgaben. Sie dienen vor allem der Energiegewinnung. Außerdem können geringe Mengen an Kohlenhydraten in der Leber und den Muskeln in Form von Glykogen gespeichert werden. Diese Glykogenspeicher nutzt der Körper, wenn er keine Kohlenhydrate mit der Nahrung erhält. Sind die Glykogenspeicher gefüllt, werden die überschüssigen Kohlenhydrate im Fettgewebe gespeichert.
Bei einer gesunden Ernährung sollte man Vielfachzucker (z. B. in Vollkornbrot, Nudeln, Vollkornreis) bevorzugen. Sie werden langsam abgebaut, fördern durch die enthaltenen Ballaststoffe die Verdauung und halten länger satt. Einfach- und Zweifachzucker (z. B. in Kuchen, Limonaden, Süßigkeiten) lassen den Blutzuckerspiegel schnell ansteigen, aber auch schnell wieder sinken. Die Folge: Man bekommt Heißhunger und isst mehr! Außerdem wird man müde und unkonzentriert.

1 g Kohlenhydrate liefert dem Körper 17 kJ (= 4 kcal) Energie.

Anna hat sich über die Kohlenhydrate informiert. Nun möchte sie überprüfen, ob sie alles verstanden hat.

6 Ergänze den Lückentext zu den Kohlenhydraten mit den folgenden Begriffen:
Einfachzuckern – Stärke – langsam – Vollkornprodukten – Süßigkeiten – müde – Zweifachzuckern – schnellen - unkonzentriert

Die Kohlenhydrate werden in drei Gruppen unterteilt: Traubenzucker gehört zu den ____________________, der Haushaltszucker Saccharose zu den __________________ und _______________ zu den Vielfachzuckern. Sie ist z. B. in _____________________ enthalten, wird _________________ abgebaut und stellt über einen langen Zeitraum Energie zur Verfügung.
Der Zucker in ____________________ führt zu einem _______________ Anstieg des Blutzuckerspiegels, lässt ihn aber ebenso schnell wieder absinken, mit der Folge, dass man _____________________ und ___________ ist.

7 Gesunde Vielfachzucker (V) oder „leere“ Einfach- und Zweifachzucker (E+Z)? Ordne die abgebildeten Lebensmittel zu.

Kohlenhydrate in Lebensmitteln

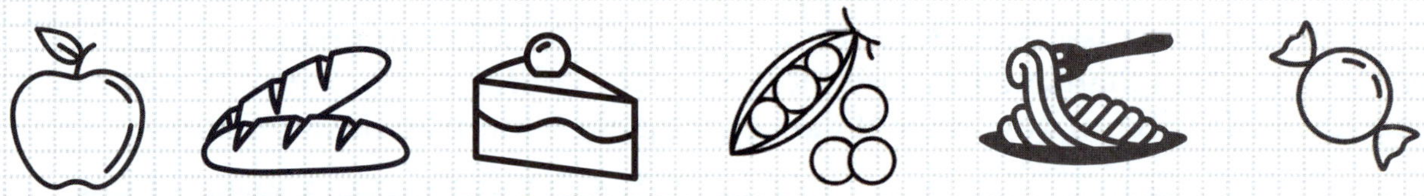

© pixabay.com

________ ________ ________ ________ ________ ________

Abbildungen Power Point

8 Kreuze die richtigen Aussagen zu den Kohlenhydraten an und korrigiere die falschen Aussagen.

( ) Kohlenhydrate sind vor allem in tierischen Lebensmitteln enthalten.
( ) Bei den Kohlenhydraten unterscheidet man Einfach-, Dreifach- und Vierfachzucker.
( ) Stärke gehört zu den Einfachzuckern.
( ) Einfachzucker sind vor allem in Süßigkeiten enthalten.
( ) Traubenzucker gehört zu den Vielfachzuckern.
( ) Vielfachzucker sind vor allem in Vollkornprodukten enthalten.
( ) Kohlenhydrate sind der wichtigste Nährstoff für den Menschen.
( ) Alle Kohlenhydrate sind gleich gesund.
( ) Die Kohlenhydrate dienen vor allem der Energiegewinnung.
( ) Der Körper speichert Kohlenhydrate in Leber, Muskeln und im Fettgewebe.

Mit den Kohlenhydraten kennt Anna sich nun gut aus. Jetzt informiert sie sich über die Fette.

9 Lies dir den Informationstext durch und markiere dir die wichtigsten Punkte zum Aufbau, dem Vorkommen in Lebensmitteln, dem Energiegehalt und den Aufgaben der Fette.

Fette

Fette sind sowohl in pflanzlichen als auch tierischen Lebensmitteln enthalten. Besonders in Samen und Früchten von Pflanzen (z. B. Sonnenblumenkerne, Kürbiskerne, Oliven, Nüsse) sind viele Fette gespeichert. Zu den tierischen Fetten zählen u. a. Butter, Schweineschmalz, Lebertran.

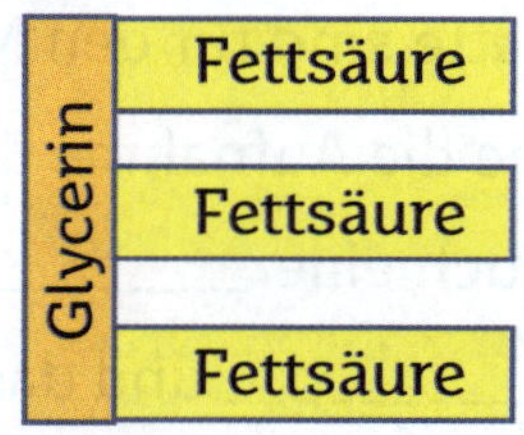

© Autorenfoto

Ein Fettmolekül wird aus einem Molekül Glycerin und drei Fettsäuren aufgebaut.

Glycerin ist bei allen Fettmolekülen der gleiche Bestandteil. Da es aber viele unterschiedliche Fettsäuren gibt, können viele unterschiedliche Fettmoleküle entstehen. Je nach Struktur und Länge unterscheidet man gesättigte und ungesättigte sowie lange und kurze Fettsäuren. Gesättigte Fettsäuren am Glycerin ergeben feste Fette. Ungesättigte Fettsäuren, die an Glycerin gebunden sind, ergeben Öle. Mehrfach ungesättigte Fettsäuren kann der Körper nicht selbst bilden, sie müssen deshalb mit der Nahrung aufgenommen werden. Man bezeichnet diese Fettsäuren als essentielle (lebensnotwendige) Fettsäuren.

	Pflanzliche Fette	Tierische Fette
flüssig	Olivenöl, Weizenkeimöl, Sonnenblumenöl, Sojaöl, Rapsöl, Maiskeimöl	Fischleberöl (Lebertran)
fest	Palmkernfett, Kokosfett, Kakaobutter	Schweineschmalz, Gänseschmalz, Rindertalg
streichfähig	Margarine	Butter, Butterschmalz

In der Tabelle siehst du die „sichtbaren" Fette. Fette können aber auch „versteckt" in Lebensmitteln vorkommen, z. B. in fettreichem Fleisch, Wurst, Käse, fettreichem Fisch und Süßigkeiten sowie Kuchen, z. B. Sahnetorte.

Fette übernehmen im menschlichen Körper viele Aufgaben.
Sie sind Energielieferanten, dienen als Energiespeicher und erfüllen eine Schutzfunktion (Isolierschicht gegen Kälte und Polsterung der inneren Organe). Außerdem dienen sie als Geschmacksträger und sie sind für die Löslichkeit der fettlöslichen Vitamine (A, D, E und K) verantwortlich.

1 g Fett liefert dem Körper 37 kJ (= 9 kcal) Energie, also doppelt so viel wie 1 g Kohlenhydrate.

Anna hat sich über die Fette informiert. Nun möchte sie überprüfen, ob sie alles verstanden hat.

(10) Ergänze den Lückentext mit den folgenden Begriffen: *Nährstoffe – Organe – Öl – Kälte – Fettsäuren - fettlöslichen – Kohlenhydrate – Schutzfunktion – doppelt – Glycerin – Fett – Energielieferanten*

Fette bestehen aus __________________ und drei ________________________. Ist ein Fett flüssig, spricht man von einem ________, ist es fest, nennt man es _______.

Fette sind für den Menschen wichtige _______________________, zudem fördern sie die Aufnahme der ___________________ Vitamine A, D, E und K. Fette haben auch eine _____________________. So schützt uns das Fett in der Haut vor __________ und das Körperfett schützt die inneren _______________. Fette sind die energiereichsten __________________________. Ein Gramm Fett liefert ______________ so viel Energie wie ein Gramm ____________________________.

(11) Welche der folgenden Lebensmittel enthalten viel Fett? Kreise sie ein.

Fettreiche Lebensmittel

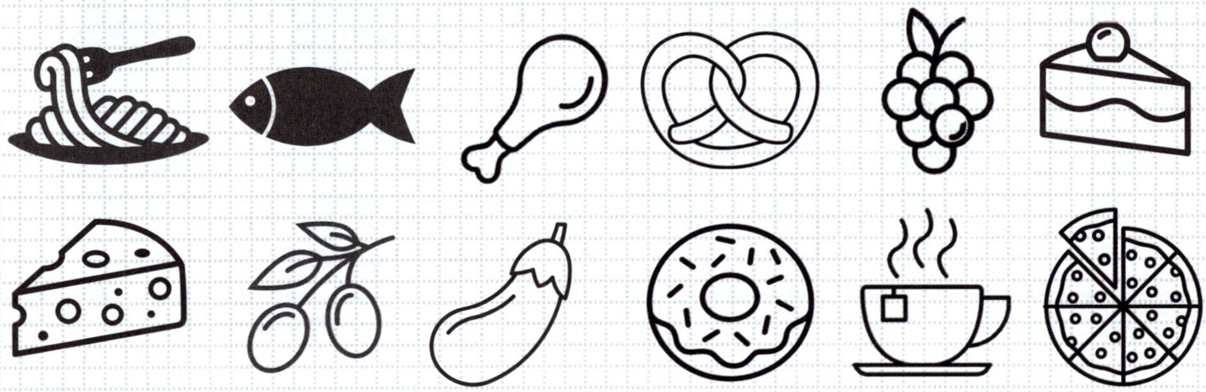

© pixabay.com

(12) Kreuze die richtigen Aussagen zu den Fetten an und korrigiere die falschen Aussagen.

( ) Fett kommt in pflanzlichen und tierischen Lebensmitteln vor.
( ) Fett hat von allen Nährstoffen die wenigsten Kalorien.
( ) Fette sind bei Zimmertemperatur flüssig, Öle sind fest.
( ) Fette mit vielen gesättigten Fettsäuren sind bei Zimmertemperatur flüssig.
( ) Versteckte Fette sind in Käse und Wurst, Schokolade und Kuchen enthalten.
( ) Fette helfen bei der Aufnahme der fettlöslichen Vitamine A, D, E und K.
( ) Fette dienen dem Schutz vor Kälte und dem Schutz der inneren Organe.

Anna hat schon jede Menge über die Kohlenhydrate und Fette gelernt. Jetzt sind die Eiweiße an der Reihe.

(13) Lies dir den Informationstext durch und markiere dir die wichtigsten Punkte zum Aufbau, dem Vorkommen in Lebensmitteln, dem Energiegehalt und den Aufgaben der Eiweiße im Text.

Eiweiße (Proteine)

Eiweiße sind v.a. in tierischen Lebensmitteln, wie Fleisch, Fisch, Eiern, Milch und Milchprodukten, aber auch in pflanzlichen Nahrungsmitteln, wie Hülsenfrüchten enthalten.

Die Grundbausteine der Eiweiße sind die Aminosäuren. Beim Aufbau von Eiweiß sind 20 verschiedene Aminosäuren beteiligt. Man kann den Aufbau von Eiweiß mit einer Perlenkette vergleichen. Jede Perle ist eine Aminosäure. Da die 20 Aminosäuren unterschiedlich häufig sowie in verschiedenen Reihenfolgen kombiniert werden können, gibt es unzählig viele Proteine.

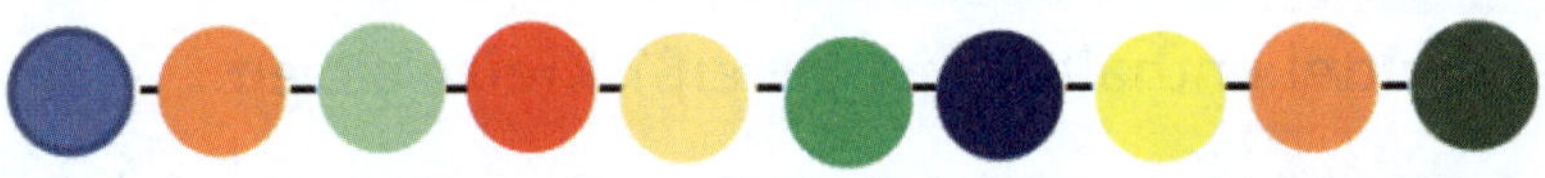

© Autorenfoto

Der menschliche Körper kann nicht jede der 20 Aminosäuren selbst aufbauen. Acht der 20 Aminosäuren sind für den Körper unentbehrlich (essentiell). Das heißt, sie müssen mit der Nahrung aufgenommen werden.

Eiweiße können dem Körper Energie liefern, aber normalerweise werden Kohlenhydrate und Fette zur Energiegewinnung genutzt. Nur im Notfall werden Proteine zur Energiegewinnung verbrannt.
Eiweiße sind vor allem die Baustoffe unseres Körpers. Muskeln bestehen überwiegend aus Eiweiß. Außerdem sind Eiweiße am Aufbau von Zellen, Enzymen, Hormonen und Abwehrstoffen beteiligt. Außerdem sind sie wichtige Transportstoffe (z.B. transportiert Hämoglobin im Blut den Sauerstoff zu den Zellen) und sie übernehmen eine Gerüst- und Stützfunktion (z. B. Keratin in Haaren und Nägeln).

1 g Eiweiß liefert 17 kJ bzw. 4 kcal Energie. Dies entspricht der Energiemenge von 1 g Kohlenhydrate.

Anna hat sich über die Eiweiße informiert. Nun möchte sie überprüfen, ob sie alles verstanden hat.

14 Ergänze den Lückentext mit den folgenden Begriffen: *Kohlenhydrate – Bohnen – Fette – Hülsenfrüchte – Abwehrstoffen – Eiern – Hormonen – Linsen – Fleisch – Protein – Fisch – Erbsen – Muskeln*

Das Fremdwort für Eiweiße heißt ___________________. Tierisches Eiweiß ist zum Beispiel in ___________________, ____________ und __________________ enthalten. Viel pflanzliches Eiweiß enthalten ______________________, wie _________________, _________und _____________. Eiweiß kann auch Energie liefern, wenn keine ________ oder ___________________________ zur Verfügung stehen. Eiweiß braucht der Körper zum Aufbau von ____________, _______________ und ____________________________.

15 Welche der folgenden Lebensmittel enthalten viel Eiweiß? Kreise sie ein.

Eiweißreiche Lebensmittel

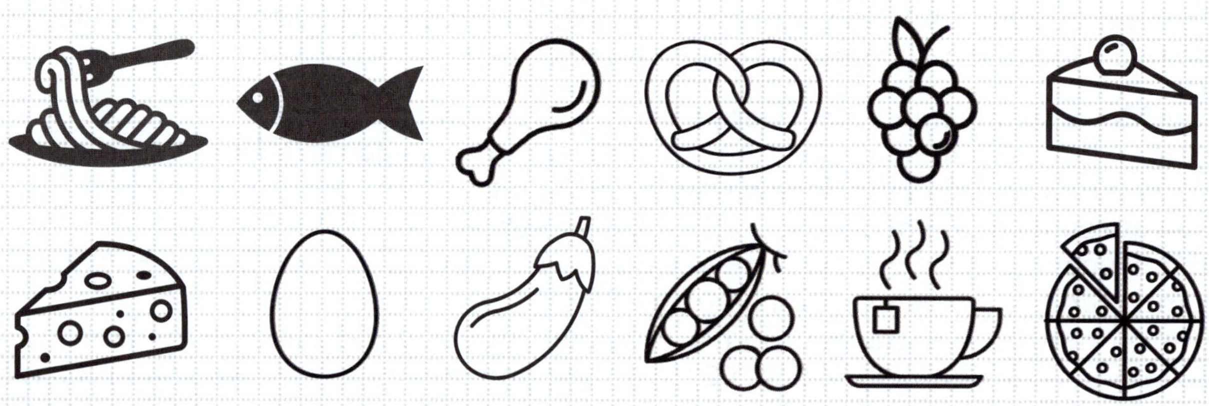

© pixabay.com

Abbildungen Power Point

16 Kreuze die richtigen Aussagen zu den Eiweißen an und korrigiere die falschen Aussagen.

( ) Eiweiß ist aus Aminosäuen aufgebaut.

( ) Aminosäuren, die der Mensch selbst herstellen kann, nennt man essenziell.

( ) Eiweiß ist nur in Eiern enthalten.

( ) Eiweiß hat von allen Nährstoffen die meisten Kalorien.

( ) Fleisch enthält viel tierisches Eiweiß.

( ) Pflanzliches Eiweiß ist z. B. in Käse enthalten.

( ) Im menschlichen Körper bestehen Muskeln, Blut und Haare aus Eiweiß.

Zunächst möchte Anna herausfinden, wozu Vitamine und Mineralstoffe überhaupt gut sind und welche Aufgaben sie im Körper erfüllen.

17 Lies dir den Informationstext durch und markiere dir die wichtigsten Punkte zur Einteilung, dem Vorkommen in Lebensmitteln und den Aufgaben der Vitamine und Mineralstoffe im Text.

Vitamine und Mineralstoffe

Neben den energieliefernden Nährstoffen Kohlenhydrate, Fett und Eiweiß gibt es noch andere lebensnotwendige Nährstoffe, die unser Körper braucht, aber nicht selbst herstellen kann. Das sind Vitamine und Mineralstoffe.

Vitamine werden für lebensnotwendige Aufgaben benötigt, z. B. für den Stoffwechsel oder zur Stärkung des Immunsystems. Sie werden unterteilt in wasserlösliche und fettlösliche Vitamine. Zu den wasserlöslichen Vitaminen gehören alle B-Vitamine sowie Vitamin C, Folsäure, Niacin und Biotin. Lebensmittel, die die fettlöslichen Vitamine E, D, K und A **(„EDEKA")** enthalten, sollten immer gemeinsam mit etwas Fett verzehrt werden, da die wichtigen Vitamine durch Fett aus den Lebensmitteln herausgelöst werden.

Vitamine haben ganz unterschiedliche Aufgaben. Vitamin A erhält die Sehkraft. Es ist enthalten in Leber, Eigelb und Möhren. Die Vitamine der B-Gruppe fördern das Wachstum, den Stoffwechsel und die Nerven. Sie sind in Getreide, Bohnen und Nüssen enthalten. Eine Ausnahme bildet das Vitamin B_{12}, das nur in tierischen Lebensmitteln enthalten ist. Vitamin C stärkt das Immunsystem. Ihr findet es vor allem in Orangen, Zitronen und Kartoffeln.

Vitamine sind empfindlich gegenüber Wärme und Hitze, Licht und Luft. Vitaminreiche Lebensmittel sollen immer frisch gekauft, kühl gelagert und erst direkt vor dem Essen verarbeitet werden. Man sollte sie nicht im Wasser liegen lassen und schonende Garverfahren wie Dünsten und Dämpfen anwenden.

Mineralstoffe braucht der Mensch für viele Körperfunktionen, z. B. für den Aufbau von Körpersubstanz (Knochen, Muskeln) und der Erhaltung der Körperfunktionen. Die Mineralstoffe werden in Mengenelemente und Spurenelemente eingeteilt. Mengenelemente sind im Körper in relativ großen Mengen vorhanden, Spurenelemente nur in geringen Mengen („Spuren"). Zu den Mengenelementen gehören Natrium, Kalium, Calcium, Magnesium, Chlorid, Phosphat und Schwefel. Zu den Spurenelementen gehören unter anderem Eisen, Jod, Fluorid, Zink und Kupfer. Insgesamt gibt es über 20 Spurenelemente.

Die Mineralstoffe haben unterschiedliche Aufgaben in unserem Körper. Calcium ist verantwortlich für starke Knochen und Zähne. Es ist vor allem in Milch und Milchprodukten enthalten. Eisen ist wichtig für die Blutbildung. Zu finden ist es in rotem Fleisch, Linsen und Bohnen. Magnesium reguliert die Tätigkeit von Muskeln und Nerven. Es ist vor allem in grünem Gemüse enthalten. Jod ist wichtig für den Stoffwechsel und das Wachstum. Zu finden ist es in Seefisch und in Jodsalz.

Ein Mangel an Vitaminen und Mineralstoffen ist bei einer ausgewogenen, abwechslungsreichen Kost mit vielen frischen Zutaten eher selten und kann verschiedene Ursachen haben, unter anderem Aufnahmestörungen (= die Stoffe werden vom Körper nicht richtig aufgenommen), Krankheiten, starkes Schwitzen z. B. beim Sport, Schwangerschaft und Stillzeit oder eine einseitige Ernährung.

Anna hat sich über Vitamine informiert. Nun möchte sie überprüfen, ob sie alles verstanden hat.

18 Ergänze den Lückentext mit den folgenden Begriffen: *A – B – C – D – E – K – Körper -Stoffwechsel – Krankheiten – Fett – lebensnotwendige - Immunsystems – wasserlösliche – fettlösliche – Lebensmitteln - fettlöslichen - wasserlöslichen*

Vitamine werden für ______________________ Funktionen benötigt, z. B. für den ______________________ oder zur Stärkung des ______________________________. So schützen sie uns unter anderem vor ____________________. Vitamine werden eingeteilt in _________________ und __________________ Vitamine. Zu den ______________________ Vitaminen gehören die Vitamine der ___- Vitamine und Vitamin ___. Zu den ___________________ Vitamine gehören die Vitamine ___, ____, ____ und ____. Lebensmittel, die diese Vitamine enthalten, sollten immer mit ______ gegessen werden, da nur so die Vitamine aus den ______________________ in unseren ______________ gelangen können.

19 Ergänze die Tabelle zu den Vitaminen und die Regeln für eine vitaminschonende Zubereitung von Lebensmitteln.

Vitamine

Vitamin	Löslich in...	Vorkommen	Aufgaben im Körper
A			
B-Gruppe			
C			

Regeln, um die Vitamine in Lebensmitteln zu schützen:

Einkauf: ____

Zubereitung: ____

Lagerung: ____

Anna hat sich auch über Mineralstoffe informiert. Nun möchte sie überprüfen, ob sie alles verstanden hat.

20 Ergänze den Lückentext mit den folgenden Begriffen: *roten – Mengen – Natrium – geringer – Jod – kleinen – Sauerstoff – Milch – Zähne – Blutfarbstoffs – Magnesium - Mengenelemente – Spurenelemente – Knochen - Milchprodukten – großer –Zink - Körperfunktionen – Nahrung – Spuren*

Mineralstoffe sind von großer Bedeutung für viele ______________________________

und wirken schon in ____________________ Mengen. Allerdings können auch sie vom Körper nicht selbst hergestellt werden und müssen mit der

____________________ aufgenommen werden. Zu den Mineralstoffen gehören z. B.

______________, ________, __________________ und ___________.

Mineralstoffe lassen sich unterteilen in _________________________ und

_________________________ . Calcium (z. B. enthalten in ________ und

____________________) wird zu den ____________________elementen gezählt. Sie sind in __________ Menge im Körper vorhanden. Calcium ist wichtig für den Aufbau von ________________ und ______________.

Eisen gehört zu den ________________ elementen. Sie sind nur in

_________________ Konzentration im Körper vorhanden. Eisen ist wichtig für die Bildung des ________ ______________________________, der für den Transport von

______________________ im Körper verantwortlich ist.

21 Verbinde in der Tabelle die Mineralstoffe mit den passenden Aufgaben und den Lebensmitteln, in denen sie vorkommen.

Mineralstoffe

Mineralstoff		Aufgabe		Lebensmittel
Calcium		Blutbildung		rotes Fleisch, Linsen und Bohnen
Eisen		reguliert Tätigkeit von Muskeln und Nerven		Seefisch und Jodsalz
Magnesium		Stoffwechsel und Wachstum		Milch, Milchprodukte
Jod		starke Knochen und Zähne		grünes Gemüse

Anna weiß vom Unterricht der Berufsfachschule, dass eine gesunde und ausgewogene Ernährung Voraussetzung für Gesundheit, Leistungsfähigkeit und Wohlbefinden ist. Man muss sich jedoch nicht nur ausgewogen ernähren, sondern auch trinken. Anna fragt sich, ob Wasser auch zu den Nährstoffen zählt und recherchiert für ihre Mappe weiter.

22 Lies dir den folgenden Informationstext durch. Unterstreiche wichtige Informationen. Scanne im Anschluss den QR-Code und schau dir das Video an.

Wasser

Betrachtet man die Erde vom Weltall aus, wird einem schnell klar, warum sie auch der blaue Planet genannt wird. Die blaue Farbe deutet auf die großen Wasservorkommen hin: Fast 70 % der Erdoberfläche besteht aus Wasser! Es kommt als Salz- und Süßwasser vor – entweder als feste, flüssige oder gasförmige Form.

Alle Organismen, die auf der Erde leben, benötigen diesen wichtigen Nährstoff. Man sagt nicht umsonst: „Wasser ermöglicht Leben!" oder auch "Ohne Wasser kein Leben!“

Wasser zählt wie die Eiweiße zu den **Baustoffen**. 50 bis 70 % des menschlichen Körpers bestehen aus Wasser, das vor allem in Zellen und Geweben vorkommt. Es übernimmt zahlreiche wichtige Aufgaben, z. B. als Löse- und Transportmittel oder als Regulator der Körpertemperatur.

Wasser hat im Gegensatz zu den anderen Nährstoffen keinen Nährwert und liefert somit keine Energie. Den täglichen Wasserbedarf deckt man über die Aufnahme von Flüssigkeit (1-1,5 l) und Lebensmittel (0,7 l) sowie über Nährstoffabbau (0,3 l) ab.

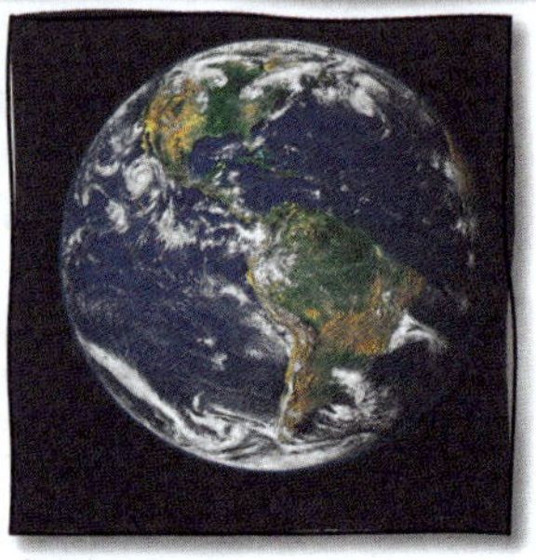

© pixabay.com

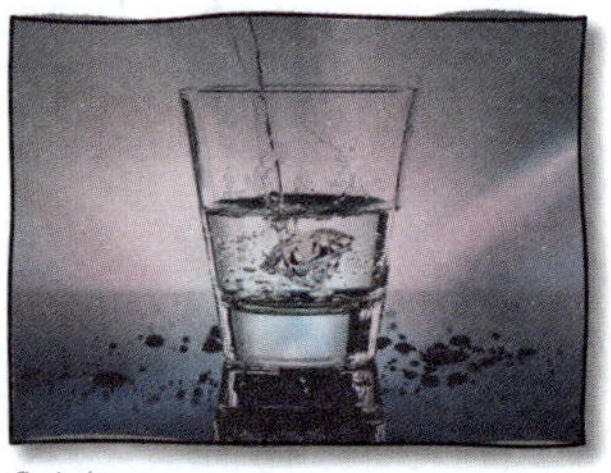

© pixabay.com

https://www.youtube.com/watch?v=2x8xAyartUI

23 Ergänze Annas Notizzettel für die Nährstoffmappe mithilfe der gewonnenen Informationen aus Text und Video.

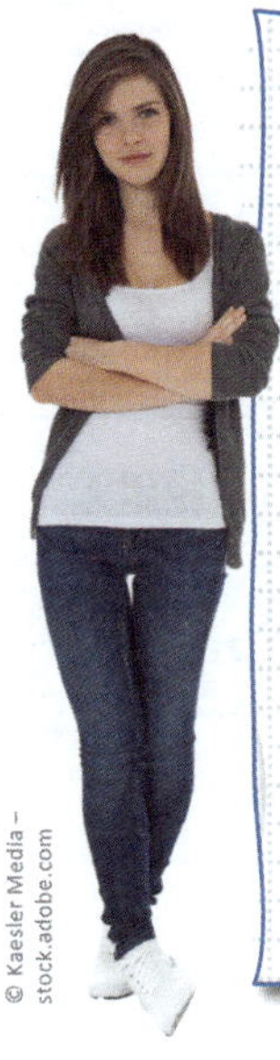

© Kaesler Media – stock.adobe.com

Notizzettel:

Wozu zählt der Nährstoff Wasser?

Welche Aufgaben hat Wasser im menschlichen Körper?

Am nächsten Tag ist es besonders warm und Hamza hat nach dem Spielen großen Durst. Er trinkt ein ganzes Glas Mineralwasser auf einmal. „Das war gut!“, sagt er und fragt direkt nach: „Warum muss man überhaupt trinken, Anna?“

24 Lies dir die Informationstexte durch. Unterstreiche erneut wichtige Inhalte.

Der menschliche **Schweiß** besteht zu 99 % aus Wasser. Ca. 2,5 Millionen Schweißdrüsen, die unter der Haut liegen, bilden Schweiß. Besonders dicht sind sie auf Handflächen, Fußsohlen und in den Achselhöhlen. Es gibt zwei Arten des Schwitzens:

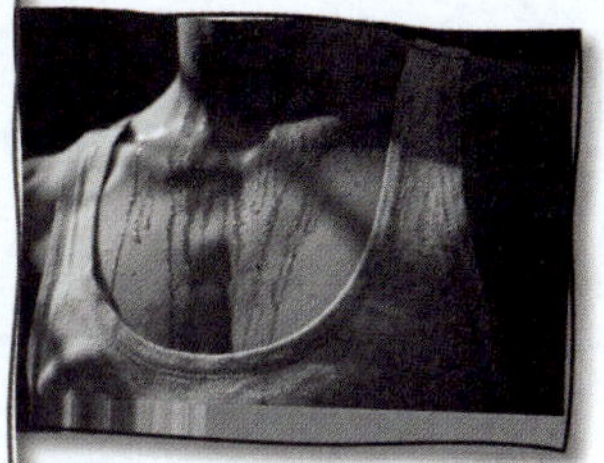

© pixabay.com

Jeder Mensch schwitzt ständig so leicht, dass man den Schweiß nicht direkt auf der Haut spürt. So wird die Körpertemperatur reguliert. Täglich verliert man so ca. 0,5 l Flüssigkeit. Dies nennt man unbemerktes Schwitzen.

Bei Hitze, körperlicher Anstrengung, nach dem Essen, aber auch bei Fieber schwitzt der Mensch so stark, dass man den Schweiß auf der Haut sehen kann. Man kann dann ca. 1 l Flüssigkeit verlieren. Dies ist das sichtbare Schwitzen.

Zur **Verdauung der Nahrung** werden durch bestimmte Drüsen in Mund, Magen und Dünndarm Verdauungssäfte abgegeben. Etwa 4 bis 5 Stunden nach einer Mahlzeit tritt der Dünndarminhalt in den Dickdarm über. Hier wird ein großer Teil des Wassers der Verdauungssäfte zurückgewonnen und wieder in den Körper aufgenommen. Dennoch enthält der Kot, der ausgeschieden wird, neben unverdauten und unverdaulichen Nahrungsbestandteilen immer noch bis zu 85 % Wasser. Dadurch verliert der Körper täglich ca. 0,1 l Flüssigkeit.

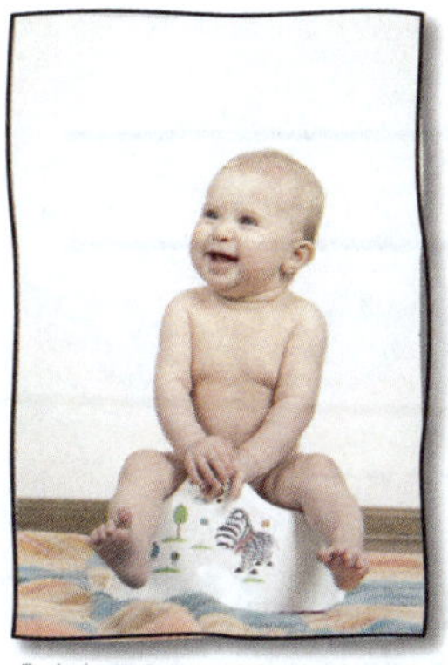

© pixabay.com

Der **Urin** ist eine von den beiden Nieren abgesonderte Flüssigkeit. Über den Blutkreislauf fließen täglich bis zu 1.500 Liter Blut durch sie. Aus dieser Blutmenge bilden sich ca. 1–1,5 l Urin. Seine Menge und Farbe können verschieden sein: Wenn man zu wenig getrunken und salzige Lebensmittel gegessen hat, scheidet der Körper einen kräftig gelben Urin in kleinen Mengen aus. Trinkt man dagegen viel, ist der Urin verdünnt und man muss häufiger auf Toilette. Viel trinken ist gesünder. Der Urin enthält die vom Körper nicht benötigten oder für ihn schädlichen Stoffe, die so ausgeschieden werden.

Beim **Ausatmen**, das heißt, wenn die Luft durch Nase oder Mund nach außen strömt, verliert der Körper Flüssigkeit. Der Grund dafür ist, dass dabei Wasserdampf ausgeatmet wird. Wasserdampf ist eigentlich unsichtbar. Ist es aber draußen sehr kalt, erkennt man ihn beim Ausatmen an kleinen „Wolken“, die sich vor Nase und Mund bilden. Durch das Ausatmen von Wasserdampf verliert der menschliche Körper täglich ca. 0,4 l Flüssigkeit.

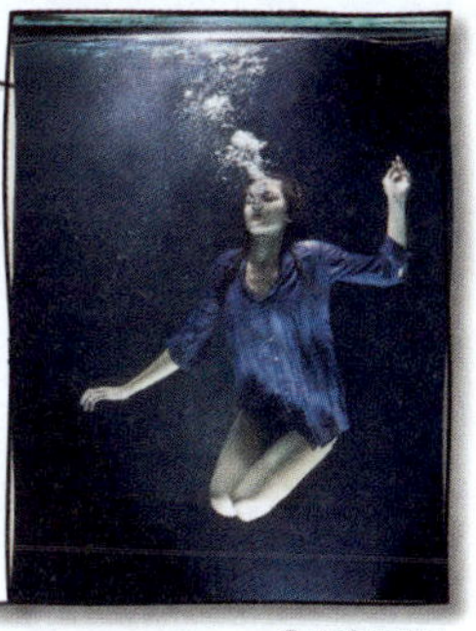

© pixabay.com

Anna erklärt Hamza , warum die Menschen überhaupt trinken müssen. Er findet das alles sehr interessant und möchte von Anna wissen, wie der Mensch seinen täglichen Wasserbedarf am besten decken kann.

(25) Ergänze die Wasserbilanz eines Tages. Gar nicht so einfach? Dann lies dir erneut die beiden Informationstexte durch.

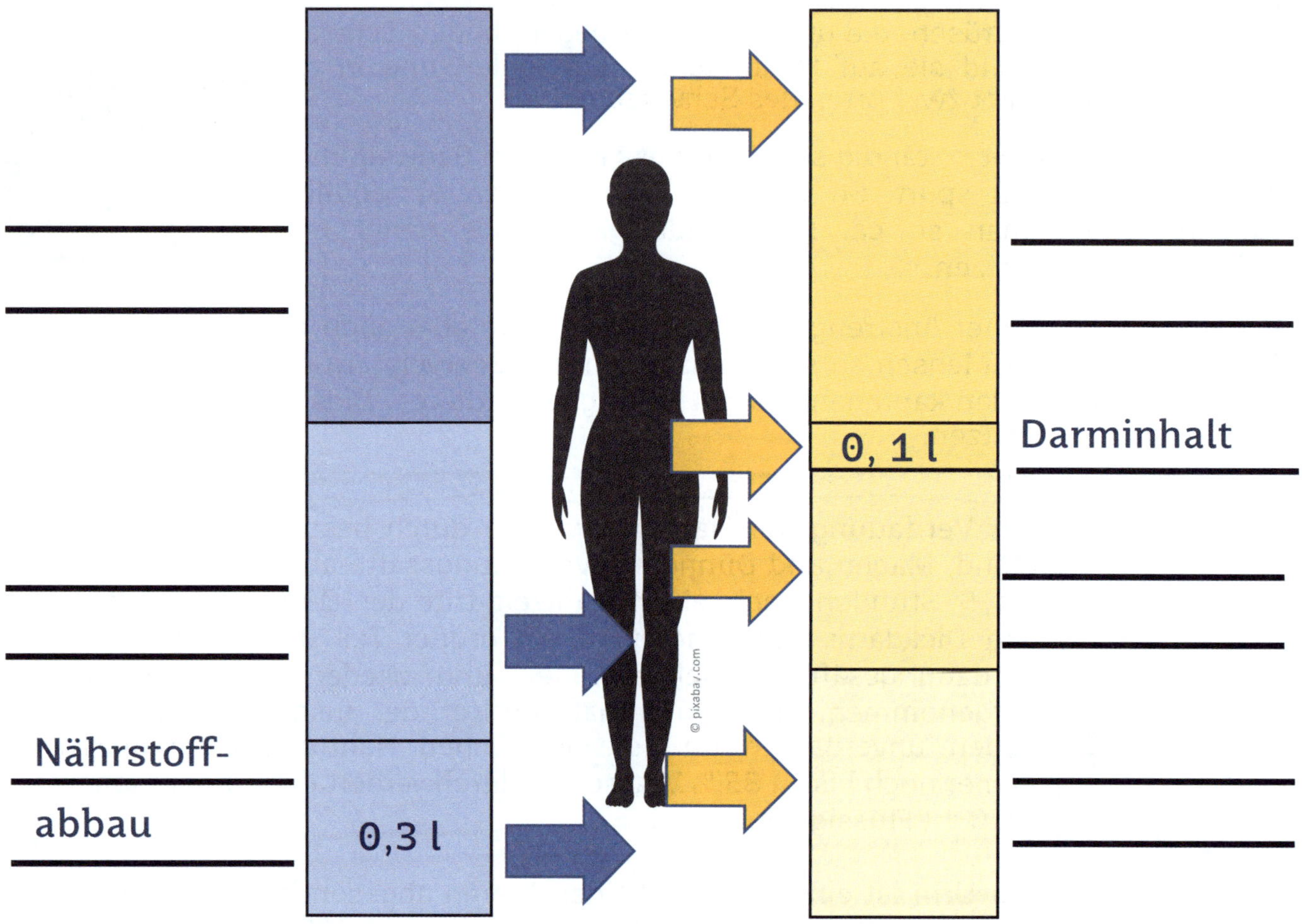

Zufuhr: ________l Ausscheidung: ________l

(26) Die zweitgrößte Menge der Wasserzufuhr erreichen wir über Lebensmittel. Überlege dir, welche Lebensmittel besonders wasserreich sind. Suche dann in den Werbeprospekten nach deinen Beispiellebensmitteln und schneide sie aus.

Diese Lebensmittel haben besonders viel Wasser

Du brauchst hier Hilfe? Dann schau im Ernährungshandbuch nach!:

https://das-ernaehrungshandbuch.de/wasserreiche-lebensmittel

Anna entdeckt bei ihrer Recherche einen weiteren Nährstoff, der genau wie Wasser keine Energie für den Körper liefert: die Ballaststoffe. Anna ist irritiert und fragt sich, was denn das wohl für ein „Ballast" sei und warum sie überhaupt gut für den menschlichen Körper sind.

27 Lies den Informationstext. Erkläre anschließend, warum der Begriff „Ballaststoff" eigentlich nicht richtig ist.

Ballaststoffe sind meist unverdauliche Nahrungsbestandteile, die dem Körper keine Energie liefern. Früher hielt man die Ballaststoffe für überflüssig. Heute weiß man, dass Ballaststoffe kein unnötiger Ballast sind: Sie stellen einen wichtigen Bestandteil der menschlichen Ernährung, halten lange satt und wirken sich positiv auf die Verdauung aus. So können sie einer Verstopfung vorbeugen. Sie müssen daher unbedingt mit der Nahrung aufgenommen werden. Ein Erwachsener sollte etwa 30 g Ballaststoffe täglich zu sich nehmen. Besonders reich an Ballaststoffen sind: Obstsorten wie Äpfel, Birnen, Beeren, Kiwis oder Zitrusfrüchte, Gemüsesorten wie Brokkoli, Karotten, Kartoffeln und Kohl, Vollkornbrot oder Vollkornnudeln, Nüsse und Samen, Hülsenfrüchte wie Erbsen, Linsen oder Bohnen.

Aber Achtung: Eine zu hohe Aufnahme kann zu Blähungen führen und die Aufnahme von Mineralstoffen behindern! Und damit Ballaststoffe im Darm quellen und so die Verdauung fördern können, brauchen sie vor allem eins: Wasser.

Merke: Ballaststoffe sind kein unnötiger Ballast, weil ______________________

____

____

____

28 Kreise ein: In welchen Lebensmitteln finden wir besonders viele Ballaststoffe?

Ballaststoffreiche Lebensmittel

Anna fühlt sich nun gut informiert, um die Infoseiten über die Nährstoffe und Wasser für ihre Nährstoffmappe zu erstellen. Nun überlegt sie, welche Infos ihr wichtig erscheinen, um sie in der Nährstoffmappe darzustellen. Auch an der Gestaltung von Infoseiten und Nährstoffmappe überlegt sie noch. Hilfst du ihr zu überlegen?

29 Arbeitet nun in Dreiergruppen zusammen.

Entscheidet, welche Inhalte und Gestaltungsmöglichkeiten am besten für eure Nährstoffmappe geeignet sind. Achtet dabei auf Übersichtlichkeit und Anschaulichkeit.

Plant auch die Zusammenstellung der Nährstoffmappe. Was gehört alles hinein? In welcher Reihenfolge möchtet ihr die Seiten anordnen?

Auch über ein Deckblatt müsst ihr euch Gedanken machen, da es vorne in die Mappe gehört.

Nährstoffmappe

Hier eine beispielhafte Gliederung der Nährstoffmappe:

Inhalt

30 Erstellt nun in Dreiergruppen eure Nährstoffmappe. Verteilt die Aufgaben gerecht.

Notizzettel

Nun ist die Nährstoffmappe fertig. Du hast Anna sehr gut geholfen.

31 Lege deine Nährstoffmappe in der Klasse aus.

Schaue dir in Form eines Galeriegangs die Mappen deiner Mitschüler an und gib ihnen Feedback.

Tipp:
Um den anderen Schülern Feedback zu geben, darfst du dich gerne an den Kriterien orientieren, die du in der Tabelle findest.

Diese Rückmeldungen habe ich zu meiner Nährstoffmappe erhalten:

Kriterien	🙂	😐	☹
Das Deckblatt ist informativ und ansprechend gestaltet.			
Die Nährstoffmappe ist vollständig.			
Die Seiten sind übersichtlich und ansprechend gestaltet.			
Zu jedem Nährstoff findet man Informationen zum Aufbau, zum Vorkommen in Lebensmitteln, zu den Aufgaben und dem Energiegehalt.			
Die Inhalte sind fachlich korrekt.			
Es wurde auf eine korrekte Rechtschreibung geachtet.			

Das hat mir an deiner Nährstoffmappe besonders gut gefallen:

Das hättest du besser machen können:

Anna kann jetzt die Nährstoffmappe der KiTa-Leitung vorlegen. Vielen Dank für deine Unterstützung!

32 Reflektiere nun dich und die Lernaufgabe mithilfe der folgenden Bewertungskarten.
Schreibe dabei deine Meinung in ganzen Sätzen auf.

Das hat mich besonders interessiert:

Das hat mich nicht interessiert:

Das ist mir leicht gefallen:

Damit hatte ich Probleme:

Das hat mir an der Lernaufgabe besonders gut gefallen:

Das hat mir an der Lernaufgabe nicht gefallen:

Anna ist stolz auf sich. Sie hat alle Aufgaben, die sie von der KiTa-Leiterin bekommen hat, erledigt.

Überprüfe, ob auch du alle Aufgaben bearbeitet hast.

Bewerte dabei auch deinen Lernstand am Ende der Lernaufgabe. Verwende folgende Zeichen:

+ (kann ich richtig gut) ~~+/– (kann ich) – (kann ich nicht gut)

Handlungsprodukte	erledigt am:	Bewertung	Unterschrift
Nährstoffe: Notizzettel			
energieliefernde Nährstoffe: Lückentext			
Kohlenhydrate: Lückentext, Lebensmittelauswahl, Ankreuzfragen			
Fette: Lückentext, Lebensmittelauswahl, Ankreuzfragen			
Eiweiße: Lückentext, Lebensmittelauswahl, Ankreuzfragen			
Vitamine: Lückentext, Tabelle und Regeln für eine vitaminschonende Zubereitung			
Mineralstoffe: Lückentext und Zuordnung			
Notizzettel Wasser			
Wasserbilanz			
Ballaststoffe: kein unnötiger Ballast und ballaststoffreiche Lebensmittel			
Nährstoffmappe			
Bewertung der Nährstoffmappe			
Selbstreflexion			

Das wusste ich zu dem Thema schon vorher:

Das habe ich neu gelernt:

Bewerte deinen Lernstand am Ende der Lernaufgabe. Schreibe zu jedem Teil der Lernaufgabe passende Begriffe auf. Je mehr Begriffe dir einfallen, umso besser.

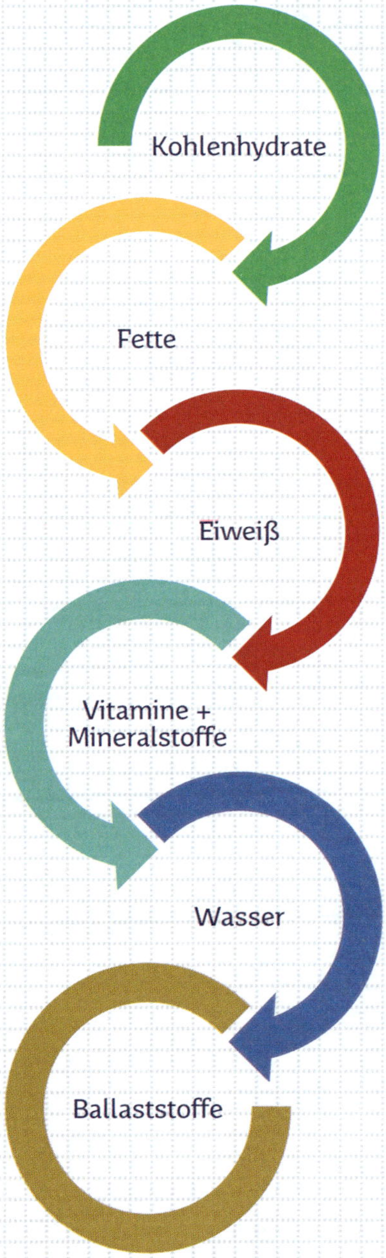

Zum Abschluss noch ein Feedback von der Lehrkraft an dich.

Anna möchte ihr Wissen noch einmal überprüfen. Wie war das nochmal mit den ganzen Nährstoffen?

Entscheide, ob die Fragen mit „ja“ oder „nein“ zu beantworten sind.
Beantwortest du eine Frage mit „ja“, folge im Irrgarten dem durchgezogenen Pfeil. ⟶
Beantwortest du eine Frage mit „nein“, folge dem gestrichelten Pfeil. - - >
Wenn du alle Entscheidungen richtig getroffen hast, bekommst du den Lösungssatz.

1. Alle Nährstoffe sind energieliefernde Nährstoffe.
2. Kohlenhydrate enthalten von allen Nährstoffen die meiste Energie.
3. Kohlenhydrate sind aus Aminosäuren aufgebaut.
4. Kohlenhydrate sind vor allem in Nudeln, Brot und Reis zu finden.
5. Es gibt pflanzliche und tierische Fette.
6. Fette dienen als Energiespeicher und haben eine Schutzfunktion.
7. Eiweiß besteht aus Aminosäuren.
8. Eiweiß ist nur in tierischen Lebensmitteln wie Eiern und Fleisch enthalten.
9. Vitamine und Mineralstoffe gehören zu den energieliefernden Nährstoffen.
10. Sie sind lebensnotwendige Nahrungsbestandteile, die der Körper nicht selbst herstellen kann.
11. Auch wenn man sich gesund und ausgewogen ernährt, kann man schnell einen Mangel an Vitaminen und Mineralstoffen haben.
12. Man soll ca. 1,5 Liter pro Tag trinken.
13. Man darf nicht erst trinken, wenn man Durst hat.
14. Ballaststoffe haben keine wichtige Aufgabe, daher kann man auf sie verzichten.
15. Sie sind vor allem in Fleisch, Fisch und Milchprodukten enthalten.

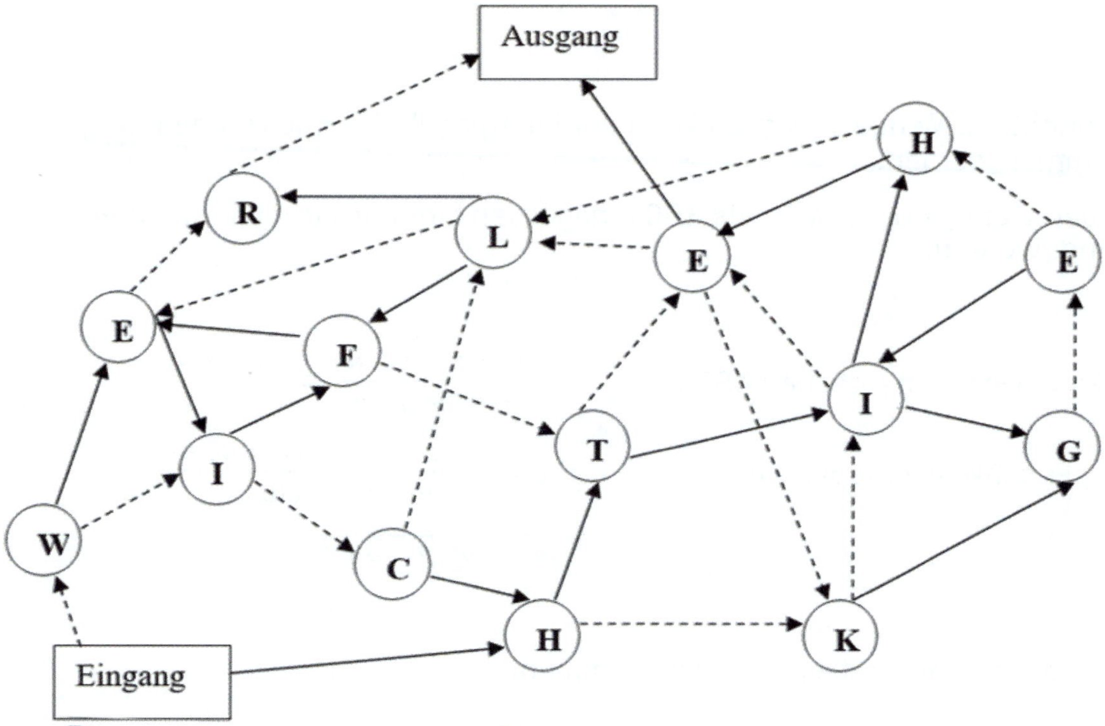

Lösungssatz: Nährstoffe - _ _ _ _ _ _ _ _ _ _ _ _ _ _ !

Nach der Erstellung der Nährstoffmappe ist Anna nun informiert, woher die energieliefernden Nährstoffe ihre Bezeichnung haben. Aber wie viel Energie liefern sie denn nun in den einzelnen Lebensmitteln und Gerichten?

Anna möchte wissen, wieviel Energie in ihrem Frühstück enthalten war.

Hilf ihr bei der Berechnung des Energiegehalts ihres Frühstücks. Dazu hat sie bereits eine Tabelle angelegt, in die du deine Ergebnisse hineinschreiben kannst.

Berechnung des Energiegehalts von Lebensmitteln

Zum Frühstück hat Anna ein Vollkornbrötchen von 100 g bestrichen mit 75 g Frischkäse (30 % Fett in der Trockenmasse) und mit Gurkenscheiben (30 g) belegt gegessen. Dazu hat sie ein Glas Milch (1,5 % Fett, 125 g) getrunken.

Menge	Lebensmittel	Energie in 100 g		Energie in ? g	
		in kJ	in kcal	in kJ	in kcal
100 g	Vollkornbrötchen	975	233	975	233
75 g	Frischkäse (30 % Fett in der Trockenmasse)	493	118		
30 g	Gurke	54	13		
125 g	Milch (1,5 % Fett)	201	48		
Summe	-	-	-		

→ Entspricht die Menge 100 g, so kann der Energiegehalt ohne Umrechnung übernommen werden.

→ Werden weniger oder mehr als 100 g gegessen, so muss der Energiegehalt berechnet werden.

100 g Frischkäse entsprechen 493 kJ

75 g Frischkäse entsprechen x

$$\frac{100g\ Frischkäse}{75\ g\ Frischkäse} = \frac{493\ kJ}{x}$$

$$x = \frac{75\ g\ Frischkäse \cdot 493\ kJ}{100\ g\ Frischkäse}$$

$$x = 369{,}75\ kJ$$

→ Addiere am Schluss die jeweiligen Summen.

Anna ist bei ihrer Recherche zu den Kohlenhydraten über eine Schulung der Sinne gestolpert. Die sieht sie sich jetzt genauer an. "Vielleicht ist das ja auch was für die Kinder?", denkt sie.

Lies dir folgenden Text durch und führe die erläuterte Sinnesschulung durch.
Am besten tust du dich dabei mit deinem Banknachbarn zusammen.

Schulung der Sinne!

Unsere fünf Sinne benutzen wir im Alltag ständig. So auch beim Essen, Trinken und sonstigem Umgang mit Lebensmitteln:

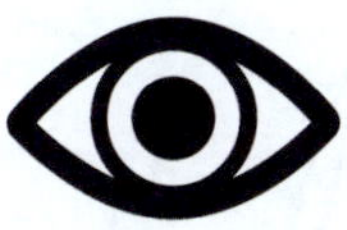

Mit den Augen nehmen wir das Aussehen der Lebensmittel wahr.

Mit den Händen greifen und „begreifen“ wir Lebensmittel.

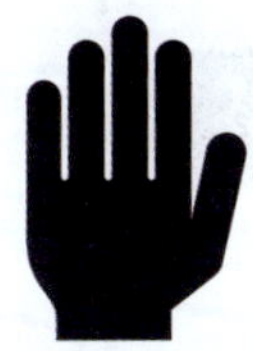

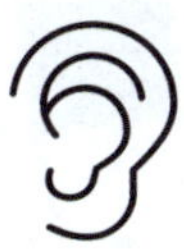

Mit den Ohren hören wir Essgeräusche.

Mit der Nase atmen wir den Duft der Lebensmittel ein.

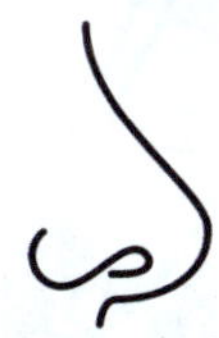

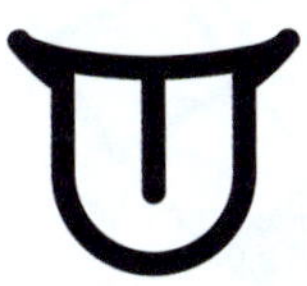

Mit Zunge und Mund nehmen wir den Geschmack der Lebensmittel wahr.

Damit Essen zu einem Genusserlebnis wird, müssen alle Sinne geschult und sensibilisiert werden.

Sinnesschulung Kohlenhydrate:

Material: Traubenzucker, Fruchtzucker, Rohr-/Rübenzucker, Malzzucker, Milchzucker, Speisestärke, Löffel, Augenbinde, Trinkwasser

Arbeitsanweisungen: Führe die Sinnesschulung durch und halte die Ergebnisse der Testpersonen auf einem Blatt Papier fest.

1. ***Tasten***: Verbinde den Testpersonen die Augen. Die Testpersonen sollen durch Tasten versuchen die Beschaffenheit (Körnung) der verschiedenen Kohlenhydrate herauszufinden.
2. ***Sehen***: Welche optischen Unterschiede sind zu erkennen?
3. ***Schmecken** und **Riechen***: Gib mit den Löffeln, die in den einzelnen Proben der Kohlenhydrate liegen, jeweils eine kleine Menge auf einen Probierlöffel. Lass die Testpersonen nacheinander an den Proben riechen und schmecken.

   Nach jeder Probe muss etwas Wasser getrunken werden.

Suche die richtigen Begriffe zu den Erklärungen und trage sie nacheinander in das Schneckenpuzzle ein. Die so farbig gekennzeichneten Buchstaben ergänzen den Trinktipp:

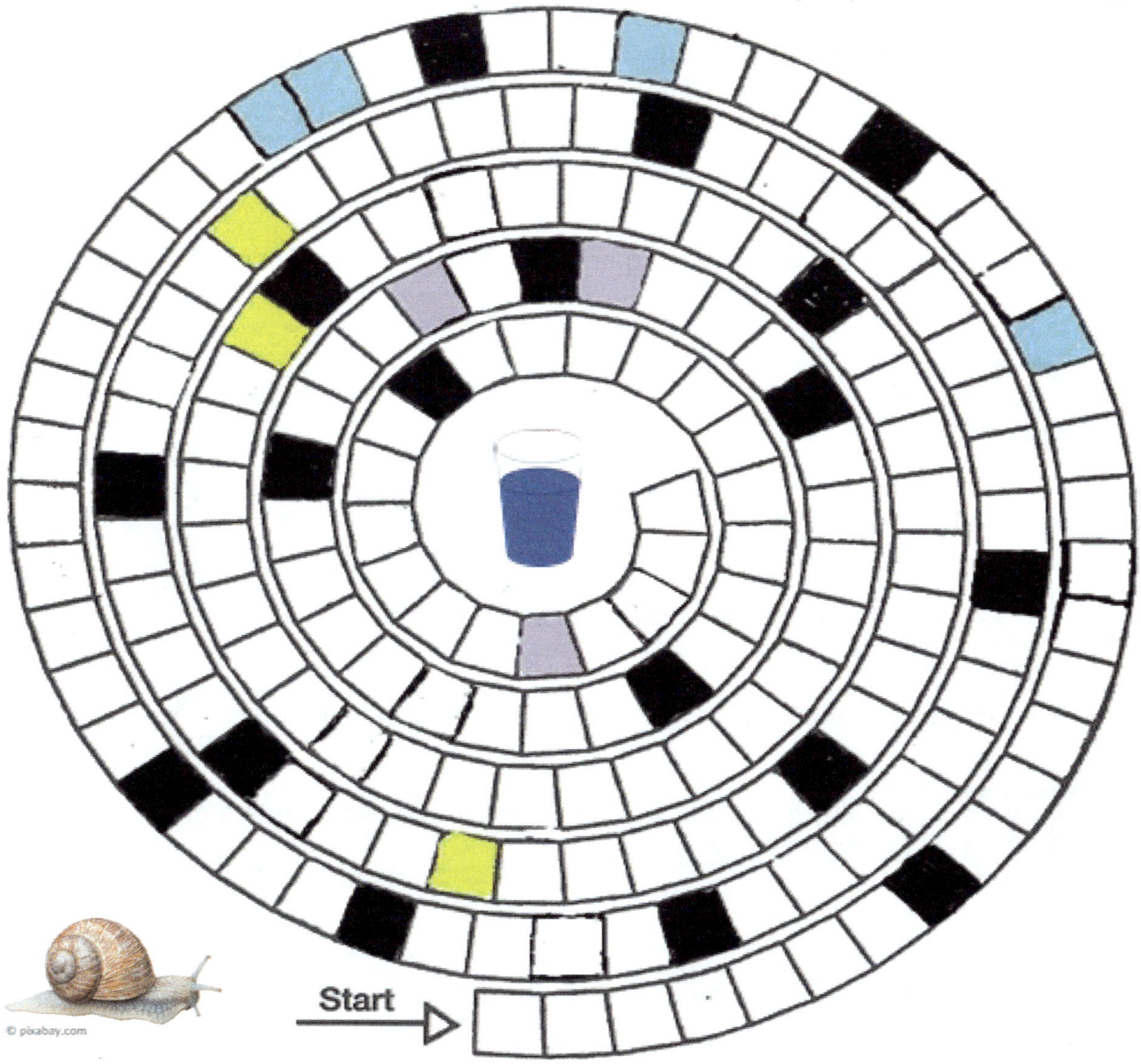

Trinke ________ verteilt mindestens 1,5 Liter!

1. .... besteht zu 99 % aus Wasser.
2. Schweiß wird in den .... gebildet.
3. Hat man ..., kommt man ordentlich ins Schwitzen.
4. Verdauungsdrüsen geben .... ab.
5. Der ... besteht noch zu 85 % aus Wasser.
6. In den Nieren wird der ... gebildet.
7. Viel ... ist gesünder für den Körper.
8. Auch bei der ... verliert der Körper Flüssigkeit.
9. .... ist eigentlich unsichtbar.
10. Wir sehen ihn als „Wolken", wenn es besonders ... ist.
11. Leichtes Schwitzen geschieht ...
12. Bei körperlicher Anstrengung ist das Schwitzen dagegen ...
13. Im ... wird ein großer Teil des Wassers zurückgewonnen.
14. Kot besteht aus Wasser und unverdauten/unverdaulichen ....
15. Aus dem ..., das die Nieren durchströmt, bildet sich Urin.
16. Urin kann sich in Menge und ... unterscheiden.
17. Trinkt man viel, muss man häufig auf ...
18. Urin enthält für den Körper ... Stoffe.
19. Du siehst: Der Körper verliert über verschiedene Wege ...

Anna denkt an das Gespräch mit Hamza in der KiTa. Sie möchte wissen, wie viel Wasser ihr Körper eigentlich täglich braucht und wie hoch der Wassergehalt verschiedener Lebensmittel ist.

Anna wiegt 65 kg. Berechne ihren täglichen Wasserbedarf mithilfe der folgenden Formel: Gewicht in kg x 40 ml. Rechne anschließend den Wert in Liter um. Ergänze den Schlusssatz mit deinem Ergebnis.

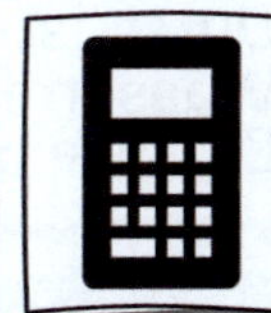

Du möchtest wissen, wie viel Wasser dein Körper täglich benötigt? Dann rechne auch deinen Bedarf einmal aus!

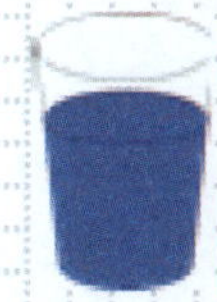

Annas Körper benötigt täglich _____ ml = _____ l Wasser.

Anna weiß: Die tägliche Trinkmenge liegt bei 1,5 bis 2,5 l, der Rest des Wasserbedarfs wird über die Aufnahme von Lebensmitteln gedeckt. Berechne den Wassergehalt der abgebildeten Lebensmittel.

Ein Stück Gurke wiegt 10 g und enthält 10 ml Wasser. Wie viel Wasser hat eine Gurke mit einem Gewicht von 400 g?

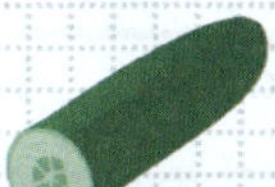

Eine Scheibe Mischbrot wiegt 25 g und enthält 10 ml Wasser. Wie viel Wasser hat ein ganzes Mischbrot mit einem Gewicht von 750 g?

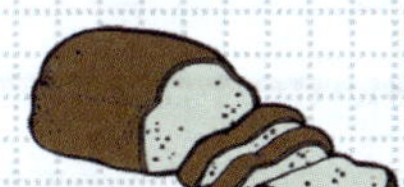

Eine Scheibe Wurst wiegt 20 g und enthält 10 ml Wasser. Wie viel ml Wasser hat eine ganze Wurst mit einem Gewicht von 200 g?

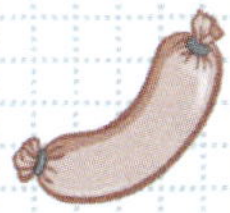

Ein Stück Käse wiegt 28 g und enthält 20 ml Wasser. Wie viel ml Wasser hat ein Käselaib mit einem Gewicht von 200 g?

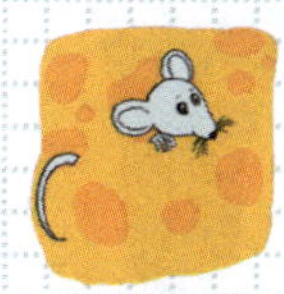

Hamza kann es gar nicht glauben: „Wasser kann man auch essen? Dann esse ich ab sofort immer, wenn ich Durst habe!“ Anna muss lachen: „Dein Durstgefühl löschst du am besten immer noch mit Wasser oder Tee, Hamza!“

Durst ist ein wichtiges Signal! Er ist ein erstes Zeichen für einen beginnenden Wassermangel. Die folgende Tabelle zeigt (weitere) Symptome und Folgen. Ergänze mithilfe der Informationen den Merksatz.

Wasserverlust (in Prozent des Körpergewichts)	Symptome	Wasserverlust Kinder 10 Jahre, 30 kg	Wasserverlust Kinder 15 Jahre, 60 kg	Wasserverlust Erwachsene 70 kg
1 %	• leichter Durst	0,3 Liter	0,6 Liter	0,7 Liter
2 %	• Verminderung der Ausdauerleistung • Neigung zu Muskelkrämpfen	0,6 Liter	1,2 Liter	1,4 Liter
3–5 %	• trockene Haut und Schleimhäute • verminderter Speichel- und Harnfluss • Verminderung der Kraftleistung • Hautröte	0,9–1,5 Liter	1,8–3,0 Liter	2,1–3,5 Liter
5–10 %	• erhöhter Puls • Schwindelgefühl • Kopfschmerzen • vermindertes Blutvolumen	1,5–3,0 Liter	3,0–6,0 Liter	3,5–7,0 Liter
10–ca. 15 %	• Verwirrtheit • geschwollene Zunge • runzlige, empfindungslose Haut • Krämpfe	3,0–4,5 Liter	ca. 6,0–9,0 Liter	7,0–10,5 Liter
ca. 15 %	• Tod	über 4,5 Liter	über 9,0 Liter	über 10,5 Liter

Schau dir die Tabelle hier an:

https://www.trinken-im-unterricht.de/

Merke:

Bereits ab einem Wasserverlust von ____ l spüren Erwachsene ein leichtes Durstgefühl. Bei einem Wasserverlust von 1,4 l kommt eine ______________________________ der Ausdauerleistung hinzu. Kopfschmerzen spüren die meisten ab einem Wasserverlust von ____ l bis ____ l.

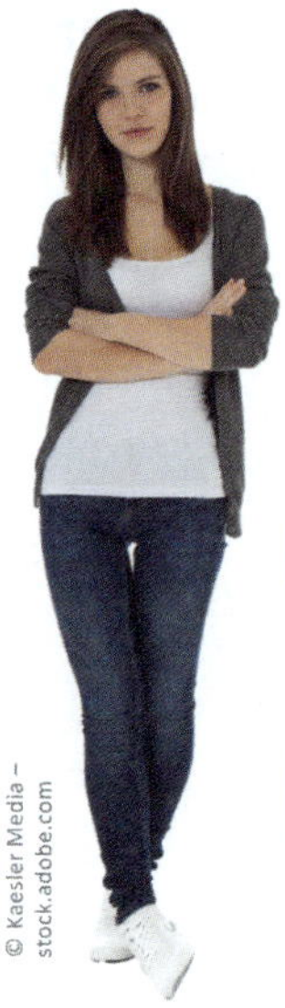

Du hattest sicherlich auch schon einmal Durst. Überlege: In welchen Situationen hast du das Durstgefühl gespürt? Wie hat dein Körper reagiert?

Durst – erstes Anzeichen für einen Wassermangel

Anna hat gelernt, dass man jeden Tag 30 g Ballaststoffe zu sich nehmen soll, um die Verdauung zu fördern. Doch wie schafft man das?

Schau dir die Tabelle an und versuche für die drei Hauptmahlzeiten durch eine sinnvolle Auswahl der aufgeführten Lebensmittel die vorgeschriebene Menge an Ballaststoffen zu erreichen. Achte aber auf eine abwechslungsreiche Auswahl der ballaststoffreichen Lebensmittel. Denk daran, die entsprechenden Mengen anzugeben.

Ballaststoffgehalte in verschiedenen Lebensmitteln

Produkt	Ballaststoffe / 100 g	Portionsgröße
Walnusskerne	6	20 g (Hand voll)
Kürbiskerne	8	20 g (Hand voll)
Erbsen	16	50 – 100 g
(Soja)Bohnen	22	50 g
Weizenmehl	5	20 g pro Scheibe Brot
Vollkornmehl	12	20 g pro Scheibe Brot
Haferflocken	10	20 g
Nektarine	2	50 – 100 g
Apfel	4	100 – 150 g
Obst getrocknet	17	20 g (Hand voll)
Spinat	3	150 g
Kohl; Möhre, Paprika	4	125 g
Kartoffeln (mit Schale)	8	100 g (1 große Kartoffel)

Möglichkeit 1:

Frühstück:

Mittagessen:

Abendessen:

Möglichkeit 2:

Frühstück:

Mittagessen:

Abendessen:

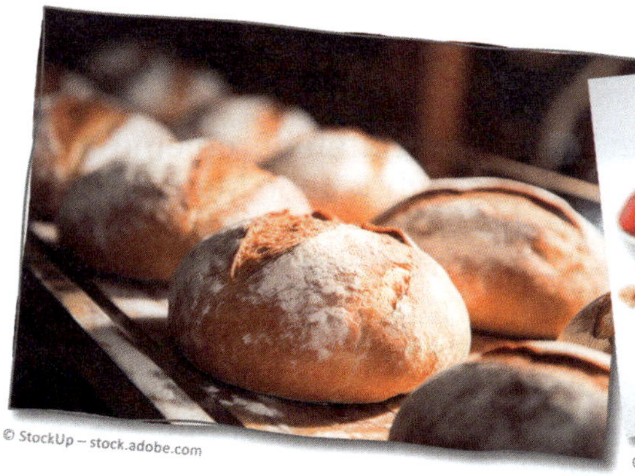

© StockUp – stock.adobe.com

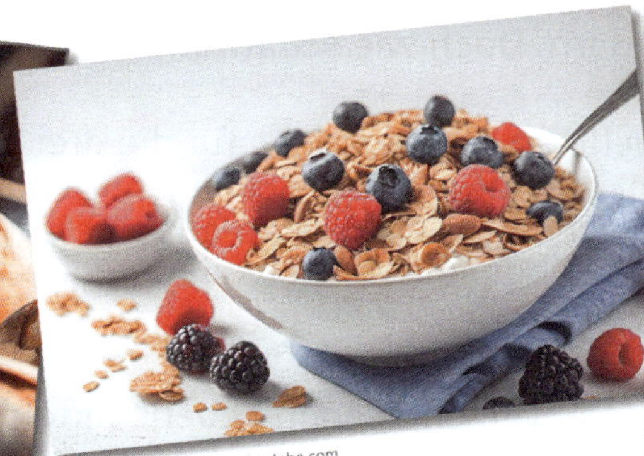

© Anastasiia Bublyk – stock.adobe.com

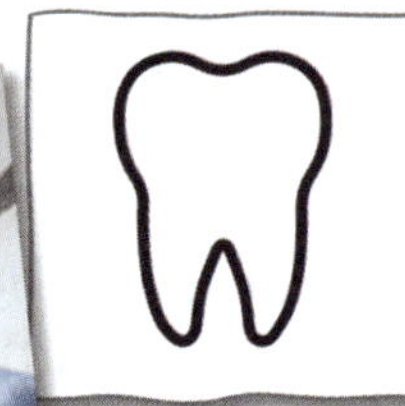

© pixabay.com

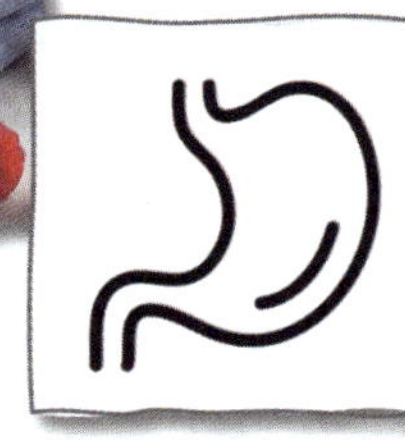

© pixabay.com

Lernfeld 5: Ernährung von Personengruppen

Lernaufgabe 5.3: Eine Reise durch den Verdauungstrakt

Ich kann ...

- die Verdauungsorgane in einer Abbildung beschriften.
- die Aufgaben der Verdauungsorgane nennen.
- den Weg der Nahrung durch den Körper beschreiben.
- den Ablauf der Verdauung beschreiben.
- die Begriffe „mechanische und enzymatische Verdauung“ und „Enzyme“ erklären.
- die Zerkleinerung der Nährstoffe durch Enzyme mithilfe von Abbildungen beschreiben.
- ein Ablaufschema zur Verdauung erstellen.
- einem Fachtext durch Markieren mit unterschiedlichen Farben wichtige Informationen entnehmen.
- mit verschiedenen Klassenkameraden gemeinsam Aufgaben bearbeiten.
- mein eigenes Arbeitsverhalten und die Zusammenarbeit mit meinen Klassenkameraden reflektieren und kritisch bewerten.

Zeitumfang:
10 Unterrichtsstunden

In der vergangenen Woche wurde in der KiTa Sonnenschein das Projekt „Gesunde Ernährung in der KiTa – das steckt in unserem Essen“ durchgeführt, das bei den Kindern, Mitarbeiterinnen und Mitarbeitern sowie den Eltern sehr gut ankam. Anna stellt fest, dass die Kinder sich sehr für das Thema Ernährung interessieren. Als die Kinder heute beim gemeinsamen Frühstück sitzen, stellt der kleine Tom die Frage: „Was passiert eigentlich nach dem gesunden Frühstück mit dem Essen in meinem Bauch?“ Anna muss zugeben: Das weiß sie selbst nicht so genau. Sie fragt die KiTa-Leiterin um Rat. Diese sagt: „Die Kinder stellen diese Fragen in den letzten Tagen ganz oft. Damit alle Mitarbeiterinnen und Mitarbeiter die Frage richtig beantworten können, solltest du ein Ablaufschema zur Verdauung erstellen. Dafür solltest du dich über die Verdauungsorgane, ihre Aufgaben und den Ablauf der Verdauung informieren.“

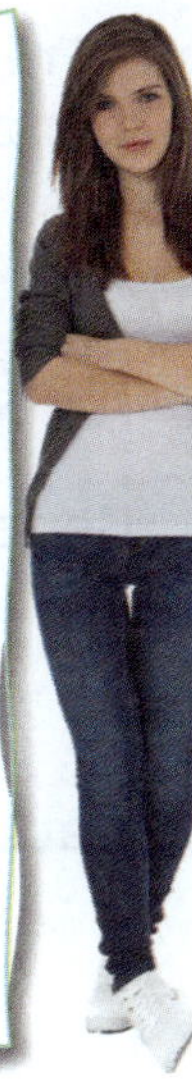

1 ? Welche Informationen sind für Anna wichtig? Schreibe sie hier auf:

Welche Frage soll Anna beantworten?

Wie lautet der Arbeitsauftrag an Anna?

Worüber muss Anna sich informieren?

2 ? Was weißt du schon über die Verdauung? Welche Verdauungsorgane kennst du? Schreibe alles hier auf:

Das weiß ich über die Verdauung:

Ich kenne die folgenden Verdauungsorgane:

Anna möchte sich als erstes darüber informieren, welche Organe im menschlichen Körper zu den Verdauungsorganen gehören.

3 Informiere dich mithilfe des Internets über die Verdauungsorgane. Schau dir dabei auch das folgende Video an:

Benenne anschließend die Verdauungsorgane in der Abbildung.

https://www.youtube.com/watch?v=CN_CRkAgfvY

Verdauungsorgane

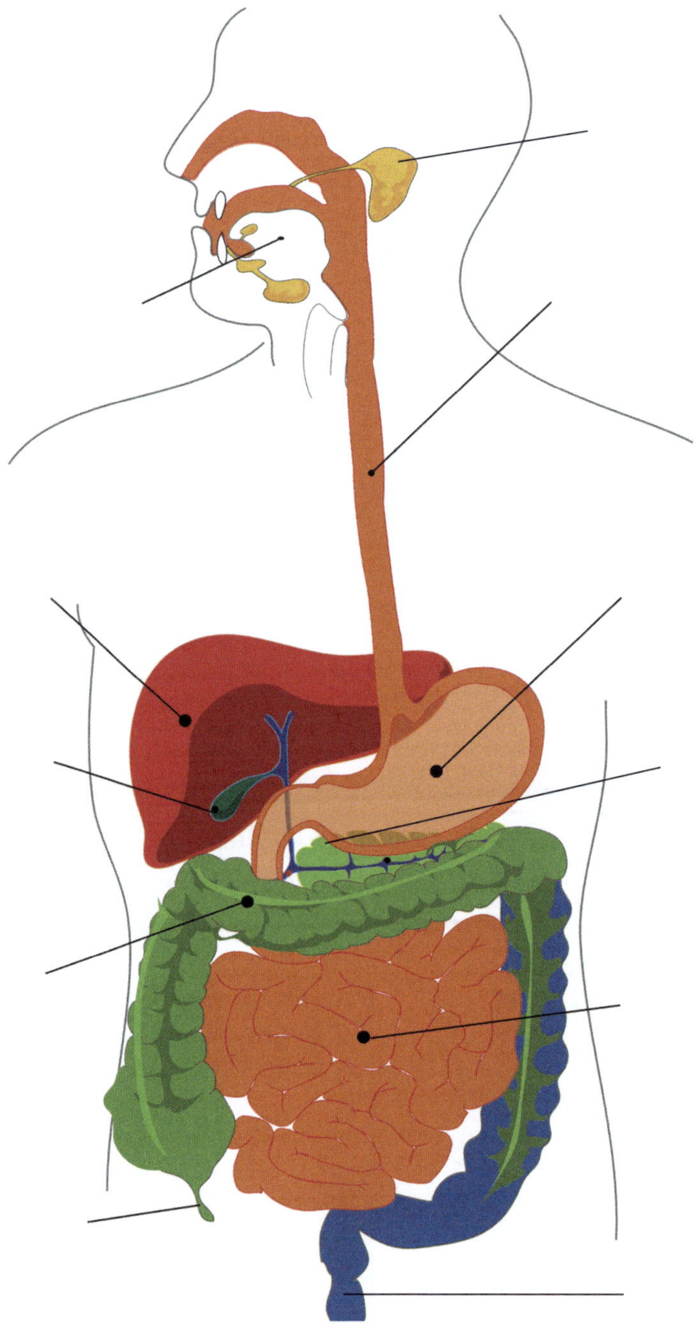

© pixabay.com

Nachdem Anna nun weiß, welche Organe zu den Verdauungsorganen gehören, möchte sie ihre Aufgaben kennenlernen.

4 Lies den Informationstext in Einzelarbeit aufmerksam durch.
Unterstreiche in unterschiedlichen Farben die Verdauungsorgane und ihre Aufgaben. Nutze dabei für jedes Organ eine andere Farbe.

Hast du dir schon einmal Gedanken darüber gemacht, was mit dem Brot, das du zum Frühstück gegessen hast, im Körper passiert? Verfolgen wir dazu den Weg des Brotes durch den Körper.
Im Mund wird es zuerst mit der Zunge geschmeckt, beim Kauen durch die Zähne zerkleinert und mit Speichel vermischt. Drei Paar Speicheldrüsen bilden täglich etwa 1,5 Liter Speichel. Dieser macht den Bissen weicher.
Das zerkleinerte und mit Speichel vermischte Essen rutscht anschließend in die Speiseröhre. Sie ist kein starrer Schlauch, sondern ihre Wände können sich zusammenziehen. Dadurch wird das Essen in den Magen transportiert.
Im Magen wird das Essen zu einem Brei vermischt und durchgeknetet. Der Magen kann bis zu zwei Liter Speisebrei aufnehmen. Außerdem bildet er täglich etwa zwei Liter Magensaft, der unter anderem Salzsäure enthält. Sicherlich hast du diesen sauer schmeckenden Bestandteil des Magensaftes beim Aufstoßen oder bei „Sodbrennen" schon einmal gespürt. Durch die Säure werden viele mit der Nahrung aufgenommene Bakterien abgetötet. Außerdem wird das Essen durch die Säure und weitere Stoffe im Magensaft weiter zerkleinert.
Nun gelangen kleine Portionen des Essens in den Dünndarm. Er ist 4 bis 6 m lang und verläuft in gewundenen Darmschlingen. In den ersten Teil des Dünndarms, den Zwölffingerdarm, geben zwei wichtige Verdauungsdrüsen ihre Verdauungssäfte ab: die Leber und die Bauchspeicheldrüse. Die Leber bildet bitter schmeckende Gallenflüssigkeit. Sie wird in der Gallenblase gespeichert und bei Bedarf abgegeben. Die Bauchspeicheldrüse bildet den Bauchspeichel. Durch die Gallenflüssigkeit und Stoffe im Bauchspeichel wird das Essen noch mehr zerkleinert, bis die kleinsten Bausteine der Nährstoffe entstanden sind. Sie werden im Dünndarm ins Blut aufgenommen und im ganzen Körper verteilt.
Die unverdaulichen Essensreste werden in den Dickdarm befördert. Er entzieht dem flüssigen Essensbrei den größten Teil des Wassers.
Im Enddarm (auch Mastdarm genannt) sammeln sich die eingedickten, unverdaulichen Reste. Sie werden durch den After als Kot ausgeschieden.

Anna hat im Internet viele Informationen zu den Aufgaben der Verdauungsorgane gefunden und kennt sich jetzt richtig gut aus.

5 Du hast den Text aufmerksam gelesen? Prima!
Suche dir nun einen Mitschüler, der auch mit Lesen fertig ist.

Ordnet gemeinsam den Verdauungsorganen ihre Aufgaben zu, in dem ihr die Satzteile passend miteinander verbindet.

Aufgaben der Verdauungsorgane

Im Mund	O	O	transportiert das Essen in den Magen.
Die Speiseröhre	O	O	wird das Essen noch mehr zerkleinert, Nährstoffe werden ins Blut abgegeben.
Der Magen	O	O	sammeln sich die unverdauten Reste und werden ausgeschieden.
Im Dünndarm	O	O	bildet Bauchspeichel mit Enzymen.
Im Dickdarm	O	O	wird das Essen mit den Zähnen zerkleinert und mit Speichel vermischt.
Im Mastdarm	O	O	bildet Gallensäuren.
Die Speicheldrüse	O	O	wird der Nahrungsbrei eingedickt, indem ihm Wasser entzogen wird.
Die Bauchspeicheldrüse	O	O	bildet Magensäure, die das Essen weiter zerkleinert und Bakterien abtötet.
Die Leber	O	O	speichert die Gallensäure und gibt sie nach dem Essen in den Dünndarm ab.
Die Gallenblase	O	O	bildet Speichel zum Befeuchten des Essens.

6 Wie ist nochmal der Weg des Essens durch den Körper?
Nennt die Organe, die das Essen „durchläuft" in der richtigen Reihenfolge.

_____________ → _____________________ → ___________ → ____________

→ __________________ → ________________

Die Aufgaben der Verdauungsorgane kennt Anna nun, aber der Ablauf der Verdauung macht ihr noch Schwierigkeiten. Wie ist nochmal die Reihenfolge der Organe? Und was passiert mit dem Essen in jedem Organ?

7 Spielt gemeinsam das Domino zum Ablauf der Verdauung.
Schneidet dazu die Dominosteine im Anhang aus. Legt sie anschließend so zusammen, dass sie den Ablauf der Verdauung richtig erklären.
Wenn alles stimmt, könnt ihr das fertige Domino hier einkleben.

Ablauf der Verdauung

Ihr seid schon fertig? Dann schaut im „Üben“-Teil auf S. 347 nach.
Dort findet ihr weitere Aufgaben, die ihr alleine oder gemeinsam bearbeiten könnt.

Anna hat erfahren, dass bei der Verdauung die Nährstoffe in ihre kleinsten Bausteine gespalten werden. Wie das funktioniert, möchte sie nun herausfinden.

8 Lies den Informationstext in Einzelarbeit aufmerksam durch.
Unterstreiche in grüner Farbe die Verdauung der Kohlenhydrate, in roter Farbe die Verdauung von Eiweiß und in gelber Farbe die Verdauung der Fette.

Verdauung der Nährstoffe

Unter „Verdauung“ versteht man die Zerlegung der Nährstoffe (Kohlenhydrate, Eiweiß, Fett) in ihre kleinsten Bausteine, damit sie vom Körper aufgenommen werden können. Bei der Verdauung unterscheidet man die *mechanische Verdauung*, das ist die Zerkleinerung der Nahrung durch Kauen und die *enzymatische Verdauung*. Das ist die Zerlegung der Nährstoffe in ihre Einzelbausteine mithilfe von Enzymen. *Enzyme* sind Stoffe, die bei der Verdauung die Nährstoffe in ihre Einzelbausteine spalten.

Ablauf der Verdauung

Die Verdauung beginnt im *Mund*. Dort wird die Nahrung zerkleinert und mit Speichel vermischt. Der Speichel enthält Enzyme, die Kohlenhydrate zerkleinern: Ein Teil der Stärke, die aus mehr als 100 Einzelzuckern aufgebaut ist, wird in Zweifachzucker gespalten. Man spricht von einer Vorverdauung.

Durch die Speiseröhre gelangt der Speisebrei in den *Magen*. Dieser ist ein kräftiger Muskelsack, der die Nahrung ständig durchknetet. Die Magenwand enthält viele Magensaftdrüsen. Der Magensaft enthält Salzsäure und eiweißspaltende Enzyme. Die Salzsäure tötet die Bakterien ab, schützt vor Infektionen und lässt Eiweiß gerinnen. Das eiweißspaltende Enzym kann dann die Eiweiße in kleinere Eiweißstücke zerteilen.

In kleinen Portionen gelangt die Nahrung in den *Dünndarm*. In den ersten Teil des Dünndarms, den Zwölffingerdarm gibt die Gallenblase die Gallenflüssigkeit mit den Gallensäuren ab. Sie verwandelt die großen Fett-Tropfen in kleine Fett-Tröpfchen. Außerdem gibt die Bauchspeicheldrüse den Bauchspeichel in den Zwölffingerdarm ab. Er enthält Enzyme, die Fette, Eiweiß und Kohlenhydrate in ihre kleinsten Bestandteile zerlegen: Aus Fetten entstehen Fettsäuren und Glycerin, aus den Eiweißstücken entstehen Aminosäuren. Aus der Stärke, die nicht im Mund verdaut wurde, entstehen Zweifachzucker und aus den Zweifachzuckern schließlich Einfachzucker. Im Dünndarm gelangen die Nährstoffe aus dem Darm ins Blut. Mit dem Blut werden sie in alle Körperteile transportiert und von den Zellen aufgenommen.

Die unverdaulichen Nahrungsreste gelangen in den Dickdarm. Hier wird ihnen Wasser und restliche Nährstoffe entzogen. Sie sammeln sich als Kot im Enddarm und werden schließlich ausgeschieden.

Anna hat beim Lesen des Textes viele Informationen über die Verdauung der Nährstoffe erhalten. Doch die vielen neuen Begriffe und die vielen Organe, die bei der Verdauung eine Rolle spielen, verwirren sie.
„Damit ich mir das besser behalte, schreibe ich mir die wichtigsten Begriffe und die Aufgabe von allen Verdauungssäften einfach mal auf." denkt sie.

9

Du hast den Text aufmerksam gelesen? Prima!
Suche dir nun einen Mitschüler, der auch mit Lesen fertig ist.
Das sollte nicht derselbe Mitschüler sein wie bei den ersten Aufgaben.

Ergänzt gemeinsam mithilfe des Informationstextes die Lernkästchen auf dieser und der nächsten Seite.

Definitionen:

✓ Verdauung =

✓ Mechanische Verdauung =

✓ Enzymatische Verdauung =

✓ Enzyme =

Der Speichel enthält: ____

Aufgabe:

____

Der <u>Magensaft</u> enthält:

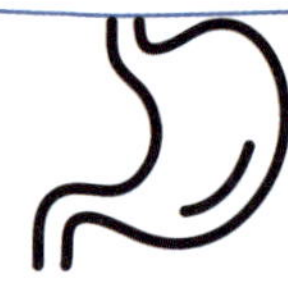

© pixabay.com

a) ____

Aufgabe:

____

____

b) ____

Aufgabe:

____

____

In den *Dünndarm* werden *zwei Verdauungssäfte* abgegeben:

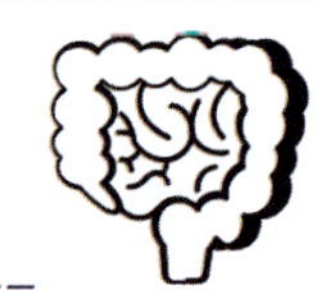

© pixabay.com

a) ____

Aufgabe:

____

____

b) ____

Aufgabe:

____

____

Anna weiß nun, dass die Speicheldrüsen, der Magen, die Bauchspeicheldrüse und die Leber Stoffe bilden, die die Nährstoffe in ihre kleinsten Bausteine zerkleinern.

10 Beschreibt gemeinsam mithilfe der Bilder und des Informationstextes die Verdauung der Kohlenhydrate, Eiweiße und Fette. Füllt dazu die Lückentexte aus.

Verdauung der Kohlenhydrate

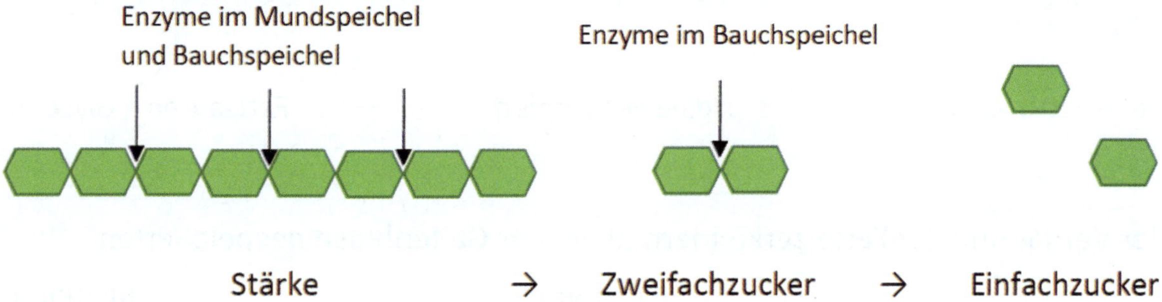

Bei der Verdauung der Kohlenhydrate zerlegen Enzyme im ____________________
einen Teil der _______________ in ____________________________. Im Dünndarm
wird die nicht verdaute Stärke durch Enzyme im ______________________________
ebenfalls in ________________________________ gespalten.
Sie werden durch andere Enzyme im _________________________ schließlich in
_____________________________ gespalten.

© Autorenfoto

Verdauung der Eiweiße

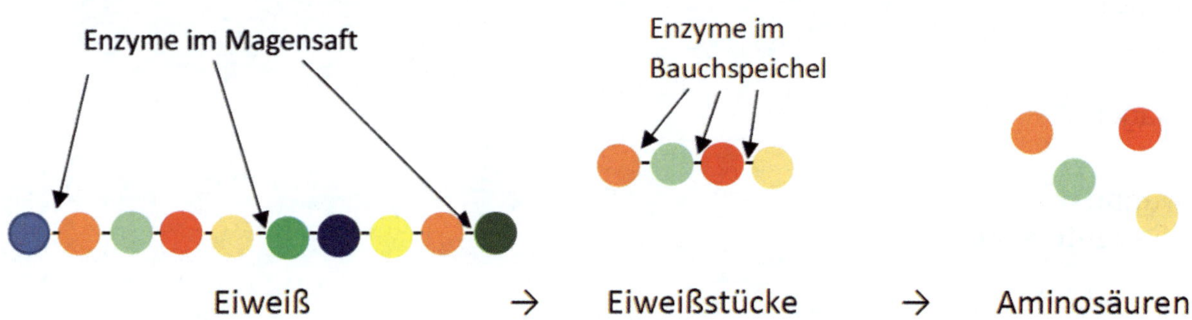

Bei der Verdauung von Eiweiß zerlegen Enzyme im _______________________ das
Eiweiß in __________________________. Sie werden im Dünndarm durch Enzyme
im _________________________ in ____________________ gespalten.

© Autorenfoto

Verdauung der Fette

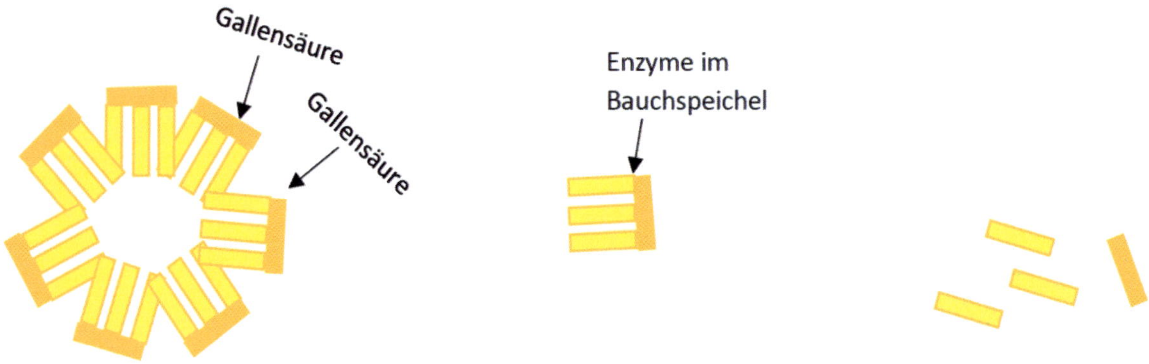

große Fetttropfen → kleine Fetttropfen → Fettsäuren + Glycerin

Bei der Verdauung der Fette zerkleinern die in der Gallenblase gespeicherten ______________________________ die großen ______________________ in kleine ______________________. Anschließend spalten im Dünndarm Enzyme im ____________________ die Fette in __________________________ und __________________ .

11 Wir fassen zusammen: Kreuzt an, in welchen Organen die Nährstoffe in ihre kleinsten Bausteine gespalten und so verdaut werden.

	Kohlenhydrate	Eiweiße	Fette
Mund			
Magen			
Dünndarm (Gallenflüssigkeit)			
Dünndarm (Bauchspeichel)			

Ihr seid schon fertig? Dann schaut im „Üben"-Teil auf S. 348 nach.
Dort findet ihr weitere Aufgaben, die ihr alleine oder gemeinsam bearbeiten könnt.

Anna hat alle notwendigen Informationen über die Verdauungsorgane, ihre Aufgaben, den Ablauf der Verdauung und die Zerkleinerung der Nährstoffe erhalten. Nun kann sie ihr Ablaufschema zur Verdauung erstellen

12 Setzt euch in <u>Dreier- oder Vierer-Teams</u> zusammen.

Überlegt euch, wie das Ablaufschema gestaltet werden kann, das anschaulich den Ablauf der Verdauung zeigt.
Hier seht ihr einige Beispiele für ein Ablaufschema, ihr könnt euch aber auch gerne selbst etwas ausdenken.

Hinweis: Im Anhang findet ihr Bilder, die ihr gerne benutzen könnt.

Beispiele: Ablaufschema

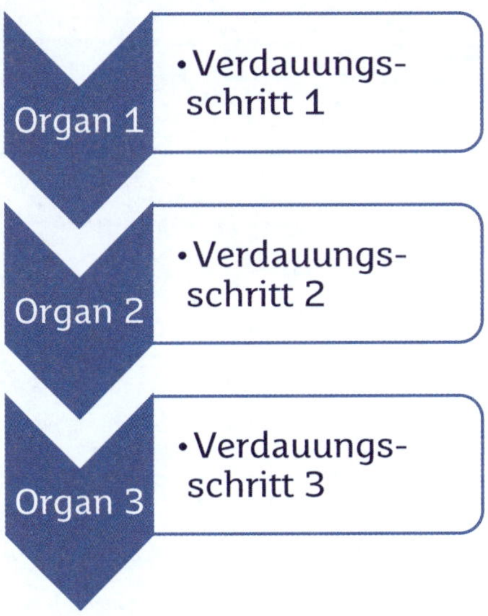

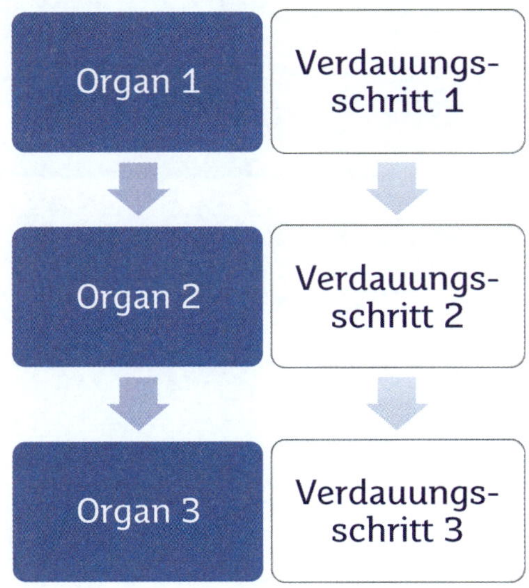

Bevor ihr loslegt, solltet ihr euch einen Plan machen. Nutzt dazu den Platz auf diesem Arbeitsblatt um festzulegen, was in das Ablaufschema gehört und wohin es kommt.

Anna hat sich nun mit eurer Hilfe für die Gestaltung des Ablaufschemas entschieden. Nun kann sie endlich das Ablaufschema über die Verdauung erstellen.

13 Erstellt euer Ablaufschema auf diesem Blatt oder auf einem Poster.
Wenn ihr euch für ein Poster entscheidet, könnt ihr es abfotografieren und das Foto anschließend hier einkleben.

Ablaufschema zur Verdauung

Ihr habt eure Aufgabe erledigt und Anna bei der Erstellung des Ablaufschemas zur Verdauung gut unterstützt.

14 Vergleicht euer Ablaufschema mit dem einer anderen Gruppe und gebt euch gegenseitig ein Feedback.

Bewertung des Ablaufschemas zur Verdauung

Wie viele Sterne vergibst du für die folgenden Kriterien?
Male die Sterne aus. (5 Sterne = alles super!, 0 Sterne = das war leider nichts)

- ✓ Das Ablaufschema ist übersichtlich: ☆☆☆☆☆
- ✓ Das Ablaufschema ist anschaulich: ☆☆☆☆☆
- ✓ Das Ablaufschema enthält alle Verdauungsorgane: ☆☆☆☆☆
- ✓ Das Ablaufschema enthält die Aufgaben der Verdauungsorgane: ☆☆☆☆☆
- ✓ Das Ablaufschema zeigt die Verdauung der Nährstoffe: ☆☆☆☆☆
- ✓ Das Ablaufschema enthält KEINE Fehler: ☆☆☆☆☆
- ✓ Das wollen wir euch zu eurem Ablaufschema noch rückmelden:

____

____

Folgende Veränderungen haben wir nach der Rückmeldung an unserem Ablaufschema vorgenommen:

-
-
-

Anna hat von der Leiterin der KiTa viel Lob für ihr Ablaufschema über die Verdauung bekommen und bedankt sich für die Unterstützung durch euer Team.

15 Bewerte mit der Vier-Felder-Methode dein eignes Arbeitsverhalten und die Zusammenarbeit mit deinen Klassenkameradinnen und Klassenkameraden.

Mein eigenes Arbeitsverhalten:

Das hat bei mir super geklappt	Das nehme ich mit
Das habe ich gelernt	Das ist mir schwer gefallen

Die Zusammenarbeit mit meinen Klassenkameradinnen und Klassenkameraden:

Das hat bei uns super geklappt	Das nehmen wir mit
Das haben wir gelernt	Das ist uns schwer gefallen

Anna ist stolz auf sich. Sie hat alle Aufgaben, die sie von der KiTa-Leiterin bekommen hat, erledigt.

Überprüfe, ob auch du alle Aufgaben bearbeitet hast.

Bewerte dabei auch deinen Lernstand am Ende der Lernaufgabe. Verwende folgende Zeichen:

\+ (kann ich richtig gut) ~~+/– (kann ich) – (kann ich nicht gut)

Handlungsprodukte	erledigt am:	Bewertung:	Unterschrift
Verdauungsorgane in der Abbildung benennen			
Aufgaben der Verdauungsorgane			
Weg der Nahrung durch den Körper			
Domino „Ablauf der Verdauung“			
Lernkästchen mit Definitionen			
Lernkästchen zu den Verdauungssäften			
Lückentexte „Verdauung der Nährstoffe“			
Tabelle „Verdauung der Nährstoffe“			
Ablaufschema zur Verdauung			
Feedback			
Bewertung des eigenen Arbeitsverhaltens			
Bewertung der Zusammenarbeit mit deinen Klassenkameradinnen und Klassenkameraden			

An diesem Thema hat mich besonders interessiert:

Ergänze die folgenden Buchstaben mit passenden Wörtern zum Thema „Verdauung“. Schreibe in einem Satz auf, was du dazu gelernt hast.

Meine Wortideen	Das weiß ich jetzt darüber:
B wie …	
D wie …	
E wie …	
G wie …	
M wie …	
N wie …	
L wie …	
S wie …	
V wie …	

Meine drei wichtigsten Erkenntnisse aus dieser Lernaufgabe sind:

1.

2.

3.

Das möchte ich noch sagen:

Zum Abschluss noch ein Feedback von der Lehrkraft an dich.

Anna möchte ihr Wissen noch einmal überprüfen. Wie war das nochmal mit den Verdauungsorganen?

Ergänze den Lückentext mit den passenden Begriffen: *Dünndarm – Bakterien – Zähne – Blut – Speicheldrüsen – Dickdarm – Speiseröhre – Leber – Enddarm – Mund – Speichel – Magen – Bauchspeicheldrüse – Wasser – Magensaft*

Die Verdauung beginnt im _______________, hier zerkleinern die ____________ die Nahrung. Der __________________ befeuchtet die Nahrung, damit du sie schlucken kannst. Er wird in den _____________________________ gebildet. Sie liegen neben den Ohren und unter der Zunge.

Das gekaute Essen wandert durch die ___________________________ in den ______________. Er zerkleinert die Nahrung und bildet _______________________, der _____________________ abtötet und die Nahrung zu einem Brei vermischt.

Nach einiger Zeit wird der Brei in den _________________________ transportiert.

Aus der __________ und der ___________________________ fließen Verdauungssäfte in den Dünndarm. Sie zerkleinern die im Essen enthaltenen Nährstoffe in ihre kleinsten Bausteine. Sie werden anschließend in das _____________ aufgenommen und dann im ganzen Körper verteilt.

Alles, was nicht verdaut werden kann, kommt in den _______________________, der ungefähr 1,5 Meter lang ist. Hier wird dem Nahrungsbrei _______________ entzogen, so wird er fester und geformt. Nach ein bis zwei Tagen gelangen die unverdaulichen Reste in den ___________________________ und werden schließlich ausgeschieden.

Welchen Weg nimmt nochmal das gesunde Frühstück?
Beschrifte die Bilder, bringe sie in die richtige Reihenfolge und ergänze die fehlenden Verdauungsorgane.

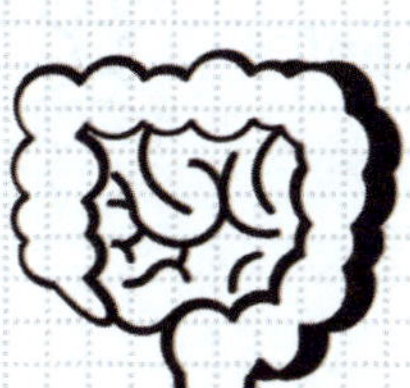

( ) __________________________

( ) __________________________

( ) __________________________

( ) __________________________

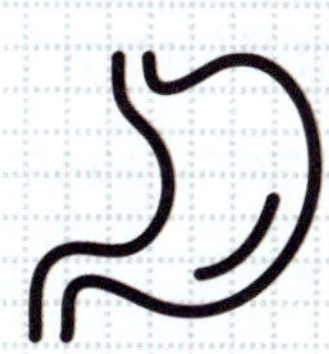

( ) ___________

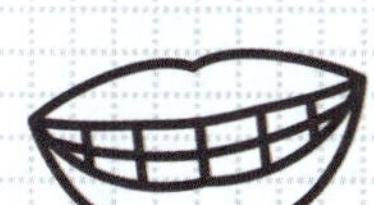

( ) ___________

Anna ist der Meinung, dass sie beim Thema „Verdauung“ viele neue Begriffe kennengelernt hat. Sie ist sich aber sicher, dass sie alle Begriffe kennt. Kennst auch du sie?

Im folgenden Suchsel sind <u>20 Wörter</u> versteckt, die etwas mit dem Thema „Verdauung“ zu tun haben. Wie viele kannst du finden?

Suchsel Verdauung

S	P	E	I	C	H	E	L	D	R	Ü	S	E	R	T	S	V	I	A	X
Y	E	I	W	E	I	S	S	F	E	T	T	S	Ä	U	R	E	N	M	D
B	A	N	K	I	G	J	O	C	S	J	X	P	T	R	U	R	O	I	L
Ö	M	F	D	M	A	G	E	N	F	B	C	E	Q	K	J	D	T	N	C
M	M	A	A	C	X	S	N	G	T	R	F	I	R	A	S	A	S	O	X
R	U	C	S	R	D	F	Z	G	H	J	K	S	L	U	Ö	U	Ä	S	Y
A	N	H	X	E	C	V	Y	B	M	N	M	E	Q	E	W	U	E	Ä	R
D	D	Z	T	B	Z	U	M	I	R	O	P	R	Ü	N	A	N	S	U	D
K	Q	U	F	E	G	H	E	J	A	K	L	Ö	Ä	Y	X	G	C	R	V
C	W	C	B	L	U	T	R	T	D	U	I	H	O	P	Ü	A	S	E	B
I	E	K	I	O	P	Q	F	G	N	D	F	R	H	J	K	L	B	N	N
D	R	E	Z	Ä	H	N	E	B	N	S	P	E	I	C	H	E	L	Ö	M
C	T	R	K	L	Ö	A	V	Z	Ü	E	D	C	R	F	V	T	G	B	K
W	K	O	H	L	E	N	H	Y	D	R	A	T	E	G	V	F	E	T	T
X	Y	B	A	U	C	H	S	P	E	I	C	H	E	L	D	R	Ü	S	E

Bilde <u>Sätze</u> aus allen Wörtern, die du im Suchsel gefunden hast.

Dabei sollte jeder Satz mindestens zwei der gefundenen Wörter enthalten!

Textbausteine für das Domino „Ablauf der Verdauung“ zum Ausschneiden.

Bitte die Kästchen entlang der gestrichelten Linien wie einen Dominostein ausschneiden!

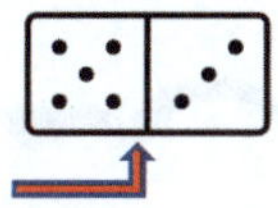

Hier NICHT schneiden!!

Domino „Ablauf der Verdauung“

Die Verdauung	Die Verdauung beginnt...
... und die Nährstoffe werden ins Blut abgegeben.	Die unverdaulichen Reste kommen...
... Speichel hinzugegeben.	Dieser wird in den...
... in den Magen.	Er bildet Magensäure...
... gleitfähig.	Nun gelangt das Essen...
... in den Dünndarm.	Hier wird das Essen durch Verdauungs-säfte aus...
... Wasser entzogen.	Nun kommt das Essen in den...

... Speichel-drüsen gebildet.	Er macht das Essen...
...Enddarm und wird ausgeschieden.	**ENDE**
... beim Kauen im Mund.	Hier wird dem Essen...
... Leber und Bauchspeichel-drüse	noch mehr zerkleinert...
... in den Dickdarm.	Hier wird den Resten das...
... in die Speiseröhre.	Sie transportiert das Essen...
... die das Essen weiter zerkleinert.	Nun gelangt das Essen...

✂ --

Bildmaterial für das „Ablaufschema Verdauung"

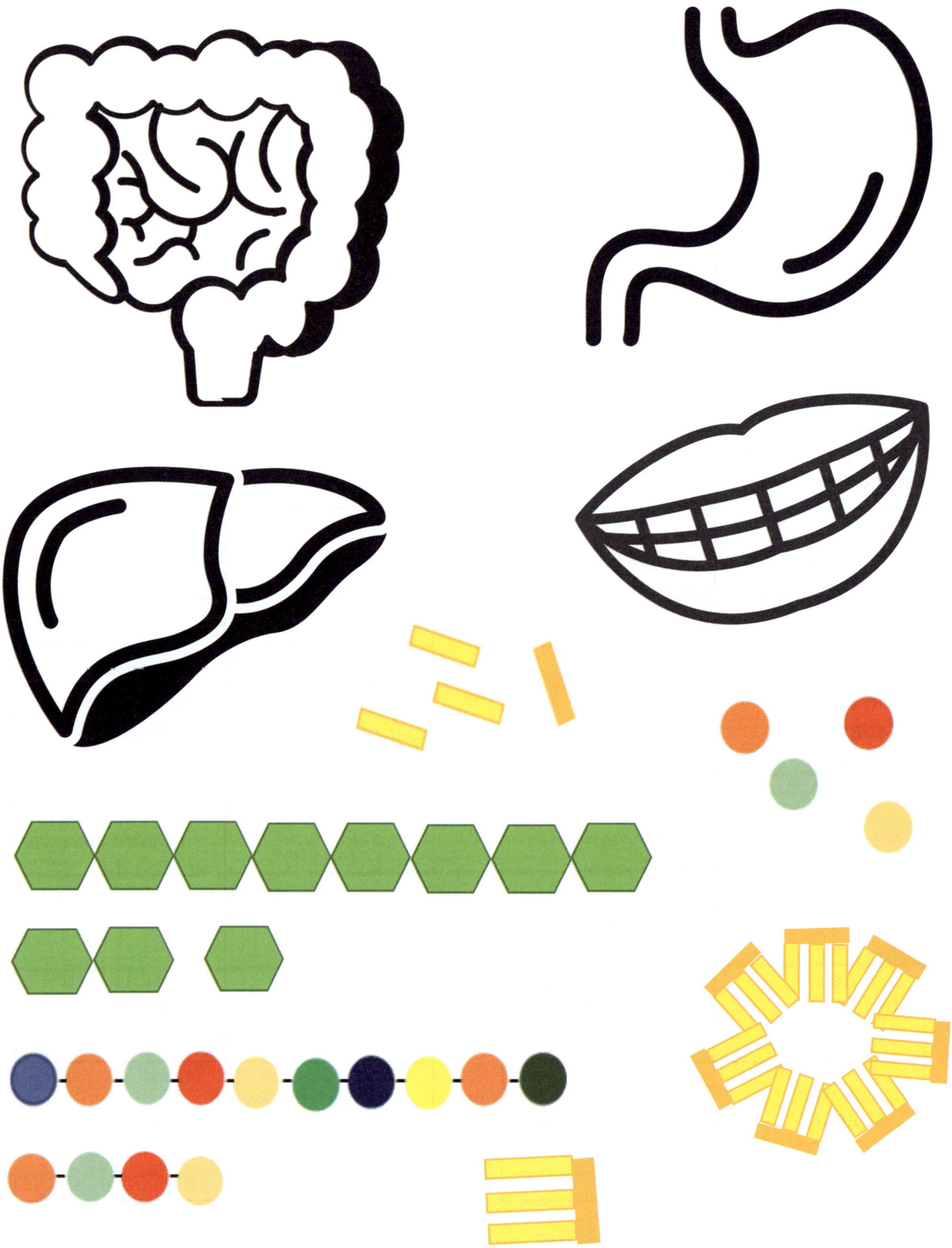

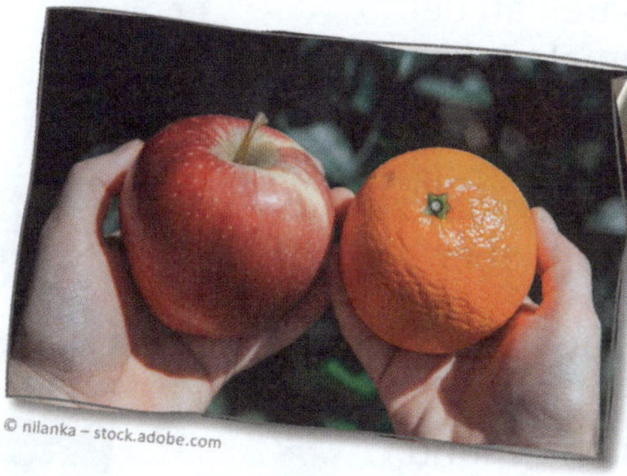

© nilanka – stock.adobe.com

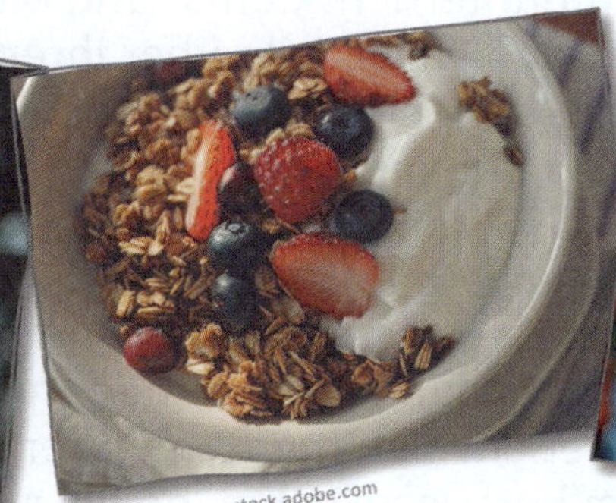

© Natalia Klenova – stock.adobe.com

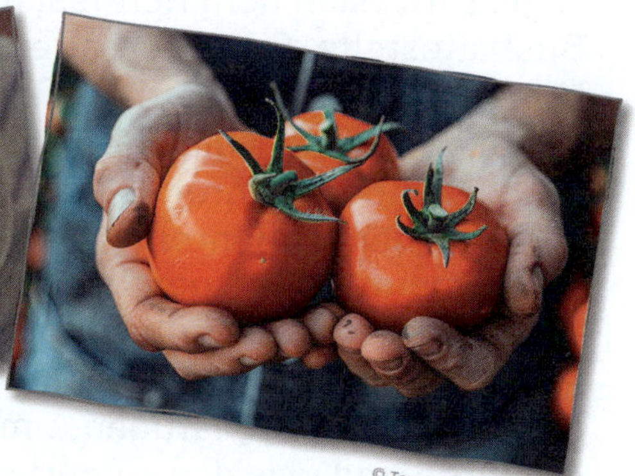

© Taras– stock.adobe.com

Lernfeld 5: Ernährung von Personengruppen

Lernaufgabe 5.4: Die Ernährungspyramide – einfach gesund ernähren

Ich kann ...

- Lebensmittelgruppen nennen.
- Lebensmittel in Lebensmittelgruppen einordnen.
- den Aufbau der Ernährungspyramide beschreiben.
- Lebensmittel der Ernährungspyramide zuordnen.
- Portionsgrößen angeben.
- den Zuckergehalt in Getränken berechnen.
- Getränke nach ihrem Zuckergehalt in eine Getränkepyramide einordnen.
- geeignete Durstlöscher benennen.
- Grundsätze einer gesunden, ausgewogenen Ernährung nennen.
- eine Checkliste mit Regeln für eine gesunde Ernährung erstellen.
- ein Ernährungsprotokoll führen.
- ein Ernährungsprotokoll anhand der Regeln für eine gesunde Ernährung bewerten.
- meinen Mitschülerinnen und Mitschülern konstruktive Rückmeldungen zu ihrer Ernährung geben.

Zeitumfang:
7 Unterrichtsstunden

Anna trifft nach dem Berufsschulunterricht Celina und Barek an der Bushaltestelle. Sie unterhalten sich eine Weile über ihren aktuellen Unterrichtsstoff und stellen fest, dass sie trotz unterschiedlicher Ausbildungen das gleiche Thema behandeln: Eine ausgewogene und gesunde Ernährung. Die drei haben auch vorher schon einiges zu diesem Thema im Internet gelesen und im Fernsehen gehört, aber was bedeutet das eigentlich genau – gesunde Ernährung?
Und woher weiß ich, ob ich mich gesund ernähre oder nicht?
Anna, Celina und Barek beschließen, sich mehr mit ihrer eigenen Ernährung zu beschäftigen, um herauszufinden, ob sie sich gesund ernähren und was das eigentlich heißt. Dazu wollen sie ein Ernährungsprotokoll führen und eine Checkliste erstellen, mit der sie ihre Ernährung bewerten können.

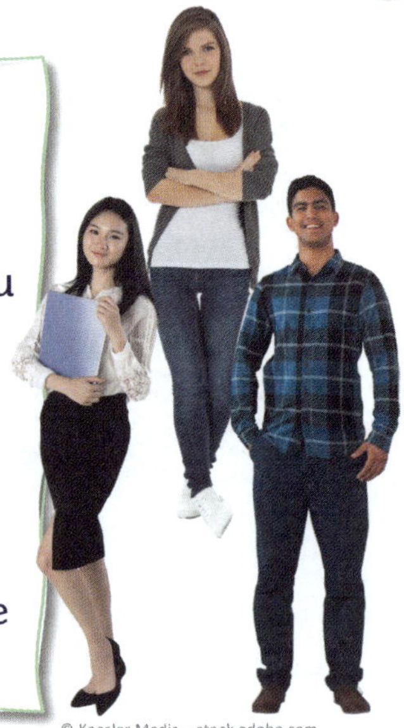

1 Was möchten Anna, Celina und Barek tun? Fasse ihren Plan in Stichworten zusammen.

–

–

–

2 Welche Informationen sind für Anna, Celina und Barek noch wichtig?
Was wissen sie bestimmt schon?
Versetze dich in ihre Lage und schreibe Fragen und wichtige Stichworte auf.

Diese Informationen brauche ich noch:

Das weiß ich schon:

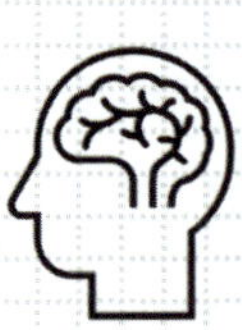

Anna, Celina und Barek wollen zunächst die häufig verwendeten Lebensmittel in Gruppen einordnen, um sich grundsätzlich zu orientieren. Die Planung beginnt, unterstütze die drei!

3 In den blauen Kästchen sind verschiedene Lebensmittelgruppen dargestellt.

Ordne die aufgeführten Lebensmittelbeispiele den Lebensmittelgruppen zu, indem du sie in die Gruppenkästchen überträgst.

Notiere zu jeder Lebensmittelgruppe mindestens ein weiteres Lebensmittel, das du sehr gerne bzw. häufig isst.

Süßes, Fettiges und Salziges, „Knabberzeug“

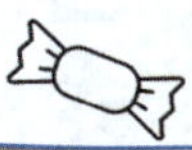

Fette und Öle

Tierische Lebensmittel

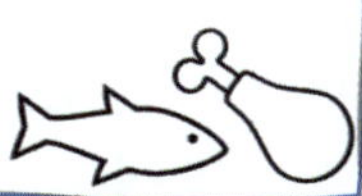

Milch und Milchprodukte

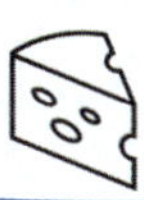

Getreideprodukte

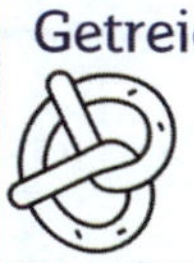

Gemüse

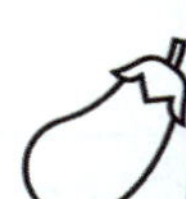

Obst

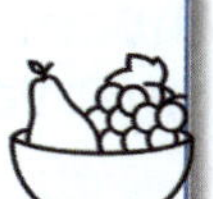

Getränke

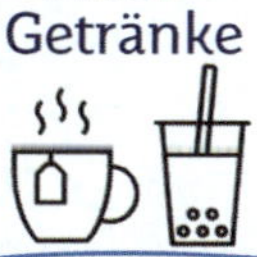

Lebensmittelbeispiele:

Möhren
Spaghetti
Schinken
Kartoffelchips
Bananen
Eier
Reis
Quark
Sonnenblumenöl
Früchtetee
Cola
Erdbeeren
Butter
Wurst
Tomaten
Frikadellen
Brötchen
Orangensaft
Salat
Nuss-Nougat-Creme
Mineralwasser
Joghurt
Linsen
Lachsfilet
Olivenöl
Käse
Paprika
Müsli

Anna, Celina und Barek haben die verschiedenen Lebensmittelgruppen kennengelernt. Sie wissen, dass es für eine gesunde Ernährung wichtig ist, Lebensmittel aus all diesen Gruppen zu essen. Allerdings sind auch die Mengen entscheidend.

Daher fragen sie sich: „Woher weiß ich, wie viel ich wovon essen soll?“ Im Unterricht haben sie ein alltagstaugliches Konzept zur Umsetzung einer gesunden Ernährung kennengelernt: die Ernährungspyramide. Diese stellt bildlich dar, von welchen Lebensmittelgruppen man mehr essen sollte und von welchen weniger. Jeder Baustein der Pyramide stellt eine Portion eines Lebensmittels dar, wobei eine Portion so viel ist wie in (d)eine Handfläche passt. Das heißt: Kleine Hände – kleine Portionen und große Hände – große Portionen!

4 Um die Ernährungspyramide kennenzulernen, scanne den QR-Code und schau dir das Video an.

Gestalte die Pyramide bunt: Male die Kästchen grün für regelmäßig verzehren, gelb für weniger verzehren und rot für nur manchmal verzehren.

Schreibe die Namen der Lebensmittelgruppen neben die passende Stufe und schreibe passende Lebensmittel in die Kästchen.

https://www.youtube.com/watch?v=frrkTcgb_UY

Die Ernährungspyramide

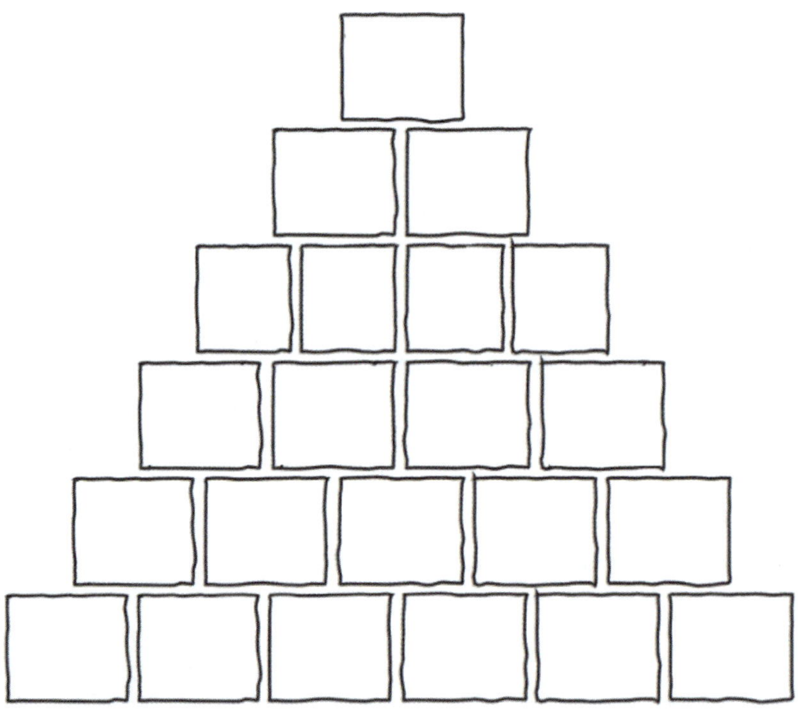

© Autorenfoto

5 Erkläre deinem Banknachbarn, was die einzelnen Bausteine (Kästchen) bedeuten. Warum darf einer von euch evtl. mehr essen als der andere?

Wer darf mehr essen?

Mit der Ernährungspyramide kennen Anna, Celina und Barek sich nun richtig gut aus. Doch wie schaut es mit Getränken aus? Welche Getränke sind eigentlich gute Durstlöscher?

6 Schaue zuhause auf den Etiketten der Getränke nach: Wie viel Zucker ist enthalten? Wenn es bei dir zuhause keine zuckerhaltigen Getränke gibt, recherchiere die Zuckergehalte von zwei Getränken im Internet oder im Supermarkt.

1. Getränk: ____________________________

✓ Übertrage die Zuckermenge vom Etikett:

In **100 ml** Getränk sind ________ g Zucker enthalten.

✓ Berechne die Zuckermenge in 300 ml (= einem Glas).

In **300 ml** Getränk sind ________ g Zucker enthalten.

✓ Wie viele Zuckerwürfel sind das, wenn ein Zuckerwürfel 3 g wiegt?

Bitte runde dein Ergebnis auf ganze Zuckerwürfel.

In **300 ml** Getränk sind ________ Zuckerwürfel enthalten.

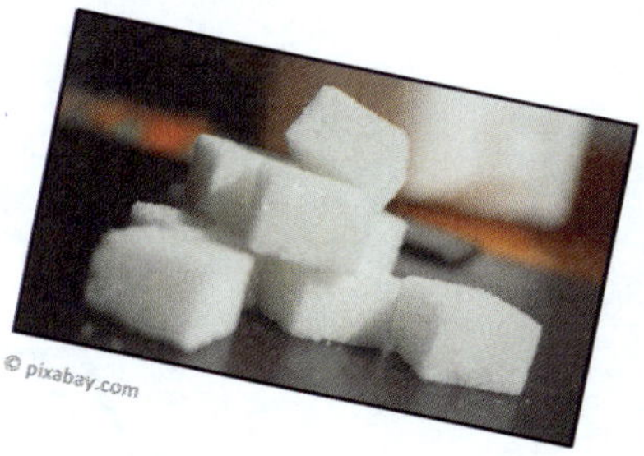
© pixabay.com

2. Getränk: ____________________________

✓ Übertrage die Zuckermenge vom Etikett:

In **100 ml** Getränk sind ________ g Zucker enthalten.

✓ Berechne die Zuckermenge in 300 ml (= einem Glas).

In **300 ml** Getränk sind ________ g Zucker enthalten.

✓ Wie viele Zuckerwürfel sind das, wenn ein Zuckerwürfel 3 g wiegt?

Bitte runde dein Ergebnis auf ganze Zuckerwürfel.

In **300 ml** Getränk sind ________ Zuckerwürfel enthalten.

7 Vergleiche dein Ergebnis mit dem deiner Klassenkameraden. Notiere dir die drei Getränke mit den höchsten Zuckergehalten.

Die Getränke mit den höchsten Zuckergehalten sind:

Anna, Celina und Barek wissen jetzt, wie viel Zucker in den verschiedenen Getränken enthalten ist. Sie möchten nun eine Getränkepyramide erstellen.

8 Ordne die folgenden Getränke in die abgebildete Getränkepyramide ein:
Mineralwasser, Saft, Wasser mit Aroma, Limo, Fruchtsaftgetränk, Eistee, Trinkwasser, Saftschorle, ungesüßter Tee, Cola, Energydrink

Wenn du nicht weißt, an welche Stelle ein Getränke gehört, recherchiere seinen Zuckergehalt im Internet.

Getränkepyramide

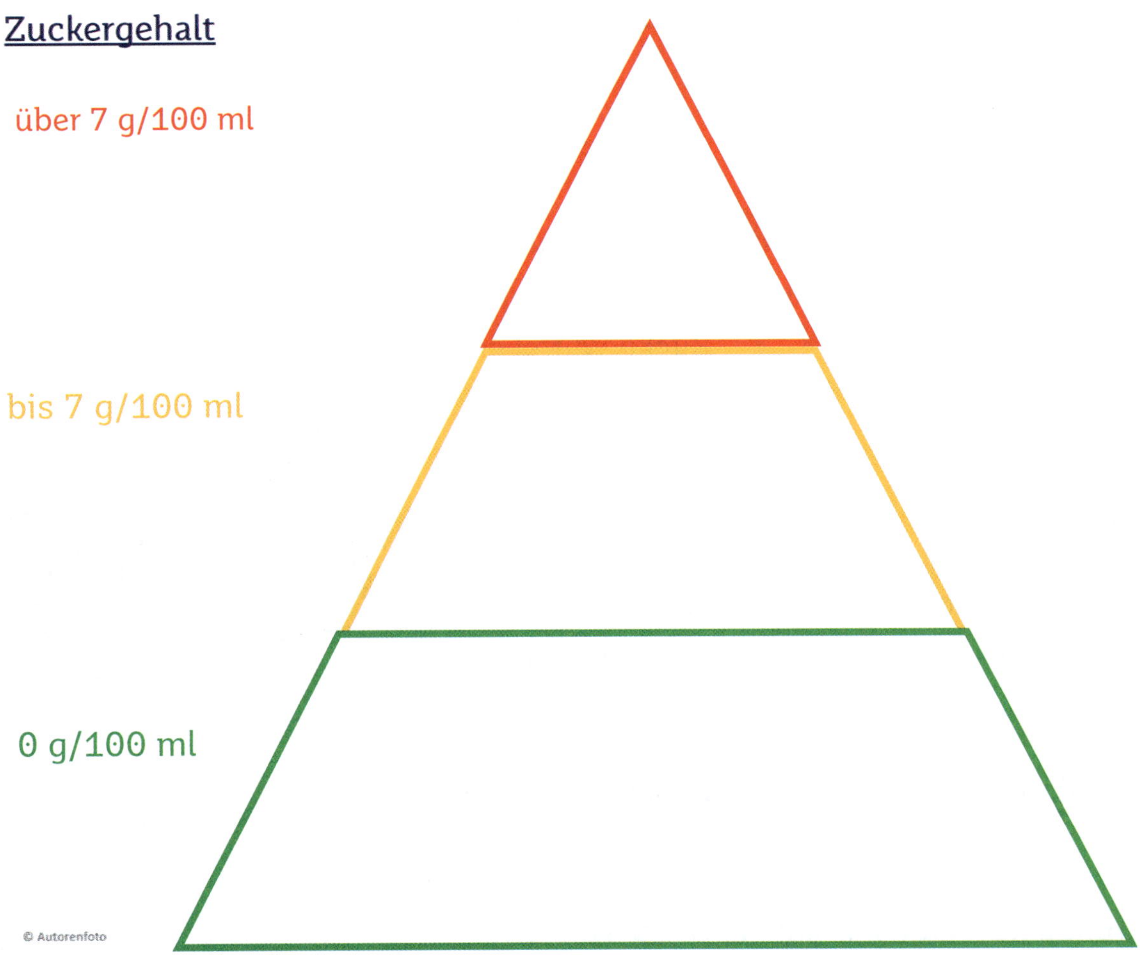

© Autorenfoto

9 Wie viel sollst du von jeder „Farbe" trinken. Male die Gläser entsprechend an. Ergänze die wichtigste Trinkregel.

So trinkt man richtig:

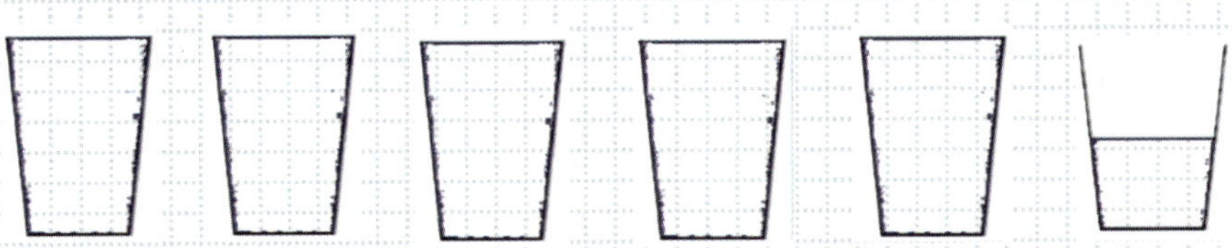

→ _______________ ist der beste Durstlöscher!

Gläser selbst erstellt

Anna, Celina und Barek haben durch die Ernährungs- und Getränkepyramide alle notwendigen Informationen zu einer gesunden Ernährung erhalten. Nun können sie ihre Checkliste und ihr Ernährungsprotokoll erstellen.

10 Berate dich mit deinem Banknachbarn:
Welche Regeln für eine gesunde Ernährung könnt ihr anhand der Ernährungs- und Getränkepyramide formulieren?
Sammelt auf dem Notizzettel zehn Ideen.

Notizzettel: Checkliste für eine gesunde Ernährung

1. ________________________________
2. ________________________________
3. ________________________________
4. ________________________________
5. ________________________________
____
6. ________________________________
7. ________________________________
8. ________________________________
9. ________________________________
10.

11 Informiere dich gemeinsam mit deinem Banknachbarn im Internet über ein Ernährungsprotokoll. Warum schreibt man ein Ernährungsprotokoll? Wie führt man es richtig? Was muss man alles aufschreiben? Sammelt eure Ideen auf dem Notizzettel.

Entscheide dich anschließend für drei Punkte, die dein Ernährungsprotokoll – außer den verzehrten Lebensmitteln und Getränken – noch enthalten soll.

Notizzettel: Ernährungsprotokoll

Mein Ernährungsprotokoll soll enthalten: (X) Lebensmittel + Getränke

( ) ________________ ( ) ______________ ( ) ________________

Damit Anna, Celina und Barek überprüfen können, ob sie sich gesund ernähren, möchten sie nun die Checkliste für eine gesunde Ernährung erstellen.

12 Erstelle gemeinsam mit deinem Banknachbarn eine Checkliste für eine gesunde Ernährung.

Checkliste für eine gesunde Ernährung

Regeln	✓	X
1.		
2.		
3.		
4.		
5.		
6.		
7.		
8.		
9.		
10		

Nun ist es soweit: Anna, Celina und Barek erstellen ihr Ernährungsprotokoll.

13 Erstelle auch du ein Ernährungsprotokoll für einen Tag.
Schreibe dabei alles auf, was du gegessen und getrunken hast. Sei dabei ehrlich, denn schummeln ist verboten!
Ergänze dein Ernährungsprotokoll um weitere wichtige Infos, für die du dich bei Aufgabe 11 entschieden hast.

Ernährungsprotokoll von: ________________________

	Lebensmittel		
	Frühstück:		
	Mittagessen:		
	Abendessen:		
	Zwischenmahlzeiten:		

Anna, Celina und Barek haben es dank eurer Hilfe geschafft, die Checkliste und das Ernährungsprotokoll zu schreiben. Nun müssen beide aber auch noch überprüft werden.

(14) Arbeite nun mit einer Mitschülerin oder einem Mitschüler zusammen. Er oder sie sollte nicht dein Banknachbar sein.
Kontrolliere nun seine bzw. ihre Checkliste und sein bzw. ihr Ernährungsprotokoll.

Die **Checkliste**...

... enthält 10 Regeln.

... beachtet alle Stufen der Ernährungspyramide.

... könnte ergänzt werden durch die Regeln: ______________________________

____

Das **Ernährungsprotokoll**...

... ist vollständig.

... ist sauber und ordentlich geführt.

(15) Bewerte nun mithilfe der Checkliste das Ernährungsprotokoll deiner Mitschülerin oder deines Mitschülers. Gib ihm bzw. ihr eine Rückmeldung zu seiner bzw. ihrer Ernährung.

Diese Ernährungsregeln hast du erfüllt:

Das könntest du besser machen:

Anna, Celina und Barek sind zufrieden. Sie haben ihre Aufgaben erfüllt und wissen nun, wie sie sich gesund ernähren können.

16 Bist auch du zufrieden? Bewerte dein eigenes Arbeitsverhalten und die Lernaufgabe insgesamt mithilfe der Lern-Pyramide. Schreibe deine Anmerkungen in oder neben die Pyramide.

Mein eigenes Arbeitsverhalten

Meine Meinung zur Lernaufgabe

Das ist mir schwer gefallen...

Das hat mir nicht gefallen...

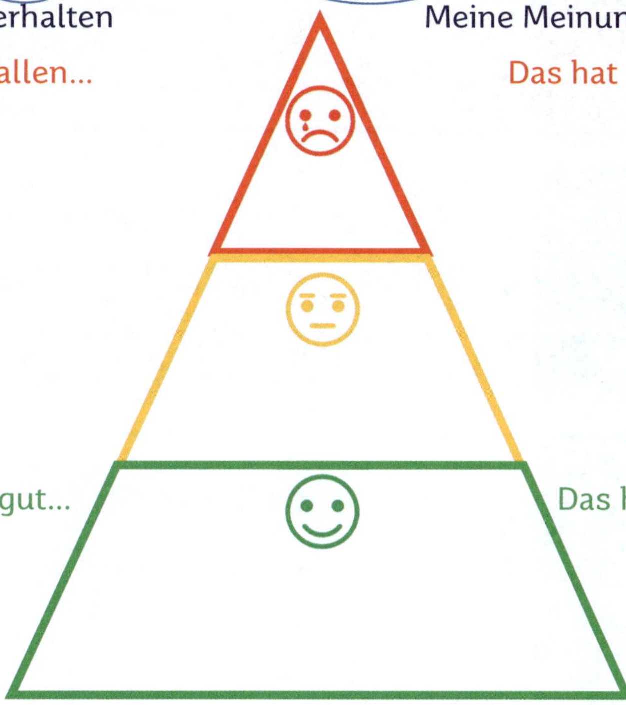

Das war okay...

Das war okay...

Das konnte ich richtig gut...

Das hat Spaß gemacht...

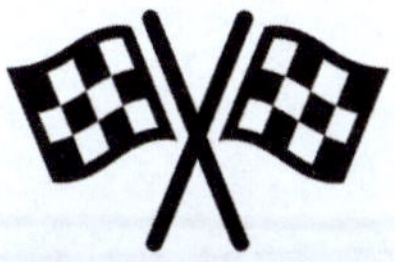

Abschluss

Handlungsprodukt	erledigt am:	Unterschrift
Lebensmittel in Lebensmittelgruppen ordnen		
Ernährungspyramide		
Berechnung des Zuckergehaltes von Getränken		
Getränkepyramide		
Checkliste für eine gesunde Ernährung		
Ernährungsprotokoll		
Bewertung des Ernährungsprotokolls deiner Mitschülerin oder deines Mitschülers		
Bewertung des eigenen Arbeitsverhaltens und der Lernaufgabe		

Bewerte deinen Lernstand am Ende der Lernaufgabe.
Schreibe dabei zu jedem Inhalt dieser Lernaufgabe drei Dinge auf, die dir dazu einfallen.

Ernährungspyramide	• • •
Getränkepyramide	• • •
Regeln für eine gesunde Ernährung	• • •
Ernährungsprotokoll	• • •

Meine drei wichtigsten Erkenntnisse aus der Lernaufgabe sind:

1.

2.

3.

Zum Abschluss noch ein Feedback von der Lehrkraft an dich.

Anna möchte ihr Wissen überprüfen: Wie war das nochmal mit der Ernährungspyramide?

Ergänze den Lückentext zur Ernährungspyramide mit den folgenden Begriffen:
grün - Milchprodukte – Vitamine – Kartoffeln – rot – Gemüse – Limonaden – 5 – Nudeln – Wasser – Reis – Eier – Getreideprodukte – Öl – Tee – Käse – Obst – Zucker – Brot – Joghurt – Getränke – Süßigkeiten – Kohlenhydrate – Eistee – Fette – Säfte – 1,5 – Eiweiß – Energydrinks – Müsli – Mineralstoffe – Fleisch – gelb – Butter – Snacks

__________________ bilden die Basis der Ernährungspyramide. Jeden Tag solltest du ca. ____ Liter trinken. Vor allem _____________, _______ oder verdünnte _______. _________________, _________________________ und _________________ sind keine geeigneten Getränke, denn sie enthalten zu viel ________.

_______________ und _________ sind die nächste Stufe der Pyramide. Sie enthalten viele _______________und ______________________, so dass du auch hier jeden Tag zugreifen solltest. Empfohlen sind ___ Portionen am Tag.

An dritter Stelle stehen ______________________________ und ________________. Hierzu gehören ________, Brötchen, ____________, __________ und _________. Sie liefern wertvolle ________________________ und Ballaststoffe, so dass du hiervon jeden Tag reichlich essen solltest. Diese drei Gruppen sind in der Pyramide mit der Farbe _________ gekennzeichnet. Tierische Lebensmittel ergänzen in kleineren Portionen den Speisenplan. ________________________, also __________, Quark und ________, enthalten viel _____________. Auch sie solltest du ebenfalls jeden Tag essen, aber in kleineren Mengen. _______________, Fisch und ________sollten nicht jeden Tag auf dem Speiseplan stehen. 2–3 x pro Woche Fleisch und 2 x pro Woche Fisch reicht aus! Daher sind diese Lebensmittel in der Pyramide mit der Farbe __________ gekennzeichnet.

____________ und __________, also z. B. _____________und Margarine, enthalten – wie der Name schon sagt – viel Fett und damit auch viele Kalorien. Sie sollte man, genauso wie Chips und Pommes, eher selten essen. Daher haben sie die Farbe _______. In der gleichen Farbe und ganz oben in der Pyramide sind _____________________ und _________. Auch wenn's lecker schmeckt: Nur eine Hand voll am Tag sind erlaubt.

Anna, Celina und Barek wissen jetzt wie eine Ernährungspyramide, mit der man sich gesund ernährt, aussehen sollte. Doch Anna mag keinen Brokkoli und Barek keine Karotten. Also sollten ihre Pyramiden unterschiedlich aussehen.

Jeder hat beim Essen unterschiedliche Vorlieben und Abneigungen.

Gestalte deine eigene Ernährungspyramide und wähle dabei Lebensmittel aus, die du gerne isst. Schreibe oder male diese jeweils in das passende Kästchen.

Meine persönliche Ernährungspyramide:

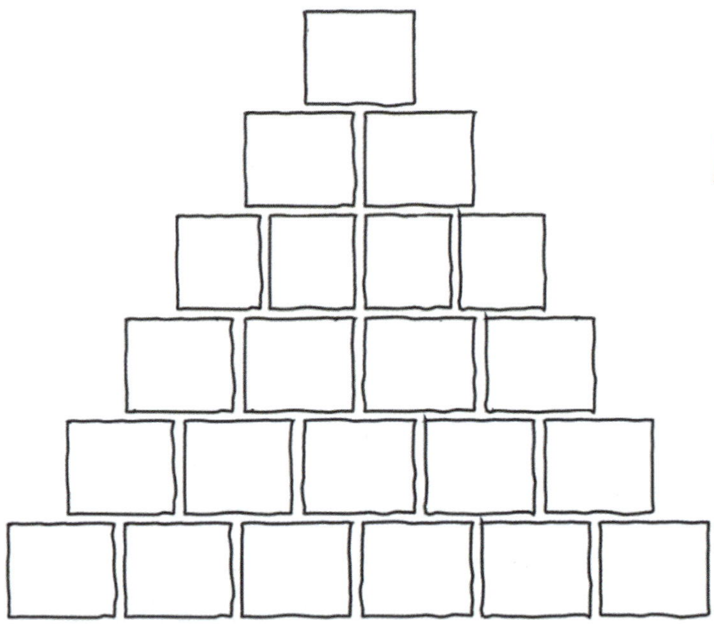

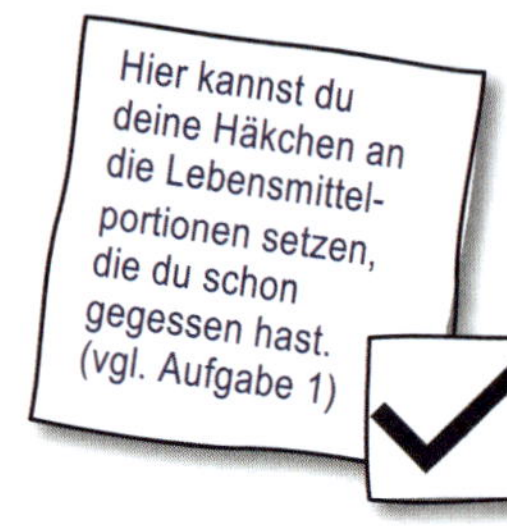
Hier kannst du deine Häkchen an die Lebensmittelportionen setzen, die du schon gegessen hast. (vgl. Aufgabe 1)

Jetzt hast du deine individuelle Ernährungspyramide erstellt.

Probiere einen Tag lang deine Ernährungspyramide aus. Wende dabei die „Handflächen-Technik" an und hake in deiner Ernährungspyramide die entsprechenden Kästchen ab.

Suche dir einen Partner oder eine Partnerin aus: Stellt euch gegenseitig eure Ernährungspyramiden vor. Tauscht euch darüber aus, ob es euch leicht oder schwer gefallen ist, die Vorgaben der Ernährungspyramide einzuhalten. Nutzt dazu auch den blauen Feedback-Kasten.

Feedback

Das war vorbildlich!

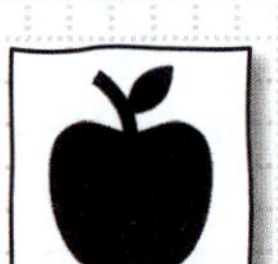

Da bin ich schwach geworden!

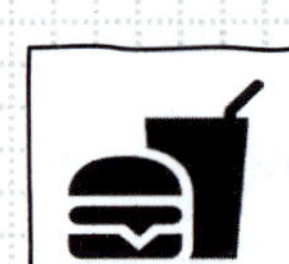

Studien haben ergeben, dass deutsche Schüler zu wenig trinken. Ist das bei dir auch so? Überprüfe anhand deines Ernährungsprotokolls, ob du mindestens 1,5 Liter getrunken hast.

Überlege dir drei Möglichkeiten, mit der du deine tägliche Trinkmenge steigern kannst. Schreibe sie auf die Merkzettel.

Merkzettel: So trinke ich ausreichend!

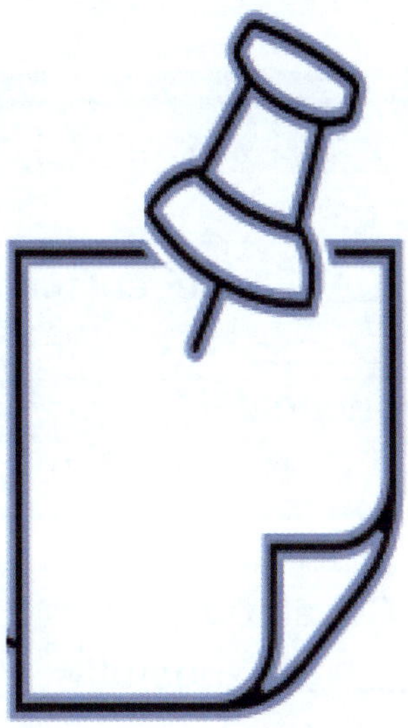

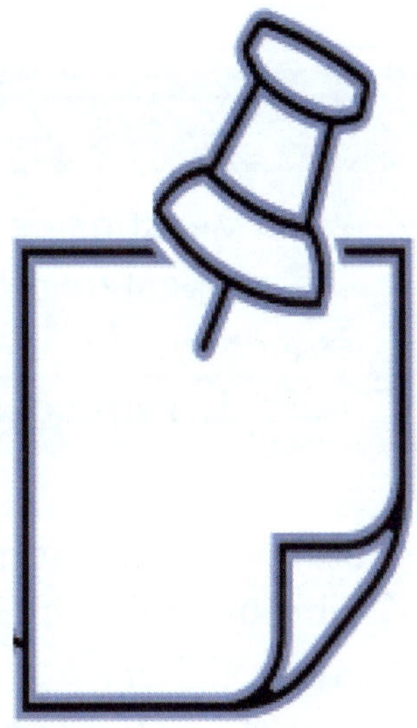

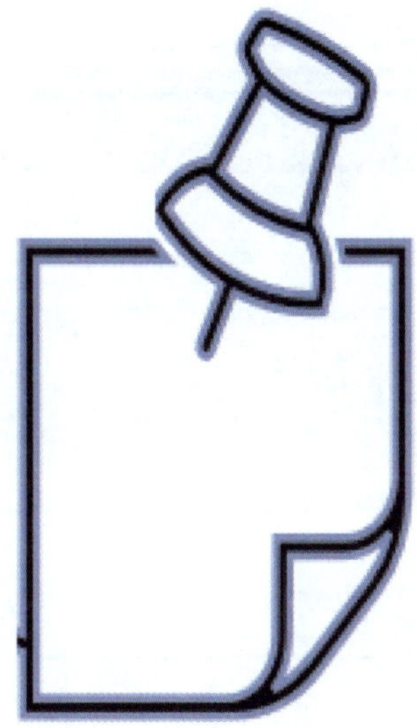

Erstelle mit geeigneten Getränken und einer ausreichenden Trinkmenge von mindestens 1,5 Litern eigenen Trinkplan für einen normalen Schultag.

So trinke ich richtig!

	Getränk	Menge in ml
Frühstück		
Schulpausen		
Mittagessen		
Nachmittag		
Abendessen		
Nach dem Abendessen		
Summe		

Anna, Celina und Barek wissen nun, dass Wasser der beste Durstlöscher ist. Aber ist Wasser eigentlich gleich Wasser? Wo ist der Unterschied zwischen Sprudel, Mineralwasser und Co.?

Informiere dich im Internet mithilfe des QR-Codes über die verschiedenen Wasserarten.

Ergänze anschließend die folgende Tabelle.

https://www.lw-online.de/fileadmin/lwonline/redaktion/blaetterbare_kataloge/Broschuere_ErlebnisweltGrundwasser/katalog/erlebnisweltgrundwasser.html#page/36

Wasserart	Beschreibung
T__________________ (= L__________________)	✓ unser wichtigstes ______________________ ✓ das am besten __________________ Lebensmittel ✓ ist jederzeit ___________________ ✓ muss den strengen Anforderungen der ____________________________ entsprechen
M__________________	✓ stammt aus unterirdischen ___________ ✓ wird mit seinem natürlichen Gehalt oder zusätzlicher ___________________ abgefüllt ✓ enthält mehr als 1 g/l __________________
T__________________	✓ Mischung aus __________________ und __________________ ✓ mit Zusatzstoffen wie ___________________, ________________ oder _________________
Q__________________	✓ enthält den natürlichen Gehalt an _____________ ✓ muss den strengen Anforderungen der ________________________ entsprechen
H__________________	✓ enthält eine bestimmte Zusammensetzung aus natürlichen ___________________ und ________________________ ✓ hat eine nachgewiesene ____________________ Wirkung

Für welches Wasser entscheidest du dich? Begründe deine Entscheidung.

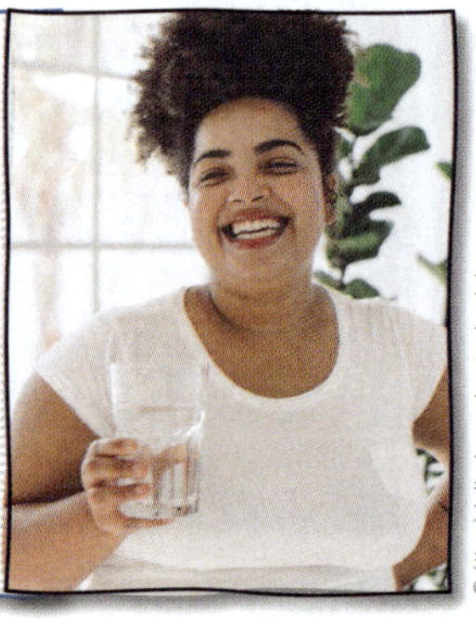

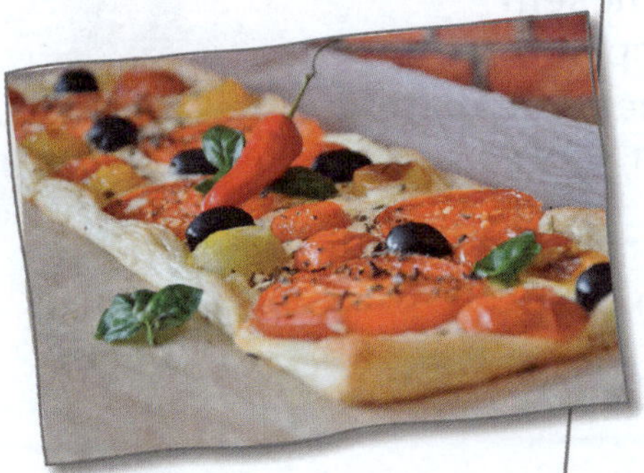

© pixabay.com

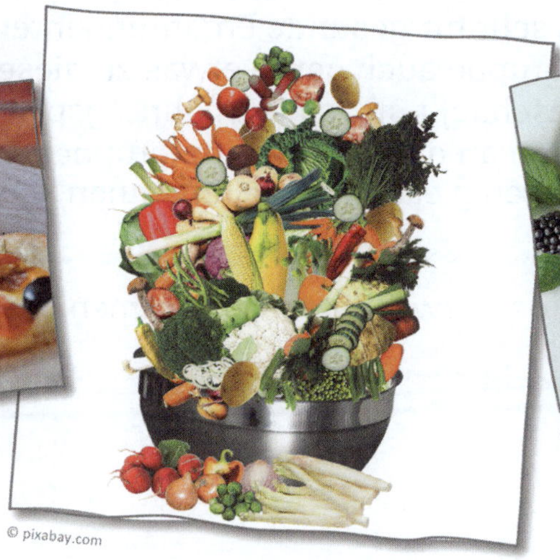

© pixabay.com

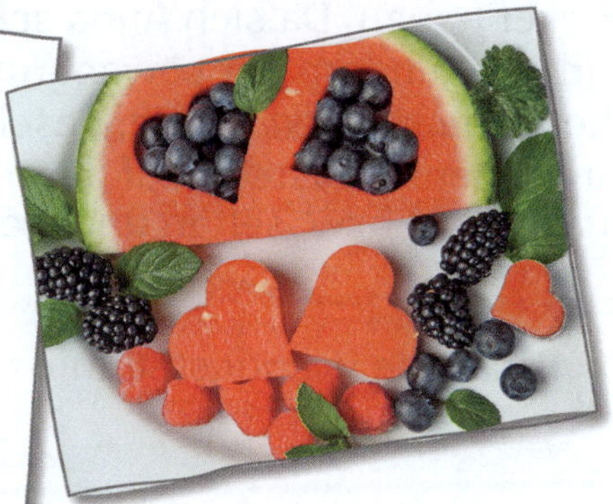

© pixabay.com

Lernfeld 5: Ernährung von Personengruppen

Lernaufgabe 5.5: Die Löwengruppe ernährt sich gesund!

Ich kann ...

- mein eigenes Ernährungsverhalten beschreiben und reflektieren.
- mich über Ernährungstipps für Kinder informieren und zusammenstellen.
- eine Mindmap zu bereits vorhandenem Wissen einer Ernährungspyramide entwerfen.
- Infos und Unterschiede zwischen Kindern und Erwachsenen recherchieren.
- eine Skizze und Notizen zu einer Lebensmittelpyramide für Kinder anfertigen.
- eine Ernährungspyramide für Kinder basteln.
- meinen Mitschülerinnen und Mitschülern ein hilfreiches Feedback geben und selbst Rückmeldung annehmen.
- mein eigenes Arbeitsverhalten bewerten und einschätzen.

Zeitumfang:
4 Unterrichtsstunden

Anna fällt während ihres Praktikums in der KiTa auf, dass viele Kinder in ihrer Lunchbox Müsliriegel und andere Süßigkeiten mit viel Zucker haben. Da sich Anna sehr für gesunde Ernährung interessiert und den Kindern der Löwengruppe auch gerne etwas zu diesem Thema beibringen würde, beschließt sie, eine Ernährungspyramide für Kinder zu basteln, auf der man die Lebensmittelgruppen, die man oft und viel bzw. selten und wenig essen sollte, erkennen kann.

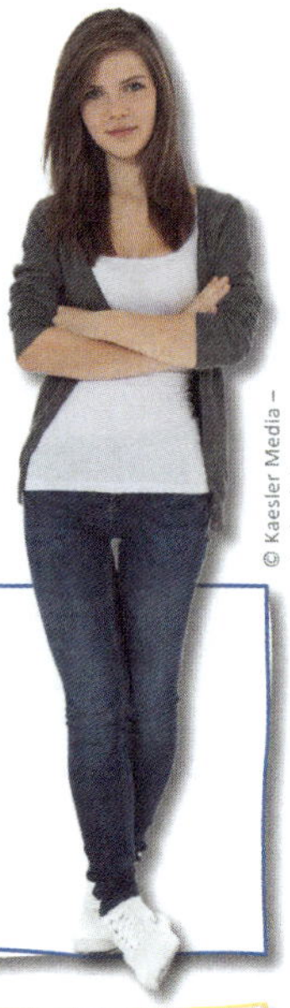

1 Fasse die wichtigsten Infos in zwei Sätzen zusammen:

2 Du kannst Anna über dein eigenes Ernährungsverhalten aufklären, indem du ihr die untenstehenden Fragen beantwortest.

Wie ernährst du dich, eher gesund oder ungesund?

Welche Lebensmittel nimmst du für die Pause mit in die Schule?

Achtest du im Alltag auf eine gesunde Ernährung oder ist es dir nicht so wichtig?

Auf welche Lebensmittel kannst du am ehesten verzichten?

Womit würdest du deine Lunchbox befüllen?

Was ist dein Lieblingspausensnack?

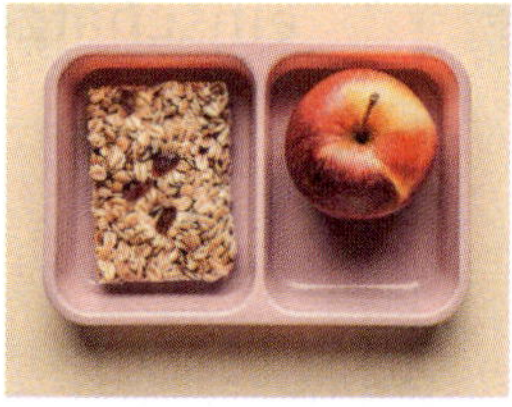

Da sich Anna unsicher ist, ob bei Kindern die gleichen Ernährungsempfehlungen gelten wie für Erwachsene, recherchiert sie zuerst einmal im Internet.

3 Da ihr euch schon einmal mit der Ernährungspyramide beschäftigt habt, überlegt euch gemeinsam, was ihr noch zu diesem Thema wisst und erstellt eine Mindmap auf dem unteren Blatt.

Das wissen wir bereits zur Ernährungspyramide:

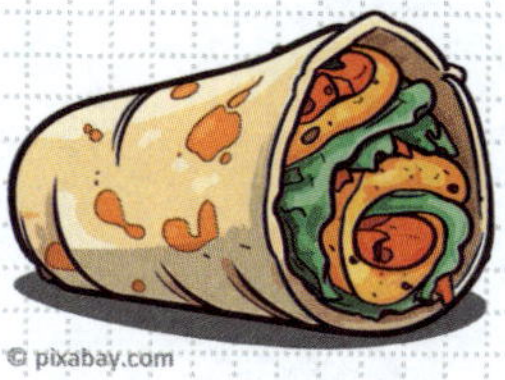

© pixabay.com

4 Recherchiere nun im Internet, ob es Unterschiede zwischen Erwachsenen und Kindern gibt. Verwende hierzu folgende Internetseiten und notiere dir wichtige Informationen, die dir neu sind.

- https://www.verbraucherzentrale.de/wissen/lebensmittel/gesund-ernaehren/tipps-zum-speiseplan-fuer-kinder-10729
- https://www.foodspring.de/magazine/ernaehrungspyramide
- https://frechefreunde.de/rezepte-fuer-kinder/freche-ernaehrungspyramide-fuer-kinder/

Wichtige Infos/Unterschiede:

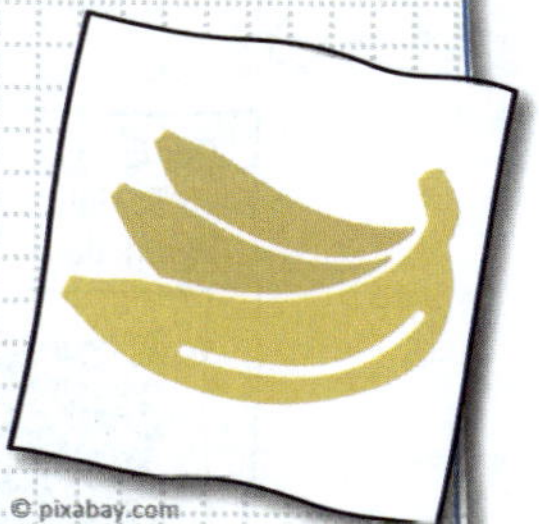

© pixabay.com

Mit diesen Informationen und Anregungen zu einer Ernährungspyramide für Kinder möchte Anna nun selbst eine Pyramide basteln.

5 Entscheidet gemeinsam, ob ihr eine 2- oder 3-dimensionale Pyramide basteln wollt und legt gemeinsam die Art der Gestaltung fest.

Fertigt eine Skizze an und haltet die wichtigsten Punkte eurer Planung schriftlich fest.

Bastelt eine Ernährungspyramide für Kinder.

Skizze

Notizen

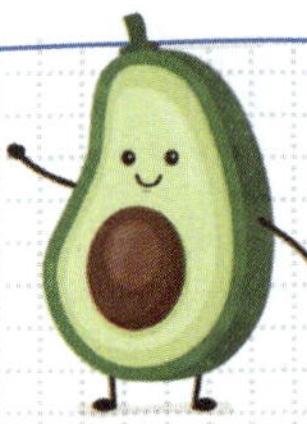

© pixabay.com

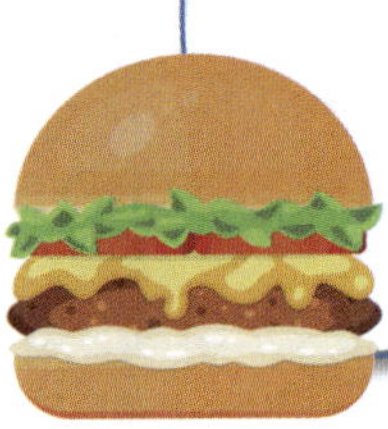

© pixabay.com

Der QR-Code bringt euch zu Bastelvorlagen für Pyramiden.

https://www.google.com/...

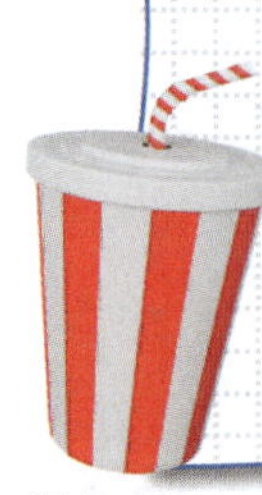

© Rahmat – stock.adobe.com

Anna ist zufrieden mit der erstellten Pyramide und möchte ihr Ergebnis den anderen vorstellen. Natürlich ist sie auch an den Ergebnissen der Mitschülerinnen und Mitschüler interessiert.

6 Präsentiert der Klasse eure Pyramide. Schaut euch auch die Ernährungspyramiden der Mitschüler an.

Wenn ihr noch etwas unsicher seid, könnt ihr euch im unteren Feld ein paar Notizen machen, die euch helfen werden.

Notizzettel

7 Hier kannst du dir ein Feedback von deinen Mitschülern geben lassen.

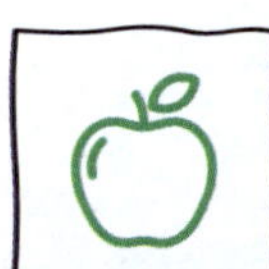
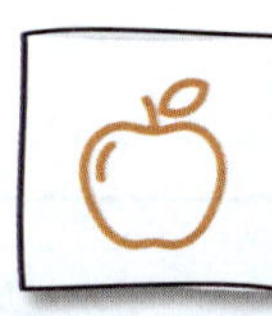
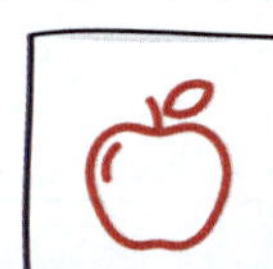

© pixabay.com

Kriterium			
ordentlich gebastelt und bemalt			
vollständig			
anschaulich			
Das will ich dir noch sagen:			

Anna hat jetzt eine Ernährungspyramide für Kinder gebastelt und bemalt, die sie in der KiTa aufstellen kann. Sie freut sich und bedankt sich bei dir und deinen Mitschülerinnen und Mitschülern für die Unterstützung.

8 Reflektiere dein eigenes Arbeitsverhalten, indem du zu jedem Bereich den Satz vervollständigst.

Reflexion

Mir ist enorm leicht gefallen, dass

____

Mir ist sehr schwer gefallen, dass

____

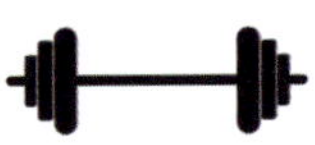

Mir hat besonders viel Spaß gemacht, dass

____

Ich brauche noch Hilfe bei

____

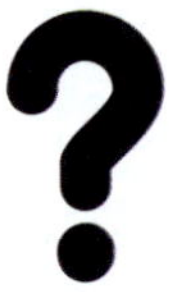

Darüber will ich noch mehr wissen:

____

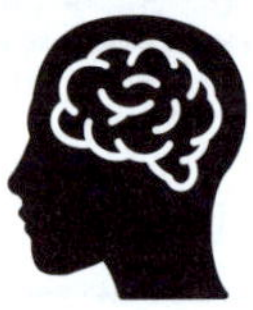

© pixabay.com

Abschluss

Handlungsprodukte	Erledigt am:	Unterschrift
Notizen		
Skizze		
Pyramide		

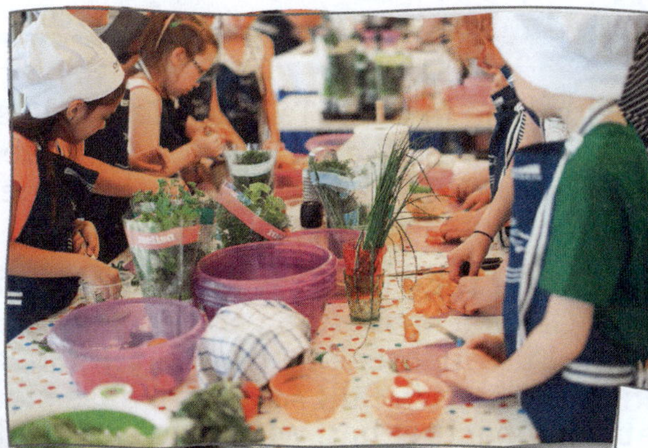

© pixabay.com

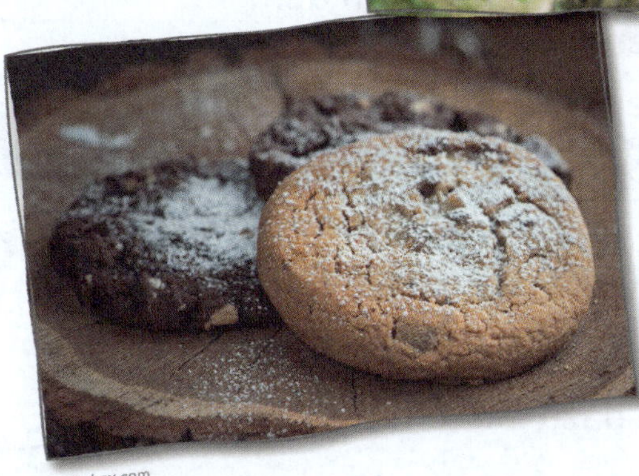

© pixabay.com

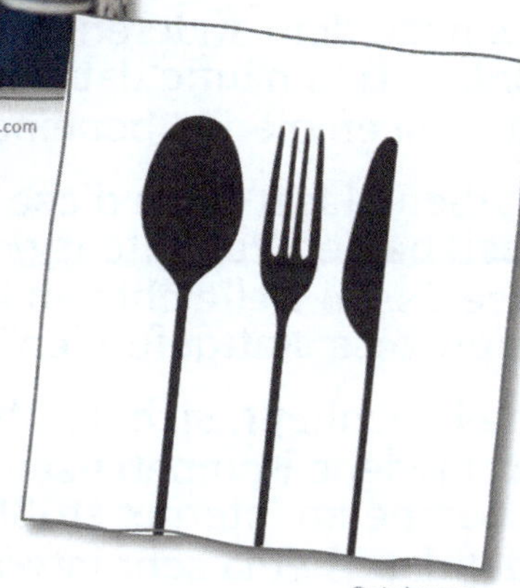

© pixabay.com

Lernfeld 5: Ernährung von Personengruppen

Lernaufgabe 5.6: So lernen wir fürs Leben!

Ich kann ...

- beschreiben, wie Menschen im Leben lernen.
- die drei verschiedenen Lerntheorien nennen.
- die drei verschiedenen Lerntheorien erklären.
- Beispiele zu eigenen Lernprozessen den verschiedenen Lerntheorien zuordnen.
- im Team ein Drehbuch zu den Lerntheorien schreiben.
- im Team ein Erklärvideo zu den Lerntheorien erstellen.

Zeitumfang:
10 Unterrichtsstunden

Anna erlebt in ihrem Arbeitsalltag in der KiTa jeden Tag viele spannende Sachen. Es macht ihr vor allem große Freude, die Kinder dabei zu beobachten, wie sie täglich neue Erfahrungen sammeln, neue Fähigkeiten lernen und sich weiterentwickeln.

Letzte Woche ist Leonies Mutter für ein kurzes Elterngespräch in der KiTa gewesen. Während dieses Gesprächs ist Anna aufgefallen, dass die Mutter immer wieder in eine kleine Tüte in ihrer Tasche greift und genüsslich einen Keks nach dem anderen isst. Plötzlich fällt Anna ein, dass sie auch die kleine Leonie schon häufig dabei beobachtet hat, wie diese sich nach dem Mittagessen gierig über eine Packung Kekse hermacht.

Am Abend lässt Anna diese Beobachtung keine Ruhe. Gibt es zwischen diesen beiden Verhaltensweisen einen Zusammenhang? Hat Leonie das Kekse-Essen vielleicht von ihrer Mutter gelernt? Und wenn ja, wie hat dieser Lernprozess stattgefunden?

Anna beschließt, sich darüber zu informieren, wie Menschen in ihrem Leben verschiedene Kompetenzen und Verhaltensweisen erlernen. Bei ihrer Recherche im Internet stößt sie auf den Begriff der "Lerntheorien". Anna findet das Thema sehr interessant und möchte dazu ein Erklärvideo erstellen.

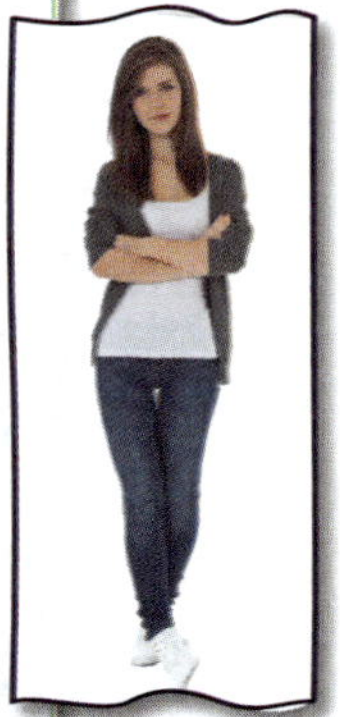

1. Überlege dir, welche Informationen wichtig sein könnten, um ein Erklärvideo zum Thema Lernen zu erstellen. Folgende Fragen können dir dabei helfen:

?

Welche Fähigkeiten und Verhaltensweisen lernt der Mensch?

Wie eignet sich der Mensch solche Fähigkeiten und Verhaltensweisen überhaupt an?

Was bedeutet eigentlich „Lernen“?

2. Überlege, welche Verhaltensweisen oder Fähigkeiten du bisher erlernt hast.

Schreibe Stichworte dazu auf.

Diese Verhaltensweisen habe ich bisher gelernt:

-
-
-
-
-

Bei ihrer Recherche dazu, wie Lernen funktioniert, stößt Anna auf den Namen Iwan Pawlow, der seine Arbeit kurz vorstellt.

3

1. Lies dir den Text aufmerksam durch und schau dir das Lernvideo an, welches du unter dem QR-Code findest.
2. Erkläre Anna in eigenen Worten schriftlich, wie eine klassische Konditionierung abläuft.

„Mein Name ist Iwan Pawlow und ich bin Verhaltensforscher. Vor allem habe ich mich mit Hunden befasst. Das mag jetzt lustig klingen, aber mich interessiert aus welchem Grunde Hunde Speichel produzieren. Ich habe gemerkt, dass Hunde nicht nur speicheln, wenn sie fressen, sondern auch wenn sie Futter nur schon sehen. Das kennst du vielleicht selbst, wenn du ein leckeres Essen siehst und dir das Wasser im Munde zusammen läuft.

Der Clou kommt aber jetzt: Ich habe irgendwann gleichzeitig mit der Gabe des Futters eine Glocke geläutet. Natürlich hat der Hund dann gespeichelt, weil er ja das Futter sah. Das habe ich dann einige Male wiederholt.

Irgendwann habe ich dann nur noch die Glocke geläutet und der Hund hat auch gespeichelt. Er hat also etwas gelernt, weil er das Geräusch der Glocke mit dem Futter verbunden hat! Diese Art von Lernen nennt man klassisches Konditionieren. Hier siehst du noch einmal den Ablauf der Konditionierung.

Schau dir zum Klassischen Konditionieren das Video an, das du unter nachfolgendem QR-Code findest.

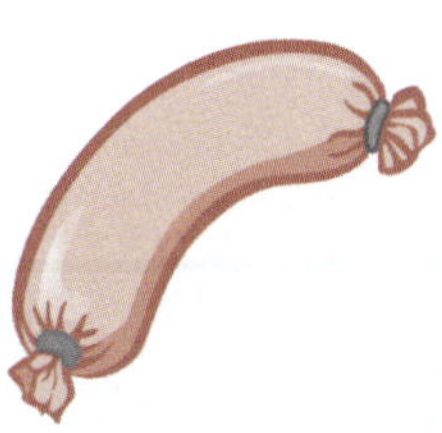
© pixabay.com

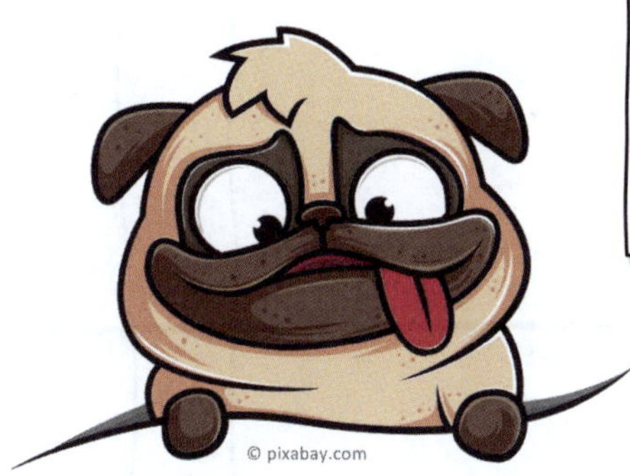
© pixabay.com

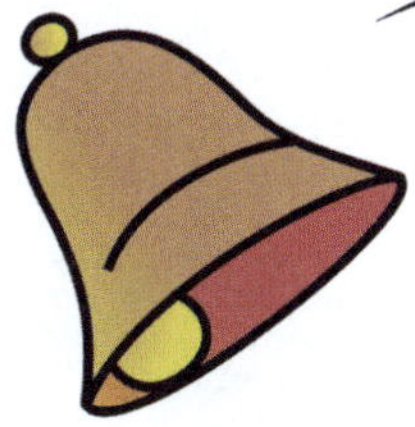
© pixabay.com

https://www.youtube.com/watch?v=iO2h2z9PTlg

Diese Art von Lernen ist sehr häufig! Und wird oft in der Werbung benutzt, wenn zum Beispiel angenehme Situationen oder attraktive Menschen zusammen mit den Produkten gezeigt werden.“

Anna sagt: „Wahrscheinlich würde das Thema noch anschaulicher werden, wenn du einen Comic zeichnen würdest, der zeigt, wie das Rascheln der Kekstüte bei Leonie zu einer Klassischen Konditionierung führt."

4 Zeichne für Anna einen Comic, der zeigt, wie Leonie mit den Keksen konditioniert wird. Wenn du nicht gerne zeichnest, kannst du auch in einem kurzen Text beschreiben, wie Anna hier konditioniert wird.

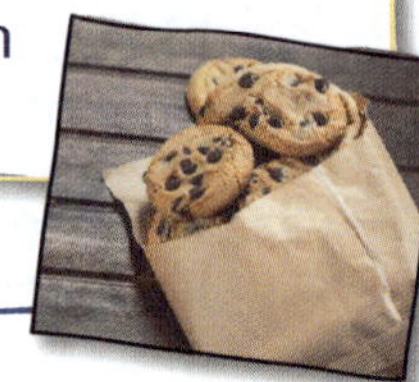

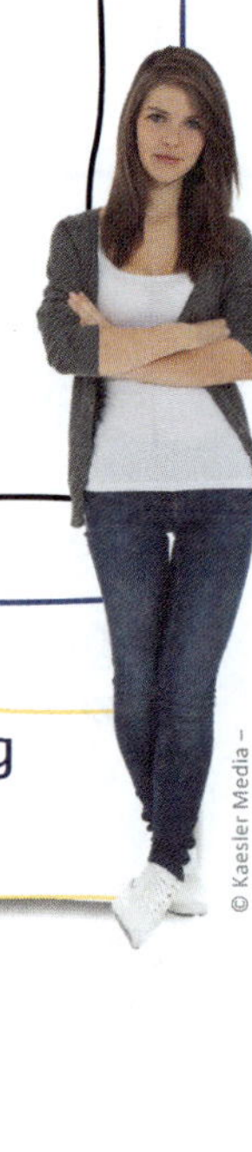

5 Fallen dir noch andere Beispiele ein, in denen Lernen durch Konditionierung stattfand? Dann entwerfe doch eine Collage.

Während ihrer Recherche wird Anna auf eine weitere Lerntheorie aufmerksam: das operante Konditionieren. Hierzu hat ein Mann namens Burrhus Skinner viele Experimente gemacht. Neugierig liest sie den Text.

(6) Lies den Text und markiere farblich die neuen Begriffe, die du kennengelernt hast.

„Hallo, mein Name ist Burrhus Skinner, ich bin ebenfalls Verhaltensforscher. Auch ich habe Experimente mit Tieren durchgeführt und so eine weitere Lerntheorie, das **operante Konditionieren**, entwickelt. Dabei habe ich Ratten in einen Käfig gesperrt, in dem sich ein Hebel befand. Die Ratten waren sehr neugierige Tiere und haben irgendwann zufällig den Hebel gedrückt. Dieses Drücken hatte dann für jede einzelne Ratte eine bestimmte Konsequenz zur Folge.

Ratte Nummer 1 hat immer leckeres Futter bekommen, wenn sie den Hebel gedrückt hat. Wenn dieser Versuch häufiger wiederholt wurde, hat die Ratte allmählich das Hebeldrücken gelernt. Das habe ich **positive Verstärkung** genannt.

Den Käfigboden von Ratte Nummer 2 habe ich unter leichtem Strom gesetzt. Wenn die Ratte dann den Hebel gedrückt hat, konnte sie den Strom abschalten. Wenn dieser Versuch häufiger wiederholt wurde, hat Ratte Nummer 2 ebenfalls das Hebeldrücken gelernt. Das habe ich **negative Verstärkung** genannt.

Ratte Nummer 3 hat immer einen leichten Stromschlag bekommen, wenn sie in ihrem Käfig den Hebel gedrückt hat. Wenn dieser Versuch häufiger wiederholt wurde, hat die Ratte gelernt, den Hebel nicht mehr zu drücken. Das habe ich **Bestrafung erster Art** genannt.

Und Ratte Nummer 4 hat ihr Futter verloren, wenn sie den Hebel gedrückt hat. Wenn dieser Versuch häufiger wiederholt wurde, hat auch diese Ratte gelernt, den Hebel in ihrem Käfig nicht mehr zu drücken. Das habe ich **Bestrafung zweiter Art** genannt.

Im Internet kannst du viele Bilder zu meinem Versuchskäfig, der sogenannten „Skinner-Box", finden."

Anna findet diese Theorie sehr spannend. Sie überlegt, wie diese Form des Lernens auf das Verhalten von Leonie übertragen werden kann.

(7) Setze dich mit deinem Banknachbarn zusammen. Überlegt gemeinsam, wie im Fall von Leonie und dem Essen von Keksen die operante Konditionierung angewendet werden kann.

Schau dir auch zum Operanten Konditionieren das Video an, das du unter nachfolgendem QR-Code findest.

https://youtu.be/wXYNRJ6cRpg

1) positive Verstärkung:

2) negative Verstärkung:

3) Bestrafung erster Art:

4) Bestrafung zweiter Art:

Puh, das war jetzt mal wieder ganz schön viel Information!

Hilf Anna dabei, die Vorgänge beim operanten Konditionieren besser zu verstehen.

8 Fülle gemeinsam mit deinem Banknachbarn nachfolgende Tabelle zum operanten Konditionieren sinnvoll aus. Ordne dabei den Fallbeispielen die vier verschiedenen Formen des operanten Konditionierens zu.

Verhalten führt zu Konsequenzen	Form der operanten Konditionierung	Fallbeispiel
Das gezeigte Verhalten führt zu ____________________ Konsequenzen.	________________________ Begründung: ________________________ ________________________	Die Gruppenleiterin des Altenheims „Abendsonne" lobt Mark für seine besondere Aufmerksamkeit bei der Betreuung der Altenheimbewohner. Mark wird dieses Verhalten zukünftig nun häufiger zeigen.
	________________________ Begründung: ________________________ ________________________	Frau Stein hat regelmäßig starke Rückenschmerzen. Sie spricht darüber mit ihrem Arzt, der ihr Krankengymnastik verordnet. Die Schmerzen lassen nach einiger Zeit deutlich nach. Frau Stein geht bei Rückenschmerzen deshalb häufiger zur Krankengymnastik.
Das gezeigte Verhalten führt zu ____________________ Konsequenzen.	________________________ Begründung: ________________________ ________________________	Eine Schülerin wird vom Lehrer ermahnt, weil sie wiederholt ihre Hausaufgaben nicht gemacht hat. Die Schülerin wird sich deshalb bemühen, zuverlässiger ihre Hausaufgaben zu erledigen.
	________________________ Begründung: ________________________ ________________________	Der 13-jährige Michi ist es gewohnt, am Nachmittag zwei Stunden Playstation zu spielen. Wegen seines frechen Verhaltens der Mutter gegenüber hat diese das Playstation-Spielen für heute verboten. Michi hat sich aus diesem Grund vorgenommen, am nächsten Tag besonders brav zu sein.

9 Auch du hast bestimmt viele Verhaltensweisen oder Fähigkeiten mit Hilfe des operanten Konditionierens gelernt. Notiere für jede Form ein Beispiel aus deinem ganz persönlichen Alltag.

Hier findest du ein weiteres Video zum Thema operantes Konditionieren. Viel Spaß dabei!

https://www.youtube.com/watch?v=5QelaIPLPDk

Anna findet die Informationen zu den Lernprozessen bisher sehr interessant. Zur dritten Lerntheorie, dem Lernen am Modell, findet sie Folgendes:

10 Lies dir den Text aufmerksam durch und markiere farblich die neuen Begriffe, die du kennengelernt hast. Hilf Anna danach, die wichtigsten Informationen in der Tabelle zusammenzufassen. Arbeite mit deinem Banknachbarn zusammen.

"Hallo, mein Name ist Albert Bandura und ich habe die Theorie zum **Lernen am Modell** entwickelt. In vielen Studien habe ich versucht zu erklären, wie Menschen Verhaltensweisen durch Beobachtung und Nachahmung lernen. Dabei spielen Modelle eine wesentliche Rolle.

Das Spannende an meiner Theorie ist, dass ich die kognitiven Prozesse der Person, die ein Modell beobachtet, mit berücksichtige. Dazu gehört zum Beispiel, was die beobachtende Person denkt, fühlt oder welche Wünsche, Ziele und Erwartungen sie hat. Davon ist nämlich abhängig, ob sie das Verhalten eines Modells nachahmt oder nicht.

Auch zu der Theorie Lernen am Modell gibt es ein interessantes Video, das du dir unbedingt anschauen solltest.

https://www.youtube.com/watch?v=k8OCcysuCCE

Beim Lernen am Modell unterscheide ich zwischen zwei Prozessen: der Aneignungsphase und der Ausführungsphase.

1. Aneignungsphase:
Die Person beobachtet das Modell zunächst sehr aufmerksam. Das ist z. B. davon abhängig, wie sympathisch das Modell ist und wie nützlich das gezeigte Verhalten für den Beobachter ist. Danach speichert der Beobachter das Gesehene in Form von Bildern oder Sprache so lange in seinem Gedächtnis ab, bis er sich einen Nutzen vom Zeigen der erlernten Verhaltensweise verspricht.

2. Ausführungsphase:

Ob und wie gut ein Verhalten nachgeahmt werden kann, hängt von den motorischen Fähigkeiten des Beobachters ab. Manchmal müssen diese Verhaltensweisen nämlich noch geübt und korrigiert werden. Zuletzt spielt die Motivation des Beobachters eine wichtige Rolle: Nur wenn er sich vom Beachten und Durchführen eines Verhaltens einen Vorteil erhofft oder einen Nachteil vermeiden kann, wird er ein bestimmtes Verhalten auch lernen.

Phase	Zwischenschritt	Beschreibung
Aneignungsphase	Aufmerksamkeit	
	Gedächtnis	
Ausführungsphase	Verhalten/ Motorik	
	Motivation	

Anna erinnert sich wieder an Leonie, die, wie ihre Mutter, gerne Kekse isst. Sie versucht ihrer Freundin Jenny das Verhalten des Kindes mithilfe der Lerntheorie zu erklären.

11 Fülle zusammen mit deinem Banknachbarn die Tabelle aus. Beschreibe, wie Leonie durch Lernen am Modell das Kekse-Essen von ihrer Mutter gelernt hat.

Phase	Zwischenschritt	Beschreibung
Aneignungsphase	Aufmerksamkeit	
	Gedächtnis	
Ausführungsphase	Verhalten/ Motorik	
	Motivation	

12 Auch du hast bestimmt viele Verhaltensweisen oder Fähigkeiten durch Nachahmung gelernt. Findest du Beispiele aus deinem ganz persönlichen Alltag?

Folgende Verhaltensweisen habe ich durch Beobachtung bzw. Nachahmung gelernt:

-
-
-
-
-

Anna hat alle Informationen zu den verschiedenen Lerntheorien erhalten. Um ihre Erkenntnisse festzuhalten, beschließt sie ein Erklärvideo zu erstellen. Bevor das Video erstellt werden kann, muss ein Drehbuch geschrieben werden.

(13) Bildet Vierergruppen. Trefft im Team gemeinsam Entscheidungen zu folgenden Fragen:

Hier findest du ein Video, wie man ein Erklärvideo mit PowerPoint erstellt.

SCAN ME

https://www.youtube.com/Watch?v=GGbY-AgzyKg

In meinem Team sind:

1. Welche Lerntheorie soll in unserem Erklärvideo dargestellt werden?

2. Welche Informationen gehören in unser Drehbuch (z. B. Überschrift, Ziel, Inhalte, Beispiele)?

3. Wer übernimmt welche Rolle in unserem Erklärvideo (Sprecher, Filmer, Darsteller)?

4. Welches Medium setzen wir ein (z. B. Kamera, PC) ?

5. Wo soll unser Erklärvideo gedreht werden?

Anna hat alle Entscheidungen getroffen. Die Erstellung des Videos kann beginnen.

(14) Erstellt nun im Team euer Video.

Haltet euer Ergebnis als QR-Code fest.

Die Erklärvideos sind gedreht.

(15) Präsentiert der Klasse eure Ergebnisse. Die Erklärvideos werden jeweils zweimal gezeigt. Konzentriert euch beim ersten Schauen auf den Inhalt und beim zweiten Betrachten auf die Technik und Moderation.

Rückmeldung für:

Von:

Bewertungskriterien	🙂	😐	🙁
Der Titel beschreibt genau, worum es im Video geht.			
Das Video konzentriert sich auf ein Thema.			
Das Video wurde technisch gut produziert.			
Das Bild unterstützt den gesprochenen Text.			
Der Aufbau ist schlüssig (Gliederung in Einleitung, Hauptteil und Schluss).			
Der Moderator spricht deutlich.			
Der Moderator spricht nicht zu schnell.			

Die Erklärvideos kann Anna der KiTa Sonnenschein zur Verfügung stellen. Sie bedankt sich bei euch für die tolle Unterstützung.

16 Wie zufrieden bist du mit deiner Arbeit? Trage links in die Blätter Dinge ein, mit denen du nicht zufrieden bist, in die Mitte Dinge, die ganz in Ordnung waren und rechts Dinge, die du beim nächsten Mal anders machen möchtest, um zu "wachsen".

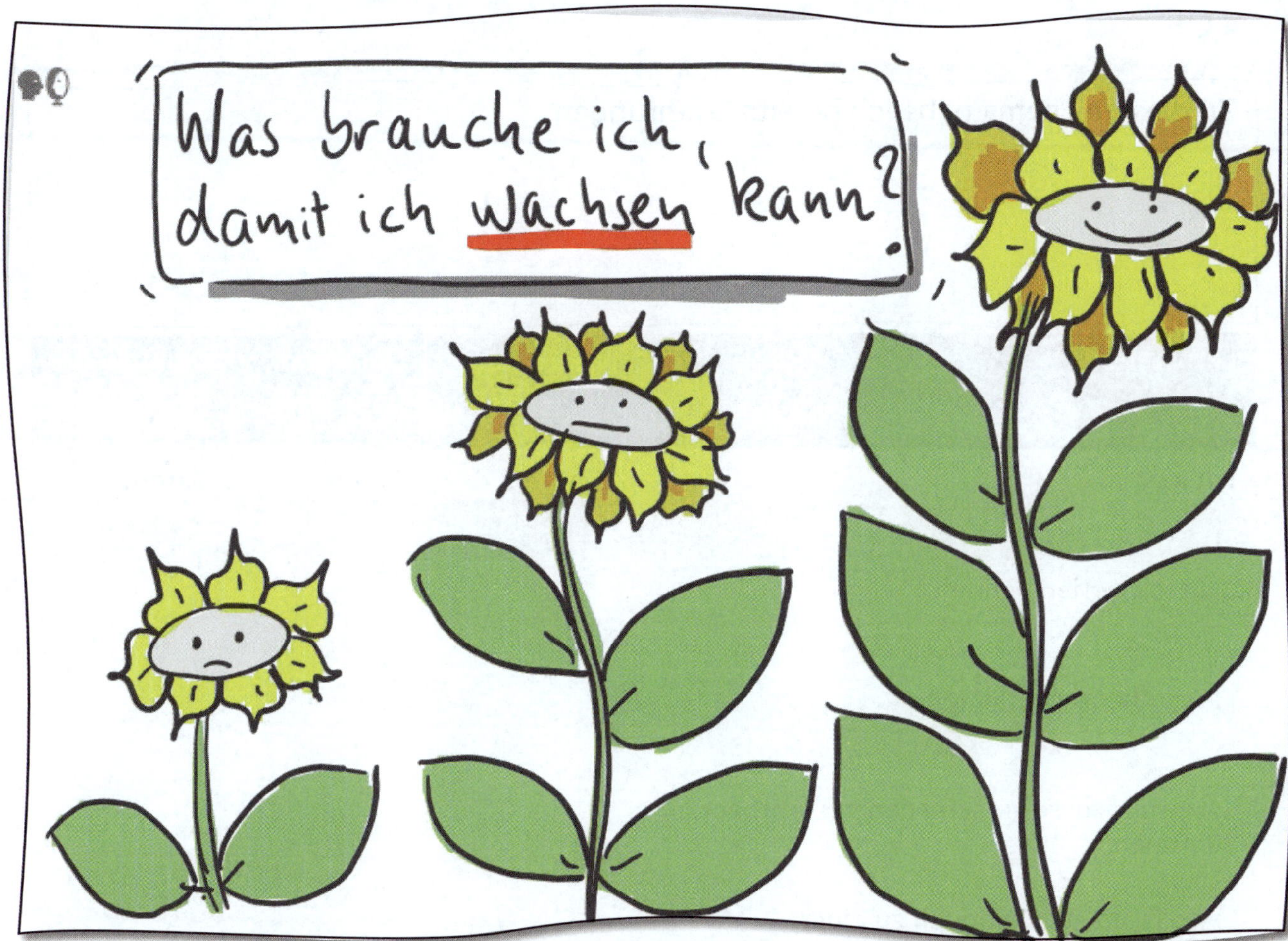

Abbildung selbst erstellt

Abschluss

Handlungsprodukte	erledigt am:	Unterschrift
Comic		
Tabelle operante Konditionierung		
Erklärvideo		
Tabelle		
Sonnenblume		

Zu diesem Thema habe ich bereits Erfahrungen:

Lernstand	Das kann ich schon.	Das kann ich jetzt.	Da bin ich noch nicht sicher.
Ich kann...	Datum:	Datum:	Datum:
... Lerntheorien nennen.			
... Lerntheorien erklären.			
... Lernprozesse verschiedenen Lerntheorien zuordnen.			
... im Team ein Drehbuch zu einer Lerntheorie schreiben.			
... im Team ein Erklärvideo erstellen.			

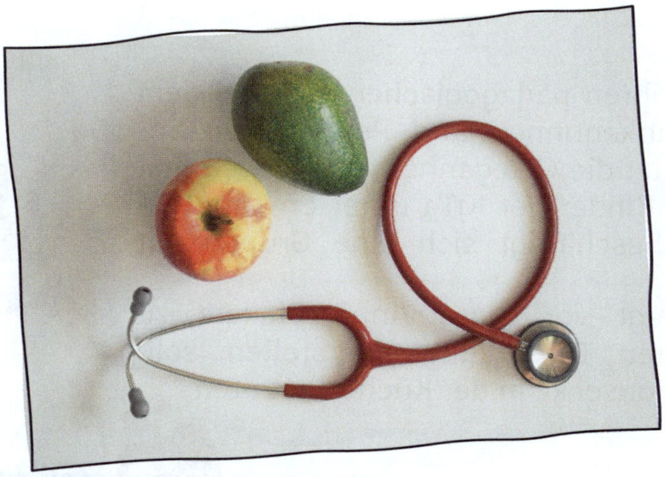

© pixabay.com

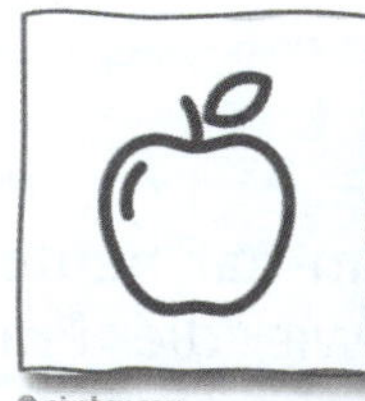

© pixabay.com

© pixabay.com

© Gunay – stock.adobe.com

Lernfeld 5: Ernährung von Personengruppen

Lernaufgabe 5.7: Ernährungsbedingte Erkrankungen: „Du bist, was du isst!“

Ich kann ...

- Allergien von Lebensmittelunverträglichkeiten unterscheiden.
- die grundlegenden Informationen zu Allergien und Nahrungsmittelallergien vermitteln.
- die Ursachen und körperlichen Abläufe einer Laktoseintoleranz beschreiben.
- die Stoffwechselerkrankung Diabetes mellitus Typ 1 und Diabetes mellitus Typ 2 beschreiben.
- Überernährung und ihre Folgen erklären.
- Hilfestellung bei verschiedenen ernährungsbedingten Krankheiten geben.
- in der Gruppe zusammenarbeiten und meine Arbeitsaufträge gewissenhaft erfüllen.
- ein Plakat zu einer ernährungsbedingten Erkrankung erstellen.
- im Gallery Walk meine Ergebnisse selbstbewusst und fachlich korrekt präsentieren.
- aufmerksam beim Gallery Walk den anderen Gruppen zuhören und konstruktives Feedback geben.

Zeitumfang:
14 Unterrichtsstunden

Die KiTa Sonnenschein hat heute ihren pädagogischen Tag, bei dem das Erzieherteam sowie die Praktikantinnen und Praktikanten anwesend sind. Das Erzieherteam nutzt die Gelegenheit, gute Ideen mal in die Tat umzusetzen. Da einige Kinder der KiTa unter ernährungsbedingten Erkrankungen leiden, beschäftigt sich eine Gruppe mit diesem Thema.
Annas Praktikumsanleiterin schlägt vor, dass Anna Plakate zu verschiedenen ernährungsbedingten Erkrankungen erstellen soll. Diese könnte sie dann als Informationsecke in der Küche gestalten.

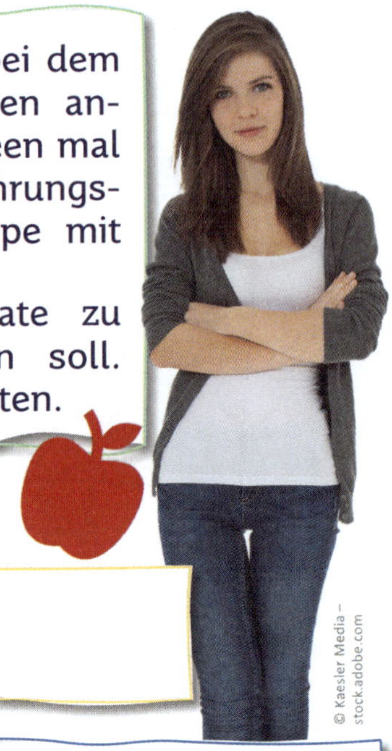

1 Was soll Anna tun?

Meine Stichpunkte...

2 Was muss Anna beim Erstellen von Plakaten beachten?

Meine Stichpunkte...

Alles klar?!

Bildet Gruppen. Eure Lehrkraft sagt euch, ob ihr Planen A, Planen B, Planen C oder Planen D übernehmen sollt.

Anna hat ein Video zu Allergien und Nahrungsmittelallergien bei YouTube gefunden. Sie schaut sich dieses an und macht sich Notizen, um daraus ein schönes Plakat zu erstellen.

3 Schaue dir das Video an. Du findest es über den QR-Code, der hier rechts abgebildet ist. Mach dir Notizen zu Allergien und Nahrungsmittelallergien.

Im Anhang findest du Leitfragen, die dir beim Erstellen deiner Notizen helfen können.

Meine Notizen zu Allergien und Nahrungsmittelallergien:

https://www.youtube.com/watch?v=YLruJTPcpRE

4 Gleiche nun deine Ergebnisse mit deiner Arbeitsgruppe ab. Notiert gemeinsam die Informationen zu Allergien und Nahrungsmittelallergien, die für euer Plakat wichtig sind.

Unsere Gruppennotizen:

Anna hat ein Video zu Diabetes mellitus bei YouTube gefunden. Sie schaut sich dieses an und macht sich Notizen, um daraus ein schönes Plakat zu erstellen.

5 Schaue dir das Video an. Du findest es über den QR-Code, der hier rechts abgebildet ist. Mach dir Notizen zu Diabetes mellitus Typ 1 und Typ 2.

Im Anhang findest du Leitfragen, die dir beim Erstellen deiner Notizen helfen können.

https://www.youtube.com/watch?v=p9rm8X62U7E&t=2s

Meine Notizen zu Diabetes mellitus Typ 1 und Typ 2:

6 Gleiche nun deine Ergebnisse mit deiner Arbeitsgruppe ab. Notiert gemeinsam die Informationen zu Diabetes mellitus Typ 1 und Typ 2, die für euer Plakat wichtig sind.

Unsere Gruppennotizen:

Anna hat ein Video zur Laktoseintoleranz bei YouTube gefunden. Sie schaut sich dieses an und macht sich Notizen, um daraus ein schönes Plakat zu erstellen.

7 Schaue dir das Video an. Du findest es über den QR-Code, der hier rechts abgebildet ist. Mach dir Notizen zur Laktoseintoleranz.

Im Anhang findest du Leitfragen, die dir beim Erstellen deiner Notizen helfen können.

Meine Notizen zur Laktoseintoleranz:

https://www.youtube.com/watch?v=2iWRUsArEqc

8 Gleiche nun deine Ergebnisse mit deiner Arbeitsgruppe ab. Notiert gemeinsam die Informationen zur Laktoseintoleranz, die für euer Plakat wichtig sind.

Unsere Gruppennotizen:

Anna hat ein Video zu Überernährung bei YouTube gefunden. Sie schaut sich dieses an und macht sich Notizen, um daraus ein schönes Plakat zu erstellen.

9 Schaue dir das Video an. Du findest es über den QR-Code, der hier rechts abgebildet ist. Mach dir Notizen zu Überernährung und Übergewicht.

Im Anhang findest du Leitfragen, die dir beim Erstellen deiner Notizen helfen können.

Meine Notizen zu Überernährung und Übergewicht:

1010
1010

https://youtu.be/oNqmfa8q3q8

10 Gleiche nun deine Ergebnisse mit deiner Arbeitsgruppe ab. Notiert gemeinsam die Informationen zu Überernährung und Übergewicht, die für euer Plakat wichtig sind.

Unsere Gruppennotizen:

Anna hat die Zeit ohne die Kinderbetreuung in der KiTa genutzt und die Plakate fertiggestellt. Ihre Praktikumsleiterin ist total begeistert. "Das wäre doch die Gelegenheit, einen Gallery Walk für den nächsten Tag der offenen Tür zu gestalten! Nur für unsere Küchenecke sind deine Ergebnisse viel zu schade!" Anna freut sich sehr über das Lob und überlegt, welche Materialien die Informationen auf dem Plakat noch unterstützen könnten. Außerdem möchte sie auch die Kinder in die Vorbereitung mit einbeziehen.

11 Ihr habt nun in eurer Gruppe gemeinsam die Informationen zu einer ernährungsbedingten Erkrankung zusammengetragen. Überlegt nun, welche Materialien das Plakat und die Informationen unterstützen können: Gibt es z. B. Lebensmittel, die man mitbringen könnte? Haben Apotheken oder Hausärzte vielleicht noch Informationsmaterial? Gibt es kleine Übungen, die einen Besucher (also Eltern) an eurem Infopunkt interessieren könnten?
Haltet eure Ideen hier fest.

12 Erstellt außerdem eine Liste, welches Teammitglied sich um welche Aufgabe kümmert.

Checkliste: Wer macht was?

Es ist so weit: Der Gallery Walk steht an! Anlass ist der Tag der offenen Tür der KiTa und Anna ist sehr gespannt, wie die Aktion bei den Eltern ankommen wird.

13 Schritt 1:

Erstellt zunächst gemeinsam euer Plakat für euren Infostand.

Kontrolliert nochmal, ob alle wesentlichen Informationen zu der von euch bearbeiteten ernährungsbedingten Erkrankung enthalten sind.

Ist euer Plakat ansprechend gestaltet?

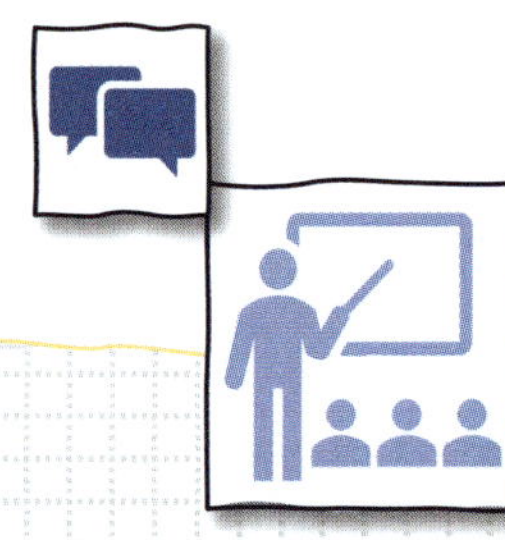

14 Schritt 2:

Eure Gruppe baut den Infostand zu der von euch bearbeiteten ernährungsbedingten Krankheit auf. Und dann geht es los! Einer muss immer an eurem Stand bleiben und euer Thema vorstellen. Die anderen dürfen derweil die anderen Gruppen an ihren Infoständen besuchen – aber JEDER geht EINZELN zu den anderen Ständen!

Nutzt die Laufzettel (s. S. 393–396) und informiert euch über alle ausgestellten ernährungsbedingten Erkrankungen.

Hinterlasst IMMER ein Feedback für die Gruppe, die ihr besucht, auf einem extra Blatt: Was hat euch gut gefallen? Was könnte man noch besser machen?

Löst auch mal euren Mitschüler oder eure Mitschülerin an eurem Infostand ab, damit diese auch die anderen Gruppen besuchen können.

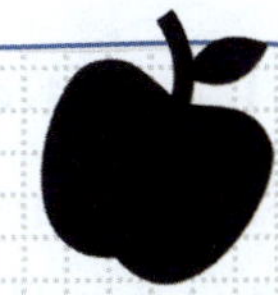

Laufzettel

Ernährungsbedingte Erkrankung: Allergien/Nahrungsmittelallergien

Ursache: Was löst die Erkrankung aus?

Symptome: Woran erkenne ich diese Erkrankung?

Therapie/Behandlung: Was kann man tun?

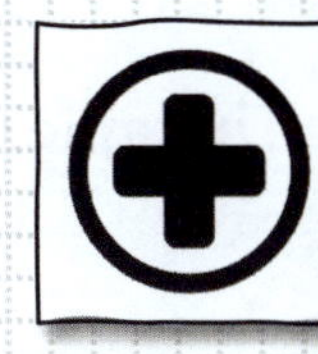

Vorbeugung: Wie vermeidest du diese ernährungsbedingte Erkrankung?

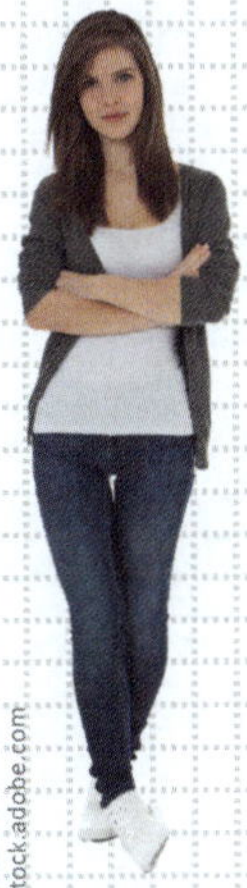

© Kaesler Media – stock.adobe.com

Laufzettel

Ernährungsbedingte Erkrankung: Diabetes Typ 1 und Typ 2

Ursache: Was löst die Erkrankung aus?

Symptome: Woran erkenne ich diese Erkrankung?

Therapie/Behandlung: Was kann man tun?

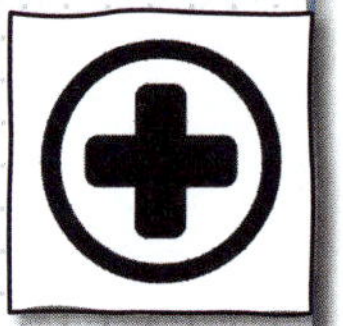

Vorbeugung: Wie vermeidest du diese ernährungsbedingte Erkrankung?

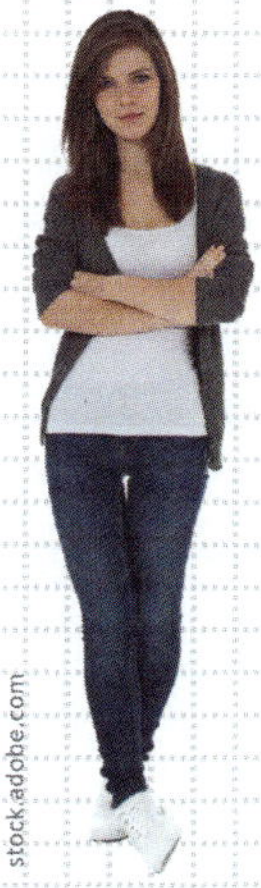

Laufzettel

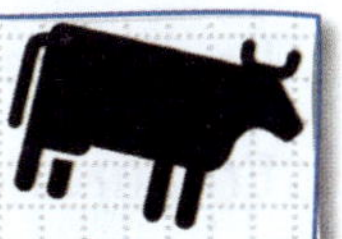

Ernährungsbedingte Erkrankung: Laktoseintoleranz

Ursache: Was löst die Erkrankung aus?

Symptome: Woran erkenne ich diese Erkrankung?

Therapie/Behandlung: Was kann man tun?

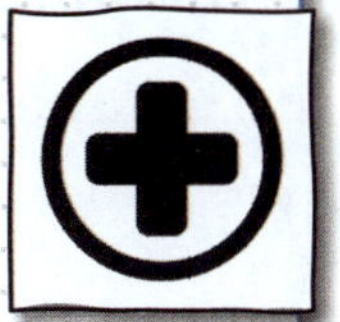

Vorbeugung: Wie vermeidest du diese ernährungsbedingte Erkrankung?

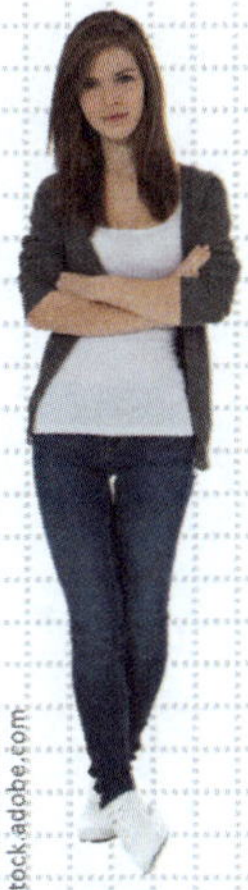

Laufzettel

Ernährungsbedingte Erkrankung: Überernährung

Ursache: Was löst die Erkrankung aus?

Symptome: Woran erkenne ich diese Erkrankung?

Therapie/Behandlung: Was kann man tun?

Vorbeugung: Wie vermeidest du diese ernährungsbedingte Erkrankung?

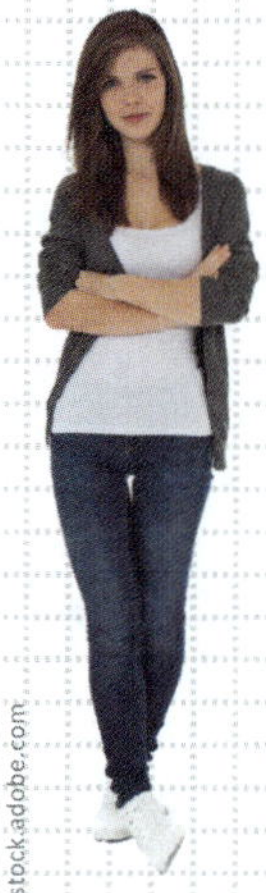

(15) Dieser Feedback-Bogen wartet auf euch an jeder Station des Gallery Walks.

Füllt ihn im Anschluss an euren Besuch bei jeder Station aus. Denkt daran, euer Feedback soll hilfreich und dementsprechend ehrlich und nett sein.

Das war super:

Das war okay:

Das war muss beim nächsten Mal besser laufen:

(16) Schaut euch nach dem Gallery Walk den Feedbackzettel an eurer Station gemeinsam an und überlegt, was ihr an eurem Plakat noch ändern wollt. Nehmt die Änderungen vor und notiert sie hier:

Folgende Veränderungen haben wir nach dem Feedback an unserem Plakat noch vorgenommen:

-

-

-

An diesem Thema interessiert mich besonders:

Meine drei wichtigsten Erkenntnisse zu ernährungsbedingten Erkrankungen sind:

1.

2.

3.

Vielen Dank für dein Feedback!

Und nun bitte noch ein Feedback an deine Lehrkraft. Schreib eine kurze Rückmeldung und kreuze die Daumen an.

War die Lernaufgabe verständlich?

Hat dir die Lernaufgabe Freude gemacht?

Abschluss

Handlungsprodukte	erledigt am:	Unterschrift
Notizen zum Erklärvideo • Allergie und Nahrungsmittelallergie • Diabetes mellitus Typ I und II • Laktoseintoleranz • Überernährung		
Plakat erstellt		
„Gallery Walk“ durchgeführt und Laufzettel ausgefüllt		
Feedback abgegeben		

Leitfragen zum Erklärvideo **Allergie**

Was sind Allergien?

Was sind Allergene?

Was genau passiert bei einer Allergie im Körper?

Welche Bereiche des Körpers können von einer allergischen Reaktion betroffen sein?

Was sind typische allergische Reaktionen?

Wie unterscheiden sich Nahrungsmittelallergien bei Kindern und Erwachsenen?

Was gilt es bei einer Nahrungsmittelallergie zu beachten?

Leitfragen zum Erklärvideo **Diabetes mellitus Typ 1 und Typ 2**

Was ist die Ursache für Diabetes mellitus?

Was sind die Symptome einer Diabetes Erkrankung?

Wozu dient Insulin im menschlichen Körper?

Warum ist eine Überzuckerung des Körpers gefährlich?

Welche Unterschiede gibt es zwischen Diabetes mellitus Typ 1 und Diabetes mellitus Typ 2?

Wieviel Bewegung ist für den Diabetiker notwendig?

Was ist bei der Ernährung des Diabetikers zu beachten?

Wie kann man Diabetes behandeln?

Leitfragen zum Erklärvideo **Laktoseintoleranz**

In welchen Produkten ist Laktose, also Milchzucker, vorhanden?

Was sind die Symptome bei einer Laktoseintoleranz?

Was ist die Ursache für eine Laktoseintoleranz?

Welche Funktion hat das Enzym Laktase?

Wie reagieren die Darmbakterien auf die Laktose?

Welche Veränderungen treten im Darm auf?

Welche Personen sind vor allem von einer Laktoseintoleranz betroffen?

Worauf ist bei der Ernährung zu achten, wenn man unter einer Laktoseintoleranz leidet?

Leitfragen zum Erklärvideo **Überernährung**

Was bedeutet Überernährung?

Was sind die Folgen einer langanhaltenden Überernährung?

Welche Folgen kann Übergewicht auf den Körper haben?

Welche Folgen kann Übergewicht besonders für Kinder haben?

Wie sieht eine Reduktionsdiät aus?

Warum sollten Gemüse und Obst roh gegessen werden?

Was sind geeignete Eiweißlieferanten bei einer Reduktionsdiät?

Welche Lebensmittel sind bei einer Reduktionsdiät tabu?

Worauf ist neben einer Reduktionsdiät noch zu achten, um langfristig Übergewicht abzubauen?

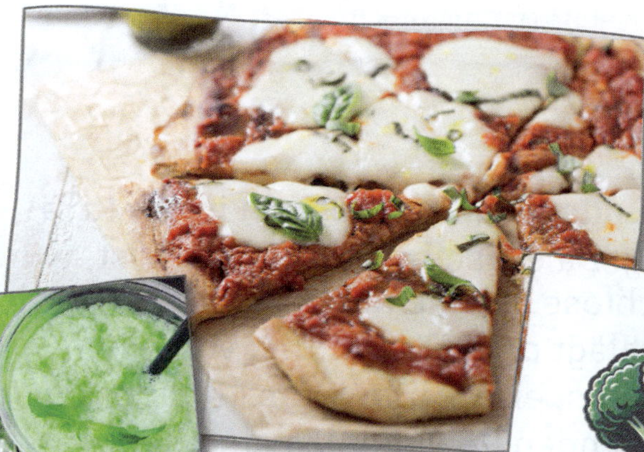

© fahrwasser – stock.adobe.com

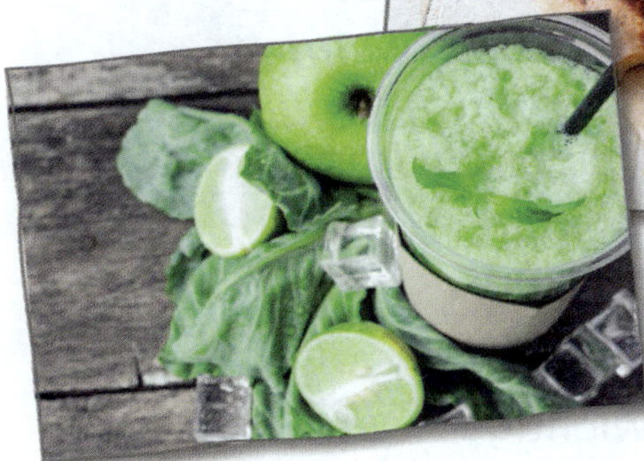

© flying creature – stock.adobe.com

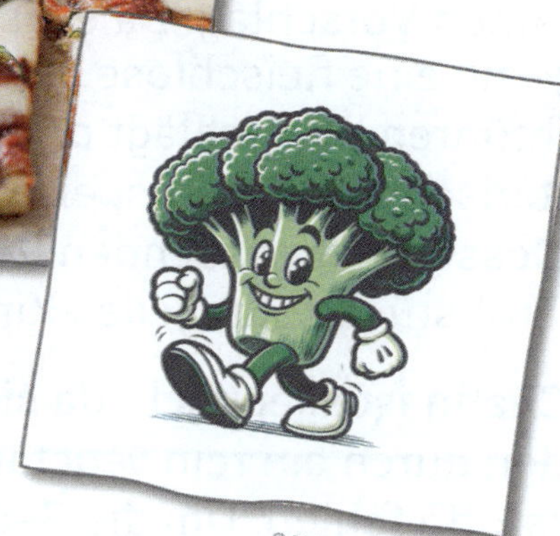

© Mykola – stock.adobe.com

Lernfeld 5: Ernährung von Personengruppen

Lernaufgabe 5.8: Die Löwengruppe hat vegetarische Woche

Ich kann ...

- wichtige Informationen aus einem Text lesen und notieren.
- ein Placemat zum Thema Vegetarismus erstellen.
- die Begriffe Vegetarismus und Veganismus erklären.
- verschiedene Arten von vegetarischer Ernährung unterscheiden.
- Vorteile vegetarischer Ernährung erläutern.
- ein Informationsblatt mit wichtigen Fakten zusammenstellen.
- einen vegetarischen Wochenspeiseplan erstellen.
- meinen Mitschülerinnen und Mitschülern ein hilfreiches Feedback und eine persönliche Bewertung abgeben.
- einen Wochenspeiseplan mit nationalen Gerichten und einer Rezeptsammlung anfertigen.

Zeitumfang:
7 Unterrichtsstunden

Anna hat eine Idee und macht ihrer Chefin in der KiTa folgenden Vorschlag: Da sie selbst Vegetarierin ist, würde sie gerne eine fleischlose Woche mit den Kindern durchführen. Sie schlägt der KiTa-Leitung vor, einen vegetarischen Wochenspeiseplan für das Mittagessen und das Dessert mit passenden Rezepten zu erstellen. Das Frühstück sollte jedes Kind selbst mitbringen.

Die Chefin ist skeptisch, da sie befürchtet, den Kindern würden durch ein rein vegetarisches Essen wichtige Nährstoffe fehlen. Um die Bedenken ihrer Chefin auszuräumen, erklärt sich Anna bereit, sie über alle wichtigen Punkte zu vegetarischer Ernährung und mögliche Mangelerscheinungen aufzuklären. Ihre Chefin verspricht ihr, dann über die vegetarische Woche nachzudenken und zu entscheiden.

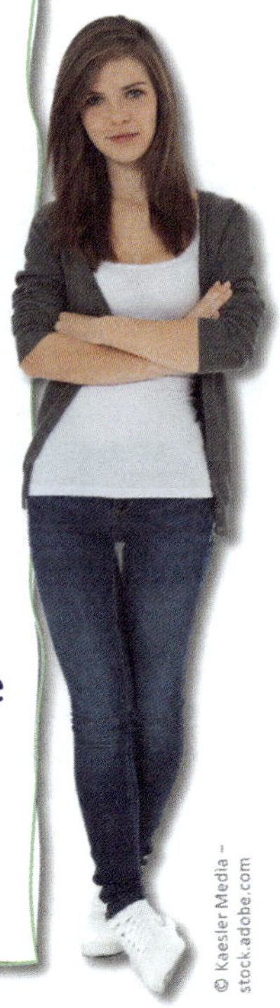

1 Lies den Text aufmerksam und notiere dir die wichtigsten Informationen.

Wichtigste Informationen

Und nun geht´s weiter auf der nächsten Seite

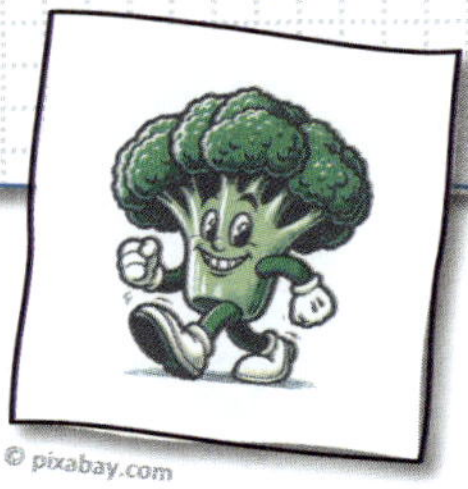

Anna möchte zuerst wichtige, allgemeine Informationen zum Thema Vegetarismus für ihre Chefin zusammenstellen.

2 Überlege dir im Vorfeld, was du bereits zum Thema Vegetarismus weißt.

Schließt euch zu einer Gruppe aus vier Personen zusammen.

Erstellt in eurer Gruppe ein Placemat zum Thema Vegetarismus (10 min).

Ihr könnt die untere Abbildung als Vorlage für euer Placemat verwendet .

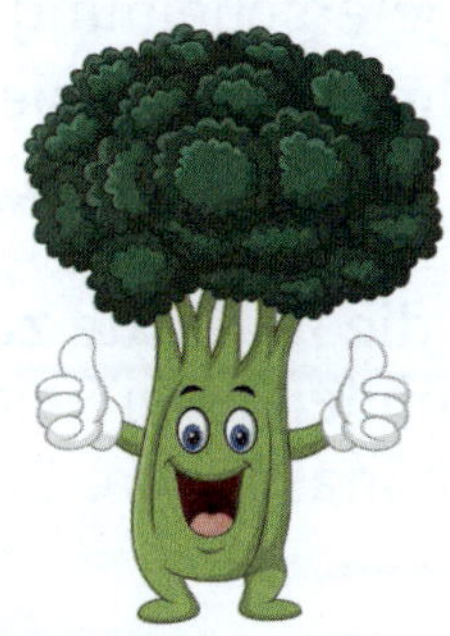

© pixabay.com

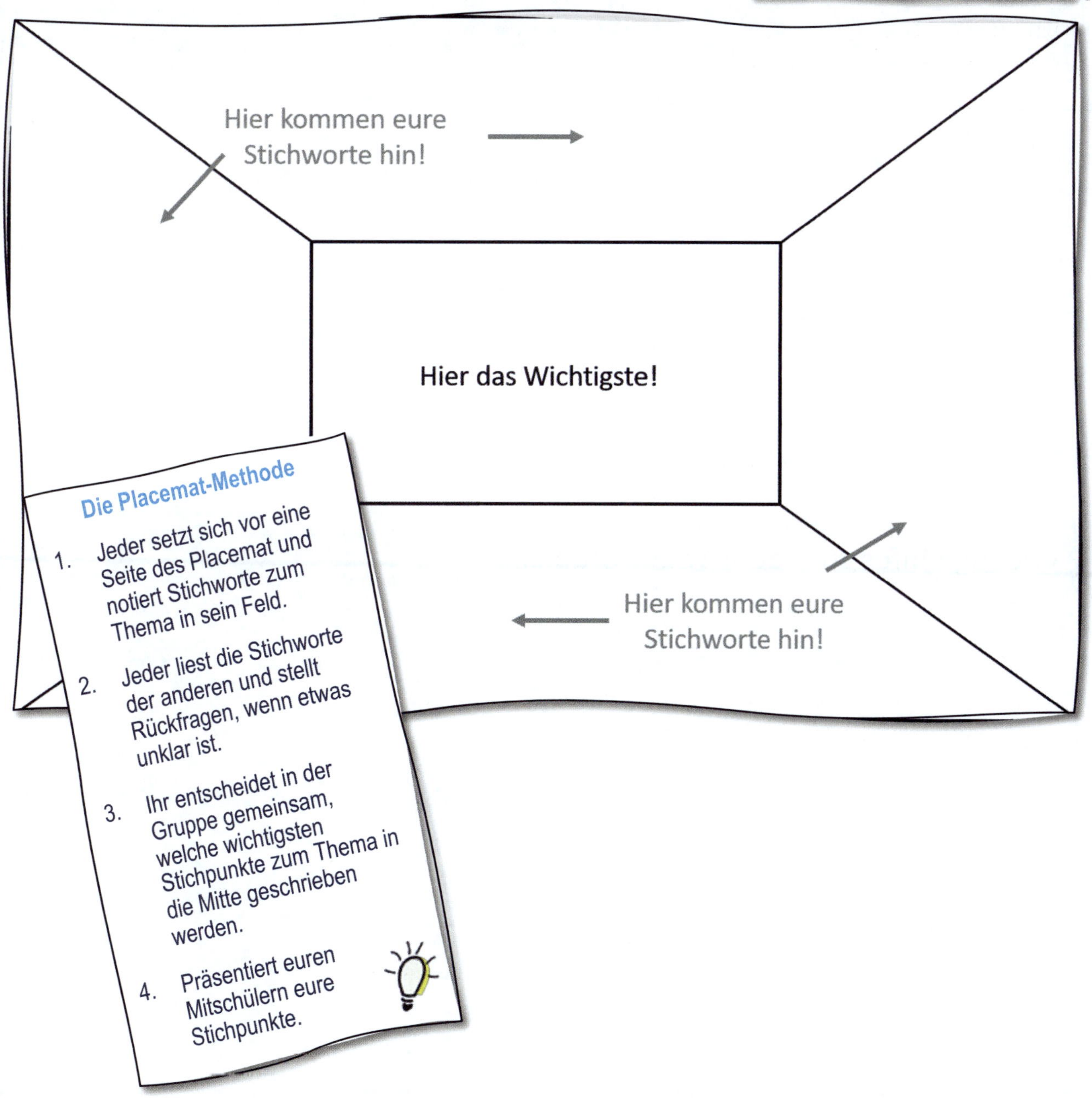

Die Placemat-Methode

1. Jeder setzt sich vor eine Seite des Placemat und notiert Stichworte zum Thema in sein Feld.
2. Jeder liest die Stichworte der anderen und stellt Rückfragen, wenn etwas unklar ist.
3. Ihr entscheidet in der Gruppe gemeinsam, welche wichtigsten Stichpunkte zum Thema in die Mitte geschrieben werden.
4. Präsentiert euren Mitschülern eure Stichpunkte.

Zuerst möchte Anna für ihre Chefin allgemeine Informationen zu vegetarischer Ernährung zusammenstellen, um ihr die unterschiedlichen Arten von Vegetarismus darzustellen.

Da Annas Chefin auch skeptisch ist, ob vegetarische Ernährung nicht zu Mangelerscheinungen führt, sucht Anna wissenschaftliche Studien zum Thema Mangelerscheinung und Vegetarismus. Bei der Deutschen Gesellschaft für Ernährung findet sie eine vielversprechende Studie.

3 Lies die Infotexte zum Thema Vegetarismus und zur VeChi-Youth-Studie auf den folgenden zwei Seiten durch und fasse alle wichtigen Informationen zusammen, die Anna für ihre Chefin benötigt.

Wichtige Infos zum Thema Vegetarismus:

Wichtige Infos zur VeChi-Youth-Studie:

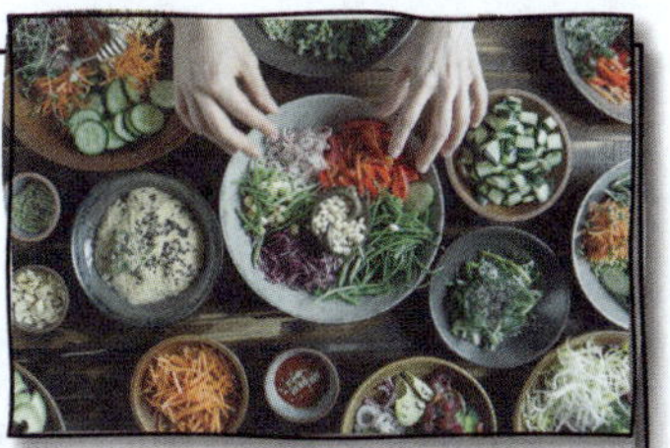

© Philippova – stock.adobe.com

Was ist Vegetarismus?

Vegetarismus ist eine Ernährungsweise, bei der überwiegend pflanzliche Nahrungsmittel verzehrt werden. Ausgeschlossen werden alle Lebensmittel, die von getöteten Tieren stammen sowie der Verzehr lebender Tiere, z. B. Fleisch, Wurst oder Fisch.

Man unterscheidet zwischen verschiedenen Formen des Vegetarismus, die sich nach Anteil erlaubter tierischer Lebensmittel sowie nach Art und Zubereitung der Pflanzenkost abgrenzen lassen:

- Ovo-Lakto-Vegetarier: meiden Fleisch und Fisch, essen aber Eier und Milchprodukte
- Lakto-Vegetarier: meiden Fleisch, Fisch und Eier, essen aber Milchprodukte
- Ovo-Vegetarier: meiden Fleisch, Fisch und Milchprodukte, essen aber Eier
- Pesci-Vegetarier: meiden nur Fleisch, jedoch keinen Fisch und zählen damit strenggenommen nicht zur Gruppe der Vegetarier

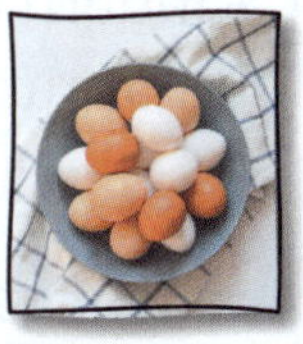

© Ksenia – stock.adobe.com

Was bedeutet vegan?

Veganismus ist eine Lebensweise, die versucht, alle Formen der Ausbeutung und Nutzung von Tieren für Essen, Kleidung und andere Zwecke zu vermeiden.

Er fördert als Folge die Entwicklung und Verwendung von tierfreien Alternativen. In Bezug auf die Ernährung bedeutet dies den Verzicht auf alle Produkte, die, wenn auch nur teilweise, von Tieren gewonnen werden.

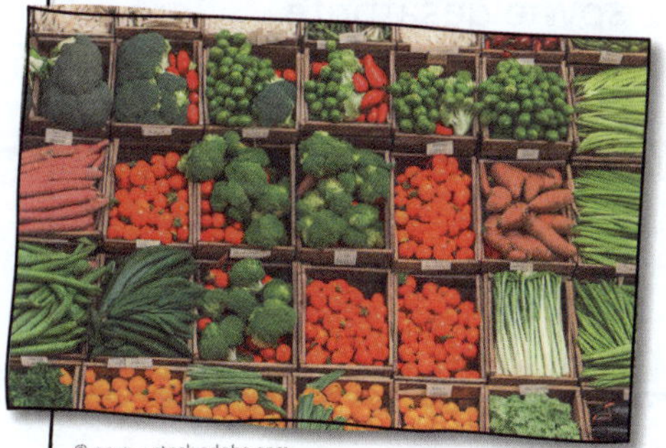

© ozun – stock.adobe.com

Es werden alle tierischen Produkte aus ethischen Gründen gemieden. Viele Menschen beginnen bei der Umstellung zu einer veganen Lebensweise zunächst am Teller: kein Fleisch, Fisch, Milchprodukte, Eier und Honig. Konsequent weitergedacht fallen Leder, Wolle, Seide und Pelz ebenso weg.

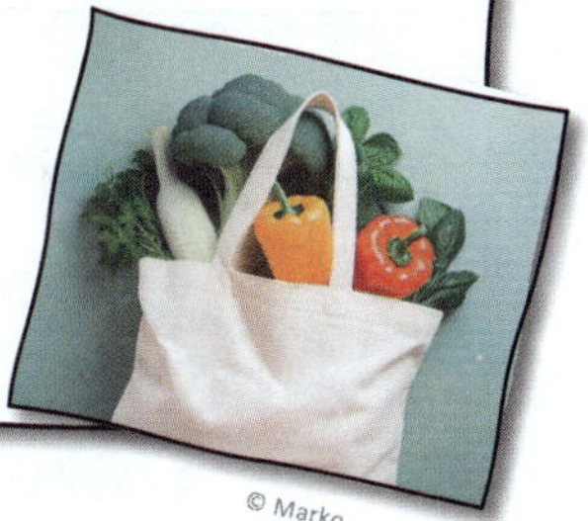

© Marko – stock.adobe.com

Wenn du mehr wissen willst, scanne noch den QR-Code!

https://www.vegan.at/

Die VeChi-Youth-Studie

Die Deutsche Gesellschaft für Ernährung e. V. (DGE) veröffentlicht im 14. DGE-Ernährungsbericht die Studie „Vegetarische und vegane Ernährung bei Kindern und Jugendlichen“ (VeChi-Youth-Studie). Sie untersuchte den Einfluss verschiedener Ernährungsformen auf die Nährstoffversorgung von Kindern und Jugendlichen. Wissenschaftlerinnen und Wissenschaftler der Universität Bonn waren beteiligt.

Die Ergebnisse zeigten, dass sowohl bei veganer und vegetarischer Ernährung als auch bei einer Mischkost mit Fleisch die Versorgung mit den Hauptnährstoffen sowie den meisten Vitaminen und Mineralstoffen bei der überwiegenden Anzahl der Studienteilnehmerinnen und Studienteilnehmer ausreichend war.

Auch bei einer vegetarischen oder rein pflanzlichen Ernährung war bei den meisten Kindern die Versorgung mit Vitamin B12 ausreichend. Bei den vegetarischen Ernährungsformen war zudem die Zufuhr an Ballaststoffen sehr hoch.

Die DGE befürwortet eine vegetarische Ernährung als Dauerkost, empfiehlt eine rein vegane Ernährung für diese Gruppen aber nicht.

Die sich vegetarisch und vegan ernährenden Kinder und Jugendlichen zeigten ein insgesamt gesundheitsförderndes Lebensmittelmuster. Sie verzehrten mehr Gemüse, Obst, Hülsenfrüchte und Nüsse. Insbesondere Veganerinnen und Veganer hatten den geringsten Verzehr an Süßwaren, Knabberartikeln und Fertiggerichten.

Kinder und Jugendliche, die sich vegan ernährten, hatten eine besonders hohe Ballaststoffzufuhr und aßen weniger zugesetzten Zucker sowie gesättigte Fettsäuren.

Unabhängig von der Ernährungsform sollte bei Kindern und Jugendlichen vor allem die Versorgung mit Jod und Calcium verbessert werden.

Du möchtest mehr über diese Studie wissen?

Hier kannst du alles nachlesen.

https://www.vechi-youth-studie.de/ergebnisse/

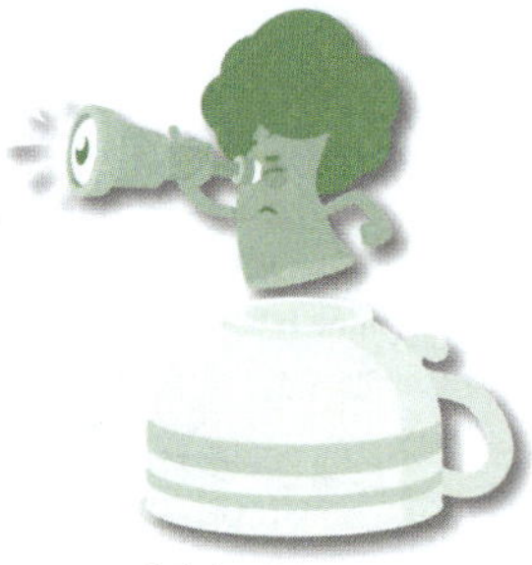

Nachdem Annas Chefin ihr Okay zum vegetarischen Wochenspeiseplan gegeben hat, möchte Anna nun ihre ausgesuchten Rezepte schön für die Kinder auf einem Poster präsentieren.

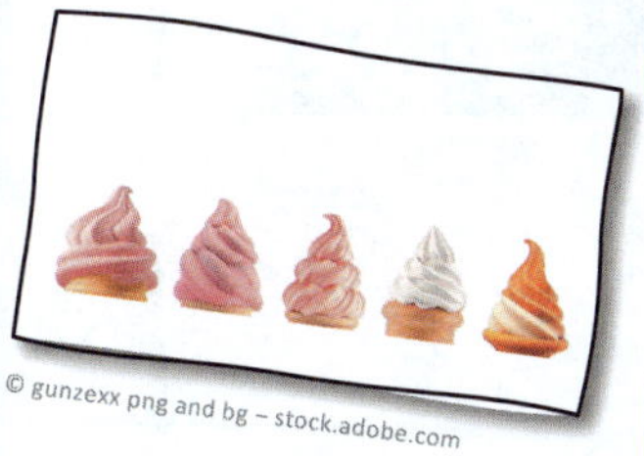

© gunzexx png and bg – stock.adobe.com

4 Entscheidet gemeinsam, welche vegetarischen Gerichte ihr auf den Wochenspeiseplan setzen möchtet.

Sollten euch die Ideen fehlen, schaut doch mal hier:

https://www.chefkoch.de/rs/s0/vegetarisch+kinder/Rezepte.html

https://www.essen-und-trinken.de/kinderkueche/76410-cstr-vegetarische-rezepte-fuer-kinder

Wochentag	Hauptgericht	Dessert
Montag		
Dienstag		
Mittwoch		
Donnerstag		
Freitag		

5 Überlegt euch wie ihr den Wochenspeiseplan anschaulich gestalten möchtet und skizziert eure Idee in das untere Feld.

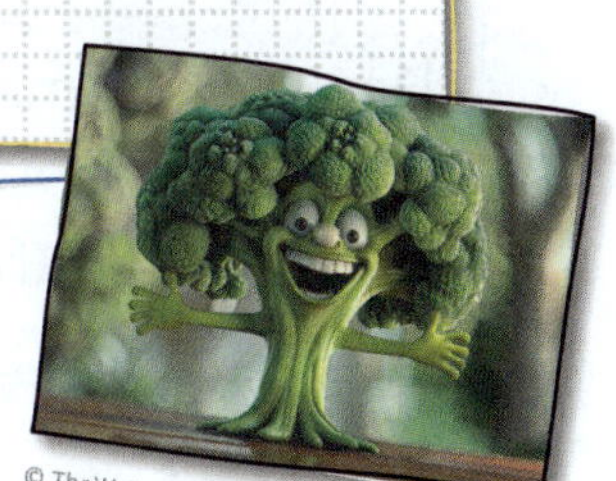

© TheWaterMeloonProjec – stock.adobe.com

Skizze

6 Erstellt nun gemeinsam eure Wochenspeisepläne.

7 Betrachtet im Galeriegang die Wochenspeisepläne der anderen Gruppen.
Notiert das Feedback in die Tabelle.

Feedback:

Wochenspeiseplan			
anschaulich			
kreativ			
vollständig			
Rezepte vegetarisch			

8 Gib abschließend eine persönliche Bewertung zur Bearbeitung der Lernaufgabe ab.

Das konnte ich sehr gut: ______________________

Das war ok: ______________________

Das konnte ich gar nicht: ______________________

Das hat in der Gruppe prima geklappt: ______________________

Das war in der Gruppe ganz gut: ______________________
____

Das war in unserer Gruppe nicht einfach: ______________________

Die Arbeitsaufträge waren: ______________________

Abschluss

Handlungsprodukte	erledigt am:	Unterschrift
Notizzettel		
Placemat		
Wochenspeiseplan		
Skizze		
Feedback		

Das wusste ich zu den Thema schon vorher:

Das hat mich an dem Thema besonders interessiert:

9 Bewerte deinen Lernstand am Ende der Lernaufgabe und male die Löffel entsprechend aus.

(kann ich richtig gut) (kann ich) (kann ich nicht gut)

Ich kann...	Bewertung
einen vegetarischen Wochenspeiseplan erstellen.	
Rezepte für ein Mittagessen und ein Dessert auswählen.	
Informationen zum Thema Vegetarismus zusammenfassen.	
verschiedene Arten von vegetarischer Ernährung unterscheiden.	
meinen Mitschülerinnen und Mitschülern ein hilfreiches Feedback geben.	
einen Wochenspeiseplan mit nationalen Gerichten und einer Rezeptsammlung anfertigen.	

Meine drei wichtigsten Erkenntnisse aus dieser Lernaufgabe sind:

1.

2.

3.

Das möchte ich noch sagen:

Zum Abschluss noch ein Feedback von der Lehrkraft an dich.

Ihr habt einen vegetarischen Wochenplan mit einem Mittagessen und einem Dessert für die KiTa erstellt.

Nun heißt es: Jeden Tag ein anderes Land!

(10) Erstellt einen Wochenplan und sucht euch für jeden Tag ein nationales, vegetarisches Gericht aus und kocht es nach.
Erstellt ein Foto mit dem Gericht und dem dazugehörigen Rezept.

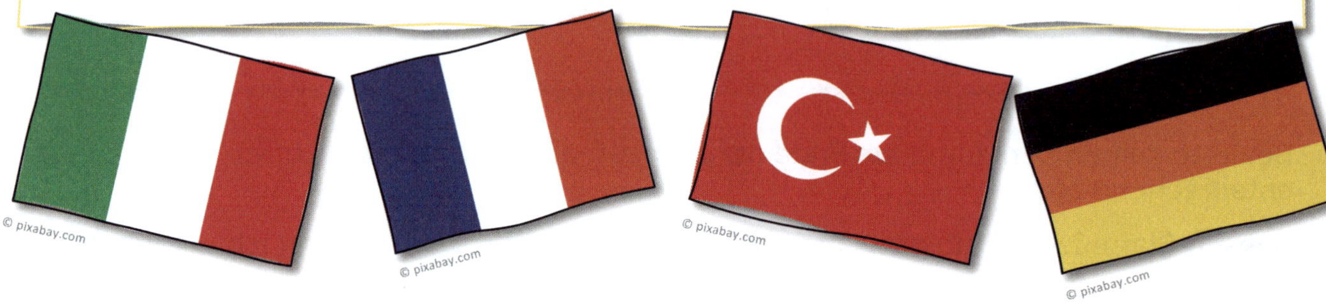

Wochenplan mit nationalen Gerichten und einer Rezeptsammlung:

In Lernfeld 5 habe ich Lernaufgaben zur Ernährung von Personengruppen bearbeitet.

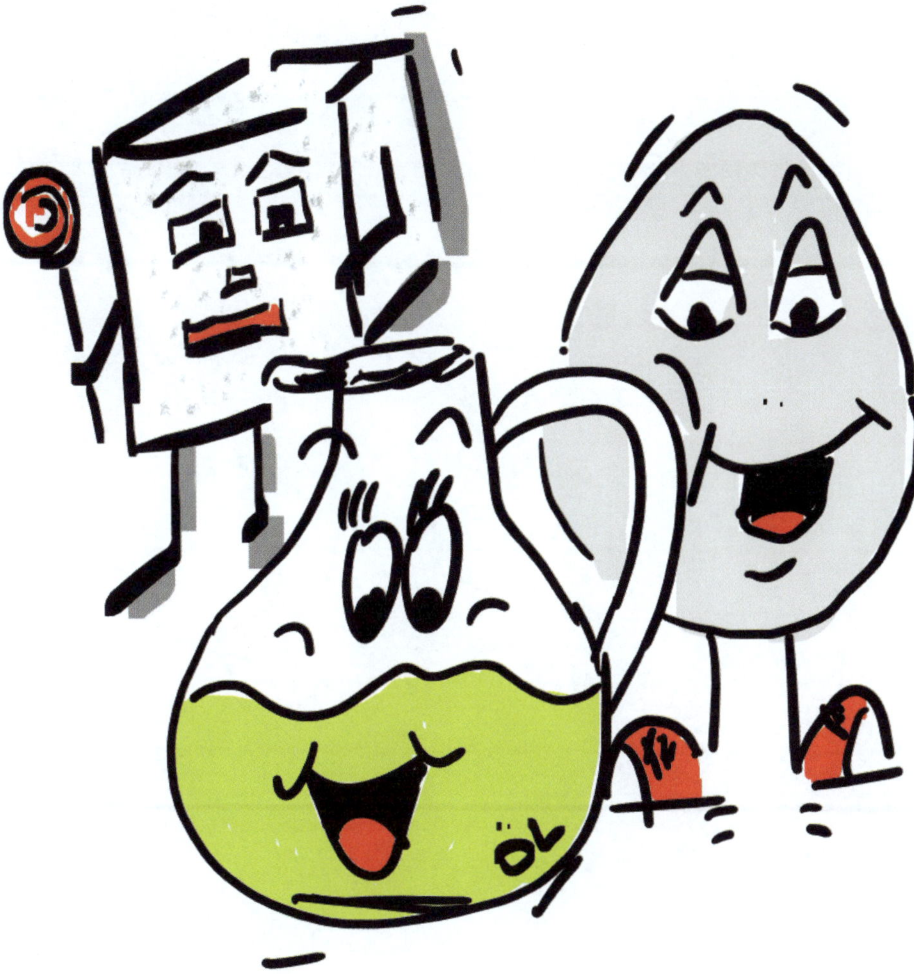